Neuropediatria

Neuropediatria
Sergio Rosemberg
2ª edição, 2010

Projeto Gráfico/Capa
CLR Balieiro Editores

Impressão/Acabamento
Gráfica Ave-Maria

Direitos Reservados
Nenhuma parte pode ser duplicada ou reproduzida
sem expressa autorização do Editor

sarvier

Sarvier Editora de Livros Médicos Ltda.
Rua dos Chanés nº 320, Indianópolis
CEP 04087-031 Telefax (11) 5093-6966
E-mail: sarvier@uol.com.br
São Paulo – Brasil

Dados Internacionais de Catalogação na Publicação (CIP)
(Câmara Brasileira do Livro, SP, Brasil)

Rosemberg, Sergio
 Neuropediatria / Sergio Rosemberg. -- 2. ed. --
São Paulo : SARVIER, 2010.

 Vários colaboradores.
 Bibliografia
 ISBN 978-85-7378-200-4

 1. Neurologia Infantil I. Título

	CDD-618.9285889
09-09045	NLM-WS 340

Índices para catálogo sistemático:
 1. Neurologia infantil:
  Neuropediatria : Ciências médicas 618.9285889

Neuropediatria

Sergio Rosemberg

Professor Titular do Departamento de Pediatria da Faculdade de Ciências Médicas da Santa Casa de São Paulo. Responsável pela Disciplina de Neuropediatria.

Professor Associado do Departamento de Patologia da Faculdade de Medicina da Universidade de São Paulo. Chefe da Disciplina de Neuropatologia.

sarvier

Sarvier Editora de Livros Médicos Ltda.
Rua dos Chanés nº 320, Indianópolis
CEP 04087-031   Telefax (11) 5093-6966
E-mail: sarvier@uol.com.br
São Paulo – Brasil

Para

Dirce Takako Fujiwara, esposa,
companheira e colaboradora.

André e Júlia, meus filhos muito queridos.

Mariana e Bruno, nora e genro.

Jorge que terá a missão de seguir com a
bandeira dos Rosemberg e, esperamos,
a do corinthianismo.

Colaboradores

Dirce Fujiwara

Doutor em Medicina, Médico Assistente da Disciplina de Neuropediatria da Faculdade de Ciências Médicas da Santa Casa de São Paulo.

Fernando N. Arita

Doutor em Medicina, Médico Assistente da Disciplina de Neuropediatria da Faculdade de Ciências Médicas da Santa Casa de São Paulo.

Rosa M. F. Valério

Doutor em Medicina, Médico Assistente da Disciplina de Neuropediatria da Faculdade de Ciências Médicas da Santa Casa de São Paulo.

Sergio Vranjac

Pós-Graduando, Médico Assistente da Disciplina de Neuropediatria da Faculdade de Ciências Médicas da Santa Casa de São Paulo.

Prefácio

Há dezessete anos aparecia a primeira edição de "Neuropediatria". Esse livro, que tinha como público-alvo básico médicos generalistas, pediatras e médicos-residentes nas áreas de Pediatria, Neurologia, Psiquiatria e Clínica Médica, assim como profissionais que militam em áreas afins, como psicólogos, fisioterapeutas, fonoaudiólogos, ou terapeutas ocupacionais, conheceu um grande sucesso, pelo menos se se levar em conta que um total de 2 000 exemplares referentes à primeira edição e sua reimpressão e 2 000 referentes à primeira revisão de 1998, foram rapidamente vendidos, estando o livro há tempos esgotado.

A decisão de lançar uma segunda edição se deveu a dois fatores: a cobrança que recebo de muitos colegas e, sobretudo, dos médicos-residentes que se sucedem anualmente em meu Serviço, é mais que um estímulo, tornou-se um dever inadiável. Em segundo lugar, da mesma maneira que por ocasião de seu lançamento, ainda penso que "Neuropediatria" vem preencher a lacuna que existe em nosso meio de textos básicos da especialidade destinados àquele público-alvo.

Evidentemente, os progressos que conheceu a Medicina nestes últimos três lustres foram enormes. A introdução das técnicas de genética molecular como método de investigação e de diagnóstico não só possibilitou a descoberta de novas entidades, como a compreensão de seus mecanismos patogênicos. No campo das doenças degenerativas, as neuropatias periféricas, as miopatias, as atrofias espinocerebelares, as degenerações neuronais primárias – só para ficar com esses exemplos – antes classificadas em poucas entidades muitas vezes mal definidas, desmembram-se hoje em várias dezenas de patologias cada uma com seus próprios modos de herança e quadro clínico particulares. Novos capítulos foram abertos como as desordens da glicosilação e, no terreno das afecções metabólicas, aprofundou-se dramaticamente o conhecimento sobre a afecções decorrentes das alterações do metabolismo intermediário, o que também possibilitou o reconhecimento de numerosas entidades autônomas. A velocidade com que o conhecimento se desenvolve nessa área é tal que, sem dúvida, no intervalo entre a escrita deste livro e seu aparecimento, fatalmente novas entidades terão sido descritas, devendo o leitor estar atento para, de próprio punho, complementar vários de seus capítulos. O impacto dessa revolução sobre a terapêutica e prevenção dessas doenças é imensurável, possibilitando ao Neuropediatra uma atuação na sua prática clínica antes impensável.

Na Neurologia em particular, o aprimoramento das técnicas de neuro-imagem tanto anatômica como funcional foi o segundo determinante para o progresso da especialidade nos últimos anos. A ressonância magnética do sistema nervoso permite *in vivo* a visualização de lesões outrora apenas detectadas na mesa de autópsia. Isto é especialmente verdade nas doenças da substância branca. Além de definir um diagnóstico, antes apenas presuntivo, a ressonância magnética permitiu a definição de novas entidades desconhecidas até há poucos anos. No campo da neurocirurgia oncológica, seu emprego faz com que as técnicas cirúrgicas ganhem em eficácia e permite mesmo que o próprio diagnóstico etiológico seja feito com segurança numa porcentagem expressiva de casos. Neoplasias de pequeno volume e malformações corticais focais passaram a ser detectadas e consequentemente extirpadas, o que muito contribuiu para a resolução de crises epilépticas consideradas refratárias. No que diz respeito às afecções pré-natais, o emprego da ressonância magnética é o padrão-ouro para o diagnóstico diferencial entre as numerosas etiologias determinantes das lesões cerebrais, particularmente no que diz respeito às lesões malformativas e às clásticas. Tudo isso é novo e modificou o padrão das estratégias do neuropediatra em sua prática profissional. Esses aspectos estão amplamente contemplados nesta nova edição.

Quanto a seu formato, "Neuropediatria" mantém-se no mesmo padrão. A primeira parte é dedicada aos sinais e sintomas que fazem com que o paciente venha ao especialista. Partindo-se da semiologia, chega-se aos possíveis diagnósticos diferenciais. Na segunda parte, são descritas as grandes categorias etiopatogênicas.

Apesar de "Neuropediatria" continuar sendo livro de um único autor, com todos os pró e contras dessa escolha, nesta edição recorri a meus colaboradores para feitura de alguns capítulos relacionados a assuntos para cujo estudo acham-se muito mais bem postados. Rosa Maria Valério, que implementou o setor de epilepsia e vídeo-EEG em nossa Disciplina, e cuja capacidade profissional se robustece a cada ano, é responsável pelo capítulo de abertura, aquele dedicado à epilepsia infantil nos seus mais amplos aspectos. Fernando Norio Arita, colaborador desde praticamente os primórdios da fundação da Disciplina e que, sem dúvida, é considerado pelos seus pares como um dos mais completos neuropediatras brasileiros, responsabilizou-se pelos capítulos referentes aos distúrbios do comportamento (Capítulo 16) e da aprendizagem (Capítulo 17). Sergio Vranjac, meu mais recente e jovem colaborador, contribuiu não só no capítulo dedicado às doenças infecciosas, como foi em grande parte responsável pela organização da iconografia utilizada neste volume. Finalmente, mas não por último, Dirce Fujiwara trouxe sua experiência adquirida no ambulatório dedicado a cefaleias na redação do capítulo correspondente e também daquele referente ao exame neurológico da criança.

Uma vez terminada esta missão, o autor espera que este livro venha, como a edição precedente, contemplar e preencher a expectativa de seus leitores. Críticas e sugestões serão bem-vindas, devendo ser dirigidas à editora ou diretamente a mim por correio eletrônico. Sem dúvida elas serão preciosas quando da feitura de uma terceira edição que, espero, ocorrerá muito antes dos próximos dezessete anos.

S.R.

Conteúdo

PRIMEIRA PARTE

Grandes Categorias Sintomáticas

1. Epilepsia 3
Rosa M. F. Valério

2. Cefaleia 35
Dirce Fujiwara e *Sergio Rosemberg*

3. Movimentos Involuntários Anormais 47

4. Ataxia 64

5. Paralisias Agudas 73

6. Alterações Crônicas e Progressivas da Força Muscular 85

7. Alterações da Sensibilidade 103

8. Afecções dos Nervos Cranianos 106

9. O Recém-Nascido Hipotônico 111

10. Alterações da Forma e do Volume do Crânio 120

11. Encefalopatias Crônicas Não Evolutivas: Paralisia Cerebral
    e Deficiência Mental 132

12. Involução Psicomotora 149

13. Encefalopatias Agudas – Comas 157

14. Distúrbios do Sono e da Vigília 163

15. Distúrbios da Linguagem 168

16. Autismo. Distúrbios do Espectro Autístico. Transtorno do Humor.
    Depressão 175
Fernando N. Arita

17. Distúrbios de Aprendizagem 187
Fernando N. Arita

SEGUNDA PARTE

Grandes Categorias Etiopatogênicas

18. Neoplasias do Sistema Nervoso 205
19. Doenças Infecciosas e Parasitárias 226
    Sergio Vranjac e *Sergio Rosemberg*
20. Afecções Pré e Perinatais 251
21. Doenças Lisossomiais 289
22. Lipofuscinoses Ceroides Neuronais. Doença de Unverricht-
    Lundborg. Doença de Lafora. Distrofia Neuroaxonal Infantil 314
23. Doenças Desmielinizantes 324
24. Leucodistrofias 330
25. Doenças Mitocondriais 340
26. Doenças Peroxissomiais 349
27. Aminoacidopatias. Acidoses Orgânicas. Distúrbios da β-Oxidação
    dos Ácidos Graxos 355
28. Distúrbios do Metabolismo de Hidratos de Carbono,
    Glicoproteínas, Vitaminas, Minerais e Oligoelementos 365
29. Neuroectodermoses 373
30. Manifestações Neurológicas das Doenças Sistêmicas 385

APÊNDICES

1. Exame Neurológico do Recém-Nascido e do Lactente 395
   Dirce Fujiwara
2. Curvas de Crescimento do Perímetro Cefálico 403
3. Anomalias Oculares nas Doenças Neurológicas 404
4. Doenças Neurológicas Associadas a Surdez 407
5. Lesões Cutâneas Associadas a Doenças Neurológicas 408

Bibliografia Recomendada 409

Índice Remissivo 413

PRIMEIRA PARTE

Grandes Categorias Sintomáticas

CAPÍTULO 1

Epilepsia

Rosa M. F. Valério

CONCEITOS GERAIS

Epilepsia é uma condição neurológica crônica caracterizada por recorrência de crises epilépticas ao longo do tempo. Em certas circunstâncias, sem que se saiba o porquê, ou em decorrência de algum processo patológico conhecido (traumatismos, infecções, neoplasias, malformações etc.), ocorre geração de descargas elétricas neuronais anormais e excessivas, geralmente autolimitadas, de forma difusa ou localizada em alguma área cerebral, com produção de eventos clínicos, que passaremos a chamar, a partir de agora, de crises epilépticas.

É importante ressaltar, portanto, que o indivíduo que apresenta crise epiléptica única durante a vida, *não apresenta epilepsia*. Da mesma forma, o indivíduo que apresenta crise única ou várias crises agrupadas, diante de um processo patológico em atividade (meningite, hipoglicemia, hipo/hipernatremia, fenômenos hipóxicos etc.), não apresenta epilepsia, e sim crise epiléptica sintomática aguda, e é importante que não receba o diagnóstico de epilepsia.

A taxa de incidência da epilepsia é variável (dependendo do estudo analisado), variando de 11 a 134/100.000 pessoas, e a prevalência da epilepsia ativa varia de 5 a 9/1.000 pessoas. A prevalência aumenta gradualmente do nascimento até a adolescência, quando os valores se estabilizam.

Diante de um paciente com epilepsia, deve-se exercitar uma sequência de raciocínio, para se chegar a um diagnóstico clínico preciso, ou próximo dele.

O primeiro passo é identificar o(s) tipo(s) de crise epiléptica. Para isso, o médico deve ser extremamente meticuloso na sua anamnese, buscando todos os detalhes semiológicos do evento. Os diferentes tipos de crises epilépticas estão listados na tabela 1.1. Nas crises focais (ou parciais), as características clínicas semiológicas iniciais (sinais e sintomas que caracterizam semiologicamente a crise) indicam ativação inicial de somente parte de um hemisfério cerebral, e a consciência pode estar preservada ou comprometida.

Primeira Parte • GRANDES CATEGORIAS SINTOMÁTICAS

Tabela 1.1 – Tipos de crises epilépticas [adaptado de Engel J Jr., *Epilepsia* 2001 42(6)].

Crises generalizadas	Crises focais (com ou sem perda de consciência)
Crise tônico-clônica	Crises focais com sintomas sensitivos
Crise clônica	Sintomas elementares (olfatórios, gustativos,
Crise tônica	visuais, auditivos, sensitivos etc.)
Crise atônica	Sintomas experienciais (psíquicos, alucinações
Ausência típica	complexas)
Ausência atípica	Crises focais com sintomas motores
Ausência mioclônica	Crise com sinais motores clônicos elementares
Crise mioclônus-astática	Crise tônica assimétrica (postural)
Crises mioclônicas	Crise com automatismos "típicos"
Mioclonia palpebral (com ou	(lobo temporal)
sem ausência)	Crise com automatismos hipermotores
Espasmo	Crise com mioclonia negativa focal
Crises reflexas (nas síndromes	Crise motora inibitória
generalizadas)	Crise gelástica
	Crise hemiclônica
	Crises reflexas (nas síndromes focais)

Nas generalizadas, as características clínicas semiológicas iniciais indicam envolvimento de ambos os hemisférios cerebrais, e a consciência está sempre comprometida desde o início da crise. Abordaremos os diferentes tipos de crises focais e generalizadas durante a descrição das síndromes epilépticas.

O segundo passo é utilizar informações clínicas coletadas na anamnese com o paciente e o acompanhante, do exame neurológico e de exames complementares, para configurar um panorama clínico que será muito útil e importante para se fazer o diagnóstico da síndrome epiléptica em questão. Na primeira consulta, utilizaremos informações puramente clínicas (de anamnese e exame neurológico), para formularmos uma hipótese diagnóstica sindrômica, que deverá ser confirmada por exames complementares. Para isso, é importante conhecermos a idade de início das crises, os tipos de crise, a frequência com que elas ocorrem, duração, se diurnas ou noturnas, se agrupadas ou isoladas, se relacionadas com a sonolência ou o despertar, possíveis fatores desencadeantes (exercício físico, estimulação luminosa etc.), antecedente de estado de mal epiléptico, drogas antiepilépticas já utilizadas e sua resposta terapêutica, antecedentes gestacionais, perinatais e pós-natais, antecedentes familiares para epilepsia e outras doenças neurológicas, assim como dados positivos do exame neurológico. Abordaremos diversas síndromes epilépticas em tópico específico.

É importante definirmos, neste momento, alguns conceitos básicos em epilepsia, que serão amplamente utilizados neste capítulo:

- **Síndrome epiléptica idiopática** é uma síndrome apenas com epilepsia, sem lesões cerebrais estruturais ou sinais neurológicos associados; é uma síndrome presumivelmente genética e idade-dependente.

- **Síndrome epiléptica sintomática** é a síndrome na qual as crises epilépticas são resultado de uma ou mais lesões estruturais cerebrais.
- **Síndrome epiléptica provavelmente sintomática (criptogênica)** é a que se acredita ser sintomática, porém a etiologia não foi identificada pelos métodos diagnósticos disponíveis.
- **Encefalopatia epiléptica** é uma condição na qual as anormalidades epileptiformes, por si só, contribuem para o distúrbio progressivo das funções cerebrais.

Nas **crises reflexas**, o paciente apresenta um evento epiléptico focal ou generalizado, em decorrência de um estímulo precipitante que pode ser visual (flashes luminosos, mono ou policromáticos, padrões específicos do tipo xadrez, listras etc.), pensamento, música, alimentação, praxia, proprioceptivo, leitura, água quente, estímulo tátil.

É importante se chegar até o diagnóstico da síndrome epiléptica em todos os pacientes, para se instituir o tratamento adequado e específico para cada uma delas, e ter consciência do prognóstico de cada um dos pacientes. Infelizmente, essa abordagem perfeccionista nem sempre é possível e, especialmente na infância, muitos casos acabam por não preencher critérios para uma classificação sindrômica exata. A classificação das síndromes epilépticas pode ser ordenada de várias formas, levando-se em conta critérios distintos (fatores etiológicos, faixa etária de ocorrência etc.). A tabela 1.2 mostra uma classificação das síndromes epilépticas, que leva em conta fatores etiológicos (crises idiopáticas, genéticas, sintomáticas, encefalopatias epilépticas).

Por motivos didáticos e visando priorizar aspectos práticos do atendimento de pacientes com epilepsia, descreveremos as síndromes epilépticas nas diferentes faixas etárias, dando especial atenção às formas mais frequentes e importantes na prática pediátrica e neuropediátrica.

CRISES EPILÉPTICAS QUE SE INICIAM NO PERÍODO NEONATAL

As crises epilépticas no período neonatal possuem características clínicas peculiares, o que muitas vezes dificulta o seu diagnóstico. As crises podem ter características diversas, desde sutis, mínimas ou fragmentares (como apneia, tremores palpebrais, movimentos de pedalar, clonias breves, abalos únicos, automatismos orais etc.), crises tônicas (movimentos de extensão de tronco e/ou extremidades, focais ou generalizadas), crises clônicas (abalos musculares rítmicos e lentos, que podem ser multifocais, ou seja, alternando os lados, ou focais) e crises mioclônicas (abalos musculares rápidos, erráticos, fragmentados ou generalizados).

Qualquer que seja o tipo de crise epiléptica nos primeiros meses de vida, em todos os pacientes deve-se iniciar investigação etiológica exaustiva, uma vez que reflete, na imensa maioria dos casos, a existência de um fator mórbido subjacente. Nesses casos, as crises são consideradas sintomáticas. A investigação inicial deve incluir análise do perfil metabólico sérico (cálcio,

Primeira Parte • GRANDES CATEGORIAS SINTOMÁTICAS

Tabela 1.2 – Classificação das síndromes epilépticas [adaptado de Engel J Jr., *Epilepsia* 2001 42(6)].

Grupo	Síndromes
Epilepsias focais idiopáticas	Epilepsia benigna da infância com paroxismos centro-temporais Epilepsia benigna da infância com paroxismos occipitais, forma tardia (Gastaut) Epilepsia benigna da infância com paroxismos occipitais, forma precoce (Panayiotopoulos) Epilepsias benignas do lactente (não familiar)
Epilepsias focais familiares (autossômica dominante)	Crises neonatais familiares benignas Epilepsia benigna familiar do lactente Epilepsia do lobo frontal noturna autossômica dominante Epilepsia do lobo temporal familiar
Epilepsias focais sintomáticas	Epilepsias límbicas (esclerose mesial temporal e outras etiologias) Epilepsias neocorticais (diversas etiologias)
Epilepsias generalizadas idiopáticas	Epilepsia mioclônica benigna da infância Epilepsia com crises mioclônus-astáticas Epilepsia ausência da infância Epilepsia com ausências mioclônicas Epilepsia ausência juvenil Epilepsia mioclônica juvenil Epilepsia com crises tônico-clônicas Epilepsias generalizadas com crises febris *plus*
Encefalopatias epilépticas	Encefalopatia mioclônica precoce Síndrome de Ohtahara Síndrome de West Síndrome de Dravet (epilepsia mioclônica grave da infância) *Status* mioclônico nas encefalopatias não progressivas Síndrome de Lennox-Gastaut Síndrome de Landau-Kleffner Epilepsia com ponta-onda contínua durante o sono
Epilepsias mioclônicas progressivas	Lipofucinose ceroide Sialidose Doença de Lafora Doença de Unverricht-Lundborg Atrofia dantatorrubropalidoluisiana MERRF

sódio, magnésio, potássio, glicose), uma vez que os recém-nascidos são muito sensíveis a distúrbios dessa natureza. Análise do líquido cefalorraquiano é importante, para afastar infecção do sistema nervoso central (SNC). Caso essas etiologias sejam afastadas, deve-se lembrar que, nessa faixa etária, deficiências vitamínicas podem se manifestar apenas com crises epilépticas, como na deficiência de piridoxina (Capítulo 28), e teste terapêutico com 100mg

(EV) pode ser realizado. Distúrbios metabólicos do tipo hipo/hiperglicemia, cetose e acidose podem refletir condições muito mais raras, porém importantes, como distúrbios do metabolismo dos aminoácidos e ácidos orgânicos (Capítulo 27).

Outras etiologias (não metabólicas) são importantes, como infecções de SNC (adquiridas ou congênitas), encefalopatia hipóxico-isquêmica, hemorragias cerebrais (especialmente nos prematuros) e malformações do SNC.

No período neonatal, devem-se conhecer duas formas de apresentação clínica de *síndromes epilépticas graves*, próprias dessa faixa etária: a **síndrome de Ohtahara** e a **encefalopatia mioclônica precoce**. Elas possuem duas características em comum: ocorrem no período neonatal e o EEG evidencia padrão de tipo surto-supressão.

Na **síndrome de Ohtahara** (ou encefalopatia epiléptica infantil precoce com surto-supressão), as crises são frequentes e se iniciam já no primeiro ou até o terceiro mês de vida, são do tipo espasmo tônico, podem durar até 10 segundos e ocorrem tanto em vigília quanto durante o sono. Podem ocorrer outros tipos de crises, como crises focais motoras erráticas ou hemiconvulsões. Observam-se importantes alterações no exame neurológico desses pacientes e o EEG evidencia padrão do tipo surto-supressão (Fig. 1.1). Com o passar do tempo, esse padrão pode dar lugar a um padrão de hipsarritmia, ou de atividade epileptiforme multifocal, com evolução para espasmos infantis (ver adiante). Grande parte dos pacientes apresenta lesões estruturais cerebrais, especialmente do tipo malformativo, e a minoria apresenta doenças metabólicas. O tratamento medicamentoso não provoca bons resultados e inclui o uso de corticoides, vitamina B6, ácido valproico, novas drogas.

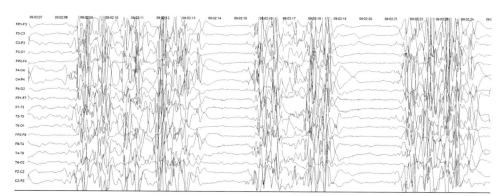

Figura 1.1 – EEG mostrando padrão de surto-supressão, em um paciente com malformação cerebral complexa e epilepsia intratável.

Na **encefalopatia mioclônica precoce**, as crises se iniciam nos primeiros dias de vida e são do tipo mioclonias erráticas fragmentadas, crises focais motoras, mioclonias maciças, e tardiamente podem aparecer os espasmos tônicos. As crises são muito frequentes, repetitivas e quase contínuas. O EEG mostra padrão de surto-supressão. O exame neurológico desses pacientes é intensamente comprometido, e o tratamento medicamentoso é ineficaz para

Primeira Parte • GRANDES CATEGORIAS SINTOMÁTICAS

o controle das crises. Muitos pacientes apresentam doenças metabólicas (hiperglicinemia não cetótica, acidemia metilmalônica, acidemia propiônica, deficiência de piridoxina/piridoxal fosfato, doença de Menkes etc.).

Uma minoria de pacientes que inicia com crises no período neonatal pode apresentar *síndromes epilépticas relativamente benignas*, sem etiologia metabólica, infecciosa ou lesional (malformativa ou destrutiva) subjacente.

As **crises neonatais benignas/idiopáticas** (conhecidas como **crises do 5º dia**) acometem mais os meninos, entre o terceiro e o sétimo dia de vida (97% dos casos). As crises são quase sempre parciais do tipo clônico, lateralizadas, ou se manifestam como apneia (nunca do tipo tônico). Estado de mal epiléptico pode ocorrer. No início das crises, o estado neurológico do paciente é normal, podendo evoluir com hipotonia e sonolência (em parte secundárias ao tratamento medicamentoso), com posterior recuperação. A evolução é favorável na grande maioria dos casos. Há descrições de ocorrência tardia de crises febris ou afebris e discreto atraso do DNPM na minoria dos casos.

As **crises neonatais familiares benignas** são um diagnóstico de exclusão (quando outras etiologias foram amplamente investigadas e afastadas), que é reforçado pela existência de história familiar de crises no período neonatal. As crises se iniciam no segundo ou terceiro dia de vida, podendo eventualmente ter início mais tardio (no primeiro mês), e podem ser de vários tipos. Geralmente se iniciam com componente tônico assimétrico e curto período de apneia, evoluindo com sintomas autonômicos e fase clônica (generalizada ou focal). Nunca ocorrem mioclonias ou espasmos. O EEG interictal é geralmente normal. A evolução é favorável, e o tratamento com droga antiepiléptica deve ser interrompido precocemente. Esta é uma síndrome geneticamente determinada por mutações nos genes *KCNQ2* e *KCNQ3* (cromossomos 20 e 8).

CRISES EPILÉPTICAS NO LACTENTE

Síndrome de West ou espasmos infantis

Normalmente, quem primeiro atende esses pacientes é o pediatra (em serviços de pronto-socorro), e o reconhecimento precoce dessa síndrome é fundamental para o prognóstico futuro.

A maioria dos pacientes começa a apresentar crises entre os três e os 12 meses de idade, embora também ocorra em idades extremas, como abaixo dos três meses, ou após os dois anos de idade. Inicialmente as crises podem ter características clínicas sutis (desvios oculares, contrações cervicais), muitas vezes com sintomas pouco valorizados pela própria família. Muitos pais e, infelizmente, alguns médicos confundem esses eventos com cólicas, o que atrasa o diagnóstico. Após curto período de tempo, aparecem os espasmos mais evidentes e característicos dessa síndrome. Estes se caracterizam por movimentos breves, com flexão axial, e movimentos de adução ou abdução de membros superiores e flexão de membros inferiores. Eventualmente (menos frequentemente) pode ocorrer extensão axial. Inicialmente, podem ocorrer isoladamente, mas frequentemente ocorrem em salvas que duram muitos minutos. Entre um espasmo e outro (em uma mesma salva), o paciente pode chorar ou choramingar, sendo este interrompido por um novo espasmo. As salvas ocorrem diariamente, várias vezes ao dia, e em qualquer horário, porém são mais frequentes durante períodos de sonolência ou logo após o despertar. A ocorrência de espasmos assimétricos pode sugerir etiologia sintomática lesional. Espasmos infantis podem, ainda, ocorrer após (em sequência) uma crise focal, o que também sugere etiologia lesional focal. O reaparecimento dos espasmos, após remissão inicial, sugere uma forma resistente e grave de epilepsia. Porcentagem considerável de pacientes (50-60%) desenvolve outros tipos de crises após intervalo livre, sendo essas crises parciais ou generalizadas, especialmente sob a forma da síndrome de Lennox-Gastaut (ver adiante). Após o início das crises, observa-se deterioração psicomotora, com perda do contato visual normal, alheiamento e regressão motora (especialmente hipotonia). O paciente perde aquisições que eventualmente já havia adquirido, sendo estas diretamente proporcionais ao tempo de demora para se fazer o diagnóstico e tratar as crises. Deve-se considerar, portanto, a síndrome de West como uma emergência médica. Caso o atraso do DNPM já exista antes do início da epilepsia, este pode estar associado com fatores etiológicos e ser causa, e não consequência, da epilepsia. O EEG característico possui padrão chamado hipsarritmia (Fig. 1.2). Todos os pacientes devem ser investigados para determinação da etiologia (encefalopatia hipóxico-isquêmica, malformações cerebrais, displasias corticais, sequela de infecções do sistema nervoso central, cromossomopatias, erros inatos do metabolismo como fenilcetonúria, deficiência de piridoxi-

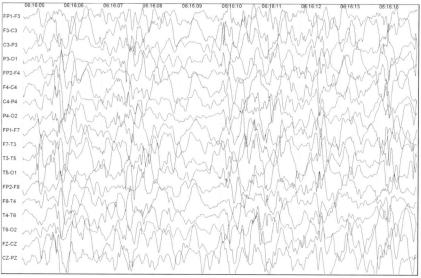

Figura 1.2 – EEG mostrando padrão hipsarrítmico.

na, doença de Menkes, doenças neurocutâneas, entre outras). Existem formas idiopáticas da síndrome de West (até 10% dos casos) que ocorrem em pacientes sem atraso do DNPM antes do início das crises, e que evoluem com atraso discreto após a resolução dos espasmos (caso o tratamento seja precoce).

Podemos dividir o tratamento da síndrome de West em duas fases principais: (1) a inicial, cujo objetivo é interromper completamente a ocorrência dos espasmos, e (2) a de manutenção. No nosso serviço, todos os pacientes com espasmos infantis (não sintomáticos lesionais) recebem tratamento inicial com piridoxina (prova terapêutica). Dois medicamentos são utilizados na fase inicial de "emergência" de tratamento, que têm por objetivo interromper a ocorrência de espasmos: a vigabatrina e os corticosteroides. O uso de ACTH é efetivo no controle dos espasmos na maioria dos pacientes, e a dose recomendada varia muito entre serviços. Temos utilizado 100 UI/m² nos primeiros sete dias, com redução para 75 e 50 UI/m² nas duas semanas seguintes (total de três semanas). Após esse período, utilizam-se outras drogas antiepilépticas de *manutenção*. O tratamento desses pacientes com ACTH necessita de rigorosa observação clínica devido aos seus importantes efeitos colaterais, que incluem ganho peso, edema, hipertensão arterial, irritabilidade, risco aumentado de infecções, hiperglicemia, hipopotassemia. No nosso serviço, esse tratamento é instituído com o paciente hospitalizado e isolado, recebendo alta apenas após redução das doses de ACTH e resolução dos efeitos colaterais. A vigabatrina (100-200mg/kg/dia) é outra possibilidade terapêutica para interrupção dos espasmos, sendo a primeira opção em casos de síndrome de West e esclerose tuberosa. O principal efeito colateral agudo da sua utilização é a sonolência ou a irritabilidade. No nosso serviço, utilizamos a vigabatrina por cerca de 6 a 9 meses, quando iniciamos redução e substituição por outras medicações. As drogas antiepilépticas utilizadas após o controle inicial dos espasmos incluem principalmente o ácido valproico e os benzodiazepínicos (especialmente o nitrazepam).

Síndrome de Dravet (epilepsia mioclônica grave da infância)

As crises se iniciam em lactentes previamente hígidos, sob a forma de crises clônicas ou tônico-clônicas generalizadas ou unilaterais, na vigência de febre. É frequente a ocorrência de crises prolongadas e de estado de mal epiléptico nessa fase inicial. Entre um e quatro anos de idade, aparecem outros tipos de crises, como as clônicas ou tônico-clônicas generalizadas, mioclônicas, ausências atípicas e crises focais. Nessa fase, e especialmente após o segundo ano de vida, observa-se instalação de progressivo atraso do DNPM. As crises continuam muito sensíveis à febre. Muitos pacientes possuem história familiar positiva para epilepsia e para crises febris e, em muitos destes, identificaram-se mutações no gene *SCN1A*, o que liga a síndrome de Dravet às crises generalizadas com crises febris *plus* (GEFS+) (ver adiante). O EEG interictal se modifica ao longo do tempo, podendo ser normal em fases iniciais. Caso ocorram crises frequentes, a atividade de base pode estar alentecida. Registra-se ainda, na evolução, atividade epileptiforme de projeção generalizada, porém com padrão não específico. Fotossensibilidade pode ser observada. Exames de RM não evidenciam lesões estruturais focais. A evolução é pouco favorável, com persistência de crises apesar do uso de várias drogas antiepilépticas (ácido valproico, fenobarbital, fenitoína, clonazepam, nitrazepam, topiramato). Há relatos de piora das crises após o uso de lamotrigina e menos frequentemente após o uso de carbamazepina.

Epilepsia mioclônica benigna da infância (EMBI)

É uma epilepsia idiopática generalizada, fato raro abaixo dos dois anos de idade. As crises se iniciam entre os seis meses e os três anos de idade, em crianças neurologicamente normais. As mioclonias são abalos rápidos (como choques), que acometem polo cefálico, tronco de membros superiores, podendo provocar queda de cabeça, porém raramente levando à queda ao solo. Antes do tratamento, as crises são diárias, podendo aumentar durante a sonolência. Podem ser desencadeadas por estímulo súbito tátil ou auditivo. O tratamento é feito com ácido valproico, que geralmente controla completamente as crises. O EEG interictal pode ser totalmente normal tanto em vigília quanto em sono. Fotossensibilidade pode ser observada em algumas crianças. Pode-se observar história familiar positiva para epilepsia ou crises febris em cerca de 50% dos casos. É fundamental o seguimento por longo período, para demonstrar a boa evolução desses pacientes, tanto cognitiva quanto de controle de crises. Deve-se lembrar que síndromes generalizadas com pior prognóstico podem se iniciar com características que lembram a EMBI.

Outras formas

Crises benignas do lactente associadas à gastroenterite, apesar de não incluída na classificação de síndromes epilépticas, têm sido descritas por vários autores e possuem prognóstico excelente.

CRISES EPILÉPTICAS QUE SE INICIAM NO PRÉ-ESCOLAR

Epilepsia benigna da infância com paroxismos centrotemporais (EBCT) (epilepsia rolândica)

É um dos raros exemplos de epilepsia focal idiopática. É a forma mais frequente de epilepsia na idade pré-escolar. Há grande predisposição genética, com maior ocorrência no sexo masculino. As crises têm início entre os três e os 13 anos de idade, ocorrem principalmente (mas não exclusivamente) durante o sono e são de curta duração (1-2 minutos). Caracterizam-se por crises motoras hemifaciais e movimentação orofaríngea, com ou sem sintomas somatossensitivos, dificuldade para falar e hipersalivação, podendo haver generalização secundária. Na maioria dos casos, o paciente se recorda do evento. Ocorrem em crianças neurologicamente normais e a evolução é favorável, tendendo à resolução clínica e eletrográfica entre os 15 e os 16 anos. O EEG interictal evidencia descargas epileptiformes focais de elevada voltagem, seguidas de ondas lentas, nas regiões centrotemporais, centroparietais ou parietotemporais, com tendência a ocorrerem bilateralmente ou alternar de lados, e de serem ativadas durante o sono (Fig. 1.3). Em alguns pacientes, entretanto, a evolução é menos favorável, especialmente do ponto de vista cognitivo. Distúrbios de aprendizagem, de linguagem e de comportamento têm sido descritos, e muitos autores têm sugerido o termo *EBCT Plus* para diferenciá-los dos casos "clássicos", uma vez que não está completamente definido se se trata de síndromes distintas ou de um *continuum* no espectro da epilepsia rolândica. Alterações cognitivas transitórias podem ocorrer, havendo correlação destas com ativação da atividade epileptiforme eletrográfica durante o sono, que em casos extremos pode se tornar quase contínua. Na EBCT, as crises não são frequentes, geralmente menos de 10 no curso total da epilepsia. Poucos pacientes (10-20%) apresentam crises frequentes. Caso as crises sejam raras, interroga-se a necessidade do tratamento com drogas antiepilépticas. É importante salientar que existem referências de piora na frequência das crises, ou até da ocorrência de estado de mal epiléptico opercular induzido pela carbamazepina e lamotrigina em pacientes com EBCT. Nesses casos, o ácido valproico pode ser uma opção terapêutica.

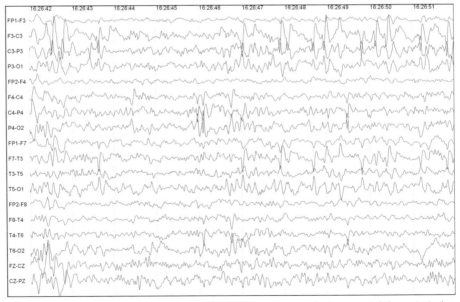

Figura 1.3 – EEG mostrando atividade epileptiforme nas regiões centrotemporais bilaterais, independentes (predomínio à esquerda).

Epilepsia occipital benigna da infância, variante precoce (EOBP) (tipo Panayiotopoulos)

É a segunda forma mais frequente de epilepsia focal idiopática. Ocorre em crianças com DNPM normal, entre os dois e oito anos de idade (pico máximo aos cinco anos). Nessa síndrome, o principal tipo de crise é o focal, simples ou complexa, em que a maior parte dos sinais e sintomas reflete alterações autonômicas. O paciente fica pálido, nauseado e pode vomitar. O vômito ictal ocorre em 70-80% das crises e outros sintomas incluem midríase ou menos frequentemente miose, alterações de termorregulação, cardiorrespiratória, tosse e hipersalivação. No início, a consciência está preservada, mas pode se tornar comprometida ao longo do evento. As crises podem se caracterizar exclusivamente por fenômenos autonômicos, ou podem evoluir com perda de consciência, reação de parada e desvio ocular para um dos lados. Menos frequentemente, o paciente pode apresentar dificuldade para falar, movimentações em hemiface e orofaríngea, e alucinações visuais, podendo haver generalização secundária. Frequentemente, a duração das crises pode ser prolongada, de mais de 30 minutos a horas (*status* autonômico), e estas ocorrem preferencialmente durante o sono. Apesar de duradouras, as crises são infrequentes, e pode ocorrer remissão completa após dois anos do início da epilepsia. O tratamento (droga de escolha: carbamazepina) deve ser instituído no caso de crises frequentes ou muito incapacitantes. A resposta terapêutica, quando instituída, é favorável, e a evolução é benigna na maioria dos casos (porém não na sua totalidade). O EEG interictal mostra atividade de base normal, e epileptiforme focal ou multifocal, com aumento ou aparecimento durante o sono. Exames de neuroimagem estrutural (TC e RM) são normais. Como se pode observar, as características clínicas, dados da história e da semiologia das crises são a chave para o diagnóstico dessa síndrome.

Existem outras formas de epilepsias focais com evolução benigna de ocorrência no pré-escolar, que, devido a sua ocorrência rara, não serão amplamente descritas neste momento. São elas, a epilepsia occipital benigna da infância, variante tardia (Gastaut), as crises benignas da infância com sintomas afetivos, e a epilepsia benigna da infância com pontas parietais e pontas evocadas.

Outro grupo de epilepsias muito frequente na infância (pré-escolar) é o das que cursam com crises generalizadas. Das síndromes generalizadas idiopáticas da infância, a mais frequente é a epilepsia ausência da infância.

Epilepsia ausência da infância

Acomete crianças normais, mais frequentemente meninas (60-70%), havendo forte predisposição genética (multifatorial, provavelmente com interação de fatores genéticos e ambientais). As crises se iniciam entre os quatro e 10 anos (máximo cinco a sete anos), são do tipo ausência típica, breves (entre 4 e 20 segundos), com perda de consciência, reação de parada, interrupção das atividades que se estava executando, com início e final abruptos,

Primeira Parte • GRANDES CATEGORIAS SINTOMÁTICAS

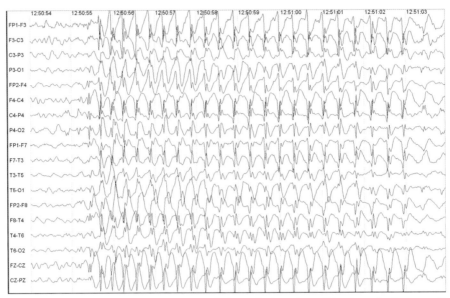

Figura 1.4 – EEG mostrando complexos de espícula-onda ritmados a 3Hz, de projeção generalizada, em um paciente com ausências típicas.

podendo se acompanhar de alguns fenômenos (mioclonias, retropulsão, piscamentos, automatismos) que não possuem significado diagnóstico. Podem ser precipitadas pela hiperventilação, mas não pela fotoestimulação. Durante uma consulta, deve-se sempre solicitar ao paciente para realizar a manobra de hiperventilação por 3 a 5 minutos. Antes do início do tratamento, a frequência das ausências é elevada e diária (podendo chegar a centenas por dia, o que explica o termo *picnolepsia*). O EEG interictal mostra atividade de base normal e paroxismos epileptiformes de projeção generalizada. O EEG ictal mostra complexos de espícula-onda ritmados a 3Hz de projeção generalizada (Fig. 1.4). Alguns critérios de exclusão devem ser observados, como a presença de outros tipos de crises na fase ativa das ausências, ocorrência de mioclonias palpebrais intensas ou periorais e fragmentação/irregularidade do EEG durante a crise. As ausências típicas persistem por um tempo aproximado de 6 anos, desaparecendo em média por volta dos 10 anos (dependendo da idade de início). O início mais tardio da epilepsia ausência está associado com maior risco de ocorrência de crises convulsivas tardiamente. O tratamento inicial deve ser feito com ácido valproico ou etossuximida. Caso haja necessidade de troca por efeitos colaterais, a lamotrigina deve ser a próxima opção, isoladamente ou em combinação. Podem ser utilizados os benzodiazepínicos, porém deve-se levar em conta o risco de tolerância e de seus efeitos sedativos.

Epilepsia com crises mioclônus-astáticas (síndrome de Doose)

Esta síndrome generalizada acomete mais meninos (3:1), com DNPM normal antes do início da epilepsia. As crises se iniciam entre os 18 e 60 meses de vida, são rápidas e podem ser de vários tipos. O principal tipo de crise é a mioclônus-astática, presente em todos os pacientes, na qual ocorre abalo mioclônico maciço (musculatura proximal e de tronco), levando à flexão de cabeça e tronco, provocando queda ao solo. As quedas podem ser provocadas tanto pelo abalo mioclônico maciço, quanto por período de silêncio pós-mioclonia. Podem ocorrer outros tipos de crises, como as tônico-clônicas, ausências atípicas (eventualmente sob a forma de *status* não convulsivo), atônicas "puras" (ausência de mioclonia precedendo), tônicas (mais raramente) e crises febris. O EEG interictal pode mostrar, no início, atividade de base normal, ou atividade lenta, teta monomórfica (4-7Hz) distribuída difusamente, e atividade epileptiforme generalizada. A evolução é imprevisível. Em alguns pacientes, o início da epilepsia pode ter características dramáticas, com ocorrência de muitas crises generalizadas tônico-clônicas, o que geralmente leva ao tratamento medicamentoso agressivo. Mesmo nesses casos, a epilepsia tende a remitir após três anos em grande parte dos pacientes. A evolução cognitiva também é imprevisível, e cerca de 50% dos pacientes podem evoluir com QI normal, enquanto, nos restantes, algum grau de déficit pode ficar evidente. Distúrbios de comportamento e hiperatividade também podem existir. A ocorrência de crises tônicas noturnas parece estar associada com pior prognóstico. O tratamento inicial deve ser feito com ácido valproico. Na sua falha, associação com lamotrigina é uma boa opção, assim como baixas doses de benzodiazepínicos.

Epilepsia com ausências mioclônicas

A epilepsia com ausências mioclônicas acometem mais os meninos (70%). História familiar positiva para epilepsia está presente em cerca de 20% dos casos. A idade média de início da epilepsia é mais tardia (sete anos), e muitos pacientes apresentam algum grau de déficit cognitivo antes do início da epilepsia. Em acompanhamento às ausências propriamente ditas, as mioclonias estão sempre presentes e envolvem a musculatura dos ombros, braços e pernas. Os abalos nos braços e ombros podem determinar a elevação progressiva dos membros superiores, podendo ocorrer também liberação do esfíncter vesical. As crises duram de 10 a 60 segundos (duração maior do que a observada nas ausências típicas), ocorrem diariamente (dezenas por dia), podem ser provocadas pela hiperventilação e ocorrer durante a fase I do sono, despertando o paciente. Crises tônico-clônicas são relatadas por cerca de metade dos pacientes. O EEG interictal mostra atividade de base normal e atividade epileptiforme de projeção generalizada. O EEG ictal evidencia paroxismos de complexos de espícula-onda ritmados a 3Hz (semelhantes aos observados na epilepsia ausência da infância). Entretanto, o prognóstico é menos favorável, e parte dos pacientes pode permanecer com crises ou apresentar mudança na característica da epilepsia, especialmente os que apresentavam crises tônico-clônicas durante a evolução. O tratamento deve ser realizado com ácido valproico e etossuximida.

Síndrome de Lennox-Gastaut

A primeira crise epiléptica ocorre entre os três e 10 anos de idade, em crianças previamente hígidas ou com algum atraso do DNPM. Alguns casos de síndrome de Lennox-Gastaut podem ocorrer após a ocorrência de outro tipo de epilepsia, como a síndrome de West. As crises são sempre de vários tipos. As tônicas são as mais frequentes, diurnas ou noturnas, axiais ou globais, podendo-se acompanhar de fenômenos autonômicos. Algumas têm manifestação clínica sutil, com acometimento apenas da musculatura cervical e proximal, e supraversão ocular, o que dificulta a sua identificação pelos familiares (especialmente quando ocorrem durante o sono). Seguem-se as ausências atípicas cujas características incluem início e final não abruptos e duração variável (por vezes prolongadas), as crises atônicas e as crises focais. As crises mioclônicas são infrequentes. Esses pacientes evoluem com deterioração progressiva do DNPM, deficiência mental, e suas crises se tornam de difícil controle. O EEG interictal mostra atividade de base alentecida e desorganizada, e paroxismos de complexos de espículas lentas-ondas lentas a 2-2,5Hz de projeção generalizada (Fig. 1.5). Especialmente durante o sono, registram-se surtos de atividade rápida espicular (entre 10 e 20Hz) de projeção generalizada, durante alguns dos quais podem ser observadas crises tônicas. A etiologia da síndrome de Lennox-Gastaut é variável, podendo ocorrer em pacientes com encefalopatias de etiologia conhecida, como na síndrome de Down, de Angelman, pós-síndrome de West, pacientes com malformações cerebrais etc. Muitos casos, entretanto, evoluem com encefalopatia de etiologia não definida e são classificados como criptogênicos. O tratamento é decepcionante. Esses pacientes acabam recebendo politerapia, que deve ser racional para se evitar efeitos colaterais exagerados. A carbamazepina pode ser utilizada sob supervisão cuidadosa, uma vez que pode agravar alguns tipos de crise como as ausências e mioclonias. Ácido valproico, topiramato e benzodiazepínicos são muito utilizados, e a associação de ácido valproico e lamotrigina parece bastante eficaz em muitos pacientes. Em casos muito resistentes, a dieta cetogênica deve ser considerada.

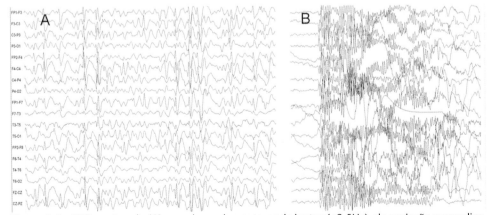

Figura 1.5 – EEG mostrando (**A**) complexos de ponta-onda lentos (<2,5Hz), de projeção generalizada e (**B**) espículas ritmadas durante o sono, em um paciente com síndrome de Lennox-Gastaut.

CRISES EPILÉPTICAS QUE SE INICIAM NA FAIXA ETÁRIA ESCOLAR E NA JUVENTUDE

As síndromes epilépticas mais frequentes e importantes nessa faixa etária incluem algumas formas de epilepsias generalizadas idiopáticas e as epilepsias focais sintomáticas.

As epilepsias generalizadas idiopáticas possuem algumas apresentações clínicas distintas, porém acredita-se que estas possam corresponder a variáveis de um mesmo contínuo. São elas:

Epilepsia mioclônica juvenil

Trata-se de doença geneticamente heterogênea, associada com mutações em vários genes (*GABRA1, CACNB4, CLCN2, GABRD, EFHC1*). Esta se inicia entre os 12 e 18 anos (média 14 anos), em pacientes neurologicamente normais, com crises caracterizadas por abalos mioclônicos bilaterais, súbitos, únicos ou repetitivos, arrítmicos e irregulares, acometendo principalmente os braços. Podem causar queda do paciente e queda de objetos das mãos dos pacientes. As mioclonias ocorrem tipicamente após o despertar e são precipitadas pela privação do sono, fadiga, estresse e concentração mental que impliquem em atividade manual. Não há perda de consciência. Podem ocorrer crises tônico-clônicas pouco frequentes (80-90% dos casos) e ausências (10-35% dos casos). O EEG interictal mostra atividade de base normal e atividade epileptiforme irregular, de projeção generalizada, com frequente fotossensibilidade. O EEG ictal evidencia complexos de multispícula-onda bilaterais, síncronos e simétricos, ocorrendo imediatamente antes da ocorrência do abalo mioclônico. O tratamento deve iniciar-se com orientações quanto ao estilo de vida. O padrão de sono deve ser preservado, evitando-se privação de sono, uso de chá ou café à noite e uso moderadíssimo de álcool. Deve-se evitar exposição a estímulos fóticos (luzes piscando de forma ritmada ou estímulos provenientes da própria natureza). O tratamento medicamentoso pode ser feito com várias drogas, como ácido valproico, clonazepam, lamotrigina e topiramato, com boa resposta. Infelizmente, a taxa de recorrência de crises após a interrupção da medicação é elevada, e muitos pacientes acabam por manter o tratamento por longos períodos (até por toda a vida). Carbamazepina e fenitoína podem agravar as crises.

Epilepsia ausência juvenil

As crises acometem igualmente ambos os sexos e ocorrem por volta da puberdade. História familiar positiva para epilepsia é frequente. A idade de início é dos sete aos 17 anos (máximo 10-12 anos). As crises de ausência ocorrem em número bem mais reduzido do que na forma infantil (as ausências podem, inclusive, não ser diárias), porém as características clínicas são semelhantes. As crises tônico-clônicas são mais frequentes e podem até pre-

Primeira Parte • GRANDES CATEGORIAS SINTOMÁTICAS

ceder o início das ausências. Os pacientes também podem apresentar mioclonias. O EEG interictal mostra atividade de base normal e atividade epileptiforme de projeção generalizada. O EEG ictal mostra paroxismos de complexos de espícula-onda ritmados entre 3,5 e 4Hz (mais rápidos do que na ausência infantil). O tratamento é feito com ácido valproico e/ou etossuximida. Caso o paciente apresente muitas crises tônico-clônicas, uma outra droga pode ser utilizada (lamotrigina, fenobarbital).

Alguns pacientes com epilepsia generalizada idiopática apresentam apenas crises tônico-clônicas generalizadas ao despertar. Muitos autores enfatizam as semelhanças entre as síndromes generalizadas que se iniciam na adolescência [epilepsia ausência juvenil, epilepsia mioclônica juvenil e epilepsia com crises tônico-clônicas generalizadas (TCG) do despertar], e alguns defendem que elas podem representar fenótipos variados de um espectro das epilepsias generalizadas idiopáticas (da adolescência). Esse conceito ainda não é unânime, apesar de ter sido proposto pelo comitê da ILAE (Engel J, 2001).

As epilepsias focais sintomáticas podem ter início em qualquer faixa etária, porém possuem características clínicas importantes em crianças maiores. As crises podem ser límbicas (se iniciam nas estruturas mesiais do lobo temporal) ou neocorticais.

Epilepsias límbicas

Nas epilepsias límbicas sintomáticas (cujas crises têm início nas estruturas mesiais do lobo temporal), a descrição da semiologia ictal é bastante característica. As crises focais sem perda de consciência (parciais simples) incluem auras com sensação epigástrica ascendente, sintomas neurovegetativos (taquicardia, taquipneia, rubor facial), auras experienciais (*déjà vu, jamais vu*) ou psíquicas (sensação súbita e anormal de medo). Define-se como aura uma crise parcial sem perda de consciência, com sintomas neurossensoriais (sem fenômenos motores). Segue-se perda de consciência e ocorrência de automatismos comportamentais, repetitivos, sem propósito, semelhantes a movimentos corporais normais (esfregar a mão na roupa, em objetos ao redor, abrir e fechar a mão etc.), assim como automatismos orolabiais (de mastigação, deglutição). Pode-se observar, ainda, postura distônica no membro superior, geralmente contralateral ao foco epileptogênico. Vocalização durante a crise sugere início ictal no lobo temporal do hemisfério não dominante para a linguagem, e a ocorrência de vários graus de afasia pós-ictal sugere acometimento do hemisfério dominante para a linguagem. As crises são de curta duração (entre 1 e 2 minutos), têm frequência irregular, mas é infrequente a ocorrência diária (diferentemente das crises do lobo frontal). O EEG interictal pode demonstrar graus variáveis de alentecimento da atividade elétrica cerebral na região temporal anterior, dependendo da etiologia, e descargas epileptiformes nos eletrodos que registram a região temporal anterior. Algumas etiologias são importantes e muito frequentes na epilepsia límbica:

Esclerose mesial temporal (EMT) – na EMT, alguns fatores etiológicos estão envolvidos como antecedentes de insulto perinatal, trauma cranioencefálico e crises febris complicadas, porém o real valor destes na ocorrência da esclerose mesial temporal não está esclarecido e é alvo de muitas discussões. A RM de crânio mostra redução volumétrica e hipersinal da formação hipocampal (Fig. 1.6), traduzindo atrofia e gliose dessa estrutura (secundárias à perda neuronal de vários graus nos setores CA1, CA3 e CA4 hipocampal, com relativa preservação do setor CA2).

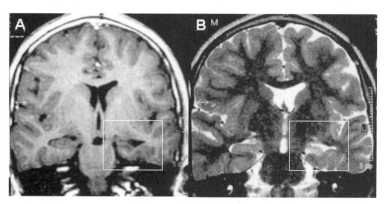

Figura 1.6 – Imagens de RM de crânio em T1 (**A**) e T2 (**B**), mostrando esclerose mesial temporal esquerda (em destaque).

Outras etiologias incluem os tumores de baixo grau de malignidade. Estes não produzem efeito de massa e se manifestam exclusivamente por recorrência de crises epilépticas. Quando acometem as estruturas mesiais temporais, os pacientes apresentam crises com as mesmas características acima descritas. Os tumores que mais frequentemente apresentam essas características são ganglioglioma, gangliocitoma, tumor neuroepitelial disembrioplástico e astrocitoma pilocítico (Capítulo 18).

O tratamento medicamentoso é feito com drogas antiepilépticas para epilepsias focais, porém observam-se frequentemente crises resistentes ao tratamento, apesar da utilização de várias drogas em mono e politerapia, e em várias combinações. Nesses casos, o tratamento cirúrgico deve ser considerado.

Epilepsias neocorticais

Lesões cerebrais com acometimento neocortical podem determinar a ocorrência de epilepsia, cujas crises terão características semiológicas distintas, dependendo do local de acometimento (acometimento inicial ou por propagação da crise).

No lobo frontal, as crises podem ter diversas características, como as crises clônicas focais que se originam no córtex motor primário, podendo ocorrer *paralisia de Todd* (déficit transitório da função motora pós-ictal, caracterizado por imobilidade do membro ou hemicorpo acometido, podendo durar minutos, horas ou raramente poucos dias) ou *marcha Bravais-jacksoniana* (quando os movimentos clônicos da crise focal motora se propagam a partir de um segmento para os segmentos corpóreos vizinhos, como da mão para o antebraço, braço e face). As crises posturais assimétricas sugerem acometimento da área motora suplementar, crises com automatismos hipermotores (hipercinéticos) podem-se iniciar no córtex órbito-frontal, polar ou na convexidade. Podem-se observar, ainda, vocalizações, bloqueios da fala, fenômenos motores versivos e motores negativos.

No lobo occipital, as crises focais evoluem sem perda de consciência e possuem sintomas visuais elementares (escotomas, amaurose ictal, flashes luminosos) quando o córtex visual primário é acometido. Alucinações visuais mais complexas (envolvendo imagens formadas) geralmente ocorrem quando há ativação de áreas visuais de associação.

No lobo parietal, as crises são sensitivas, com sintomas do tipo parestesias (frequentes) ou mesmo dor (raros), e sugerem ativação do córtex somatossensitivo primário (Brodmann 1, 2 e 3). Outros sintomas mais difusos, afetando ambos os lados do corpo, sintomas do tipo metamorfopsia (modificação no formato de objetos ou partes do corpo) e distúrbios da linguagem sugerem ativação de áreas sensitivas secundárias ou sensoriomotora secundária.

No lobo temporal lateral (neocortical), as crises podem apresentar manifestações precoces que sugerem o seu acometimento, como alterações da linguagem, sintomas auditivos, vertiginosos e alucinações visuais complexas. Frequentemente, as crises que se iniciam em outros lobos (parietal, occipital, temporal lateral) se propagam para as estruturas mesiais do lobo temporal, evoluindo com perda de consciência e automatismos manuais e orais.

O EEG interictal mostrará descargas epileptiformes focais, com algumas variações que dependerão dos fatores etiológicos, da idade do paciente e da extensão e natureza da lesão.

Muitas etiologias estão relacionadas com epilepsia neocortical, e seria impossível abordar todas neste capítulo. Algumas causas são muito importantes na infância, como a displasia cortical focal (tipo Taylor) (Capítulo 20), na qual o tratamento cirúrgico é frequentemente indicado, outras malformações (especialmente hemimegalencefalia e lissencefalia), doenças neurocutâneas (por exemplo, esclerose tuberosa, síndrome de Sturge-Weber) e lesões isquêmicas sequelares.

TIPOS ESPECIAIS DE EPILEPSIA

Encefalite de Rasmussen

Essa doença acomete um hemisfério cerebral, com desenvolvimento de atrofia cortical e subcortical progressiva. Os achados histopatológicos de espécimes obtidos após tratamento cirúrgico (e eventualmente de biopsias) sugerem

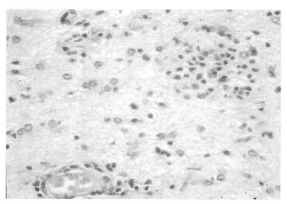

Figura 1.7 – Encefalite de Rasmussen. Fotomicrografia mostrando nódulo microglial e perivascularite linfocitária.

processo inflamatório crônico (Fig. 1.7). A ocorrência de algum tipo de infecção nos meses que precedem o início da epilepsia é relatada em várias séries, mas o real valor desta na patogenia da doença permanece incerto. Já se especulou a possível etiologia inflamatória viral aguda (enterovírus, citomegalovírus, Epstein-Barr vírus), que não foi confirmada na maioria dos casos, assim como a etiologia autoimune (presença de autoanticorpos e células T citotóxicas). As crises têm início na infância, geralmente por volta dos cinco anos de idade. Existem relatos de pacientes com início da epilepsia na adolescência ou idade adulta, porém estes são raros. Na maioria dos casos, as crises epilépticas constituem o primeiro sintoma neurológico da doença e podem ser generalizadas tônico-clônicas ou parciais simples ou complexas, com frequência variável. Em alguns pacientes, as crises iniciais são de fácil controle medicamentoso, enquanto, em outros, a epilepsia pode se iniciar com crises refratárias ou até sob a forma de estado de mal epiléptico. Com a evolução da doença, os pacientes apresentam vários tipos de crises, especialmente abalos clônicos de braço e perna unilateralmente, aumento na sua frequência, e alguns chegam a apresentar epilepsia parcial contínua. Em fases avançadas da doença, as crises podem remitir, tornando-se menos frequentes e menos dramáticas. O segundo sintoma característico da doença é o desenvolvimento de hemiparesia com piora progressiva. Seguem-se, em adição à hemiparesia, distúrbios de linguagem, déficits do campo visual e deterioração intelectual.

O EEG interictal mostra assimetria da atividade elétrica cerebral, que se apresenta de menor amplitude no hemisfério acometido e maior quantidade de ritmos lentos e de atividade epileptiforme uni ou bilateralmente. O exame do líquido cefalorraquiano pode evidenciar bandas oligoclonais ou monoclonais. As imagens de TC ou RM de crânio realizadas seriadamente podem demonstrar o caráter progressivo da atrofia hemisférica, com ou sem alteração da intensidade de sinal (Fig. 1.8). O tratamento da epilepsia com drogas antiepilépticas é feito utilizando-se vários esquemas terapêuticos em mono ou politerapia, porém o controle completo das crises é improvável.

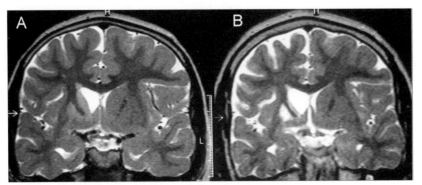

Figura 1.8 – Encefalite de Rasmussen. RM mostrando atrofia progressiva do hemisfério cerebral direito. Intervalo de 5 anos entre as imagens **A** e **B**.

Com base em possíveis mecanismos autoimunes envolvidos, alguns autores sugeriram algoritmos para o tratamento de pacientes, utilizando imunoglobulina intravenosa (400mg/kg/dia em 3 dias consecutivos, repetindo-se infusão única mensal caso haja resposta clínica) e esteroides em altas doses. Outros esquemas incluem plasmaferese e, mais recentemente, uso de tacrolimus (que suprimiria a atividade dos linfócitos T). A experiência com estas últimas é ainda muito restrita. Grande parte dos pacientes acaba por ser encaminhada para tratamento cirúrgico.

Hamartoma hipotalâmico

Pacientes com hamartoma hipotalâmico podem apresentar epilepsia grave, com crises gelásticas (de riso) ou dacristicas (de choro). Outros tipos de crises também podem ocorrer (atônicas, tônicas, parciais com perda de consciência). Outros sinais clínicos incluem puberdade precoce, distúrbios de comportamento e deterioração cognitiva. Existem evidências de que as crises gelásticas ocorrem por ativação direta ou indireta do hamartoma.

Síndrome hemiconvulsão, hemiplegia, epilepsia (HHE)

É composta por uma sequência de fatos: os pacientes podem iniciar com quadro febril, evoluindo com (1) convulsões que acometem principalmente ou exclusivamente um hemicorpo, com clonias dimidiadas de duração longa (horas ou mais de 24 horas), não tratadas, seguidas imediatamente por (2) hemiplegia flácida ipsilateral às convulsões, com duração variável (desaparecimento em dias, ou evoluindo com hemiparesia discreta, ou evoluindo com hemiparesia intensa ou hemiplegia) e (3) desenvolvimento tardio de epilepsia focal (geralmente de origem temporal), com intervalo livre de duração variável (poucos anos). Exames de neuroimagem demonstram, na fase inicial de hemiconvulsões, edema hemisférico e, na evolução, atrofia de graus variados desse mesmo hemisfério cerebral. Essa síndrome é excepcional além do segundo ano de vida.

Epilepsia com ponta-onda contínua durante o sono (EPOCS)

Consiste na associação de vários tipos de crises parciais ou generalizadas (tônico-clônicas, clônicas, ausências atípicas, parciais simples ou complexas), regressão das funções cognitivas, comportamentais e comprometimento das funções motoras (ataxia, dispraxia, distonia), e padrão eletrográfico típico, caracterizado por complexos de ponta-onda ocorrendo em pelo menos 85% do período de sono não-REM (Fig. 1.9), em três ou mais registros no período de um mês. A EPOCS pode ocorrer em pacientes com encefalopatia de etiologia pré ou perinatal (como, por exemplo, em infecções congênitas, polimicrogiria perisylviana, anóxia), sendo relatada elevada ocorrência em pacientes com hidrocefalia, derivados ou em casos sem etiologia definida. A idade de início da epilepsia é muito variável (dos dois meses aos 12 anos) e depende em parte dos fatores etiológicos. O padrão POCS (ponta-onda contínua durante o sono) é variável e pode desaparecer na evolução. Nesse caso, observa-se frequentemente desaparecimento ou melhora considerável na frequência das crises e no desenvolvimento neuropsicológico. O tratamento das crises epilépticas pode ser feito com várias drogas (ácido valproico, fenitoína, carbamazepina, benzodiazepínicos, topiramato, lamotrigina). Havendo correlação entre a deterioração já descrita e o padrão POCS, deve-se sempre tentar tratamento agressivo para abortá-lo. Esse resultado, entretanto, pode ser de difícil obtenção. Resultados positivos são relatados com uso crônico de benzodiazepínicos, isoladamente ou em associação com ácido valproico, e uso de corticosteroides.

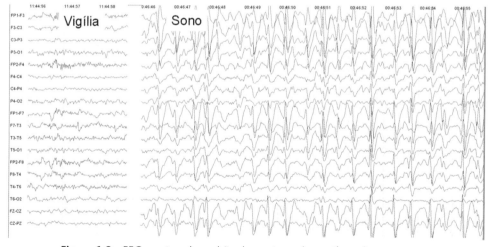

Figura 1.9 – EEG mostrando padrão de ponta-onda contínua durante o sono.

Afasia epiléptica adquirida (síndrome de Landau-Kleffner)

Os primeiros sintomas ocorrem entre os dois e oito anos de idade, e incluem crises epilépticas com evolução benigna (crises raras, ou de fácil controle, ou autolimitadas), ou distúrbios neuropsicológicos. Segue-se a instalação subaguda e flutuante da afasia, com inabilidade de entender a palavra falada, dificuldade na articulação e redução da quantidade da fala, observando-se perseverações, parafasias, estereotipias verbais. Na evolução, o paciente torna-se totalmente mudo. Distúrbios de comportamento como hiperatividade e agressividade podem somar-se ao quadro. Observa-se padrão eletrográfico com descargas epileptiformes focais e localizadas nas regiões temporais (mais frequentemente) ou nas regiões parieto-occipitais (menos frequentemente). Durante o sono, em algum momento na evolução, pode-se observar o padrão POCS, semelhante ao observado na EPOCS. Por esse motivo, alguns autores sugerem que esta seja uma forma clínica variante da EPOCS. Exames de neuroimagem estrutural falham em demonstrar lesões cerebrais focais. A evolução é variável, podendo haver remissão espontânea em semanas ou meses, ou persistência dos sintomas por anos. Nesse caso, a possibilidade de completa recuperação tardia é remota. Após período de tempo variável, a afasia se estabiliza, podendo haver alguma melhora na idade adulta. A epilepsia não constitui um problema terapêutico. Como já citado, tem curso relativamente benigno e é de fácil controle, especialmente com o uso de ácido valproico e benzodiazepínicos. Alguns autores preconizam o uso de corticoides.

Epilepsias mioclônicas progressivas

Diversas doenças apresentam epilepsia mioclônica progressiva como um dos sintomas (lipofucinose ceroide, sialidose, doença de Lafora, doença de Unverricht-Lundborg, distrofia neuroaxonal, MERRF, atrofia dentatorrubropalidoluisiana etc.), e serão abordadas em capítulos específicos.

CONDIÇÕES ESPECIAIS QUE NÃO CONFIGURAM EPILEPSIA

Crises febris benignas

Essa condição é o principal exemplo de uma condição clínica que cursa com crises epilépticas, e que não deve ser classificada como epilepsia. As crises ocorrem entre os três meses e cinco anos de idade, associadas com febre, na ausência de infecção intracraniana. A causa é desconhecida, mas há correlação da febre predispondo a crises, em paciente com predisposição genética, em idade em que o cérebro ainda é imaturo.

Deve-se diferenciar entre crises simples e complexas. As crises febris, em sua maioria, são simples, ou seja, são generalizadas, de curta duração e únicas em um evento febril. As complexas são menos frequentes, focais e/ou prolongadas e/ou se repetem em 24 horas de um mesmo evento febril. A probabilidade de o paciente desenvolver epilepsia futuramente é pequena (cerca de 2%) nos pacientes que apresentam crises febris simples, e é mais elevada (4-12%) nos que apresentam crises febris complexas. A recorrência é frequente, especialmente nos pacientes que apresentaram a primeira crise nos primeiros meses de vida (antes dos 18 meses) e quando há história familiar positiva para crises febris.

Em um paciente que apresente sua primeira crise febril, é fundamental exame clínico pediátrico e neurológico. Caso o motivo da febre não seja óbvio, devem-se solicitar exames complementares. A realização de punção lombar é controversa, porém deve ser realizada em todas as crianças quando houver evidência clínica de infecção de sistema nervoso central. Em crianças abaixo de 18 meses, a punção deve ser considerada quando a causa da febre não for determinada, uma vez que os sinais clínicos de meningite geralmente podem ser sutis em fases iniciais.

A necessidade de tratamento profilático é controversa. Como o próprio nome diz, as crises febris são, na sua grande maioria, benignas e de curta duração. Sempre que possível, sugerimos não instituir tratamento contínuo. Quando optado por iniciá-lo, pode ser feito com fenobarbital ou ácido valproico, entretanto é importante termos consciência de que esses medicamentos têm efeitos colaterais importantes nessa faixa etária, sendo eles na esfera cognitiva e comportamental no primeiro, e especialmente tóxicos no segundo. Carbamazepina e fenitoína não são efetivos. Outra possibilidade é o uso intermitente de drogas antiepilépticas do tipo benzodiazepínicos (clonazepam ou clobazam intermitentes no período febril, e diazepam por via retal no início da crise). Acreditamos que esse tipo de tratamento crie enorme ansiedade nos familiares, além do risco de erro na dose (especialmente diazepam) e de sedação com benzodiazepínicos em doses repetidas.

O uso de antitérmicos (de horário) durante período febril é uma opção, apesar de não haver evidências definitivas de que previna a recorrência de crises, uma vez que a crise pode ocorrer no início da febre, antes que seja diagnosticada pelos responsáveis. Os pais devem ser esclarecidos sobre a natureza benigna das crises, dos riscos de recorrência e do prognóstico favorável.

Crise única ou salva isolada de crises

Como já exposto, por não se repetirem ao longo do tempo, não podem ser consideradas como de epilepsia. Diante de uma crise única, deve-se investigar (na fase aguda) um possível fator etiológico sintomático agudo (como infecção de SNC, distúrbios metabólicos, trauma etc.). Caso este seja determinado, essa crise deve ser chamada de crise sintomática aguda (ou crise provocada); caso não seja determinado, deve ser chamada simplesmente de crise única (ou primeira crise não provocada). Na infância, a conduta inicial é de não tratar pacientes que apresentaram crise única, uma vez que estas podem não mais se repetir no futuro. O risco de recorrência da primeira crise é muito variável, dependendo do autor/trabalho analisado, mas acredita-se ser maior nos dois primeiros anos após a primeira crise, caso haja fator etiológico e/ou anormalidades no EEG.

Primeira Parte • GRANDES CATEGORIAS SINTOMÁTICAS

TRATAMENTO

Nem todos os pacientes que apresentam crises epilépticas necessitam de tratamento medicamentoso. Isso depende, evidentemente, da síndrome epiléptica em questão e da frequência de crises que o paciente apresenta. Considerações gerais sobre o tratamento foram feitas durante a descrição das diferentes síndromes epilépticas.

A Liga Internacional Contra a Epilepsia (ILAE – International Ligue Against Epilepsy – www.ilae.org) tem centralizado discussões sobre vários temas referentes à epilepsia, com o objetivo de uniformizar classificações e condutas terapêuticas, visando ao melhor conhecimento de vários tópicos e publicar recomendações de tratamento mundialmente aceitas. Os algoritmos de tratamento foram formulados, após longa e criteriosa análise das publicações existentes sobre eficácia e efetividade das drogas antiepilépticas, levando em conta vários fatores metodológicos importantes. Segundo a ILAE, as drogas antiepilépticas devem ser escolhidas e utilizadas de acordo com a avaliação clínica do tipo de crise e síndrome epiléptica. Na prática clínica, devem-se levar em conta, também, fatores socioeconômicos, disponibilidade das medicações, efeitos colaterais, entre outros. Na tabela 1.3, listamos as drogas antiepilépticas que devem ser utilizadas em algumas condições clínicas.

Tabela 1.3 – Drogas antiepilépticas para iniciar o tratamento (adaptado/modificado de *Epilepsia* 47(7), 2006 e *Epileptic Disord* 9(4), 2007).

	Podem ser utilizadas como 1ª escolha em monoterapia	Podem ser utilizadas
Crises parciais de início na infância	CBZ, OXC, PHT, PB, TPM, VPA	LMT, VGB, LEV[§]
Crises tônico-clônicas generalizadas	VPA, PB, TPM, CBZ*, PHT*	LMT, Benzodiazepínicos
Crises de ausência típica	VPA, ESM, LMT	
Epilepsia rolândica	CBZ, VPA	STM[§]
Epilepsia mioclônica juvenil	VPA, TPM, CZP, LMT*	LEV[§], ZNS[§]
Espasmos infantis	ACTH, VGB	Predinisona, VPA, NTZ
Sídrome de Lennox-Gastaut	VPA, LMT, TPM	CZP, CLB, LEV[§]

Sublinhadas estão as drogas que utilizamos como primeira escolha. Particularidades do tratamento são abordadas durante a descrição das síndromes epilépticas.

* Podem eventualmente agravar o tipo de crise em questão; devem ser usadas com cautela.

[§] Não disponíveis no mercado oficial brasileiro (necessita de importação).

CBZ: carbamazepina, CZP: clonazepam, CLB: clobazam, ESM: etossuximida, LEV: levetiracetam, LMT: lamotrigina, NTZ: nitrazepam, OXC: oxcarbazepina, PB: fenobarbital, PHT: fenitoína, STM: sultiame, TPM: topiramato, VGB: vigabatrina, VPA: ácido valproico, ZNS: zonizamida.

PRINCÍPIOS GERAIS DE TRATAMENTO

Em epilepsia recém-diagnosticada, deve-se sempre instituir tratamento com droga em monoterapia, em doses adequadas e que não determinem efeitos colaterais ao paciente. A resposta terapêutica é avaliada pela redução do número de crises e o objetivo é seu controle completo. Caso o paciente apresente efeitos indesejáveis ou de toxicidade antes que esse objetivo seja alcançado, deve-se tentar uma segunda droga em monoterapia. Se o paciente continuar apresentando crises, pode-se tentar uma terceira droga em monoterapia ou associar uma segunda droga antiepiléptica. A escolha da droga antiepiléptica deve ser feita levando-se em conta o tipo de crise e a síndrome epiléptica. Devem-se conhecer, também, os princípios farmacocinéticos e farmacodinâmicos das drogas antiepilépticas (absorção, distribuição, meia-vida, taxa de ligação proteica, metabolização), assim como as interações medicamentosas, para que sejam administradas em doses corretas, com intervalos adequados e em associações racionais. Sugerimos que sempre que uma nova droga seja iniciada, que as doses sejam aumentadas de forma gradual ao longo de alguns dias, para evitar efeitos indesejáveis iniciais como sonolência e tonturas. Geralmente o paciente se adapta à nova medicação em poucos dias. A monitorização dos níveis séricos de uma droga antiepiléptica deve ser utilizada quando há suspeita de não aderência ao tratamento ou quando não se obtém controle das crises com doses teoricamente adequadas. Pode ser utilizada, ainda, quando o paciente apresenta sintomas que podem ser decorrentes de níveis tóxicos, com o objetivo de documentação.

A duração do tratamento é muito controversa e depende fundamentalmente da síndrome epiléptica em questão. De forma geral, preconiza-se tratamento por dois a três anos, após o controle completo das crises. Isso se aplica a algumas síndromes epilépticas idiopáticas e epilepsias criptogênicas (provavelmente sintomáticas). Porém, mesmo nessas situações, existem exceções. Na epilepsia mioclônica juvenil, por exemplo, a possibilidade de recorrência após retirada da medicação é elevadíssima. Sabe-se, por exemplo, que o controle de crises em pacientes com epilepsia sintomática por esclerose mesial temporal ou por displasia cortical focal do tipo Taylor é pouco provável e, se ocorrer, a retirada da medicação deve ser criteriosamente avaliada (ou não realizada). Em resumo, não existe regra que possa ser generalizada. Cabe ao médico avaliar os riscos e os benefícios de interromper o tratamento em pacientes controlados.

As principais drogas antiepilépticas, suas doses na infância, indicações gerais e principais feitos colaterais encontram-se na tabela 1.4.

Algumas particularidades

- **Fenobarbital** – a tendência atual é do seu uso restrito e limitado devido aos efeitos colaterais comportamentais e cognitivos. Deve-se, entretanto, lembrar que o seu efeito terapêutico é indiscutível e que, em algumas

Tabela 1.4 – Drogas antiepilépticas (DAE), doses na infância, principais indicações e efeitos colaterais.

DAE	Doses, nº de tomadas/dia	Principais indicações	Alguns efeitos colaterais
Carbamazepina	10-30mg/kg/dia, 2-3x/dia	Crises parciais, crises TCG	Sonolência, fadiga, *rash* cutâneo, leucopenia, elevação das enzimas hepáticas, hiponatremia, linfadenopatia
Oxcarbazepina	10-30mg/kg/dia, 2-3x/dia	Crises parciais	Hiponatremia, tontura, cefaleia, sonolência
Fenitoína	5-7mg/kg/dia, 1 ou 2x/dia	Estado de mal epiléptico, crises parciais, crises TCG	Cosméticos, hipertrofia gengival, hirsutismo, ataxia, nistagmo, sonolência, *rash*, linfadenomegalia, febre, síndrome de Stevens-Johnson, deficiência de folato
Fenobarbital	5mg/kg/dia, 1x/dia	Crises neonatais, crises febris, crises TCG, crises parciais com generalização secundária	Sonolência, distúrbios de comportamento, piora do rendimento escolar, *rash*, deficiência de folato, contratura de Dupuytren, síndrome de Stevens-Johnson
Ácido valproico	10-60mg/kg/dia, 2-3x/dia (divalproato de sódio 1x/dia)	Crises generalizadas (ausências típicas e atípicas, mioclonias, mioclônus-astáticas, TCG), crises parciais	Náuseas e vômitos, ganho de peso, queda de cabelo, tremor, encefalopatia aguda com hiperamonemia e deficiência de carnitina, pseudoatrofia cerebral, ovários policísticos, plaquetopenia, hepatotoxicidade, pancreatite
Primidona	até 125mg, 3x/dia (aumento gradual)	Crises parciais, crises TCG	Semelhantes ao fenobarbital
Etossuximida	15-40mg/kg/dia, 1-2x/dia	Crises de ausência	Cefaleia, soluço, náuseas, alteração de humor
Topiramato	1-9mg/kg, 2x/dia, aumento deve ser progressivo	Crises parciais, crises generalizadas sintomáticas, Dravet, Doose	Distúrbios das funções verbais, redução de peso, parestesias, nefrolitíase, glaucoma de ângulo fechado
Vigabatrina	50-200mg/kg, 2x/dia	Espasmos, crises parciais, crises TCG	Sonolência, fadiga, psicose, constrição concêntrica do campo visual

Tabela 1.4 – Drogas antiepilépticas (DAE), doses na infância, principais indicações e efeitos colaterais (*continuação*).

DAE	Doses, nº de tomadas/dia	Principais indicações	Alguns efeitos colaterais
Lamotrigina	Com indutores enzimáticos (CBZ): 0,6mg/kg 2x/dia (sem 1 e 2) 1,2mg/kg 2x/dia (sem 3 e 4) Manutenção: 5-15mg/kg/dia Com inibidores enzimáticos (VPA): 0,15mg/kg, 1-2x/dia (sem 1 e 2) 0,3mg/kg, 1-2x/dia (sem 3 e 4) Manutenção: 1-5mg/kg/dia		Cefaleia, náuseas, vômitos, *rash*, síndrome de Stevens-Johnson, alteração do humor, psicose, hepatotoxicidade
Clobazam	0,5-1mg/kg, 2-3x/dia	Crises generalizadas, crises parciais	Sedação, fadiga, distúrbios de comportamento, aumento de peso, hipersecreção salivar e de muco brônquico
Clonazepam	0,05-0,2mg/kg, 2-3x/dia	Estado de mal mioclônico e de ausência, crises generalizadas, síndrome de Lennox-Gastaut	Sedação, distúrbio de comportamento, hipersecreção salivar e de muco brônquico
Nitrazepam	0,5-1mg/kg, 2-3x/dia	Ausências atípicas, mioclônicas, mioclônus-astáticas, espasmos infantis, síndrome de Lennox-Gastaut	Sedação, distúrbio de comportamento, hipersecreção salivar e de muco brônquico
Levetiracetam*	10mg/kg/dia, 2x/dia	Crises parciais com ou sem generalização secundária	Tontura, fadiga, sonolência, cefaleia
Sultiame*	5-10mg/kg/dia	Epilepsia rolândica	Ataxia, parestesias, cefaleia, náuseas
Gabapentina	30-60mg/kg, 3x/dia	Crises parciais com ou sem generalização secundária	Sonolência, tonturas, leucopenia

* Não disponível no mercado brasileiro, necessita de importação.

condições, pode ser útil no tratamento de crises tônico-clônicas generalizadas.

- **Fenitoína** – a tendência atual é de limitar o seu uso, devido a sua cinética pouco favorável e dos efeitos colaterais cosméticos muito inconvenientes na infância, como hipertrofia gengival, hirsutismo e fácies grosseiro.

- **Drogas antiepilépticas que pioram crises** – a carbamazepina e fenitoína podem piorar crises generalizadas, especialmente crises de ausência e mioclônicas e, por esse motivo, devem ser utilizadas com cautela nesses pacientes. Existem descrições de piora da epilepsia na síndrome de Dravet, com uso de lamotrigina. A vigabatrina é contraindicada em pacientes que apresentam epilepsia generalizada, e pode precipitar o aparecimento de crises mioclônicas mesmo em pacientes que nunca as apresentaram.

- **Lamotrigina** – é absolutamente fundamental iniciar o tratamento com doses muito baixas, e aumentá-las lentamente, para evitar *rash* cutâneo, que pode ser grave em alguns pacientes.

OUTRAS FORMAS DE TRATAMENTO NA INFÂNCIA

Dieta cetogênica

Dieta rica em gorduras, pobre em carboidratos e adequada em proteínas (eliminar o açúcar) pode ser utilizada em epilepsias de difícil controle medicamentoso, com controle ou significativa melhora na frequência das crises, possibilitando o uso mais racional das drogas antiepilépticas. Em alguns casos, possibilita a redução das doses e até a suspensão de alguns medicamentos. Para a sua utilização, é fundamental a existência de equipe multidisciplinar (neuropediatra, enfermeiro, nutricionista, psicólogo, assistente social). Na sua forma clássica, o paciente é internado e inicia um período de jejum, que tem por objetivo promover cetose no paciente. Este é um período crítico, uma vez que podem ocorrer vários distúrbios metabólicos (incluindo hipoglicemia). Uma vez em cetose, o paciente começa a receber gradativamente a dieta. A literatura não é unânime em definir quais tipos de crise respondem melhor à dieta cetogênica. Clinicamente, é mais indicada em pacientes com crises generalizadas do tipo mioclônicas, tônicas, ausências atípicas, atônicas, embora possa ser utilizada em crises focais.

Cirurgia para epilepsia

O tratamento cirúrgico deve ser indicado em pacientes com epilepsia de difícil controle, que já utilizaram pelo menos duas drogas antiepilépticas em monoterapia em doses adequadas e politerapia racional. Infelizmente nem todos os pacientes nessas condições podem se beneficiar dessa modalidade terapêutica. Indica-se tratamento cirúrgico quando avaliação pré-cirurgica cuidadosa demonstra área epileptigênica bem localizada e passível de ressecção. Quando essa região se encontra em área eloquente (com funções nobres), podem ser utilizados métodos invasivos para melhor localização epileptogênica e para avaliação de funções nobres (como função motora, de linguagem). Algumas cirurgias ressectivas têm ótimo resultado, como ocorre na epilepsia do lobo temporal por esclerose mesial temporal (80% de cura) ou de tumores indolentes. Algumas cirurgias são muito agressivas (como as hemisferectomias funcionais), mas podem ser a única possibilidade terapêutica para pacientes com doenças graves, como na encefalite de Rasmussen e na hemimegalencefalia. Outras modalidades cirúrgicas incluem as calosotomia e trans-secção subpial múltipla, ambas com resultados menos favoráveis e animadores. Na estimulação do nervo vago, o procedimento cirúrgico consiste em enrolar os fios do estimulador no nervo vago e conectá-los a um gerador que é colocado na fossa supraclavicular ou na região axilar. Este promove impulsos elétricos de estímulo com intervalos regulares. O seu mecanismo de ação é pouco conhecido, mas parece envolver o sistema ativador reticular ascendente, conexões centrais do sistema nervoso autônomo, sistema límbico e projeções difusas noradrenérgicas. Em 1997, o FDA (United States Food and Drug Administration) aprovou o seu uso como terapia de adição para epilepsia de início focal. No Brasil, o número de pacientes que receberam essa modalidade terapêutica é ainda reduzido.

DIAGNÓSTICO DIFERENCIAL: EVENTOS PAROXÍSTICOS DE ORIGEM NÃO EPILÉPTICA

Mioclonias neonatais benignas do sono

Alguns neonatos normais apresentam abalos musculares durante o sono não-REM. Estes acometem principalmente braços e mãos, são geralmente bilaterais e assimétricos, ocorrem de forma agrupada, exclusivamente durante o sono (informação importante para o diagnóstico). Ocorrem em neonatos de termo, porém são mais frequentes em prematuros. O exame neurológico é normal, exames metabólicos não revelam anormalidades, assim como o exame de vídeo-EEG ou poligráfico. Esses movimentos anormais se resolvem em curto período de tempo (2 a 5 meses), e o bebê não deve receber qualquer tipo de tratamento. Benzodiazepínicos podem agravar essa condição (exacerbar os movimentos).

Ataques de estremecimento (*shuddering*)

Ocorrem entre os 6 meses e 6 anos de idade. O paciente assume discreta postura em flexão da cabeça e tronco, e apresenta tremores ou arrepios. Os eventos podem ser diários e frequentes. O exame neurológico é normal, e o exame de EEG não evidencia anormalidades.

Primeira Parte • GRANDES CATEGORIAS SINTOMÁTICAS

Tremulações de queixo

Os pacientes apresentam tremores rápidos no queixo de forma ritmada a 3/s, geralmente quando estão irritados, frustrados ou estressados. O exame neurológico e o EEG são normais. Frequentemente há história familiar positiva para esse tipo de evento. Esse fenômeno é observado em crianças dentro do primeiro ano de vida.

Desvio tônico do olhar para cima paroxístico do lactente

Os pacientes apresentam episódios prolongados, mantidos ou intermitentes, de desvio tônico ocular para cima, com abalos nistagmiformes quando tentam olhar para baixo, podendo acompanhar-se de ataxia. Esses episódios desaparecem ou melhoram durante o sono e se agravam com a fadiga e com processos infecciosos. Relato de casos familiares sugere herança autossômica dominante. A realização de EEG durante os eventos mostra-se normal, afastando a possibilidade de natureza epiléptica.

Parassonias

As principais parassonias que implicam em diagnóstico diferencial de epilepsia na infância são o sonambulismo, o terror noturno e o despertar confusional (Capítulo 14). Em alguns casos é difícil a sua diferenciação com crises epilépticas focais noturnas, especialmente as de origem no lobo frontal. Nesses casos, a monitorização por vídeo-EEG para visualização do evento e da correlação eletrográfica pode ter utilidade fundamental.

Crises de perda de fôlego

Frequentemente os pais procuram atendimento especializado quando seus filhos apresentam crises de perda de fôlego, pois se trata de evento assustador para o cuidador. Ocorrem principalmente entre os seis meses e dois anos de idade. Na forma cianótica, o evento ocorre geralmente quando a criança é contrariada. Inicia-se por grito ou choro, seguindo-se expiração forçada e apneia (momento de interrupção do choro), evoluindo com cianose, perda de consciência, hipertonia generalizada e eventualmente com abalos clônicos. Pode-se observar bradicardia durante o evento. Na forma pálida, o evento é desencadeado geralmente por experiência dolorosa, como ao cair ou bater a cabeça. Nesses casos, é prudente uma avaliação clínica pediátrica, com verificação dos padrões hematológicos e da saúde cardiovascular. Em crianças saudáveis, a conduta implica esclarecimento para tranquilização dos pais.

Crises de raiva (ou do descontrole episódico)

O paciente, pré-escolar ou escolar, apresenta eventos súbitos e recorrentes de comportamento físico violento (chutes, gritos, mordeduras etc.) após mínima provocação, referindo não conseguir se controlar. Estes podem ser confundidos com crises parciais complexas com automatismos hipermotores.

Autoestimulação (masturbação) infantil

Ocorre habitualmente entre os dois meses e três anos de idade. As crianças assumem posturas tônicas anormais, estereotipadas, repetitivas, acompanhadas de movimentação oscilatória de membros inferiores. Em meninas, é frequente que assumam posição peculiar, com entrecruzamento das pernas. Os eventos podem ser acompanhados de ruborização, respiração irregular e sudorese intensa, durar muitos minutos, sendo facilmente interrompidos por terceiros. A conduta é principalmente a de esclarecimento familiar.

Síncope

Episódios de perda de consciência de curta duração, levando à perda do tônus postural, com rápida e completa recuperação, secundários à hipoperfusão cerebral global transitória. Existem vários tipos de síncope, de acordo com os fatores etiológicos envolvidos.

A síncope vasovagal é a mais frequente e ocorre em consequência da diminuição da pressão de perfusão cerebral, geralmente por diminuição da pressão arterial e comprometimento do retorno venoso. Frequentemente, observam-se fatores desencadeantes, como ambientes fechados, cheios e quentes, medo, dor, posição ortostática por longos períodos. Há referência de pródromo que inclui escurecimento visual, sudorese fria e palidez. Todos os pacientes devem ser clinicamente examinados, com aferição da pressão arterial em repouso e na posição ortostática e realização de eletrocardiograma. O exame de Tilt-Test é utilizado para identificar indivíduos com suscetibilidade aumentada para apresentar síncope vasovagal.

As síncopes também podem ocorrer secundariamente à hipotensão ortostática (desencadeadas pelo ato de levantar), em que o sistema nervoso autônomo é incapaz de compensar as modificações hemodinâmicas, ou quando o indivíduo está hipovolêmico. Outras causas incluem arritmias cardíacas ou doença estrutural cardíaca. É importantíssimo o conhecimento de uma entidade clínica conhecida como **síndrome de QT longo**, na qual ocorre uma taquicardia ventricular. Nesta, o risco de morte súbita não é desprezível, constituindo assim uma etiologia clínica fundamental a ser investigada.

As síncopes ocorrem em crianças geralmente a partir do terceiro ano de vida.

Crises não epilépticas de origem psicogênica (CNEP)

Trata-se de eventos paroxísticos que muitas vezes lembram semiologicamente as crises epilépticas, porém na ausência de substrato orgânico. É importante o conhecimento dessa condição, pois, em casos extremos (*status epilépticos*), os pacientes chegam a unidades de emergência referindo epilepsia, são tratados como tal, não sendo infrequente o tratamento em unidades de terapia intensiva com medidas agressivas (elevadas doses de anticonvulsivantes e até entubação orotraqueal). Essa conduta iatrogênica pode ter consequências desastrosas. Algumas características clínicas podem sugerir esse diagnóstico, como fatores desencadeantes emocionais, não modificação da apresentação clínica com modificação das medicações anticonvulsivantes, ausência de traumatismos durante os eventos, características semiológicas do evento (como balanço da cabeça de um lado para o outro, movimentos alternos de braços e pernas, crises muito prolongadas sem qualquer repercussão clínica). Muitos pacientes apresentam história pregressa de abuso sexual ou outros fatores pessoais relevantes. Ocorrem geralmente a partir da idade escolar.

Deve-se evitar fortemente a interpretação preconceituosa e errônea de que esses pacientes sejam histéricos ou de que sejam imitadores. Normalmente esses eventos não ocorrem de forma consciente e voluntária, e a maioria dos pacientes necessita de ajuda profissional psiquiátrica para resolução do quadro. Deve-se lembrar, ainda, que pacientes com epilepsia apresentam CNEP com mais frequência do que a população normal.

Vertigem paroxística benigna da criança

Interessa crianças entre um e quatro anos, caracterizando-se por episódios bruscos e breves nos quais elas parecem aterrorizadas, agarram-se aos adultos ou aos móveis, podendo apresentar vômitos. É condição benigna e auto-limitada, desaparecendo espontaneamente após alguns meses. Algumas dessas crianças desenvolveriam mais tarde um quadro de enxaqueca (pág. 40).

Outros eventos

Outras formas de eventos paroxísticos de origem não epiléptica serão abordados em capítulos específicos, como hipereplexia (pág. 54), estereotipias (pág. 55), enxaqueca complicada (pág. 39), coreoatetose/distonia paroxística cinesiogênica ou não cinesiogênica (pág. 50), hemiplegia alterna (pág. 77), síndrome de Sandifer (pg. 63), torcicolo paroxístico benigno da infância (pág. 41).

CAPÍTULO 2

Cefaleia

Dirce Fujiwara
Sergio Rosemberg

Cefaleia constitui uma das queixas mais comuns pelas quais as crianças são trazidas à consulta neuropediátrica. Apesar de diferenças metodológicas, as grandes séries da literatura são unânimes ao revelar a alta incidência de cefaleia na população pediátrica em geral: aos 15 anos, cerca de 75% das crianças já apresentaram episódios de cefaleia. Em muitas destas, o episódio é intenso ou são crises suficientemente duradouras ou recidivantes para motivar a consulta.

A classificação de Rothner (1983), em cefaleias agudas (difusas e localizadas), agudas recorrentes, crônicas progressivas e crônicas não progressivas, é extremamente útil para o diagnóstico etiológico.

Tendo-se em conta que o quadro clínico da cefaleia varia em função de sua etiologia (Tabela 2.1) e que se trata de um sintoma puramente subjetivo, a anamnese é, como nas crises epilépticas, elemento fundamental na enquete diagnóstica. Vários aspectos devem ser minuciosamente apurados como tempo de evolução, caráter da cefaleia (pulsátil, em peso, em queimação, em agulhada etc.), horário preferencial, duração, localização, fatores desencadeantes (trauma, estresse emocional, jejum, dietas alimentares), fenômenos acompanhantes (vômitos, febre, alterações autonômicas, motoras ou sensitivas), modificação das características da cefaleia, se preexistente, presença de cefaleia em parentes próximos, assim por diante. Sempre que possível, a criança deve ser diretamente inquirida e auxiliada na descrição de seus sintomas.

Considerando a enorme massa de crianças que apresenta esse sintoma, pode-se dizer que a cefaleia, apesar da apreensão que causa aos pais e aos pediatras, é uma condição quase sempre autolimitada e benigna, sobretudo em crianças acima dos cinco anos de idade. Eliminando-se a hipótese sinistra de uma hipertensão intracraniana geralmente devida à neoplasia cerebral, o que pode ser feito, na enorme maioria dos casos, por meio de exames

Primeira Parte • GRANDES CATEGORIAS SINTOMÁTICAS

Tabela 2.1 – Fatores etiológicos das cefaleias e suas principais formas de expressão clínica.

Etiologia	Agudas generalizadas	Agudas localizadas	Agudas recorrentes	Crônicas progressivas	Crônicas não progressivas
Migrânea	1ª crise	1ª crise	X		X
Cefaleia do tipo tensional	1ª crise		X		X
Cefaleia por uso excessivo de medicação					X
Hipertensão intracraniana (neoplasia, edema, hematoma, abscesso)				X	
Infecção sistêmica ou do SNC	X				
Hipertensão arterial	X				
Pós-punção	X				
Arterites, flebites, nevralgias	X	X			
Doenças dos olhos, nariz, garganta, ouvidos e dentes		X			

relativamente simples e não invasivos, as causas remanescentes não refletem doença orgânica, podendo, quase sempre, serem eficazmente tratadas. Prova disso é nossa experiência em Serviço ambulatorial de massa, onde enorme porcentagem dos numerosíssimos casos de cefaleia que se apresentam na triagem neuropediátrica não voltam às consultas subsequentes após realização dos exames clínicos e radiológicos que asseguram aos pais não se tratar de doença orgânica grave.

Assim sendo, nossa conduta diante dessa massa formidável de crianças visa categorizar o tipo de crise por meio da anamnese, fazer exame clínico e neurológico, do qual faz parte o exame fundoscópico, e realizar raios X simples de crânio. A tomografia computadorizada (TC) de crânio é feita em uma minoria, quando os dados anamnésticos, clínicos e/ou neurológicos indicam a possibilidade de uma doença orgânica.

As duas causas mais comuns de cefaleia crônica na criança, que, juntas, compreendem mais de 90% dos casos, são a migrânea e as cefaleias do tipo tensional.

Atualmente, preconiza-se o uso da classificação e dos critérios da Sociedade Internacional das Cefaleias (SIC) para o diagnóstico de cefaleias (Quadro 2.1).

Quadro 2.1 – Classificação da Sociedade Internacional de Cefaleias.

I. Cefaleias primárias
   1. Migrânea
      1. Migrânea sem aura
      2. Migrânea com aura
      3. Síndromes periódicas da infância comumente precursora da migrânea
         a. Vômitos cíclicos
         b. Migrânea abdominal
         c. Vertigem paroxística benigna da infância
   2. Cefaleia do tipo tensional
   3. Cefaleias em salvas e outras cefaleias trigêmino-autonômicas
      1. Cefaleia em salvas
      2. Hemicrânia paroxística
      3. SUNCT
   4. Outras cefaleias primárias

II. Cefaleias secundárias
   5. Cefaleia atribuída a trauma cefálico e/ou cervical
   6. Cefaleia atribuída à doença vascular craniana ou cervical
   7. Cefaleia atribuída a transtorno craniano não vascular
   8. Cefaleia atribuída a uma substância ou sua retirada
      1. Cefaleia por uso excessivo de medicação
   9. Cefaleia atribuída à infecção
   10. Cefaleia atribuída a transtorno da homeostase
   11. Cefaleia ou dor facial atribuída a transtorno do crânio, pescoço, olhos, ouvido, nariz, seios da face, dentes, boca ou outras estruturas faciais ou cranianas
   12. Cefaleia atribuída a transtornos psiquiátricos

III. Neuralgias cranianas, dor facial primária e central e outras cefaleias
   13. Neuralgias cranianas e causas centrais de dor facial
   14. Outras cefaleias, neuralgias cranianas e dor facial primária ou central

MIGRÂNEA

Entidade caracterizada por crises paroxísticas de cefaleia separadas por um intervalo livre no qual o paciente está isento de qualquer sintoma. É uma das causas mais comuns de cefaleia crônica em crianças podendo mesmo se iniciar a partir do primeiro ano de vida. Certas estatísticas apontam incidências em cerca de 5% das crianças em idade escolar. Em 50% dos casos, o início ocorre antes dos 20 anos de idade. Em cerca de 70 a 90% dos casos há história positiva em parentes próximos (pais, irmãos, avós).

Primeira Parte • GRANDES CATEGORIAS SINTOMÁTICAS

Os critérios diagnósticos segundo a SIC estão na tabela 2.2

Tabela 2.2 – Critérios diagnósticos.

Migrânea	Cefaleia tipo tensional
A. Pelo menos 5 crises preenchendo os critérios de B a D	A. Pelo menos 10 crises
B. Cefaleia durando de 1 a 72 horas	B. Cefaleia durando de 30 minutos a 7 dias
C. Cefaleia preenchendo ao menos 2 dos seguintes itens: 1. localização unilateral 2. caráter pulsátil 3. intensidade moderada ou forte 4. exacerbada ou levando o indivíduo a evitar atividades físicas rotineiras	C. Cefaleia preenchendo ao menos 2 dos seguintes itens: 1. localização bilateral 2. caráter em pressão/aperto (não pulsátil) 3. intensidade fraca ou moderada 4. não é agravada por atividade física rotineira como caminhar ou subir escadas
D. Durante a cefaleia pelo menos 1 dos seguintes itens: 1. náusea e/ou vômitos 2. fonofobia e fotofobia	D. Ambos os seguintes itens: 1. ausência de náusea ou vômitos 2. fonofobia ou fotofobia (apenas 1 delas pode estar presente)
E. Não atribuída a outro transtorno	E. Não atribuída a outro transtorno

A cefaleia, algumas vezes, pode ser precedida em horas, ou mesmo dias, por sintomas premonitórios chamados **pródromos**, caracterizados por fadiga, insônia, irritabilidade, excitação etc. Fatores desencadeantes imediatos como ingestão de certos alimentos (chocolate, gorduras, glutamato – este responsável pela chamada **síndrome do restaurante chinês**), exercício, pequenos traumatismos cranianos, menstruação etc. podem estar presentes.

A dor propriamente dita é hemicraniana ou periorbitária, ou pode ser mais difusa, bitemporal ou holocraniana, sendo seu caráter geralmente relatado como pulsátil. Sua intensidade e duração são variáveis conforme o episódio, podendo-se estender por meia hora até um a três dias. Muitas vezes, acompanha-se de fotofobia e fonofobia, que faz com que a criança procure se deitar em ambiente escuro e calmo, é associada a náuseas e/ou vômitos, sendo, não raramente, sucedida por sono. Ao acordar, geralmente a criança já se encontra fora de crise. Considera-se o tempo de duração da crise até o despertar da criança.

Este quadro clássico pode nem sempre se apresentar com todos esses componentes. Caráter pulsátil, fotofobia, fonofobia, vômitos podem, eventualmente, não estar presentes. Por exemplo, crises de cefaleia, com duração maior que uma hora, tipo aperto, holocraniana ou bitemporal, mas de moderada a forte intensidade que leva à criança a evitar atividades rotineiras, acompanhadas de náusea preenchem os critérios para migrânea. O diagnóstico de migrânea repousa essencialmente no caráter paroxístico da cefaleia com intervalos livres. Caso preencha todos os critérios menos um, o diagnóstico é de **migrânea provável**.

Do ponto de vista clínico, há diversos tipos de migrânea:

Migrânea sem aura
(termo previamente utilizado: enxaqueca comum)
É a mais frequente das migrâneas na criança, caracterizando-se pela ausência de aura. A cefaleia é geralmente difusa, frontal ou bitemporal.

Migrânea com aura
(termos previamente utilizados: enxaqueca clássica, oftálmica,
hemiparestésica, hemiplégica ou afásica, migrânea acompanhada,
migrânea complicada)
Corresponde a cerca de um terço a 40% dos casos. Caracteriza-se pela existência de aura que precede imediatamente ou com intervalo de até 60 minutos a cefaleia ou esta pode mesmo começar durante a aura. Define-se aura "como sintomas neurológicos focais reversíveis que geralmente se desenvolvem gradualmente em cinco a 20 minutos e que duram menos de 60 minutos". Esta é, geralmente, de caráter visual representada por escotomas que obscurecem ou amputam parte do campo visual (características negativas), podendo levar mesmo à hemianopsia. Escotomas luminosos, formas geométricas brilhantes (características positivas) também podem estar presentes. Sintomas sensitivos e disfasia também podem ocorrer.

A migrânea com aura que inclui fraqueza motora (paresia) reversível é classificada em um subtipo denominado **migrânea hemiplégica familiar (MHF)**, se houver pelo menos um parente de primeiro ou segundo grau com o mesmo quadro, ou **migrânea hemiplégica esporádica (MHE)**, se a história familiar for negativa. A prevalência da MHF e MHE é de 1:10.000, cada. A paresia está associada a outros sintomas de aura, sendo os mais frequentes os sensitivos, visual e disfasia. Em mais de 70% dos pacientes ocorrem sintomas do tipo basilar. Podem ocorrer crises com confusão mental, coma, hemiplegia prolongada, febre, pleocitose liquórica e crises epilépticas. As crises de MHF podem ser desencadeadas por trauma. Nas famílias com MHF, o espectro clínico inclui sinais cerebelares permanentes ou progressivos (ataxia, nistagmo, disartria) e, menos frequentemente, vários tipos de crises epilépticas e deficiência mental. A MHF é geneticamente heterogênea com mutações nos genes *CACNA1A*, (Cr19p13) (MHF1), *ATP1A2* (Cr1q21) (MHF2) e *SCN1A*, (Cr2q24) (MHF3). Estes genes codificam transportadores iônicos. A migrânea pode ser considerada uma canalopatia geneticamente determinada. Dezenove novas mutações foram identificadas em *ATP1A2* nos últimos anos, onze deles em famílias com MHF2.

Primeira Parte • GRANDES CATEGORIAS SINTOMÁTICAS

Migrânea do tipo basilar

Caracterizada por sinais de disfunção do tronco cerebral e cerebelo ou de ambos os hemisférios cerebrais simultaneamente, como disartria, amaurose súbita, escotomas, diplopia, hipoacusia, zumbidos, vertigem, ataxia, parestesias bilaterais simultâneas, diminuição do nível de consciência ou quedas bruscas. Em adolescentes, a migrânea pode, raramente, traduzir-se por um *estado confusional agudo* caracterizado por agitação psicomotora, hiperatividade, confusão mental com desorientação temporoespacial e pobre reatividade aos estímulos ambientais. A crise pode durar algumas horas. O diagnóstico inicial de intoxicação ou encefalite é frequentemente feito. Crises típicas de enxaqueca e história familiar positiva auxiliam o diagnóstico final. Menos comuns são ilusões visuais com deformação das imagens corporais (metamorfopsias), da sensação de espaço e tempo (**síndrome de Alice no País das Maravilhas**).

É evidente que nas migrâneas com aura o diagnóstico diferencial se faz com afecções cerebrais orgânicas como aneurismas, malformações vasculares ou neoplasias, sendo necessária, às vezes, a realização de exames complementares como TC ou RM. Certas formas de epilepsia temporal podem, eventualmente, ser de difícil diagnóstico diferencial, principalmente com a migrânea basilar, pois muitos dos sinais são comuns a ambas as entidades.

Migrânea oftalmoplégica

Atualmente é classificada não como um subtipo de migrânea com aura, mas entre as **neuralgias cranianas** e as **causas centrais de dor facial**, visto que em alguns casos a RM de crânio mostra realce pelo gadolínio na porção cisternal do nervo afetado, sugerindo uma neuropatia desmielinizante recorrente. Apresenta-se como crises recorrentes de cefaleia migranosa que dura uma ou mais semanas, acompanhada ou seguida por um período de até quatro dias de paresia de um ou mais nervos oculares cranianos, geralmente o III par.

Cefaleia em salvas e outras cefaleias trigêmino-autonômicas

Cefaleias localizadas em território de trigêmio (cefaleias em salvas, hemicrania paroxística, cefaleia de curta duração, unilateral, neuralgiforme com hiperemia conjuntival e lacrimejamento (SUNCT), hemicrania contínua, cefaleias primária em facada, neuralgia clássica e neuralgia sintomática do trigêmio) não são incomuns e estão colocadas em diferentes categorias, segundo a SIC.

Migrânea em salvas (*cluster headache*)

Caracterizada por episódios repetitivos (de um a cada dois dias a oito por dia), durante uma semana a um ano, separados por intervalos de um a três meses (**episódica**); ou pode ocorrer durante mais de um ano sem remissões ou com remissões de menos de um mês (**crônica**). É excepcional, se é que existe em crianças. Começa a manifestar-se na adolescência e é mais comum

40

no sexo masculino. As crises são extremamente dolorosas, atingindo as regiões orbitária, supraorbitária e/ou temporal, e acompanhadas, frequentemente, de um ou mais fenômenos autonômicos como hiperemia conjuntival, lacrimejamento, congestão nasal, rinorreia, edema palpebral, sudorese facial, miose ou ptose palpebral, sempre ipsilateral à dor. Os pacientes, em sua maioria, ficam agitados ou inquietos. Um elemento para o diagnóstico, ainda que não definitivo, é a resposta da dor à inalação de oxigênio a 100% (7 litros/minuto por 15 minutos).

Crises com características semelhantes mas com cefaleias mais frequentes e de duração mais curta, predominando no sexo feminino, e que respondem totalmente a doses terapêuticas de indometacina, são classificadas em outro subtipo: **hemicrania paroxística**.

Outra síndrome que se tornou bastante conhecida na última década, a cefaleia de curta duração, unilateral, neuralgiforme com hiperemia conjuntival e lacrimejamento (**SUNCT**), caracteriza-se por crises muito curtas (cinco segundos a quatro minutos) e com frequência que pode chegar a 200 por dia. Este quadro, às vezes, se superpõe à **neuralgia do trigêmio**, cujas crises têm características semelhantes, mas são estereotipadas para cada paciente e desencadeadas por fatores ou áreas gatilho.

Síndrome de hemiplegia alternante
Sua relação com migrânea não está clara. Ver Capítulo 5.

Migrânea em lactentes e crianças pequenas
Certas síndromes paroxísticas observadas em lactentes e em crianças de baixa idade têm sido relacionadas com migrânea, seja porque esta entidade está presente numa elevada proporção de familiares imediatos, seja porque certo número dessas crianças vai desenvolver, mais tarde, episódios típicos de migrânea.

- **Vômitos cíclicos (síndrome periódica)**: nas crianças com vômitos, em que foram afastadas todas as causas possíveis, em especial as gastrointestinais, aventa-se o diagnóstico de **vômitos cíclicos**, que se caracterizam por crises estereotipadas de náusea e/ou vômitos intensos, na frequência de no mínimo quatro episódios e que duram pelo menos uma hora até cinco dias. A criança não apresenta nenhum sintoma entre as crises.
- **Migrânea abdominal**: transtorno recorrente, idiopático, de dor abdominal de moderada a forte intensidade, episódica, localizada na linha média, ou mal localizada, que dura de uma a 72 horas, associada a anorexia e/ou náusea e/ou vômitos e/ou palidez, com completa normalidade entre os episódios.
- **Vertigem paroxística benigna da infância**: ver Capítulo 1.
- **Torcicolo paroxístico**: trata-se de evento pouco comum observado principalmente em crianças nos dois primeiros anos de vida que, subitamente, apresentam-se com a cabeça inclinada para um dos lados, a orelha quase tocando o ombro. As crianças podem se mostrar irritadas

Primeira Parte • GRANDES CATEGORIAS SINTOMÁTICAS

quando manipuladas, acalmando-se quando deixadas quietas. Na maioria das vezes, o quadro é acompanhado de vômitos de intensidade variável, às vezes incoercíveis, que podem causar desidratação. Estes episódios podem durar minutos, horas ou mesmo dias, com melhora progressiva. Podem evoluir para vertigem paroxística benigna da infância ou para migrânea com aura.

ETIOPATOGENIA

A causa da migrânea é desconhecida. Fenômenos de motilidade vascular com períodos de constrição dos vasos intraparenquimatosos, responsáveis pelas auras e alterações neurológicas, seguidas de dilatação dos vasos extra-cerebrais, no couro cabeludo, responsáveis pelos sintomas álgicos, são bem estabelecidos. O papel dos neurotransmissores na gênese das alterações vasculares não está bem estabelecido. Sabe-se que a concentração de serotonina, que desempenha papel relevante na mobilidade vascular, está baixa nas crises e que sua concentração urinária se eleva após estas. Isto, aliado ao fato de que certos antagonistas da serotonina podem apresentar efeito antimigranoso, e de que as principais drogas antimigranosas (propranolol, ciproheptadina, metisergida e pizotifeno) se ligam a receptores serotoninérgicos no sistema nervoso central (SNC), aponta para uma provável função deste neurotransmissor na gênese da enxaqueca. Evidências recentes sugerem que o nível de serotonina baixo facilita a ativação da via nociceptiva trigêmeo-vascular desencadeando a migrânea.

Suscetibilidade à migrânea parece ser geneticamente determinada. Em alguns subtipos de migrânea têm-se implicado genes controlando a translocação de cálcio, sódio e potássio.

Os *loci* para migrânea (MGR), com ou sem aura identificados, estão nos cromossomos 4q24 (MGR1), 6p21.1-p12.2 (MGR3), 14q21.2-q22.3 (MGR4), 19p13 (MGR5), 1q31 (MGR6), 15q11-q13 (MGR7), 5q21 (com ou sem aura, MGR8; com aura, MGR9), 17p13 (MGR10), 18q12 (MGR11), 10q22-q23 (MGR12) e o cromossomo X (MGR2).

TRATAMENTO

O tratamento da migrânea está na dependência da gravidade e frequência das crises. Antes de tudo, deve-se, uma vez feito o diagnóstico, baixar o nível de ansiedade dos pais e da criança quanto a não organicidade e benignidade geral da condição. Como, muitas vezes, a doença, pelo seu caráter familiar, é bem conhecida, esta tarefa não é difícil. Muitos familiares e as próprias crianças passam a reconhecer eventuais fatores desencadeantes, como fadiga excessiva, sono insuficiente, exercício físico, ingestão de certos alimentos etc. Evitar esses fatores pode, por si só, muitas vezes, ser suficiente para o controle das crises. Se estas forem esparsas ao ponto de não alterarem a vida social da criança, ou se sua intensidade não for suficiente para comprometer as atividades da vida diária, o tratamento profilático pode ser postergado. Em todos os casos, a instituição do tratamento profilático deve ser condicionada a uma ampla discussão com os pais e, se possível, com a própria criança.

Não há droga absoluta que controle as crises de migrânea. Algumas drogas são comumente utilizadas, com resultados variáveis conforme o estudo, geralmente atingindo índices de "ótimo e bom", raramente em mais do que dois terços dos casos. Não se deve esquecer que o efeito placebo é atingido em até 40% dos casos, conforme a série. Uma vez iniciado, o tratamento deve perdurar, se o resultado for satisfatório, por quatro a seis meses, e ser progressivamente descontinuado. A maioria das crianças permanece livre dos sintomas. Na tabela 2.3 estão listadas as principais drogas utilizadas.

O tratamento da crise aguda é mais problemático. Na criança maior, se houver aura, a utilização de ergotamina associada ou não à cafeína (Ormigrein, Cafergot) na dose de ataque de 2mg, sucedida por mais duas tomadas de 1mg a cada 20 ou 30 minutos, se necessário, pode levar ao abortamento da crise. Deve ser feito o mais precocemente possível, pois não tem efeito se tardiamente ministrado. Deve ser evitado em alguns tipos de migrânea com aura, como migrânea basilar, migrânea hemiplégica e migrânea com aura prolongada. Quando náuseas e vômitos dominam o quadro, o uso sintomático de gastrocinéticos e antieméticos é sempre recomendado, exceto quando do uso de triptanos.

Nas crises fortes, recomenda-se o uso de triptanos (indometacina ou clorpromazina) e, também, dexametasona ou haloperidol.

O uso de analgésicos comuns (aspirina ou analgésico equivalente) deve ser limitado a no máximo três vezes por semana, e o de ergotaminas e triptanos, a duas vezes por semana, para prevenir o aparecimento de **cefaleia por uso excessivo de medicação**.

CEFALEIAS DO TIPO TENSIONAL

Cefaleias funcionais são aquelas para as quais não se reconhece uma base orgânica ou um mecanismo fisiopatológico definido. A existência de mecanismos centrais (via nociceptiva central, podendo envolver o sistema óxido-nítrico e receptores N-metil-D-aspartato) e periféricos (fatores miogênicos) já é reconhecida. Eram denominadas de **cefaleias psicogênicas** ou **cefaleias por tensão muscular**.

Trata-se, sem dúvida, das cefaleias mais frequentes em crianças na idade escolar e em adolescentes. A dor, apesar de frequente, é excepcionalmente intensa a ponto de interromper as atividades da vida diária, a não ser, às vezes, para justificar abstenção escolar ou a não realização de determinadas tarefas. As crianças têm dificuldade para descrevê-la e se inquiridas no instante em que estão com dor, dizem "um pouquinho" ou "há pouco estava, mas agora passou". Seu início e fim são insidiosos de modo que, contraria-

Tabela 2.3 – Principais drogas utilizadas no tratamento profilático da migrânea.

Droga	Ação	Dosagem	Efeitos colaterais
Cipro-heptadina (Periatin)	Anti-histamínico Antisserotonínico Bloqueador de cálcio	0,25mg/kg/dia em 3 tomadas	Ganho de peso, sonolência
Flunarizina	Bloqueador de cálcio	5 a 10mg/kg/dia dose única	Ganho de peso, constipação, hipotensão, bloqueio atrioventricular, náusea, depressão
Pizotifeno (Sandomigran)	Anti-histamínico Antisserotonínico	0,5 a 1mg ao dia em 2 tomadas	Sedação, ganho de peso
Propranolol (Inderal)	Bloqueador β-adrenérgico	1,5 a 3mg/kg/dia em 3 tomadas	Fadiga, náusea, hipotensão; contraindicada em pacientes com asma
Amitriptilina (Triptanol) Nortriptilina (Pamelor)	Antidepressivo	50 a 200mg/dia em 1 ou 2 tomadas (aumentar progressivamente a dose)	Boca seca, vertigem, retenção urinária
Valproato	Anticonvulsivante	10 a 15mg/kg/dia 2-3x/dia	Ganho de peso, alopecia, epigastralgia, náusea, hepatoxicidade, tremor, ataxia,
Carbamazepina	Anticonvulsivante	10 a 15mg/kg/dia 2-3x/dia	Efeitos neurocognitivos, leucopenia, diplopia, sonolência, retenção hídrica, hiponatremia
Topiramato	Anticonvulsivante	5mg/kg/dia 1-3x/dia	Perda de peso, alterações cognitivas e do paladar, parestesia, anorexia, nefrocalcinose
Gabapentina	Anticonvulsivante	60mg/kg/dia 1-3x/dia	Sonolência, tonturas, ataxia, leucopenia, efeitos neurocognitivos
Metisergida* (Deserila)	Antisserotonínico	2 a 6mg ao dia em 3 tomadas	Fibrose retroperitoneal

* Droga não utilizada em crianças.

mente ao que ocorre na migrânea, as crianças não conseguem determinar o momento de seu início. Sua localização é indefinida, difusa, frontal ou occipital, bilateral. Excepcionalmente são acompanhadas por fenômenos vegetativos ou vômitos. Não há horário preferencial, mas, muitas vezes, ocorrem durante as aulas ou no retorno para casa. As queixas tendem a ser menos frequentes nas férias ou nos fins de semana. Seu caráter é, geralmente, crônico não progressivo. São crianças que se queixam de dor quase que diariamente, se não todos os dias, durante semanas, meses ou anos a fio. Respondendo, quanto à sua frequência, a expressão "direto" é muitas vezes utilizada. O exame físico é normal, mas, às vezes, pode-se observar certa tensão dos músculos da nuca e da região occipital, os quais podem ser dolorosos à palpação. Algumas vezes, nesses casos, a cefaleia pode surgir após período de atenção prolongada em atividades como escrita ou leitura (cefaleia de tensão muscular).

Se, às vezes, fatores emocionais adversos, como conflitos familiares, separação recente dos pais, morte de parentes próximos, dificuldade ou recusa escolar etc., podem ser facilmente identificáveis, na maioria dos casos não se consegue atribuir a cefaleia a uma causa aparente. Isto não constitui, no entanto, motivo para que se envie sistematicamente uma criança na qual se fez o diagnóstico de cefaleia psicogênica para atendimento psicológico. Na enorme maioria dos casos, apenas o fato de a família e a criança serem asseguradas da não organicidade do processo faz com que os sintomas diminuam e desapareçam. A administração temporária de um placebo pode ser igualmente benéfica. Ansiolíticos leves são recomendados em casos muito pertinentes. Psicoterapia está indicada numa minoria de casos em que os sintomas não desaparecem e interferem na dinâmica familiar ou na vida escolar da criança.

CEFALEIAS PÓS-TRAUMÁTICAS (CPT)

Algumas crianças que sofreram traumatismos cranioencefálicos queixam-se de cefaleia imediatamente ou alguns dias após o evento. A origem desta cefaleia, uma vez afastada, por meio de exames neurológicos e radiológicos, uma causa orgânica, como hematoma subdural ou hemorragias parenquimatosas, não é bem conhecida.

As CPT agudas (menor que três meses de evolução) são provavelmente de natureza nociceptiva, e as crônicas (maior que três meses), neuropática. Considera-se que as cefaleias são decorrentes de um trauma, quando ocorrem dentro de sete dias do trauma ou após a recuperação da consciência. Há alguns poucos relatos de cefaleia de início tardio, mas a correlação com o trauma é mais difícil de se estabelecer, já que, na maioria (cerca de 80%) dos casos, a cefaleia é do tipo tensional. Quando a cefaleia é acompanhada de outros sintomas, como vertigem, dificuldade de concentração, irritabilidade, alteração da personalidade e insônia, configura-se a **síndrome pós-traumática**.

CEFALEIA DA HIPERTENSÃO INTRACRANIANA

O primeiro pensamento do pediatra diante de uma criança com cefaleia é de que esta possa ser decorrente de um processo expansivo intracraniano, em particular de uma neoplasia. Se bem que esta causa deva realmente ser lembrada – e investigada – é preciso ter em conta que uma ínfima (menos de 2%) minoria das cefaleias infantis é decorrente de hipertensão intracraniana. Entretanto, em crianças abaixo dos cinco anos, quando as cefaleias tipo tensional e as migrâneas são mais raras, a possibilidade de hipertensão intracraniana deve ser cuidadosa e sistematicamente investigada.

Estas cefaleias, que são crônicas progressivas ou, mais raramente, subagudas, são referidas como "em peso", ou constritivas, sendo geralmente frontais ou occipitais. Ocorrem mais comumente pela manhã desaparecendo ou diminuindo no decorrer do dia. Pode haver períodos de acalmia, mas a tendência à piora e à exacerbação progressivas é a regra. Podem permanecer isoladas por longos períodos, mas quase sempre, mais cedo ou mais tarde, acabam sendo acompanhadas de vômitos, de início mais matutino, "em jato" ou não, que aliviam temporariamente a dor. Diferentemente das cefaleias tipo tensional, as cefaleias da hipertensão intracraniana geralmente "incomodam" as crianças, que não parecem bem, recusam brincadeiras e se tornam menos ativas.

As causas mais comuns de cefaleia por hipertensão intracraniana são de longe as neoplasias, seguidas por abscessos, hematomas crônicos, cisticercose e meningites crônicas (tuberculosa, fúngicas).

OUTRAS CAUSAS DE CEFALEIA

Cefaleias recorrentes ou crônicas podem estar na dependência de causas muito menos frequentes, sendo as principais:
- **Hipoglicemia**: geralmente matutinas, podendo-se acompanhar de suores, palidez, tonturas. Cessam quase imediatamente após ingestão de alimentos, sobretudo doces.
- **Exercícios físicos**: certas crianças, após intensos exercícios físicos, queixam-se de cefaleia intensa, pulsátil de duração variável, que cedem gradativamente com o repouso.
- **Alterações osteoartríticas ou musculares**: osteoartrites cervicais, miosites, doença de junção temporomandibular são causas excepcionais de cefaleia crônica na criança.
- **Alterações oculares e otorrinolaringológicas**: um dos primeiros reflexos dos pediatras diante de uma criança com cefaleia é o de enviá-las para exames oftalmológico e otorrinolaringológico. Vícios de refração ou sinusites crônicas são causas – se é que são – absolutamente excepcionais de cefaleia. Mesmo sua correção, quando detectadas, não determina, na maioria dos casos, cura ou alívio dos sintomas.

CAPÍTULO 3

Movimentos Involuntários Anormais

Estudaremos neste capítulo as condições neurológicas dominadas por desordens motoras rotuladas semiologicamente como movimentos involuntários anormais cujo aparecimento desperta a atenção de pais ou pacientes e são motivação primordial da consulta médica. Não serão, portanto, aqui consideradas as entidades crônicas, geralmente encefalopatias fixas de origem pré ou perinatal de cujo cortejo sintomático estes distúrbios motores podem fazer parte, mesmo de maneira predominante.

São considerados, em clínica neurológica, como movimentos involuntários anormais os tiques, a coreia, os tremores, as mioclonias, as distonias, as estereotipias e as síndromes rígido-acinéticas.

TIQUES

Tiques são movimentos bruscos, breves, involuntários, rápidos, repetitivos, estereotipados, arrítmicos, irresistíveis, inapropriados e despropositados. Interessam grupos musculares funcionalmente relacionados, em um ou mais segmentos corpóreos. Sua intensidade e frequência são caracteristicamente variáveis no mesmo indivíduo e, contrariamente aos outros movimentos involuntários, podem ser controlados, por um período de tempo, pela ação da vontade. Aumentam com a tensão e diminuem com a atenção em certas tarefas que exigem concentração e desaparecem no sono. Os grupos musculares mais comumente envolvidos são, pela ordem, os da face (piscamentos, franzimento do nariz, caretas), os do pescoço (desvios laterais da cabeça), do ombro (abaixamento e elevação), das extremidades (rotação, adução, abdução, pianotamento) e do tronco (lateralização, flexão-extensão). Podem também ser mais complexos como verdadeiros trancos ou saltos, ou assumir atos gestuais como coçar determinada parte do corpo, imitação repetitiva de um movimento (ecopraxia), realização de gestos obscenos (copropraxia).

Geralmente, fazem parte dos tiques complexos, vocalizações várias como pigarrear, resmungar, fungar, cuspir, latir, tossir, murmurar, gritar ou emitir palavras obscenas (coprolalia).

Quanto ao tempo de duração e às próprias características clínicas, os tiques são divididos em dois grandes grupos (DMS-IV): os **tiques transitórios** e os **tiques crônicos**.

Tiques transitórios – são a forma mais comum de movimentos involuntários anormais na criança. Iniciam-se por volta dos cinco aos sete anos e são três vezes mais comuns em meninos. Interessam apenas um ou dois grupos musculares funcionalmente relacionados, como músculos faciais, do pescoço ou ombros: são caracterizados geralmente por piscamento, careteamentos, movimentos de língua como lamber os lábios, lateralização da cabeça, ou súbitos movimentos da cabeça para trás como se a criança quisesse constantemente tirar os cabelos dos olhos, levantamento do ombro etc. Pode haver vocalização mas nunca acompanhada de tiques motores. Estes tiques raramente duram, por definição, pelo menos quatro semanas e menos de um ano. Os pais devem ser advertidos da benignidade do processo e não devem chamar a atenção da criança para os tiques, ou admoestá-la.

Tiques crônicos – são únicos ou múltiplos, motores ou vocais, mas não associados. Duram além de um ano sem que tenha havido um período livre de tiques maior que três meses consecutivos.

Síndrome de Gilles de la Tourette

É entidade caracterizada por tiques múltiplos e crônicos, motores e vocais, embora não obrigatoriamente concomitantes, que perduram por mais de um ano sem que tenha havido um período livre maior que três meses consecutivos. Muitos dos tiques descritos acima estão presentes em associação ou se alternam no mesmo paciente. São, geralmente, exuberantes e chamam a atenção dos circunstantes. Classicamente, há períodos de melhora alternados com piora (*waxing and waning*). As vocalizações são frequentes e quase nunca deixam de estar presentes no quadro. Ecopraxia, copropraxia e coprolalia podem fazer parte do quadro mas não são essenciais para o diagnóstico.

A doença se inicia dos dois aos 15 anos (média: seis a sete anos), é mais comum no sexo masculino na proporção de três ou quatro para um. Há um fator genético implicado, uma vez que, em 30 a 50% dos casos, existe história familiar positiva para tiques de qualquer ordem ou para doença de Gilles de la Tourette. Ainda não se identificou o(s) gene(s) responsável(eis) pela síndrome. O gene *SLITRK1* situado no cromossomo 13q é atualmente considerado um forte candidato.

Em cerca de 50% dos casos, além dos tiques, os pacientes apresentam distúrbios relacionados ao transtorno do déficit de atenção (hiperatividade, impulsividade, pobre poder de concentração) ou a distúrbios psicológicos como problemas disciplinares, comportamento colérico e violento, ou compulsivo-obsessivo etc. A repetência e o êxodo escolares são altos. Muitos pacientes podem apresentar sutis sinais neurológicos não focais anormais, bem como alterações eletroencefalográficas.

A patogenia da síndrome de Gilles de la Tourette é desconhecida, porém sabe-se que há uma disfunção dos neurotransmissores dopamina, serotonina e norepinefrina, no sentido de que, devido a uma hipersensibilidade dos receptores dopaminérgicos, há excesso de dopamina em relação aos outros.

Eventualmente, a doença pode ser grave, impedindo a vida social adequada e requer institucionalização. É preciso lembrar, no entanto, que em cerca de 8% das crianças e adolescentes com síndrome de Gilles de la Tourette, há remissão espontânea e definitiva da doença, e que, em muitos casos, os sintomas podem se atenuar na adolescência e na idade adulta.

O tratamento é feito com drogas bloqueadoras da dopamina como haloperidal (Haldol: 1 a 10mg/dia) e pimozide (Orap: 1 a 10mg/dia) e com clonidina que teria efeito indireto antidopaminérgico. Com quaisquer destas drogas, os resultados são, infelizmente, longe de ser satisfatórios, uma vez que o controle razoável dos tiques é alcançado em 40 a 60% dos casos. Tratamento psicoterápico e das eventuais comorbidades (ver Capítulo 17) é praticamente obrigatório. Em casos extremos, pode-se tentar a estimulação cerebral profunda dos gânglios da base, em particular do globo pálido. O número de casos tratados neurocirurgicamente ainda é pequeno mas há relatos encorajadores de melhora significativa em dois terços deles.

COREIA

Chamam-se coreicos os movimentos involuntários caracterizados por serem bruscos, breves, arrítmicos, que perturbam os movimentos voluntários. Predominam nas raízes dos membros, face e pescoço, e se exacerbam com a emoção e não podem ser controlados pela vontade. Desaparecem durante o sono. Geralmente se acompanham de hipotonia e hiperextensão muscular. A coreia é devida a uma hiperatividade do sistema dopaminérgico.

Na criança, a coreia pode estar presente numa série de condições das quais as principais estão descritas a seguir.

Coreia de Sydenham

É a coreia reumatismal que interessa cerca de 1% de crianças portadoras de reumatismo articular agudo. É doença relativamente benigna e autolimitada, incidindo em crianças de cinco a 15 anos. O quadro é inaugurado por distúrbios de comportamento leves, como irritabilidade, labilidade emocional ou baixo rendimento escolar. A intensidade dos movimentos é variável, cobrindo um arco que vai desde movimentos sutis, pouco perceptíveis que interferem apenas com a motilidade fina (escrita, manipulação de objetos), até as raras grandes coreias cuja brusqueria dos movimentos (balismos) impedem qualquer atividade normal e confinam as crianças ao leito. Geralmente, os movimentos são de média intensidade, as crianças procuram escondê-los, mantendo o braço sob as vestes ou atrás das costas, ou segurando um membro com o outro. Às vezes, os movimentos interessam apenas um lado do corpo (hemicoreia). Hipotonia está sempre associada, podendo ser, raramente, a tal ponto importante que impede o aparecimento dos movimentos anormais ou voluntários (coreia "mole" ou paralítica). A doença dura de poucas semanas a poucos meses, podendo, às vezes, haver recidivas.

O tratamento baseia-se essencialmente no repouso (os franceses clássicos diziam que coreia se trata *au lit et au lait*) e na administração de haloperidol (Haldol) ou clorpromazine (Amplictil) até o desaparecimento dos movimentos. Alguns autores, recentemente, relataram sucesso com a utilização do ácido valproico e carbamazepina, nas doses habituais.

Coreia familiar benigna

Entidade rara com início na infância, geralmente percebida quando a criança começa a andar. Os movimentos variam de caso para caso e no interior de uma mesma família, mas são não progressivos e não impedem uma vida social normal. Não há distúrbios da inteligência ou do comportamento. O diagnóstico se faz pela história familiar positiva. A transmissão é, geralmente, dominante, mas há casos autossômicos recessivos. Não há tratamento específico.

Coreias paroxísticas

Também chamadas de coreoatetoses ou distonias paroxísticas, ou melhor ainda, **discinesias paroxísticas**, são caracterizadas por episódios coreoatetósicos, distônicos ou de balismo de início súbito e duração variável, não acompanhadas de alteração da consciência. Há três formas distintas:

Discinesia paroxística de Mount e Reback (DYT 8) – é doença autossômica dominante e o gene mutado (gene regulador da miofibrilogênese 1) situa-se no cromossomo 2q33-35. Pode iniciar-se no primeiro ano de vida mas geralmente é notada em pré-escolares ou escolares. Pode durar de 10 a 15 minutos (crises pequenas) ou até duas horas (crises grandes). Frequentemente são desencadeadas após ingestão de café, chá, chocolate ou álcool. A frequência é variada de poucas por dia a mensais. Respondem relativamente bem ao benzodiazepínicos (clonazepam).

Coreoatetose paroxística cinetogênica (DYT10) – é também autossômica dominante sendo que o gene ainda não identificado situa-se no cromossomo 16 entre p11.2 e q12.1. Inicia-se na idade escolar. As crises são breves, durando entre um e cinco minutos, tendendo a se repetir dezenas de vezes por dia. São precipitadas por movimentos bruscos. Respondem favoravelmente aos anticonvulsivantes como a carbamazepina ou o fenobarbital.

Discinesia paroxística induzida pelo exercício (Lance) – há formas dominantes ou recessivas. Nada se conhece sobre os genes responsáveis. Os movimentos têm a particularidade de aparecer após certo tempo de repouso que sucede a exercício contínuo, como marcha, jogos atléticos etc. Duram de cinco a 30 minutos. Respondem também à carbamazepina.

OUTRAS FORMAS DE COREIA

Movimentos coreicos podem estar raramente na dependência de outras etiologias muito mais raras, como distúrbios endócrinos (hipoparatireoidismo, hipertireoidismo), traumatismos cranianos, difteria, deficiência em vitamina B, cirurgia cardíaca, ou fazer parte do quadro neurológico de entidades mais complexas (esclerose múltipla, doença de Leigh etc.).

TREMOR

Movimento involuntário anormal caracterizado por oscilações rítmicas, de frequência e amplitude variáveis, em torno de um ponto fixo. Pode aparecer em repouso, por ocasião de um movimento ou na manutenção de atitude. Geralmente se associa ao cortejo sintomático de outras doenças com envolvimento extrapiramidal em que rigidez, distonia ou coreoatetose podem estar presentes como na doença de Parkinson, doença de Wilson, esclerose múltipla, dissinergia cerebelar mioclônica e muitas outras.

São excepcionais as condições caracterizadas por tremor puro, e, na criança, três merecem ser mencionadas.

Tremor familiar idiopático

Entidade rara, de transmissão dominante, caracterizada por tremor de atitude e na execução dos movimentos finos que podem estar perturbados. Inicia-se, ou é observado, antes dos cinco anos de idade, é não progressivo apesar de, em alguns casos, se intensificar na idade adulta. Em alguns casos, o uso de propranolol pode ser benéfico. Apesar de haver alguns candidatos potenciais, os genes responsáveis pela doença permanecem ignorados.

Tremor ou tremulação do recém-nascido

Alguns recém-nascidos apresentam um estado de hiperexcitabilidade neuromuscular remarcável, apresentando-se discretamente hipertônicos, com reflexos arcaicos e osteotendinosos vivos, e muito tremulantes. Esta tremulação é particularmente notada por ocasião da manipulação e cede com o repouso e quando a criança se acalma.

Esta condição que pode refletir dano agudo do SNC (aí se associando a outros sinais e sintomas, como convulsões) é mais comumente encontrada na hipocalcemia, hipoglicemia e em filhos de mães drogadas. Na maioria dos casos não há fator etiológico reconhecido e o quadro desaparece no fim de poucos dias ou semanas.

Tremor mentoniano

Condição dominante ligada a um gene localizado no cromossomo 9q13-q21 pode aparecer nos primeiros meses de vida e perdurar por vários anos, tendendo a desaparecer com o tempo. Dura vários minutos e está geralmente ligado às emoções.

MIOCLONIAS

São movimentos bruscos e breves como os provocados por uma descarga elétrica em um nervo. Podem interessar um ou vários músculos concomitantemente (polimioclonias), ser rítmicos ou, mais comumente, arrítmicos. Sua gênese é variável, podendo-se tratar de fenômenos epilépticos, de alterações extrapiramidais ou mesmo fenômenos meramente fisiológicos.

No quadro 3.1 estão sumarizadas as condições nas quais as mioclonias são fenômenos predominantes.

Quadro 3.1 – Principais condições associadas a mioclonias.

```
 I – Epilepsias*
     1. Epilepsia mioclônica juvenil
     2. Síndrome de West
     3. Síndrome de Lennox-Gastaut
     4. Outras epilepsias mioclônicas e algumas epilepsias fotossensíveis
 II – Doenças Metabólicas Progressivas*
     1. Doença de Lafora
     2. Lipofuscinoses ceroides
     3. MERRF
     4. Doença de Alpers
     5. Esfingolipidoses tardias
     6. Sialidose
 III – Panencefalite Esclerosante Subaguda*
 IV – Dissinergia Cerebelar Mioclônica (Ramsay-Hunt)
  V – Síndrome de Kinsbourne
 VI – Mioclonias Precoces da Infância
 VII – Mioclonia Familiar Benigna ou Essencial
VIII – Mioclonias Velopalatinas
 IX – Mioclonias Fisiológicas do Sono
  X – Hiperexplexia
```

* Entidades estudadas em outros capítulos deste livro.

Dissinergia cerebelar mioclônica (Ramsay-Hunt)

A nosologia desta entidade é incerta. Hoje, é consensual a teoria de que a maioria dos casos descritos por Ramsay Hunt ou que clinicamente se apresentam com fenótipo semelhante aos seus, trata-se de epilepsias mioclônicas progressivas, como a doenças de Unverricht-Lundborg (pág. 319), de Lafora (pág. 320), MERRF (pág. 346), NCL3 (pág. 317) etc.

Síndrome de Kinsbourne
(encefalopatia mioclônica da infância, síndrome opsoclônica-mioclônica)

Acomete crianças até os três anos de idade. Seu início é geralmente agudo, brutal mesmo, caracterizado por mioclonias maciças que interessam os quatro membros e o tronco e que impedem a criança de permanecer em pé ou sentada. A movimentação voluntária está enormemente comprometida, sendo a criança incapaz de apanhar objetos ou segurar a mamadeira. Este quadro mioclônico intenso pode ser parasitado por ataxia, de modo que é difícil determinar se os movimentos são alterados por mioclonia ou ataxia (ataxia-mioclônica). A estas manifestações associam-se sempre **oposoclonias** que são movimentos desordenados, anárquicos, rápidos, amplos e permanentes dos globos oculares (dança dos olhos). Um terceiro sinal quase sempre presente na síndrome de Kinsbourne é a irritabilidade permanente que torna o manejo dessas crianças extremamente difícil. Às vezes, a criança só tem sossego no aconchego do colo materno.

A causa da doença é desconhecida. Em alguns casos, o início se dá após vacinação ou doença viral. Em cerca de um terço a metade dos casos, um neuroblastoma está presente ou faz seu aparecimento semanas ou meses após o início do quadro. A pesquisa desta neoplasia por exames radiológicos do tórax e do abdômen, bem como pela dosagem do ácido vanilmandélico e cintilografia óssea com MIBG, é obrigatória.

Os exames complementares como TC e RM do crânio, LCR ou EEG são normais.

O tratamento se faz com ACTH em injeções diárias de 40U. Em alguns casos há remissão definitiva do quadro após algum tempo. Em outros, a remissão é parcial, enquanto em outros (maioria) observam-se múltiplas recorrências. Nestes casos, há sempre um comprometimento definitivo do nível intelectual. Nos casos associados à neuroblastoma, a cura após a exérese da neoplasia ocorre apenas em uma minoria dos casos.

Mioclonias precoces da infância (Lombroso e Fejerman)

São abalos mioclônicos que interessam cabeça e membros superiores muito semelhantes, senão idênticos, aos que ocorrem na síndrome de West. Como nesta, ocorrem em salvas e interessam crianças entre cinco e nove meses, com pico nos sete meses. No entanto, ocorrem *sempre* em crianças normais,

Primeira Parte • GRANDES CATEGORIAS SINTOMÁTICAS

e o EEG *nunca* está alterado. As crianças mantêm desenvolvimento psicomotor normal e não desenvolvem epilepsia posterior. A fisiopatogenia deste quadro é desconhecida.

Mioclonia familiar benigna

Também chamada de **paramioclonus multiplex de Friedreich**, é entidade rara, de caráter dominante, caracterizada por polimioclonias que interessam tronco e membros e, às vezes, se associam a uma ataxia. Os pacientes convivem com a doença que não impede vida normal. Nenhum tratamento é eficaz.

Mioclonias velopalatinas

Ocorrem em crianças sem antecedentes neurológicos e interessam o palato mole uni ou bilateralmente. Quase sempre há mioclonias associadas do músculo estapédio, que provocam contrações timpânicas sentidas como um tique-taque do relógio e muitas vezes ouvidas pelo observador (**tinitus objetivos**). Perduram por toda a vida e não interferem na linguagem, alimentação ou audição. Sua causa é desconhecida e não há tratamento apropriado.

Mioclonias fisiológicas do sono

Fenômenos comuns que ocorrem no início do sono e se traduzem por uma brusca mioclonia de um membro ou do tronco, fazendo o paciente despertar. Alguns contam que sonhavam com queda no momento da mioclonia.

Hiperexplexia (Hiperecplexia)

Rara condição de caráter familiar ou esporádico, caracterizada por sobressaltos induzidos por estímulos bruscos e inesperados visuais, tácteis ou sobretudo audiogênicos. Os sobressaltos são caracterizados por piscamento, extensão da cabeça, abdução dos braços, flexão do tronco e das pernas. Em consequência, o indivíduo pode cair ao solo sem esboçar defesa e se ferir. Estes fenômenos podem ocorrer várias vezes ao dia e tornar a vida insuportável. Iniciam-se na infância, adolescência e no início da terceira década. Em recém-nascidos ou latentes, muitas vezes, o fenômeno é desencadeado tocando-se o dorso do nariz. Nesta idade geralmente existe uma acentuada rigidez muscular (*stiff baby*). Os exames complementares, em particular o EEG, são normais. Muitos pacientes apresentam mioclonias do sono de maneira importante. Diferencia-se da epilepsia reflexa do sobressalto (pág. 5) pela integridade da consciência e pela normalidade do exame neurológico e do EEG.

Há evidências de que a doença se deva a uma anomalia da neurotransmissão da glicina em decorrência de mutações nos genes implicados em suas

Capítulo 3 • MOVIMENTOS INVOLUNTÁRIOS ANORMAIS

funções como os genes receptores alfa 1 (*GLRA1*) e o gene de transporte neuronal 2 (*GLYT2*).

O tratamento de escolha se faz com clonazepam. Podem ser utilizados ainda piracetam e ácido valproico.

ESTEREOTIPIAS

Trata-se de "uma atividade motora organizada, repetitiva, não propositiva, que se repete com o mesmo padrão a cada vez" (Fernandez Alvarez). Segundo o DSM-IV é "uma conduta motora repetitiva, quase sempre aparentemente orientada e não funcional". Como se vê, a própria definição é imprecisa. Segundo estudiosos da questão, "as circunstâncias de aparecimento, os sinais e sintomas neurológicos associados, e as anomalias patológicas subjacentes podem ser índices clínicos mais úteis que as próprias características do movimento". Se diferenciam dos *maneirismos* que são atividades voluntárias conscientes próprias da personalidade do indivíduo (por exemplo, jogar a mecha do cabelo para trás, ajeitar os óculos etc.).

Podem ser classificadas em fisiológicas e patológicas. Estas estão presentes ou se associam de modo quase específico a certas doenças ("lavar as mãos" na síndrome de Rett, gestuais e corporais várias no autismo, autoagressão na doença de Lesch-Nyhan etc.). As estereotipias fisiológicas ocorrem em indivíduos normais e, na enorme maioria dos casos, são transitórias, sobretudo aquelas que se iniciam nos lactentes, as quais, aliás, são bastante comuns. Tendem a ocorrer quando a atenção está distraída ou na transição da vigília para o sono. Destas as mais comuns são o balanceamento rítmico da cabeça no sentido horizontal (*jactatio capitis*), do tronco para a frente e para trás na posição sentada, bater a cabeça contra a grade do berço ou a parede (*head banging*). Não se tratando de verdadeiras enfermidades, as estereotipias fisiológicas devem ser encaradas com bom senso, devendo o médico assegurar os pais da benignidade do processo.

DISTONIAS E SÍNDROMES RÍGIDO-ACINÉTICAS

Distonia é um tipo de movimento involuntário anormal consequente à contração tônica simultânea de músculos agonistas e antagonistas. Leva sobretudo a uma alteração da postura. Interessa pescoço, tronco e membros. Nos quadros intensos, a cabeça fica arqueada para trás ou para os lados, o tronco se recurva, os membros hiperestendem ou fletem, os dedos assumem forma em "baioneta". Na execução dos movimentos, percebe-se que estes são lentos, vermiformes, irregulares, predominando nas extremidades: é a **atetose**. Assim, distonia e atetose são expressões diferentes de um mesmo fenômeno: a distonia é mais um distúrbio de postura e a atetose, do movimento (Fig. 3.1).

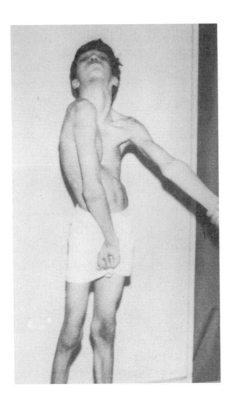

Figura 3.1 – Atitude distônica em criança portadora de neurodegeneração associada à pantotenatoquinase (PKAN).

Nas síndromes rígido-acinéticas, a anormalidade motora é caracterizada por pobreza de movimentação espontânea (hipocinesia) e por hipertonia do tipo extrapiramidal (plástica). Os movimentos são lentos, o fácies é hipomímico, há rigidez generalizada.

Estes distintos tipos semiológicos de alteração da motricidade estão, muitas vezes, associados em diversas entidades com predomínio variável de uns sobre outros, o que torna problemático o seu diagnóstico clínico. Assim, diante de uma criança com quadro extrapiramidal distônico e/ou rígido-acinético progressivo, deve-se, rotineiramente, proceder a uma série de exames no sentido de, pelo menos, infirmar ou afirmar aqueles passíveis de tratamento específico, em particular a doença de Wilson. Desta investigação devem fazer parte exame fundoscópico e biomicroscópico ocular (detecção de retinite pigmentar, anel de Kayser-Fleisher), dosagem de ceruloplasmina e cobre sérico e urinário, dosagem de certas enzimas em alguns casos de início precoce (doença de Lesch-Nyhan, acidúria glutárica), e finalmente TC e sobretudo RM de crânio cujas imagens podem ser, eventualmente, diagnósticas.

Igualmente, uma série de medicamentos está indicada, se bem que, infelizmente, na maioria das entidades a resposta terapêutica seja pobre. Os medicamentos comumente utilizados neste grupo de doenças são os anticolinérgicos como trihexyfenidil (Artane), dopaminérgicos como L-dopa (Prolopa), pimozide (Orap) e depressores da dopamina como tetrabenazina (Nitoman).

DISTONIAS PRIMÁRIAS

Nos últimos anos, graças à análise genética molecular nas síndromes distônicas familiares, constataram-se mutações em numerosos genes relacionados à distonia (DYT). Atualmente, estão descritas nada menos do que 15 entidades genética e clinicamente distintas que têm em comum a distonia como manifestação clínica preponderante (DYT1 a DYT15). As de longe as mais comuns são a DYT1 (distonia de torção), a DYT5 (doença de Segawa) e a DYT11 (distonia mioclônica). DYT8 (dissinergia paroxística de Mount e Reback) e DYT10 (coreoatetose paroxística cinetogênica) estão descritas na pág. 50. As demais são extremamente raras tendo algumas sido descritas em apenas uma ou duas famílias (Tabela 3.1).

Distonia *musculorum deformans* (distonia de torção, DYT1)

Moléstia hereditária dominante cujo início se dá, na enorme maioria dos casos, entre cinco e 15 anos. Deve-se à mutação do gene *torsina 1A* (*TOR1A*), localizado no cromossomo 9q34.

Começa insidiosamente, geralmente por alteração da marcha induzida pela distonia de um membro inferior, com rotação interna e extensão do pé. Lenta e progressivamente, os movimentos distônicos interessam os outros membros e a musculatura axial, provocando torções do tronco e pescoço. Em poucos anos, a criança fica extremamente desabilitada, não mais conseguindo andar, tornando-se até mesmo incapaz de qualquer atividade independente. A distonia dos músculos fonatórios rende a linguagem ininteligível. A inteligência é conservada. Todos os exames complementares são normais, inclusive os neurorradiológicos. Anatomopatologicamente, não há anomalias estruturais.

As tentativas terapêuticas medicamentosas (Artane, Orap) são comumente infrutíferas. Bons resultados podem ser obtidos com a utilização de toxina botulínica, recomendada quando a distonia ainda é parcial, afetando grupos musculares definidos. Resultados animadores têm sido conseguidos com estimulação cerebral profunda tendo como alvo o globo pálido.

Distonia hereditária progressiva com flutuação diurna (doença de Segawa, DYT5)

Doença autossômica dominante com penetração variável. Predomina no sexo feminino na proporção de 4:1. Deve-se à mutação no gene *GCH1* situado no cromossomo 14q22.1-q22.2 que codifica a enzima GTP ciclo-hidrolase I a qual atua na cadeia da síntese de L-dopa.

O início se dá geralmente antes dos cinco anos de idade por distonia dos membros inferiores que progridem para os superiores, evoluindo como um "N". A distonia, que interessa apenas os membros, poupando o tronco (fenômeno importante para o diagnóstico diferencial com a DYT1), caracteri-

Tabela 3.1 – Distonias primárias (DYT) *apud* Bhidayasiri R e Pulst SM. *Eur J Med Neurol* 2005, 9:367.

Doença	Idade de início	Clínica	Herança	Cromossomo	Gene/Mutação
DYT1 – Distonia *musculorum deformans*	Média: 12,5 anos	Em um membro, geralmente generalizado	AD	9q34	Torsina A
DYT2	Precoce	Generalizado ou segmentar	AR		
DYT3 – Distonia parkinsonismo ligado ao sexo	Média: 35 anos	Indivíduos das Filipinas	XR	Xq13.1	
DYT4 – "Não-DYT1"	13-37 anos	Família australiana única	AD		
DYT5a – Doença de Segawa	Infância	Geralmente em um membro, resposta dramática à levodopa	AD	14q22.1-q22.2	GCH1
DYT5b	Lactente	Parkinsonismo infantil	AR	11p	TH
DYT6	Média: 19 anos	Duas famílias menonitas	AD	8p21-p22	
DYT7	28-70 anos	Grande família alemã	AD	18p	
DYT8 – Coreoatetose distônica paroxística	Variável: infância a adolescência	Surtos de distonia, coreia e atetose	AD	2q33-q35	Miofibrilogênese regulador 1
DYT9	2-15 anos	Coreoatetose episódica, ataxia e espasticidade	AD	1p13.3-p21	
DYT10 – Coreoatetose paroxística cinetogênica	6-16 anos	Coreoatetose paroxística precipitada por movimentos bruscos	AD	16p11.2-q12.1	
DYT11 – Distonia mioclônica	Variável	Mioclonias, distonia, responsiva ao álcool	AD	7q21, 11q23	ε-sarcoglicano
DYT12	Infância, adolescência	Início agudo ou subagudo de distonia e parkinsonismo	AD	19q13	ATP1A3
DYT13	5 anos a adulto	Família italiana única	AD	1p36, 13-36.32	
DYT14	Infância	Distonia dopa responsiva	AD	14q13	
DYT15	Da infância à adolescência	Família canadense única	AD	18p11	

za-se por uma remarcável agravação dos sintomas no decorrer do dia, tendo o sono efeito extremamente benéfico. Se não tratada, a distonia evolui para contraturas permanentes, impedindo vida independente dos pacientes.

A doença responde dramaticamente ao L-dopa que deve ser administrado em doses baixas (5 a 10mg/kg/dia). Após poucos dias, os sintomas desaparecem completamente. O tratamento deve se prolongar para o resto da vida.

Distonia mioclônica (DYT11)

Doença dominante, muito rara, devida a mutações no gene epsilon sarcoglicano (*SGCE*) localizado no cromossomo 7q21. A grande maioria dos casos se inicia entre um e 20 anos. As mioclonias que interessam pescoço, tronco e membros prevalecem sobre a distonia. Esta interessa pescoço e tronco principalmente. Nos membros superiores pode aparecer como câimbra do escrivão. A doença permanece estável por vários anos, podendo haver melhora espontânea da distonia em alguns casos.

Neurodegeneração associada à pantotenatoquinase (PKAN)

Esta doença atualmente faz parte de um grupo que tem em comum acúmulo cerebral de ferro (NBIA, sigla em inglês para "neurodegeneration with brain iron accumulation"). Além desta, NBIA compreende a distrofia neuro-axonal infantil (Capítulo 22), a neuroferritinopatia e a aceruloplasminemia.

O epônimo **Hallervorden-Spatz** pelo qual a doença era conhecida foi abandonado devido ao passado nazista do Dr. Hallervorden e seus experimentos considerados, no mínimo, pouco éticos. Deve-se a mutações do gene pantotenatoquinase (*PANK2*) situado no cromossomo 20p12.3-p3. Esta enzima é fundamental na síntese da coenzima A cuja deficiência provoca acúmulo de substratos que contêm cisteína a qual por sua vez é um quelante de ferro.

Inicia-se dos dois anos até o princípio da adolescência. Seu princípio é insidioso, por distonia que afeta marcha, movimentos manipulatórios e fala. O quadro é mais ou menos lentamente progressivo: há casos em que, ao cabo de três anos, a criança já está intensamente afetada, não podendo mais ter independência para qualquer atividade da vida diária. Concomitantemente ao quadro motor, há uma decadência intelectual de grau variável, às vezes de difícil avaliação em função da gravidade do quadro distônico. Tremor e movimentos coreicos, bem como sinais de liberação piramidal, podem estar presentes. Em alguns casos há retinite pigmentar e acantocitose. A morte ocorre após 10 a 20 ou mais anos de evolução.

Do ponto de vista neuropatológico, as lesões são específicas, caracterizadas por dilatação dos axônios (esferoides) e depósitos de ferro no globo pálido. Estas alterações são responsáveis por um aspecto particular (sinal do olho de tigre) observado na RM, praticamente patognomônico desta doença (Fig. 3.2).

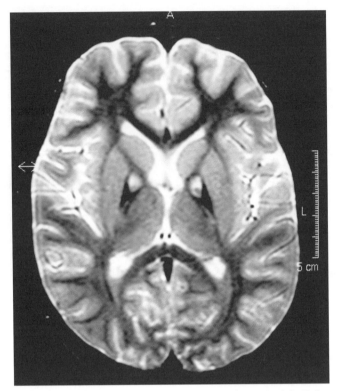

Figura 3.2 – PKAN. RM mostrando o característico sinal do "olho de tigre".

Necrose estriatal familiar

Doença autossômica recessiva que se inicia na primeira década e é caracterizada por distonia progressiva que interessa membros, tronco e pescoço. Sua gravidade é variável, podendo haver casos de estabilização com pouca repercussão para as atividades de vida diária e casos em que as crianças acabam confinadas em cadeira de rodas. A inteligência não parece ser afetada. O quadro clínico é similar ao da distonia *musculorum deformans*, porém os exames neurorradiológicos revelam necrose bilateral e simétrica dos putâmens (Fig. 3.3). Sua etiologia é desconhecida e os poucos exames neuropatológicos realizados revelam necrose inespecífica limitada àqueles gânglios basais. A doença não responde a qualquer tratamento.

Doença de Wilson (degeneração hepatolenticular)

É, de longe, a mais comum das doenças extrapiramidais da criança. Trata-se de doença autossômica recessiva devida a um depósito anormal de cobre nos tecidos, principalmente fígado, cérebro, rins e córnea, causado pela incorporação defeituosa da proteína transportadora deste metal – a ceruloplasmina. Isto ocorre devido a uma mutação no gene *ATP7B* localizado no cromossomo 13.

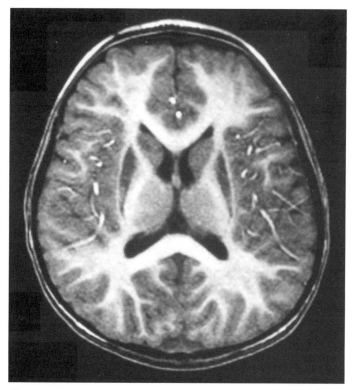

Figura. 3.3 – Necrose estriatal. RM (T1) com hipersinal dos putâmens.

Quando o início é precoce, antes dos cinco ou seis anos, há apenas comprometimento visceral com manifestações clínicas decorrentes da cirrose hepática, induzida pelo depósito cúprico, e da hipertensão portal. Quando o início é mais tardio, além dos 10 anos, apenas as manifestações neurológicas estão presentes, apesar de sempre precedidas da cirrose hepática que permanece, na maior parte dos casos, assintomática. O início do quadro neurológico é variável, podendo ocorrer distonia, rigidez generalizada, ou tremores intencionais ou de repouso, de grande amplitude, comparado ao bater de asas (*flapping*). Caracteristicamente, há distonia com rigidez da musculatura facial e dos músculos fonatórios responsável pelo fácies amímico e disartria. Concomitantemente aos sinais neurológicos, aparecem distúrbios do comportamento e demenciação progressiva.

Alterações sistêmicas podem estar presentes como hematúria, anemia hemolítica, osteoporose, nefrolitíase e pigmentação cutânea. Quando há sinais neurológicos, o anel pericorneano de Kayser-Fleisher está sempre presente, podendo ser evidenciado a olho nu ou por meio de exame de lâmpada de fenda. Os exames neurorradiológicos revelam alterações necróticas principalmente nos putâmens. A taxa de ceruloplasmina sérica está consideravelmente diminuída ou nula, e há aumento da eliminação do cobre urinário.

O tratamento se faz pela administração de D-penicilamina (Cupremine) que provoca eliminação do cobre. Se a droga for instituída no início da doença, há regressão dos sintomas e o indivíduo pode levar vida normal. No caso de intolerância a esta droga, o uso de sulfato de zinco é preconizado. O diagnóstico da doença de Wilson torna mandatória sua pesquisa em parentes próximos para a detecção de homozigotos. O método mais seguro é pela dosagem de cobre no fígado, após biopsia hepática.

Doença de Lesch-Nyhan

Doença ligada ao sexo é devida a um déficit da enzima hipoxantina-guanina fosforribosil transferase (HPRT) codificada pelo gene situado no cromossomo Xq26-q27, que atua no metabolismo das purinas. Em consequência, há elevação de ácido úrico sérico e aumento de sua excreção urinária.

Clinicamente, as crianças têm um desenvolvimento normal até três a seis meses quando se nota aparecimento progressivo da distonia e coreoatetose, havendo um atraso psicomotor progressivo. No fim do primeiro ou no início do segundo ano, o quadro extrapiramidal distônico-coreoatetósico está bem estabelecido. Por volta dos dois ou três anos (às vezes, bem mais tarde) aparece o sinal típico da doença que é a automutilação a qual está presente em 85% dos casos: a criança morde os lábios, as mucosas bucais e depois dedos e mãos. Isto é tão dramático que, frequentemente é preciso proceder à extração dos dentes. A deficiência intelectual é moderada para importante, situando-se o QI entre 40 e 80.

Em consequência à hiperuricemia, a maioria dos pacientes desenvolve nefrolitíase e anemia macrocítica. Artrite gotosa é rara. O tratamento com alopurinol pode prevenir as complicações renais, articulares ou hematológicas mas, infelizmente, não tem efeito sobre o SNC.

Doença de Parkinson juvenil

A doença de Parkinson idiopática é frequente na segunda metade da vida. Cerca de 10-15% dos casos iniciam-se antes dos 40 anos e constituem a chamada forma juvenil da doença de Parkinson. O início antes dos 20 anos é excepcional, e a doença pouco difere da forma do adulto, sendo rigidez e tremor de repouso os sinais mais aparentes.

Em muitos casos, o início pode ser distônico e a rigidez aparece mais tardiamente, o que pode colocar problemas diagnósticos. A evolução é semelhante à doença de Parkinson do adulto, isto é, o indivíduo sobrevive muitos anos. Também como na forma adulta, há resposta eficaz com o L-dopa.

Coreia de Huntington juvenil

A coreia de Huntington é uma doença dominante com penetrância completa. Deve-se a uma expansão de trinucleotídeos CAG no gene situado no cromossomo 4q16. Em razão dessa mutação, há disfunção da proteína codifica-da por esse gene – a huntingtina –, o que finalmente leva à degeneração neuronal.

A doença se inicia entre 35 e 50 anos por coreia e demência progressivas que levam inexoravelmente à morte. Cinquenta por cento dos filhos de um indivíduo acometido terão a doença. Em cerca de 10% dos casos, o início pode se dar antes dos 20 anos e, nesses casos, não se sabe o porquê, é o pai o progenitor acometido. Nessas formas antecipadas, a expansão dos trinucleo-tídeos é maior do que nos pais. O quadro é amplamente dominado por distonia e rigidez. A coreia está num segundo plano. Há demenciação pro-gressiva e, em cerca de 35% dos casos, os pacientes apresentam crises tônico-clônicas generalizadas de difícil controle. A doença evolui inexoravelmente para morte ao cabo de 10 anos. Testes genéticos para detecção de portadores do gene em fetos e em indivíduos pré-sintomáticos são disponíveis com o que se levantam sérios problemas de ordem ética.

OUTRAS DISTONIAS

Quadros distônicos podem eventualmente fazer parte do cortejo sintomáti-co de um número substancial de condições metabólicas como a gangliosi-dose GM_2 juvenil, leucodistrofia metacromática juvenil, doença de Niemann-Pick tipo C, doença de Leigh e sialidose. Estas doenças são estudadas em outras seções deste livro. Igualmente, quadros distônicos agudos ou recidi-vantes podem estar relacionados com uma variedade de processos patológi-cos como intoxicações medicamentosas, certas formas de enxaqueca e de encefalopatias agudas da criança. A distonia no curso da coreoatetose paro-xística foi analisada na pág. 50.

Uma forma particular de distonia que interessa somente cabeça e pescoço está associada a hérnia hiatal com refluxo gastroesofágico (**síndrome de Sandifer**). Os movimentos de extensão e rotação lateral da cabeça que sur-gem nos primeiros 10 anos de vida fazem com que a criança assuma postu-ras bizarras. Ocorrem principalmente durante as refeições e tendem a dimi-nuir ou desaparecer após algumas horas de jejum. Vômitos e anemia hipocrômica, bem como desconforto abdominal, sugerem diagnóstico da doença gastroenterológica. A correção da hérnia faz com que os sintomas neurológicos desapareçam. Não se conhecem os mecanismos fisiopatológi-cos desta condição que, na realidade, não está na dependência de distúrbio funcional dos gânglios da base.

CAPÍTULO 4

Ataxia

Ataxia é um distúrbio da motricidade voluntária caracterizado por incoordenação do movimento e do equilíbrio. No primeiro caso, a ataxia é dita **cinética** e, no segundo, **estática**.

Há dois grandes tipos de ataxia: a cerebelar e a cordonal posterior.

A **ataxia cerebelar** pode ser axial (lesão do verme cerebelar) ou apendicular (lesão dos hemisférios cerebelares). Na ataxia cerebelar axial há, basicamente, distúrbio do equilíbrio. Quando em pé, a criança é instável, alarga a base, oscila o corpo, havendo, em consequência, contração dos tendões dos artelhos para manutenção do equilíbrio (dança dos tendões). A marcha é ebriosa (instável, com base alargada). Na ataxia apendicular, os movimentos voluntários estão prejudicados. Há um tremor intencional (aparece apenas na execução dos movimentos) bem evidenciado à manobra índex-nariz e calcanhar-joelho, dismetria (o alvo não é atingido corretamente) e disdiadococinecia (impossibilidade de feitura correta de movimentos alternados). Hipotonia muscular está geralmente associada ao quadro de ataxia cerebelar.

A **ataxia cordonal** posterior ocorre por lesão das vias da sensibilidade profunda na medula espinhal e se caracteriza por alteração do equilíbrio quando com os olhos fechados (prova de Romberg positiva) e pela incapacidade de localizar a posição espacial dos segmentos corpóreos sem ajuda da visão.

Na criança, as ataxias cerebelares são, de longe, as mais comuns, podendo estar presentes em número enorme de condições neurológicas. Neste capítulo, estudaremos aqueles quadros em que a ataxia é pura ou muito proeminente, sendo a causa primeira da consulta médica.

Quanto à forma do início e evolução, as ataxias podem ser agudas, crônicas não progressivas, crônicas progressivas e intermitentes.

ATAXIAS AGUDAS

Cerebelites

Processos infecciosos cerebelares podem ser a causa mais comum de ataxia aguda na criança. Estes processos infecciosos podem ocorrer por ação direta dos vírus sobre o parênquima cerebelar, ou através de mecanismo indireto, autoimune, no qual a virose desencadeia o processo inflamatório desmielinizante. No primeiro caso, os vírus mais comumente responsabilizados são os enterovírus ECHO, Coxsackie e, até há alguns anos, os poliovírus. No entanto, quase nunca se consegue isolamento viral ou prova sorológica indiscutível da infecção por esses agentes. No segundo grupo, a varicela é, de longe, a doença que, por meio do mecanismo autoimune, provoca ataxia aguda. Esta aparece, geralmente, de três a seis dias após a erupção das vesículas ou, mais raramente, pode precedê-las. Muitas vezes, as crianças apresentam, na vigência da ataxia aguda, vômitos incoercíveis que requerem hospitalização.

O diagnóstico se faz pela instalação aguda da ataxia, geralmente em um contexto infeccioso, febril ou após a eclosão da doença eruptiva. O LCR pode ser normal ou mostrar discreta pleiocitose linfomononuclear e aumento moderado de proteínas.

De uma maneira geral, o prognóstico destas cerebelites é excelente, com volta à normalidade após alguns dias ou poucas semanas de evolução.

Intoxicações

Várias substâncias, em doses tóxicas, podem provocar ataxia aguda. Na criança, as mais frequentes são os anticonvulsivantes como fenitoína, fenobarbital, carbamazepina e benzodiazepínicos. Piperazina e álcool etílico também podem ser, não raramente, os agentes causais. Distúrbios da consciência, da obnubilação ao coma, podem se associar ou suceder à ataxia.

Síndrome de Kinsbourne

Já estudada na pág. 53. A ataxia, juntamente com as mioclonias e delas dificilmente separável, faz parte do quadro semiológico.

Forma atáxica da síndrome de Guillain-Barré

Esta síndrome (pág. 79) pode se apresentar clinicamente como ataxia aguda isolada. Entretanto, o exame neurológico cuidadoso revela, sempre, certo grau de fraqueza muscular, sobretudo ao nível das cinturas e, às vezes, do pescoço. Os reflexos profundos acham-se abolidos ou hipoativos. O quadro pode cursar unicamente com ataxia, ou a fraqueza muscular pode se acentuar, dando lugar a paresia ou a paralisia próprias da forma clássica da síndrome de Guillain-Barré.

Estado de mal da ausência atípica

Ver Capítulo 1.

Ataxia pós-acidentes hipóxico-isquêmicos

Ataxia aguda, temporária ou definitiva, pode ocorrer, excepcionalmente, após insultos cerebrais hipóxico-isquêmicos como paradas cardiorrespiratórias, afogamentos ou cirurgia cardíaca.

ATAXIAS CRÔNICAS NÃO PROGRESSIVAS

Ataxias crônicas não progressivas são eventualidades pouco comuns na prática neuropediátrica. Estão na dependência das raras formas de paralisia cerebral por insulto pré ou perinatal hipóxico-isquêmico (pág. 137), ou de raras malformações cerebelares como agenesias ou hipoplasias de partes do cerebelo (verme, hemisférios) ou grupos celulares específicos [camada dos grãos do córtex cerebelar (**síndrome de Norman**)]. São evidenciados do período neonatal ao fim do primeiro ano de vida.

A **síndrome de Joubert**, autossômica recessiva, é caracterizada por malformação do verme cerebelar e do tronco cerebral. Clinicamente, os lactentes apresentam hipotonia, períodos de polipneia entremeados com pausas respiratórias. A ataxia aparece na medida em que a criança se desenvolve. Retardo mental, movimentos oculares anormais são extremamente frequentes. A marca registrada da doença é dada pela neuroimagem, com o característico sinal do "dente molar" originado pela associação da hipoplasia do verme, da horizontalização dos pedúnculos cerebelares superiores e pela fossa interpeduncular profunda (Fig. 4.1).

Na sua forma mais pura, a síndrome de Joubert é devida à mutação de gene *AHI1* localizado no cromossomo 6q23, que codifica a proteína juberina. Recentemente, o espectro da doença se ampliou, tendo-se descrito casos associados a retinopatia, nefronoftíase, cistos renais, encefaloceles occipitais, polidactilia e comportamento autístico. Para esses casos chamados *desordens relacionadas à síndrome de Joubert* que também têm em comum o sinal do dente molar, isolou-se até agora quatro outros genes em seis diferentes cromossomos.

Outras síndromes genéticas atáxicas ainda muito mais raras são descritas tais como as associadas a alterações oculares como catarata (**síndrome de Marinesco-Sjögren**), aniridia (**síndrome de Gillespie**), ou atrofia óptica (**síndrome de Behr**).

Outra forma particular de ataxia crônica não progressiva é a **síndrome do desequilíbrio (Hagberg)**. Estas crianças apresentam-se hipotônicas no primeiro ano de vida, não atingindo a posição sentada ou em pé nos dois primeiros anos. Quando se tenta o apoio plantar, segurando-as pelas axilas,

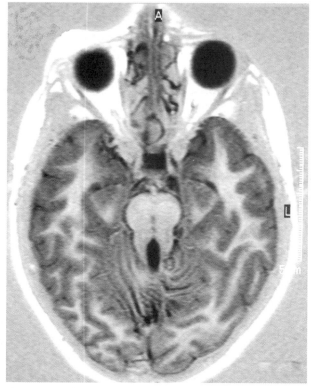

Figura 4.1– Síndrome de Joubert. RM mostrando o característico sinal do "dente molar".

elas literalmente "sentam-se no ar". Conseguem-se sentar sem apoio por volta dos três anos e se colocam em pé por volta dos quatro, mas estas posições são extremamente instáveis, sendo que as crianças caem sem esboçar reação de defesa. Sustentadas pelos pés, no entanto, elas andam com as mãos de modo coordenado, do mesmo modo que engatinham bem. Não há ataxia apendicular. A marcha só é adquirida por volta dos seis aos oito anos. A causa deste quadro é desconhecida, porém, em algumas destas crianças, alteração imunológica celular (déficit de linfócitos T) foi detectada. Em algumas crianças se diagnosticou deficiência de purina nucleosídeo fosforilase.

ATAXIAS CRÔNICAS PROGRESSIVAS

Ataxias crônicas progressivas podem estar na dependência de lesões expansivas intracerebrais ou fazer parte do quadro evolutivo de doenças degenerativas que interessam o cerebelo ou suas conexões. No primeiro caso, as lesões podem ser próprias do cerebelo, como neoplasias da fossa posterior ou se tratar de hidrocefalias que provocam ataxia por mecanismo indireto. Estas eventualidades estão estudadas em outras seções deste livro. Aqui, nos restringiremos às ataxias crônicas das doenças degenerativas.

Primeira Parte • GRANDES CATEGORIAS SINTOMÁTICAS

Doença de Friedreich

É o protótipo das assim chamadas heredodegenerações espinocerebelares. Trata-se de doença autossômica recessiva que se inicia a partir dos três anos até o fim da adolescência. O quadro clínico associa uma ataxia cerebelar global (axial e apendicular), uma ataxia cordonal posterior com sinal de Romberg e alteração da sensibilidade profunda, abolição dos reflexos profundos, sinal de Babinski e neuropatia periférica crônica consubstanciada principalmente pela diminuição da velocidade da condução sensitiva e, às vezes, amiotrofia distal dos membros inferiores. A voz é escandida e nistagmo horizontal pode estar presente. Em um certo número de casos, há surdez neurossensorial. A esta sintomatologia clássica, que é lenta mas inexoravelmente progressiva, apesar de longos períodos de estabilização, associam-se sinais somáticos bastante característicos, como cifoscoliose progressiva e pés cavos. Um comprometimento cardíaco caracterizado por cardiomiopatia hipertrófica é achado praticamente constante. Esta é geralmente grave levando a arritmias e insuficiência cardíaca, sendo frequente causa de óbito. Em cerca de 20% dos casos, diabetes melito insulino-dependente está presente.

A morte sobrevém por volta dos 40 a 50 anos e, entre cinco e 15 anos após o início do quadro, o paciente perde a capacidade de deambulação independente.

A doença é devida à mutação do gene *frataxina (X25)* localizado no cromossomo 19q13, com expansão do trinucleotídeo GAA. Quanto maior o número de expansões (que pode ir de 120 a 1700), mais precoce, mais rápido e mais grave é o quadro clínico.

Do ponto de vista anatomopatológico, observa-se degeneração dos tratos espinocerebelares, dos cordões posteriores da medula e dos neurônios dos gânglios espinhais posteriores, dos tratos corticoespinhais (piramidais) em nível medular e dos neurônios dos núcleos denteados do cerebelo e das células de Purkinje.

Ataxia-teleangiectasia (doença de Louis-Bar)

Doença autossômica recessiva que associa alterações neurológicas, cutâneas e do sistema imunitário. O início é precoce, por volta do segundo ano de vida, na época do início da marcha que é atrasada em função do quadro atáxico. Às ataxias da marcha e apendicular, muitas vezes, se superimpõem alterações do tipo coreoatetósico que dificultam a coordenação motora da criança. Além disso, a semiologia ocular é característica observando-se sempre *apraxia oculomotora de Cogan* (pág. 106). Certo grau de rebaixamento intelectual está sempre presente. Por volta dos três anos de idade, surge o sinal característico para o diagnóstico que são as teleangiectasias conjuntivais que, em pouco tempo, se tornam bem evidentes (Fig. 4.2). Teleangiectasias na pele das orelhas, ombros ou cotovelos também podem estar presentes. A pele da face é atrófica e precocemente envelhecida. Os linfonodos não são palpáveis, há atrofia das amígdalas e hipoplasia tímica. Processos infecciosos repetitivos, sobretudo das vias aéreas, são frequentemente encontrados.

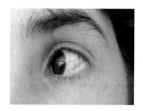

Figura 4.2 – Teleangiectasia ocular em paciente com ataxia-teleangiectasia.

A doença tem evolução lenta e muitos pacientes atingem a idade adulta. Neoplasias, sobretudo linfomas não-Hodgkin e carcinomas gástricos, são muitas vezes observadas no curso da doença, sendo a causa de óbito em aproximadamente 15% dos pacientes.

Os exames laboratoriais revelam um déficit imunológico humoral e celular. Déficit de IgA e IgE é encontrado em 75% e 85% dos pacientes, respectivamente. IgG2 e IgG4 também podem ser deficientes. Aumento de alfafetoproteína é praticamente constante. Translocações dos cromossomos 7 e 14 são, muitas vezes, observadas, sobretudo naqueles que desenvolvem neoplasias.

Existe um defeito na reparação do DNA após irradiação ionizante. O gene mutante *ATM* está localizado no cromossomo 11q22-23. Este gene codifica a proteína ATM envolvida na reparação do DNA no ciclo celular. A anormalidade desse processo nos cromossomos 7 e 14 ocorre nas vizinhanças dos genes receptores de IgG e das células T, o que explica boa parte dos fenômenos clínicos dessa doença.

A-β-lipoproteinemia (doença de Bassen-Kornzweig)

Doença bastante rara, autossômica recessiva, devida a uma deficiência em apolipoproteína B (apo-B), transportadora de quilomícrons e lipoproteínas de baixa densidade. No primeiro ano de vida há, caracteristicamente, uma síndrome de má absorção, com diarreias gordurosas profusas que cessam no segundo ano. O quadro neurológico, que se inicia na primeira ou segunda décadas, similar ao da doença de Friedreich, é associado a retinite pigmentar.

Laboratorialmente, além do déficit de apolipoproteína, há diminuição das taxas plasmáticas de triglicérides e colesterol, e, evidentemente, de lipoproteínas de baixa densidade e de quilomícrons. Acantócitos estão presentes no sangue periférico. Biopsia da mucosa jejunal revela alterações específicas caracterizadas por vacúolos cheios de lípides na camada da submucosa.

A deficiência em apo-B é devida a uma mutação no gene da proteína de transporte de triglicérides (MTP) situado no cromossomo 4q22-24, necessária para sua agregação e secreção no fígado e intestino, com consequente síndrome de má absorção e deficiência em vitamina E.

A administração de altas doses dessa vitamina tem efeitos benéficos no sentido da prevenção das alterações neurológicas e no impedimento de sua progressão, se já previamente existentes.

Primeira Parte • GRANDES CATEGORIAS SINTOMÁTICAS

Deficiência em vitamina E

Ataxia progressiva pode ser resultante de deficiência em vitamina E como nas diarreias crônicas, atresia de vias biliares, grandes exéreses intestinais ou deficiências seletivas de absorção intestinal desta vitamina. Deve-se, pois, sempre dosar sua taxa em quadros atáxicos progressivos acompanhados da sintomatologia gastrointestinal.

Ataxia familiar por deficiência em vitamina E é doença rara, autossômica recessiva devida a mutação no gene que codifica a proteína de transporte de α-tocoferol situado no cromossomo 8q13. O quadro clínico é praticamente idêntico ao da doença de Friedreich. O diagnóstico se faz por meio da dosagem de tocoferol no soro.

Xantomatose cerebrotendínea

Rara doença autossômica recessiva caracterizada por atraso intelectual, ataxia progressiva de aparecimento tardio (adolescência), hiperreflexia profunda, mioclonias velopalatinas, catarata, e xantomas cutâneos e dos tendões. Deve-se a um déficit da síntese biliar, por deficiência da enzima mitocondrial 27-hidrolase consecutiva a uma mutação do gene *CYP27A1* situado no cromossomo 2q33-qter, sendo o colesterol substituído pelo seu derivado colestanol cujo teor está aumentado no plasma, vísceras, pele e tendões.

A administração oral de 750mg diários de ácido quenodeoxicólico teria efeitos preventivos e impediria a progressão da doença.

OUTRAS DOENÇAS METABÓLICAS

Ataxia progressiva pode estar enxertada em doenças metabólicas, fazendo parte, de maneira mais ou menos proeminente, de seu cortejo sintomático. Destas, a doença de Niemann-Pick tipo C, a deficiência tardia de hexosaminidase A (ou quadro semelhante à doença de Friedreich), a forma juvenil da doença de Krabbe, a forma infantil tardia da lipofuscinose ceroide e a MERRF são as principais e são estudadas em outras seções deste livro.

ATAXIAS ESPINOCEREBELARES AUTOSSÔMICAS DOMINANTES

Também conhecidas simplesmente como ataxias espinocerebelares (SCA, em inglês), trata-se de um grupo bastante heterogêneo de doenças degenerativas que afetam predominantemente a medula e o cerebelo, embora outros sistemas possam também estar envolvidos e, mesmo, a sintomatologia proeminente não sugerir uma alteração espinocerebelar. Seu número cresce a cada ano. Em 2009, repertoriava-se 27 *loci* genéticos.

Muitas das SCA são devidas a expansões dos trinucleotídeos CAG (como ocorre na doença de Huntington). Isto ocorre nas SCA 1, 2, 3, 6. 7 e 17. Estas formas de SCA têm interesse neuropediátrico porque, devido ao fenômeno da antecipação que se observa nessa forma de transmissão genética, indivíduos de gerações sucessivas são acometidos mais jovens e mais gravemente que seus antecessores. Na SCA 7, por exemplo, são descritas formas neonatais. Outras alterações genéticas dizem respeito a expansões fora da região codificadora da proteína dos genes respectivos ou por mutações convencionais tipo, deleções, *missense*, *nonsense* etc. Devido a essas disparidades genéticas, os processos patogênicos responsáveis pela degeneração celular são variáveis sendo que muitos deles permanecem obscuros. Proteínas mutantes (ataxinas) se agregam nos núcleos dos neurônios nas SCA 1, 2, 3, 7, 17; na SCA 6, as expansões interferem no funcionamento do canal de cálcio e assim por diante. Por todas essa razões, é evidente que o quadro clínico das SCA é polimorfo. Neuropatia periférica está presente na SCA 4; retinopatia, na SCA 7; epilepsia é frequente na SCA10; demência é encontrada nas SCA 2 e 7; na SCA 20 há calcificações características nos núcleos denteados dos cerebelos bem visíveis à TC de crânio. A grande maioria das SCA ocorre em minorias étnicas. Apenas as SCA 1, 2, 3, 6 e 17 têm distribuição mundial. Suas principais características estão listadas na tabela 4.1.

ATAXIAS INTERMITENTES

Episódios agudos repetitivos de ataxia são eventualidades pouco frequentes em neuropediatria. Quando ocorrem, a ataxia pode ser isolada mas, mais frequentemente, está associada a distúrbios da consciência ou comportamento, como irritabilidade, letargia, estupor ou coma surgindo, muitas vezes, na vigência de processos infecciosos sistêmicos.

No intervalo das crises, o exame neurológico pode ser normal. Outras vezes, os episódios são a exacerbação de disfunção neurológica crônica ou lentamente evolutiva.

Diante de uma criança com este tipo de história, ou de qualquer outro distúrbio neurológico intermitente, não necessariamente atáxico, deve-se pressupor a possibilidade de uma doença metabólica, mesmo se os ataques forem de início tardio (adolescência) ou pouco frequentes.

Muitas vezes, alterações como acidose metabólica, alcalose respiratória, hipoglicemia, hiperamoniemia ou cetose podem estar presentes na vigência das crises agudas, o que reforça a hipótese diagnóstica da natureza metabólica da afecção. Amino e organoacidopatias, distúrbios do ciclo da carnitina e da ureia e doenças mitocondriais são geralmente as causas mais frequentes e estão estudadas nos seus respectivos capítulos. Além destas, existem raríssimas ataxias episódicas de transmissão dominante seja a devida a mutações do gene do canal iônico do potássio (ataxia episódica com mioquimia – EA1) caracterizada por breves episódios diários de ataxia e mioquimia precipitados por exercício que respondem bem à acetazolamida, seja ao tipo EA2, causado por mutações no gene que codifica a subunidade α1A do canal de cálcio. Aqui, os ataques são mais duradouros podendo durar de horas a dias, e também respondem à acetazolamida.

Primeira Parte • GRANDES CATEGORIAS SINTOMÁTICAS

Tabela 4.1 – Ataxias espinocerebelares de distribuição universal. *Apud* Schöls L et al. *Lancet Neurol* 2004, 3:291.

Doença	Idade de início	Gene/Produto	Cromossomo	Quadro clínico	Imagem-RM
SCA1	4-74 anos (média: 37a)	*SCA1*/ataxina 1	6p23	Ataxia, disartria, nistagmo, mov. sacádicos oculares lentos, esparticidade.	AOPC
SCA2	1-70 anos (média: 36a)	*SCA2*/ataxina 2	12q24	Semelhante ao anterior. Hiporreflexia e tremor.	AOPC
SCA3 – Doença de Machado-Joseph	5-70 anos (média: 36a)	*MJD3*/ataxina 3	14q24.3-q21	Muito variável. Distonia e parkinsonismo no início mais precoce, retração de pálpebras, fasciculacão fasciolingual, *restless legs*, alt. sensibilidade térmica.	AOPC, dilatação do IV ventrículo
SCA6	30-71anos (média: 52a)	*SCA6*/CACNA1A	19q13	Ataxia "pura".	Atrofia cerebelar
SCA7	0-70 anos (média: 36a)	*SCA7*/ataxina 7	3p21.1-p12	Ataxia, disartria, amaurose, retinopatia.	AOPC
SCA17	6-48 anos (média: 33a)	*SCA17*/proteína ligante ao TATA box	6q27	Ataxia, demência, epilepsia, psicose.	AOPC

AOPC – atrofia olivopontocerebelar.

CAPÍTULO 5

Paralisias Agudas

HEMIPLEGIA AGUDA

Hemiplegia aguda não é problemática neurológica incomum, podendo ser a causa determinante de consulta neurológica numa porcentagem não negligenciável de casos. Consideramos hemiplegia aguda aquela de início súbito, brutal, ou a que se instala no curso de algumas horas ou até de um dia em crianças que até então jamais apresentaram alterações neurológicas.

A hemiplegia pode se constituir na única alteração neurológica ou estar associada a crises convulsivas ou a alterações da consciência como confusão mental, estupor ou coma.

Há, basicamente, duas grandes causas de hemiplegia aguda em crianças: as hemiplegias pós-crises convulsivas e as decorrentes de distúrbios circulatórios cerebrais, sendo o conjunto destes, o mecanismo causal mais frequente. As hemiplegias ligadas a outros fatores, como enxaquecas, são infinitamente menos frequentes.

As principais causas de hemiplegia aguda na criança estão listadas no quadro 5.1.

HEMIPLEGIA PÓS-CONVULSIVA

É aquela que sucede a um estado de mal convulsivo, ou a um hemiestado de mal. Pode durar algumas horas e depois regredir (paralisia de Todd) ou se tornar definitiva. Nestes casos, a criança, pela lesão cerebral adquirida no momento da crise, pode desenvolver uma epilepsia posterior, o que configura a síndrome HHE (pág. 22).

Hemiplegia pós-crítica acontece excepcionalmente em crianças maiores de três anos. Pode ocorrer após uma primeira crise convulsiva em crianças até então absolutamente normais. Nestes casos, um quadro infeccioso banal

Primeira Parte • GRANDES CATEGORIAS SINTOMÁTICAS

Quadro 5.1 – Principais causas de **hemiplegia aguda na criança**.

I – **Hemiplegia Pós-convulsiva**
II – **Hemiplegia por Distúrbios Circulatórios**
1. Oclusão arterial aguda "idiopática"
2. Oclusão arterial associada a cardiopatias
a) cardiopatias congênitas cianóticas
b) tumores (mixomas)
c) endocardites
3. Alterações hematológicas
a) anemia falciforme
b) policitemia
c) trombocitose
4. Alterações vasculares
a) angiomas arteriovenosos
b) aneurismas arteriais
c) doença de *moyamoya*
d) displasia fibromuscular progressiva
e) doenças metabólicas (homocistinúria, MELAS, doença de Fabry)
f) diabetes
g) colagenoses (LES, PAN)
h) tromboflebites e flebotromboses
III – **Hemiplegia da Enxaqueca**
IV – **Síndrome das Hemiplegias Alternas**

pode estar associado ao início da crise e a fronteira entre este episódio e as crises febris benignas é difícil de ser traçada. A etiologia é, portanto, desconhecida. Em outros casos, a criança já era portadora de epilepsia conhecida.

A hemiplegia ocorre por necrose neuronal ("exaustão neuronal") em consequência da longa duração da descarga elétrica. Exames neurorradiológicos realizados após algum tempo revelarão atrofia do hemisfério cerebral contralateral à hemiplegia.

HEMIPLEGIA POR DISTÚRBIOS CIRCULATÓRIOS

Distúrbios circulatórios cerebrais responsáveis por infartos (acidentes isquêmicos) ou hemorragias, elicitando-se, clinicamente, por hemiplegia aguda, ocorrem em um número substancial de circunstâncias clínicas.

Oclusões arteriais agudas "idiopáticas"

São, talvez, a causa mais frequente de distúrbios circulatórios cerebrais na criança. Trata-se de crianças até então absolutamente hígidas do ponto de vista clínico que, subitamente, ou ao cabo de poucas horas, tornam-se hemiplégicas. Às vezes, crises epilépticas tônico-clônicas generalizadas de breve duração, mas que podem se repetir, associam-se ao quadro, precedendo-o ou sucedendo-o. Raramente, a hemiplegia se instala em dois tempos com intervalo livre de horas ou de um ou dois dias. O exame neurológico é normal, com exceção da hemiplegia e eventual afasia se o hemisfério afetado for o dominante.

A causa desta condição, como o nome indica, é ignorada, uma vez afastadas todas as outras causas possíveis de provocar oclusão vascular. Angiografia cerebral poderá mostrar oclusões, se for realizada precocemente, nas primeiras 24 ou 48 horas que sucedem o acidente. Porém, mesmo feito precocemente, o número de exames normais é importante.

Estas hemiplegias quase sempre são definitivas e podem, eventualmente, estar associadas a sequelas outras, como distúrbios da linguagem ou do aprendizado.

Oclusões arteriais associadas a cardiopatias

São também causa frequente de hemiplegia aguda a tal ponto que, diante de uma criança com este quadro, uma investigação cardíaca aprofundada é mandatória. Na maior parte das vezes, a anomalia diz respeito à cardiopatia congênita cianótica, entidade que pode suscitar condições propícias para oclusão vascular cerebral, como formação de trombos nas câmaras cardíacas que geram êmbolos, policitemia, hipóxia, arritmias etc. Tumores cardíacos, principalmente os mixomas, podem ser fonte de embolização para o cérebro. Do mesmo modo, endocardites bacterianas ou fúngicas são frequentes fontes de êmbolos.

Alterações hematológicas

As alterações hematológicas como anemia falciforme, policitemia e, mais raramente, trombocitose podem causar formação de trombos locais com consequente infarto cerebral.

Alterações vasculares

As alterações vasculares propriamente ditas são causas relativamente frequentes de hemiplegia aguda na criança. Dentre estas destacam-se:

Angiomas arteriovenosos ou carvenosos – são malformações vasculares congênitas. Seu rompimento provoca hemorragia cerebral, que, dependendo da localização, pode ser responsável por hemiplegia aguda.

Aneurismas arteriais – excepcionalmente causam hemiplegia, quer pela sua raridade em crianças (1% dos aneurismas ocorre em crianças abaixo dos 15 anos), quer pelo fato de sua ruptura provocar mais comumente hemorragia meníngea.

Doença de *moyamoya* – condição não excepcional na criança, comum no Japão e em descendentes de indivíduos originários desse país, mas presente em todas as etnias e associada a outras entidades nosológicas como síndrome de Down, síndrome de Marfan, neurofibromatose tipo 1 e outras mais raras. Cerca de 10% dos casos são familiares, tendo sido localizados *loci* nos cromossomos 3p24.2-p26, 6q25, 8q23, 12p12 e, sobretudo, na maioria dos casos dominantes, 17q25. Entretanto, nem o gene nem sua mutação foram mapeados. Trata-se de entidade caracterizada por atrofia e estenose progressiva das artérias do polígono de Willis devidas a um processo endarterítico. Sua causa é desconhecida. Em 75% dos casos, o quadro se inicia antes dos 20 anos. Sua exteriorização clínica se traduz por sucessivos infartos cerebrais, com consequentes surtos de hemiplegia. Assim, este diagnóstico deve ser evocado sempre que uma criança for vítima de mais de um *ictus* cerebral, hemiplégico ou não.

A confirmação diagnóstica é feita por meio de angiografia cerebral que revela estreitamento das artérias do polígono de Willis associado a uma fina malha de vasos colaterais neoformados (Fig. 5.1) que evocam o aspecto de fumaça de cigarro, donde o nome da doença (*moyamoya* em japonês, significa fumaça de cigarro).

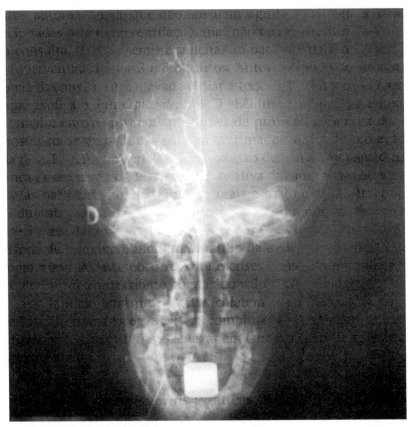

Figura 5.1 – Doença de *moyamoya*. Arteriografia mostrando vasos neoformados ("rete-mirabilis") na base do crânio.

Não há tratamento específico. Cirurgiões japoneses elaboraram várias técnicas cirúrgicas visando criar uma circulação arterial na superfície do córtex, de modo a suprir a deficiente irrigação dos vasos estenosados. Dentre elas, anastomoses entre artérias dos sistemas carotídeos interno e externo, bem como transplantes de músculo temporal (encefalomiosinangiose) para a superfície cortical, são praticados, muitos com bons resultados sobre os episódios isquêmicos.

Displasia fibromuscular progressiva – trata-se de uma degeneração da parede das artérias renais, mesentéricas ou cerebrais que leva a varicosidades que podem se romper. O aspecto arteriográfico é característico (colar de pérolas). É causa rara de hemiplegia na criança.

Alterações vasculares associadas a doenças metabólicas, como homocistinúria, MELAS e doença de Fabry, a **colagenoses** como lúpus eritematoso sistêmico e periarterite nodosa, ao **diabetes** são causas possíveis de hemiplegia aguda. Eventualmente, em todas essas doenças pode-se encontrar um quadro de *moyamoya*.

Tromboflebites – podem ocorrer na vigência de processos infecciosos bacterianos cerebrais ou extracranianos (otites) e **flebotromboses** em decorrência da estase e hemoconcentração (desidratação aguda, desnutrição, cardiopatias congênitas) são causas excepcionais de hemiplegias agudas puras na criança.

HEMIPLEGIA DA ENXAQUECA E SÍNDROME DAS HEMIPLEGIAS ALTERNAS

Hemiplegia aguda pode ser a exteriorização clínica de uma enxaqueca complicada (pág. 39).

A **síndrome das hemiplegias alternas** é doença rara, de origem não bem conhecida, relacionada à enxaqueca por alguns autores. O início ocorre no primeiro ano de vida. No lactente, há episódios de distonia e nistagmo paroxísticos. No segundo ano de vida aparecem os sucessivos surtos de hemiplegia que interessam ambos os dimídios. As crises, que podem ser extremamente frequentes, às vezes diárias, podem ser precedidas por fenômenos paroxísticos como crises tônicas ou clônicas, e serem acompanhadas por distonia, coreoatetose, nistagmo, choro, irritabilidade. Curiosamente, os distúrbios motores desaparecem completamente durante o sono. No início, há recuperação completa da força muscular, mas com o passar do tempo verificam-se paresias residuais e decadência intelectual. Todos os exames complementares são normais, com exceção da neuroimagem que mostra, com o decorrer do tempo, atrofia cerebral progressiva. É doença grave, mas se estabiliza a partir dos sete anos de idade. O tratamento se faz com bloqueadores do cálcio (flunarizina).

Recentemente, evidenciou-se mutação no gene *ATP1A2* que atua na regulação do canal do cálcio e potássio. Esse gene é alelo ao *ATP1A1*, mutado em uma forma familiar de migrânea hemiplégica familiar (pág. 39) o que reforça a identidade entre ambas as doenças.

PARAPLEGIA AGUDA

Paraplegia aguda é ocorrência pouco comum, mas não excepcional, na prática pediátrica. Denota sempre doença medular ou raquimedular, e o rótulo de mielite ou mielopatia transversa aguda é geralmente utilizado para a caracterização do quadro clínico, geralmente monomorfo e estereotipado.

Trata-se de crianças até então hígidas, ou convalescentes de banais infecções virais das vias aéreas superiores ou do trato gastrointestinal, que, no espaço de horas, ou de um a dois dias, desenvolvem um quadro, geralmente grave, de fraqueza muscular limitada aos membros inferiores que impede a marcha. Excepcionalmente, esta fraqueza pode ter um caráter ascendente, interessando também os membros superiores.

No início, o caráter da paralisia é flácido, estando abolidos os reflexos (choque medular). Rapidamente, porém, aparecem sinais de espasticidade, como clônus dos pés e sinal de Babinski. Todas as formas de sensibilidade estão abolidas a partir de um determinado nível, raramente acima da linha mamilar. Os distúrbios esfincterianos são constantes, caracterizados por retenção ou, mais comumente, por incontinência urinária. Em cerca de 50% dos casos, o líquido cefalorraquidiano (LCR) revela pleocitose linfomononuclear moderada e discreto aumento de proteínas. Os demais exames complementares não são contribuitórios.

O quadro clínico de mielopatia aguda transversa pode ser decorrente de diversas etiologias, sendo que, em cerca de 50% dos casos, esta não é estabelecida. Dentre as causas possíveis destacam-se, por ordem de probabilidade, a **mielite disseminada perivenosa**, de natureza autoimune (pág. 327). Neste caso, geralmente, a paraplegia sucede em alguns dias o episódio infeccioso (sarampo, gripe, rubéola, gastroenterite); surto agudo de desmielinização da **esclerose múltipla** (rara em nosso meio) ou da doença de Devic. A existência de um surto neurológico anterior qualquer, como amaurose, ataxia etc., torna esses diagnósticos evidentes; **hemorragia intramedular** por ruptura de malformação vascular (angioma); **isquemia medular** (raríssima em crianças); **neoplasia raquiana** intra ou extramedular com manifestação aguda (vascular?). Na experiência do autor, este tipo de ocorrência é mais encontrado em lactentes.

A evolução dos casos sem diagnóstico clínico, ou quando a etiologia pós-infecciosa é provável, é variável. A maioria das crianças se recupera sem sequelas nas primeiras semanas, às vezes, nos primeiros dias de evolução. A minoria permanece com algum tipo de sequela motora, geralmente de moderada gravidade.

PARALISIAS PERIFÉRICAS AGUDAS

Paralisias periféricas ou flácidas, isto é, as que se caracterizam por hipotonia e atrofia muscular e abolição dos reflexos profundos, com sinais de desnervação à ENMG, decorrentes de lesões dos núcleos motores, das raízes, dos plexos ou dos troncos nervosos, podem ocorrer agudamente, além de serem responsáveis por diversos quadros clínicos e decorrerem de diferentes etiologias. São causa bastante frequente de consulta pediátrica. São elas:

Polirradiculoneurite (síndrome de Guillain-Barré)

É atualmente a causa mais comum de paralisia periférica aguda na criança. Trata-se de doença autoimune, provavelmente desencadeada a partir de uma infecção viral inespecífica, na qual há formação de anticorpos contra a bainha de mielina periférica.

Clinicamente, caracteriza-se por fraqueza muscular de início rápido, instalando-se completamente em algumas horas, ou em um ou dois dias, levando à paralisia mais ou menos completa. Muitas vezes, o caráter ascendente é evidente, iniciando-se pelos membros inferiores e propagando-se, mais ou menos rapidamente, para os superiores. Os músculos intercostais podem estar comprometidos, com consequente tiragem e respiração diafragmática. Os nervos cranianos, sobretudo os IX e X pares, e os faciais podem ser comprometidos com certa frequência, havendo distúrbios da deglutição e fácies amímico. O envolvimento dos nervos oculomotores é mais raro, mas estrabismo convergente pode estar presente. Sinais de comprometimento radicular, como dores intensas, e sinais de Kernig e Brudzinski podem estar presentes com bastante frequência. A existência de distúrbios objetivos da sensibilidade superficial ou profunda é absolutamente excepcional na criança. Comprometimento do sistema nervoso autônomo, traduzido por hipertensão arterial e distúrbios do ritmo cardíaco, é frequente. Às vezes, papiledema pode ser observado.

Em que pese a instalação aguda do quadro, parece óbvio que a doença pode progredir, agravando-se nos primeiros dias ou semanas de evolução, para depois se estabilizar.

Ao lado desta forma clássica de síndrome de Guillain-Barré, existem, não raramente, formas atípicas, que podem dificultar ou protelar o diagnóstico. Muitas vezes, a intensidade de fraqueza muscular é insuficiente para impedir a marcha, de modo que a criança permanece deambulando com dificuldade durante toda a evolução da doença. Nestes casos, a fraqueza tende a predominar nas cinturas.

Em outras ocasiões, a fraqueza muscular, também discreta, permanece em um segundo plano, mascarada por um quadro francamente atáxico, configurando a **forma atáxica** da **síndrome de Guillain-Barré**.

Ainda, a síndrome pode assumir uma forma em que a fraqueza muscular, praticamente inexistente, cede o passo, clinicamente, a uma ataxia global e

Primeira Parte • GRANDES CATEGORIAS SINTOMÁTICAS

oftalmoplegia bilateral associadas a uma abolição completa dos reflexos profundos: é a chamada **síndrome de Miller-Fisher.**

Em qualquer de suas formas, o encontro de uma dissociação proteínocitológica no LCR é condição essencial para o diagnóstico da síndrome de Guillain-Barré. A taxa de proteínas oscila entre 100 e 200mg% e o número de células é normal, podendo excepcionalmente atingir 20 e 30 elementos por ml. O exame liquórico pode, porém, permanecer inalterado nas duas primeiras semanas de evolução.

Passados a fase aguda, na qual a criança pode vir a falecer por insuficiência respiratória (motivo pelo qual toda criança com diagnóstico de síndrome de Guillain-Barré deve ser hospitalizada ao lado de uma UTI), e o período de estabilização, que é tanto mais longo quanto mais intensas forem as paralisias, observa-se melhora gradual do quadro até a recuperação completa, usualmente sem qualquer sequela, na quase totalidade dos casos. Às vezes, apenas uma abolição definitiva dos reflexos profundos atesta a doença pregressa.

Nessas circunstâncias, o tratamento da síndrome de Guillain-Barré é apenas sintomático, não se justificando o uso de terapia específica com corticosteroides. Ultimamente, porém, tem havido uma certa pressão, baseada sobretudo na literatura referente a casos em adultos, para o uso de gamaglobulina no início da doença. Se o autor se deixa convencer mais pelo cansaço da idade é por saber que o único mal que essa terapêutica pode fazer é ao bolso dos pacientes ou aos cofres públicos.

Excepcionalmente, a doença pode recidivar ou se tornar crônica, recorrente, com surtos sucessivos de desmielinização-remielinização. Nestes casos, o uso de corticosteroides pode ser grandemente benéfico.

Poliomielite anterior aguda

A poliomielite anterior aguda ou doença de Heine-Medin era, até há 20 anos, uma das entidades neurológicas mais temidas pela população, independentemente da classe social ou estado sanitário do país, em função das graves sequelas que deixava. Com o advento da vacinação indiscriminada, esta doença está praticamente desaparecendo do planeta. No Brasil, o último caso registrado foi em 1989, no município de Souza na Paraíba.

Provocadas pelos poliovírus I, II e III, as formas de infecção descritas são a *inaparente, sistêmica, meningítica* e *paralítica*. Na forma inaparente, a mais comum, o vírus invade o trato gastrointestinal e é expelido sem provocar infecção clínica. A forma sistêmica é caracterizada por febre, inapetência, diarreia, durando de quatro a sete dias. A forma meningítica, que geralmente antecede a paralítica, é caracterizada por sinais meníngeos aliados a cefaleia, vômitos e dores musculares. A forma paralítica pode ou não ser antecedida pela forma meningítica e ocorre sempre na vigência de um contexto febril. Dores musculares e sinais meníngeos estão sempre presentes e antecedentes às paralisias que se desenvolvem agudamente no espaço de

80

um a três dias. A paralisia pode interessar grupos musculares, um único músculo ou feixes no interior do músculo. Os músculos dos membros inferiores são os mais comumente comprometidos, uni ou bilateralmente, sendo, porém, a paralisia sempre assimétrica. Os membros superiores, músculos intercostais, diafragma e da parede abdominal podem ser atingidos. Em 10 a 30% dos casos, há envolvimento do tronco cerebral com grave comprometimento dos centros respiratórios, responsável por respiração irregular e períodos de apneia. Nervos cranianos como o facial e os oculomotores podem estar envolvidos. Alteração da consciência é rara, estando, quando presente, relacionada à hipoxemia resultante do comprometimento da atividade respiratória.

O exame do LCR revela hipercitose linfomononuclear de 25 a 500 células/ml. Nas primeiras 24 ou 48 horas pode existir um predomínio de neutrófilos. O conteúdo proteico é normal na maioria dos casos, mas pode se elevar para 50 a 200mg%.

As sequelas são variáveis. No curso da primeira semana qualquer prognóstico é perigoso, uma vez que se pode assistir à recuperação funcional dos músculos paralisados. Isto pode ocorrer progressivamente durante os três primeiros meses, de modo que o prognóstico definitivo deve ser feito após esse lapso de tempo. O comprometimento do tronco cerebral, responsável por cerca de 10% da mortalidade na fase aguda, não deixa sequelas.

Uma acentuação tardia das paralisias, vários anos após a fase aguda, tem sido descrita (**síndrome pós-pólio**). Sua patogenia não é bem compreendida.

Síndrome de Hopkins

Trata-se de uma síndrome rara caracterizada por uma paralisia aguda e flácida poliomielítica-símile que sucede de alguns dias uma crise asmática. O exame ENMG indica uma lesão do neurônios motores do corno anterior da medula. Pode interessar um membro superior ou inferior. Geralmente é um processo grave com paralisia completa e irreversível. Sua patogenia permanece ignorada.

Polineuropatia diftérica

A difteria, que também se tornou excepcional após a introdução da vacinação indiscriminada, pode ser responsável por paralisias flácidas agudas. Estas ocorrem em 10 a 20% dos casos, iniciando-se de um a cinco meses após o início da doença e interessando, na maioria dos casos, os nervos bulbares, acarretando paralisias velopalatinas. Distúrbios da acomodação são comumente associados. Em alguns casos pode ocorrer um quadro disseminado, clinicamente indistinguível da síndrome de Guillain-Barré, mas com distúrbios da sensibilidade mais aparentes.

O prognóstico da neuropatia diftérica é bom, não havendo habitualmente sequelas de qualquer natureza.

Polineuropatia botulínica

Causada pela toxina emanada pelo *Clostridium botulinum,* é doença bastante rara em nosso meio. Clinicamente, caracteriza-se pelo aparecimento, 12 a 48 horas após a ingestão do alimento contaminado, de náuseas, vômitos, lassidão, associados a paralisia nos nervos oculomotores e velopalatinos, levando a estrabismo e distúrbio de deglutição. Midríase e comprometimento da acomodação estão, geralmente, presentes. Dificuldades respiratórias e paralisia flácida, geralmente dos membros, ocorrem nos casos mais graves, sendo os responsáveis pela morte.

O tratamento consiste em medidas ativas de suporte respiratório, lavagem gástrica e enema, e na administração de toxina antibotulínica.

Polineuropatias, mononeuropatias e mononeuropatias múltiplas

Estas formas de comprometimento agudo do sistema nervoso periférico são muito raras, excepcionais mesmo, nas crianças. Em consequência, diante de uma criança se apresentando com um quadro de polineuropatia, ou seja, comprometimento distal e simétrico dos membros inferiores e, mais raramente, superiores, com ou sem alteração da sensibilidade em bota ou luva, ou diante do comprometimento isolado de um ou vários troncos nervosos, algumas hipóteses devem ser levantadas e pesquisadas. São elas:

Doenças sistêmicas com repercussão sobre o sistema nervoso periférico – diabetes, poliarterite nodosa, lúpus eritematoso, amiloidose, sarcoidose, leucemia e linfoma, porfiria aguda intermitente e síndrome de Chediak-Higashi. Em todos estes exemplos, a neuropatia pode ser o primeiro sintoma e cursar isoladamente por alguma tempo (eventualidade incomum) ou fazer parte do contexto clínico, geralmente rico e florido, dessas doenças.

Doença de Hansen – responsável por mononeuropatias ou neuropatias múltiplas. Rara em crianças, talvez possível na adolescência tardia.

Neuropatia hereditária com paralisias sensíveis à pressão (HNPP) – entidade de caráter dominante, caracteriza-se pela paralisia aguda transitória e indolor de um nervo consecutiva à sua compressão devido, por exemplo, à manutenção de uma posição prolongada (perna cruzada, com compressão do nervo tibial anterior; cabeça deitada sobre o cotovelo com compressão do nervo radial etc.), ao uso de pulseiras apertadas ou ao carregar peso nos ombros ou braços. A biopsia do nervo revela espessamentos em colar de contas ("tomacula") e há alterações eletroneuromiográficas nos nervos afetados. A doença se deve a mutações no gene *PMP22* (Cr 17p11.2), o mesmo implicado na doença de Charcot-Marie-Tooth tipo 1A (ver capítulo seguinte).

Traumatismo – sobretudo responsável pela paralisia do nervo ciático, por ocasião da aplicação de injeções intramusculares nas nádegas. Em crianças mais gravemente doentes, acamadas, a paralisia pode não ser imediatamente reconhecida. Interessa os músculos da loja ântero-externa da perna, com pé caído. Alterações da sensibilidade podem estar presentes no dorso do pé ou nas regiões maleolares. O prognóstico é variável, dependendo do grau da injúria. Recuperações importantes podem ocorrer durante os dois primeiros meses.

A *paralisia traumática obstétrica do plexo braquial* ocorre devido à tração exercida sobre o plexo no momento da retirada do feto do canal do parto. Em cerca de 90% dos casos, a paralisia interessa os músculos inervados pelo plexo braquial superior (raízes C5 e C6, paralisia de Duchenne-Erb), havendo alteração da abdução e rotação externa do ombro, achando-se o antebraço fletido sobre o braço, em pronação. Nos 10% restantes, o comprometimento é das raízes C7, C8 e T1 (paralisia de Déjerine-Klumpke). Em consequência, os extensores dos dedos e do punho são comprometidos. A síndrome de Claude Bernard-Horner (pág. 106) pode estar associada a esta paralisia.

O tratamento é fisioterápico, sendo o prognóstico favorável na maioria dos casos, havendo, porém, geralmente, certo grau de sequela, sobretudo na paralisia do plexo braquial inferior.

OUTRAS PARALISIAS AGUDAS

Paralisias agudas não relacionadas a comprometimento do neurônio motor periférico são eventualidades mais raras. Dentre elas destacam-se as **paralisias periódicas discalêmicas**.

Paralisia periódica hipocalêmica

De transmissão autossômica dominante, deve-se a mutação do gene *CACNA1S* (Cr 1q32) que codifica a subunidade alfa 1 do canal de cálcio. Inicia-se mais comumente na segunda ou terceira década da vida, caracterizando-se por ataques súbitos de paralisia flácida, geralmente noturnos ou matinais, interessando os quatro membros, podendo ser desencadeados por repouso após exercício, ingestão de hidratos de carbono ou pelo frio. Duram de várias horas a um dia. Na vigência da crise, há diminuição sérica da taxa de potássio. A biopsia muscular no momento das crises revela vacúolos no interior das fibras. O tratamento do ataque se faz pela administração de cloreto de potássio. A causa da doença é desconhecida, havendo uma despolarização prolongada da fibra muscular. A acetazolamida (Diamox) administrada profilaticamente parece reduzir o número de crises.

Paralisia periódica hipercalêmica

Afecção também de caráter dominante, deve-se a mutações do gene *SCNA4* (Cr 17q23) do canal de sódio. Tem início na primeira década podendo inclusive acometer lactentes. As crises também podem ser desencadeadas por repouso após exercício e pelo frio. Ocorrem a qualquer hora e são mais breves durando geralmente menos de uma hora. Podem interessar músculos da face, do pescoço ou da deglutição. Fenômenos miotônicos interessando pálpebras e língua podem ser observados. Na vigência das crises, observam-se taxas elevadas do potássio sérico. A acetazolamida pode ter efeito preventivo e, nas crises, recomenda-se a administração endovenosa de gluconato de cálcio.

CAPÍTULO 6

Alterações Crônicas e Progressivas da Força Muscular

Neste capítulo, estudaremos as entidades que têm em comum o quadro clínico caracterizado pelo aparecimento, de modo mais ou menos lento e pela evolução progressiva, de uma fraqueza muscular isolada em crianças até então isentas de qualquer problemática neurológica.

A manutenção de força muscular está, basicamente, na dependência da integridade de três sistemas: o piramidal, o sistema nervoso periférico e o aparelho muscular. Comprometimento de qualquer um deles pode se traduzir, essencialmente, por fraqueza muscular associada ou não a outros sinais neurológicos. Fraqueza muscular pode também estar na dependência de alterações próprias da placa mioneural.

ALTERAÇÕES DO SISTEMA PIRAMIDAL

Fraqueza muscular progressiva resultante de lesão crônica do sistema piramidal (trato corticoespinhal) associa-se a sinais de liberação como hipertonia espástica, exaltação dos reflexos profundos, clônus de pés e sinal de Babinski. A topografia neurológica depende do local da lesão: hemiparesia em lesão cerebral unilateral, geralmente dupla hemiparesia em lesão de tronco cerebral, tetraparesia ou paraparesia em lesão medular. Hemiparesia resultante de lesão medular é incomum.

Hemiparesia crônica progressiva isolada em criança sugere o diagnóstico de um processo expansivo hemisférico, geralmente neoplásico. Excepcionalmente, fugindo à regra do comprometimento simétrico, certas doenças metabólicas ou desmielinizantes, como a doença de Schilder (pág. 326), a adrenoleucodistrofia (pág. 352) e formas juvenis da doença de Krabbe e da leucodistrofia metacromática (págs. 299 e 301), podem evoluir inicialmente, e durante um certo tempo, com hemiparesia.

Primeira Parte • GRANDES CATEGORIAS SINTOMÁTICAS

Tetraparesias e as mais frequentes paraparesias crônicas progressivas são resultantes de lesões medulares, a enorme maioria das quais de natureza compressiva ou infiltrativa por processos neoplásicos, infecciosos ou desmielinizantes. Estas eventualidades são tratadas em outros capítulos deste livro.

Afastadas essas hipóteses, resta um grupo de doenças degenerativas de caráter familiar cujo diagnóstico seja para avaliação prognóstica seja para aconselhamento genético é realizado somente por meio de exames de genética molecular ainda muito pouco procedidos em nosso meio no momento da publicação deste livro.

Paraplegias espásticas hereditárias (HSP)

Trata-se de um grupo heterogêneo de doenças genéticas, de caráter autossômico dominante ou recessivo, ou ainda ligada ao sexo. Até 2008, para as formas autossômicas dominantes e recessivas, 33 *loci* e 14 genes (*SPG*) haviam sido identificados. Para complicar o problema, não existe correlação entre genótipo e fenótipo, sendo que diferentes genótipos podem corresponder a um mesmo fenótipo, e diferentes fenótipos, a um mesmo genótipo, mesmo em uma mesma família. A grande maioria dos casos (70-80%) é de herança dominante. Do ponto de vista clínico, as HSP se classificam em dois grupos: as *formas puras* (cujo conjunto fenotípico é conhecido como **doença de Strumppell-Lorrain**) e as *formas complicadas* ou *complexas*. Nestas, à paraplegia podem se associar sinais ou sintomas variados como demência, retardo mental, surdez, ataxia cerebelar, epilepsia, disartria, ictiose, atrofia óptica, neuropatia periférica, retinite pigmentar, catarata etc. As doenças dominantes, em sua grande maioria, são puras, o inverso ocorrendo com as formas recessivas.

Nas formas puras, por definição, os sintomas permanecem limitados aos membros inferiores. A espasticidade é pura, há hipertonia dos extensores (tendência à marcha em tesoura), hiperreflexia profunda, clônus e sinal de Babinski. A doença se inicia em qualquer época, da infância à velhice e, geralmente, é lentamente progressiva, impedindo a marcha após muitos anos de evolução. Nas formas infantis, o início ocorre por volta dos dois a três anos. A doença é de evolução muito lenta e, não raramente, permanece estacionária por longos anos. Nos casos esporádicos de início muito precoce, o diagnóstico diferencial como a doença de Little (pág. 134) é delicado. Os pais e os irmãos devem ser cuidadosamente examinados, pois, como a penetração e a expressão do gene são variáveis, os sinais podem ser sutis, com o encontro apenas dos sinais de liberação como hiperreflexia, clônus ou Babinski.

Cerca de 50% dos casos dominantes estão na dependência de mutações no gene *SPG4* (Cr2p22) que codifica a proteína *espastina* e no gene *SPG3A* (Cr14q12-q21) que codifica a proteína *atlastina*. As mutações neste gene são mais frequentes nos casos de início precoce. As demais formas dominantes têm, quase todas, seu início na idade adulta.

86

Das formas recessivas tem interesse pediátrico a SPG11. A proteína mutada é a *espatacsina*. Nesta forma, cujo diagnóstico tem sido feito com mais frequência nos últimos tempos, há um retardo mental, uma polineuropatia periférica e um muito particular corpo caloso fino observável à RM de crânio, às vezes acompanhado por alterações de sinal da substância branca dos hemisférios cerebrais (Fig. 1.6).

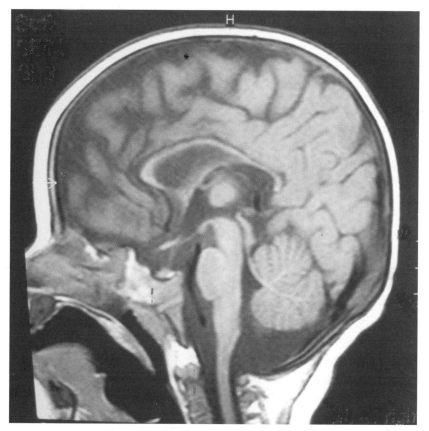

Figura 6.1 – SPG11. Note o corpo caloso fino.

Não se poderia deixar de mencionar a recentemente descrita por pesquisadores brasileiros em várias famílias consanguíneas do Nordeste a SPOAN (gene desconhecido, *locus* 11q) que se inicia na infância e se associa a polineuropatia periférica e atrofia óptica.

As duas formas ligadas ao sexo podem se manifestar como paraplegia pura ou complicada. A SPG1 resulta da mutação do gene *L1CAM* no cromossomo Xq28. Na sua forma complicada, manifesta-se como a **síndrome de Bickers-Adams** (ver pág. 273). Na SPG2 há mutação no gene da proteína proteolipídica (*PLP*) situada no cromossomo Xq22. Na sua forma complicada, manifesta-se como a **doença de Pelizaeus-Merzbacher** (ver pág. 331).

Doença de Sjögren-Larsson

Rara doença autossômica recessiva, que associa paraplegia espástica, ictiose e retardo mental. Em vários casos há alterações fundoscópicas especiais caracterizadas por manchas maculares luminescentes. A RM revela aspecto leucodistrófico da substância branca dos hemisférios cerebrais. Inicia-se nos três primeiros anos de vida, sendo o quadro motor grave, interessando geralmente os quatro membros. A doença é causada por mutação no gene *ALDH3A2* (Cr17p11.2) que codifica uma enzima (FALDH) que cataliza aldeídos de cadeia longa derivados do metabolismo lipídico. O diagnóstico laboratorial pode ser feito pela dosagem da enzima em leucócitos ou fibroblastos.

Deficiência em arginase

Doença do ciclo da ureia que se manifesta no curso do primeiro ano de vida e que se caracteriza por paraplegia espástica, distúrbios do comportamento do tipo hiperatividade, epilepsia e deterioração cognitiva. Há hiperargininemia e excreção urinária de ácido orótico, citrulina, arginina, lisina e ornitina. A mutação do gene da arginase localiza-se no cromossomo 6q23.

ALTERAÇÕES DO SISTEMA NERVOSO PERIFÉRICO

As afecções periféricas são causas relativamente comuns de alterações crônica e progressiva da força muscular. Pode-se tratar de processos degenerativos primários hereditários neuronais ou dos nervos, de neuropatias associadas a doenças metabólicas ou a afecções sistêmicas e de neuropatias de origem tóxica. Clinicamente, são paresias *flácidas,* isto é, caracterizadas por hipotonia muscular, arreflexia profunda e atrofia. Seu caráter é, quase sempre, absolutamente simétrico, podendo interessar membros inferiores, superiores e, mais raramente, músculos do pescoço, face ou língua. Em certas afecções, alterações de outros sistemas, como o cerebelar, extrapiramidal, nervos ópticos, retina etc., podem estar associadas, mas permanecem num plano menos proeminente.

Alterações eletrofisiológicas como desnervação à ENMG, diminuição das velocidades de condução e/ou modificação dos potenciais evocados sensitivos estão sempre presentes e devem ser pesquisados. Em algumas eventualidades, biopsia do nervo periférico pode ser útil ou mesmo fundamental para o estabelecimento do diagnóstico definitivo.

ALTERAÇÕES DO NEURÔNIO MOTOR

Atrofia muscular espinhal tipo III (doença de Wohlfart-Kugelberg-Welander)

Doença autossômica recessiva, raramente dominante, devida à degeneração dos neurônios motores do corno anterior da medula. É variante benigna (tipo III) da doença de Werdnig-Hoffmann (pág. 112). Como nas outras formas, trata-se de mutações no gene *SMN* (*survival motor neuron*) situado no cromossomo 5q31.1. Inicia-se após os 18 meses de idade, por fraqueza muscular predominante ou limitada aos músculos da cintura pélvica. Em consequência, o paciente apresenta marcha anserina. Os membros superiores não são, ou são pouco afetados. A doença é de evolução extremamente lenta, permitindo ao indivíduo vida praticamente normal por vários anos.

O quadro clínico sugere o de uma miopatia, porém a ENMG revela os sinais de desnervação e a biopsia muscular é de padrão neurogênico. Tratando-se de afecção de corno anterior da medula, as velocidades de condução não são alteradas.

Amiotrofia espinhal distal

Doença muito rara, clinicamente idêntica às NHSM tipo I e II (ver adiante), cuja origem, porém, é a degeneração dos neurônios motores do corno anterior. O diagnóstico diferencial se faz pela normalidade das velocidades de condução e dos potenciais evocados sensitivos, assim como pela ausência de lesões histológicas do nervo periférico.

NEUROPATIAS HEREDITÁRIAS SENSITIVO-MOTORAS (NHSM) OU DOENÇA DE CARCOT-MARIE-TOOTH (CMT)

Trata-se de doenças degenerativas hereditárias primárias que interessam o tronco nervoso (nervo) periférico. São devidas a mutações genéticas que podem interferir nas funções do axônio, da bainha de mielina ou de ambos. Até o ano de 2008, vinte genes estavam identificados, causando a grande diversidade das formas clínicas e de transmissão genética e os diferentes tipos de classificação encontrados na literatura. Assim, por exemplo, NHSM IV em um sistema é doença de Refsum e CMT4 é um grupo de transmissão recessiva.

De qualquer modo, e aqui adotaremos a denominação de Charcot-Marie-Tooth (CMT), este grupo de doenças se caracteriza, como dito, por uma degeneração crônica do nervo periférico, interessando o axônio e/ou a bainha de mielina. Transmite-se segundo o modo autossômico dominante, recessivo ou ligado ao sexo. Pode-se iniciar dos primeiros meses de vida à idade adulta. Sua gravidade é variável. Tende a predominar na parte distal dos membros inferiores, de modo que estes assumem a forma de perna de ave ou garrafa invertida. Os reflexos patelares e aquileus são hipoativos ou abolidos. Pés cavos são a regra. A doença é classificada em vários grupos segundo sua fisiopatologia e modo de transmissão.

As **formas desmielinizantes (CMT1)** têm baixa velocidade de condução motora (inferior a 38cm/s) e são dominantes. Perfazem cerca de dois terços dos casos. As **formas axonais (CMT2)** (pouco menos de um terço) têm velocidades de condução normais e podem ser dominantes ou recessivas. As **formas ligadas ao sexo (CMTX)** correspondem a cerca de 10% dos casos.

CMT4 são formas recessivas raras geralmente limitadas a grupos étnicos restritos. A **doença de Dejerine-Sottas (DDS)**, heterogênea, é considerada uma variante de Charcot-Marie-Tooth (**CMT3**). Há ainda um grupo de pacientes com fenótipo de CMT caracterizado clínica e eletrofisiologicamente como tendo um comprometimento motor puro, que predomina distalmente (**dHMN**). A neuropatia hereditária com paralisias sensíveis à pressão (**HNPP**) foi estudada no capítulo anterior.

CMT1A

É praticamente o protótipo da doença de Charcot-Marie-Tooth, perfazendo cerca de 60% dos casos. De transmissão dominante, inicia-se, geralmente, por volta dos cinco anos até à adolescência. Início abaixo desta idade, até mesmo no primeiro ano de vida, foi descrito, mas não é a regra. Clinicamente, observa-se fraqueza muscular progressiva de topografia distal nos membros inferiores. A dorsoflexão e a rotação dos pés estão prejudicadas, o paciente apresenta marcha do tipo escarvante. Atrofia muscular distal pode ser notada após algum tempo de evolução a qual, quando plenamente desenvolvida, dá aos membros inferiores a forma de garrafa invertida ou perna de ave. Pés cavos estão quase sempre presentes (Fig. 6.2). Os membros superiores podem ser comprometidos bem mais tardiamente, com resultante atrofia dos músculos das mãos. Os reflexos profundos são abolidos ou hipo-

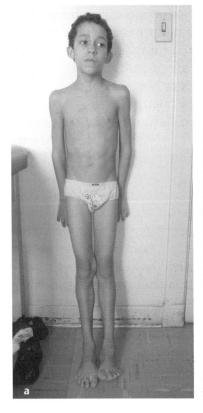
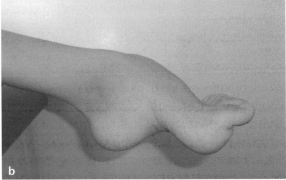

Figura 6.2 – CMT1. Atrofia distal dos membros inferiores (**a**) e pés cavos (**b**).

ativos, sobretudo os aquileus. Distúrbios da sensibilidade podem ser elicitados, mas são geralmente discretos, caracterizados por hipoestesia térmico-dolorosa e por distúrbios artrestésicos e parestésicos.

Algumas vezes, há hipertrofia dos troncos nervosos que podem ser palpados na face lateral do pescoço, cotovelo ou cavo poplíteo.

A doença é lentamente progressiva, geralmente pouco desabilitante, não impedindo vida independente. Em 50% dos casos há hiperproteinorraquia. As velocidades de condução são diminuídas, e os potenciais evocados sensitivos, extremamente alterados. A biopsia de nervo periférico revela alteração do tipo desmielinização-remielinização segmentar (isto é, consequente a surtos sucessivos de desmielinização, com reparação posterior), consubstanciada por enrolamentos schwanianos em torno dos axônios (imagens em bulbo de cebola) (Fig. 6.3).

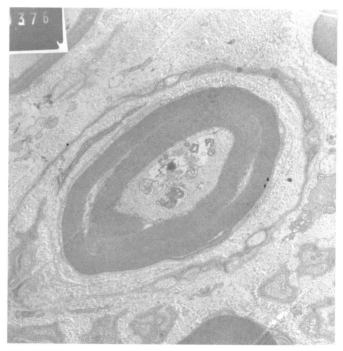

Figura 6.3 – CMT1. Fotomicrografia eletrônica de nervo periférico mostrando o enrolamento swaniano ao redor do axônio ("bulbo de cebola").

Existem formas frustras desta entidade, algumas caracterizadas apenas por alterações eletrofisiológicas e morfológicas. Assim, ambos os genitores devem ser minuciosamente examinados, antes de se estabelecer o diagnóstico de uma forma esporádica de CMT1A.

Este fenótipo é devido a mutações no gene da proteína da mielina periférica *PMP22* (Cr17p11.2).

CMT1B é um fenótipo mais variável. Deve-se a mutações no gene proteína mielínica zero – *MPZ* (Cr1q.22).

CMT2

O quadro clínico é similar ao da CMT1A. A velocidade de condução é normal e não há bulbos de cebola à biopsia de nervo, podendo haver perda de fibras mielínicas de grande calibre. Pelo menos 14 *loci* diferentes são conhecidos para essas formas axonais de CMT que podem ser tanto dominantes como recessivas. Os vários produtos gênicos são proteínas que participam da fisiologia do axônio ou da interferência entre axônio e célula de Schwann.

Doença de Dejerine-Sottas (CMT3)

Doença geneticamente heterogênea é caracterizada por início bastante precoce, no primeiro ano de vida, com hipotonia seguida por dificuldade da deambulação que é retardada. Ataxia discreta pode estar associada e a hipertrofia dos troncos nervosos é comum. A evolução é semelhante à observada na CMT1. As velocidades de condução são remarcavelmente reduzidas, há quase sempre hiperproteinorraquia e a biopsia do nervo periférico revela abundância de bulbos de cebola bem desenvolvidos. Transmite-se segundo o modo autossômico recessivo ou esporadicamente por meio de mutações *de novo* nos genes *PMP22*, *MPZ* e *EGR2* (resposta precoce de crescimento 2).

CMT4

São um grupo de doenças neuropatias desmielinizantes, geralmente mais graves que a CMT1, de início precoce, muitas das quais confinadas a grupos étnicos definidos e, muitas vezes, associadas a outras alterações neurológicas como glaucoma, surdez, paralisias de nervos cranianos etc. Seis genes em seis *loci* distintos são atualmente identificados.

CMTX

Perfazem cerca de 10% dos casos de CMT. Quase todos são devidos a mutações no gene da conexina 32 (*Cx32*) e são designados **CMTX1**. Outros quatro *loci* (**CMTX2 a 5**) foram identificados. A doença se inicia nas duas primeiras décadas, não há transmissão entre sexos masculinos, e a velocidade de condução é intermediária entre as formas desmielinizantes e axonais.

dHMN

É uma forma motora pura com predomínio distal nos membros inferiores. Sete genes e 12 *loci* estão identificados. Podem ser dominantes ou recessivos. O diagnóstico é difícil com algumas formas de CMT2.

NEUROPATIA GIGANTOAXONAL

Doença rara, autossômica recessiva, que se inicia por volta dos dois aos três anos, por dificuldade à marcha. A fraqueza é progressiva e atinge sempre os membros superiores que são também evidentemente comprometidos. Geralmente, as crianças já não podem mais andar no início da segunda década ou por volta da metade da adolescência.

Comprometimento de nervos cranianos com nistagmo, paresia facial, oftalmoplegia podem estar presentes, bem como sinais de comprometimento mais difuso do SNC, como ataxia e atraso mental. Quase constantemente o cabelo é intensamente crespo. A biopsia de nervo periférico revela axônios de grande dimensão com aglomerados de neurofilamentos.

A doença é devida a mutações no gene gigaxonina (*GAN1*) situado no cromossomo 16q 24.

NEUROPATIAS ASSOCIADAS A DOENÇAS METABÓLICAS

Raramente as neuropatias associadas a doenças metabólicas são puras ou isoladas o bastante para ser o sintoma pelo qual os pacientes procuram o médico. Na maioria dos casos, fazem parte de doenças metabólicas que envolvem também o SNC, com todo seu cortejo de sintomas e sinais clínicos que deixam a fraqueza muscular consequente à neuropatia periférica em um segundo plano. Deste grupo, as que mais comumente se acompanham de distúrbio do sistema nervoso periférico são a leucodistrofia metacromática, a doença de Krabbe, a doença de Leigh e a ataxia-teleangiectasia. Estas doenças são tratadas em outras seções deste livro.

Aqui estudaremos brevemente uma entidade rara, em que a neuropatia está no primeiro plano, causando o déficit da força muscular que induz o paciente ou a família à consulta médica.

Doença de Refsum

Doença autossômica recessiva devida a um defeito de oxidação do ácido fitânico por deficiência da enzima peroxissomial fitanoil-CoA hidrolase (PhyH). Em consequência, este ácido se acumula no sangue e tecidos. Clinicamente, a idade de início é variável. Porém, 25% dos casos se iniciam na primeira década e metade, até os 20 anos. Os sintomas se caracterizam por fraqueza muscular (neuropatia periférica) e ataxia, donde o nome proposto por Refsum de "heredopatia atáxica polineuritiforme". A doença é lentamente progressiva e permite longa vida independente. Retinite pigmentar com cegueira noturna está sempre presente e pode inaugurar o quadro. Outros sinais e sintomas comumente associados são catarata, surdez sensorial, anosmia, ictiose palmar, plantar ou mesmo generalizada e cardiopatia, com defeitos de condução que podem levar à morte. Um encurtamento dos ossos metacarpianos e sobretudo metatarsianos, já presentes ao nascimento, é característico da doença.

O exame do LCR demonstra sempre hiperproteinorraquia, as velocidades de condução estão diminuídas e a biopsia de nervo revela imagens em bulbo de cebola semelhantes às encontradas nas CMT1 e CMT3.

Primeira Parte • GRANDES CATEGORIAS SINTOMÁTICAS

A doença é geneticamente heterogênea uma vez que dois genes diferentes foram identificados: o gene da PhyH (*PHYH*) localizado no cromossomo 10pter-p11.2, responsável pela enorme maioria dos casos, e o gene *PEX7* (Cr6q22-24) também responsável pela doença peroxissomial condrodisplasia rizomélica punctata (pág. 352).

O tratamento se faz com dieta em alimentos isentos de ácido fitânico, como produtos derivados do leite e carne bovina.

NEUROPATIAS TÓXICAS

Certas intoxicações crônicas por medicamentos como a isoniazida e a vincristina ou por metais pesados como chumbo e arsênico podem se traduzir clinicamente por neuropatia periférica progressiva. Estas eventualidades são raras na criança. Como a ocorrência de polineuropatias crônicas (ou subagudas) é muito pouco comum nesta faixa etária, uma origem tóxica deve ser sistematicamente procurada diante destes quadros.

Neuropatia diabética

Na criança acometida de diabetes juvenil, a ocorrência clinicamente perceptível do comprometimento do nervo periférico é excepcional. Algumas vezes, este se traduz por abolição dos reflexos e alterações nos exames neurofisiológicos. O comprometimento múltiplo de nervos isolados (polineuropatia múltipla) pode ser uma forma de manifestação clínica desta doença.

AFECÇÕES MUSCULARES

Afecções musculares são causa frequente de alteração crônica progressiva da força muscular na criança. A grande maioria delas faz parte do grupo das distrofias musculares progressivas caracterizadas por um comprometimento primário geneticamente determinado das fibras musculares. Em um grupo infinitamente menos frequente a alteração muscular é devida a um processo inflamatório crônico das fibras musculares (polimiosites crônicas).

Alterações musculares degenerativas ou estruturais primárias podem ser de origem congênita e se expressarem já ao nascimento. Estas condições são tratadas no Capítulo 9.

DISTROFIAS MUSCULARES PROGRESSIVAS

Distrofia muscular progressiva tipo Duchenne

É o protótipo e a mais comum das distrofias musculares progressivas na criança. É classificada, do ponto de vista molecular, como uma *distrofinopatia,* ou seja, existe uma redução dessa proteína existente no interior das fibras musculares (e em outros tecidos como no córtex cerebral). Isto se deve a mutações no gene que codifica esta proteína, situado no cromossomo Xp21.2. É, portanto, doença ligada ao sexo afetando apenas meninos, sendo as mães portadoras assintomáticas. Nos primeiros 12 meses de vida, não há qualquer alteração clinicamente aparente, porém por volta da época da aquisição da marcha, ou logo após, os pais percebem que esta permanece insegura, tendendo a criança a sofrer mais quedas do que seus pares da mesma idade. Logo, observa-se dificuldade ao subir e, sobretudo, ao descer escadas. Ao se levantar do solo, a criança o faz com extrema dificuldade, apoiando-se nos joelhos e coxas "se autoescalando" (manobra de Gowers). A marcha é basculante, do tipo anserina, com hiperlordose lombar. Há atrofia precoce dos grupos musculares das cinturas e logo aparece um sinal importante caracterizado pela hipertrofia dos músculos da panturrilha (Fig. 6.4). O exame neurológico revela que a diminuição da força muscular predomina nitidamente nas cinturas. Os reflexos podem ser hipoativos e mesmo abolidos nas fases mais adiantadas da doença. A evolução é inexoravelmente progressiva. Por volta dos seis-oito anos, a criança não consegue mais se levantar independentemente e, no fim da primeira ou início da segunda década, já está confinada à cadeira de rodas. Os movimentos vão se empobrecendo e a morte sobrevém por volta dos 20 anos. É interessante salientar que cerca de

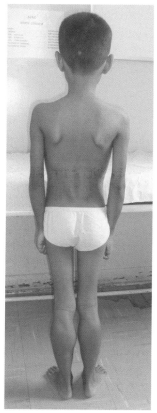

Figura 6.4 – Distrofia muscular tipo Duchenne. Note a hipertrofia das panturrilhas.

50% destas crianças têm inteligência subnormal com QI variando entre 50 e 80. Apesar de não se conhecer seus mecanismos fisiopatológicos íntimos, sabe-se que a distrofina desempenha um papel na sinaptogênege cortical.

Laboratorialmente, as enzimas séricas, como aldolase, deidrogenase láctica, TGO, TGP e, sobretudo, a creatinocinase (CK), estão elevadas, sendo que esta última pode alcançar valores até 50 vezes maiores. A alteração dessas enzimas está presente mesmo nas fases pré-clínicas da doença. A ENMG mostra padrão miogênico típico, o mesmo acontecendo com as alterações histológicas analisadas por meio da biopsia muscular. Os exames imuno-histoquímicos revelam a ausência de distrofina na fibra muscular (Fig. 6.5), o mesmo podendo ser elicitado com método de Wertern blot. O ECG pode, geralmente, revelar distúrbios caracterizados principalmente por hipervoltagem das ondas R à direita e ondas Q profundas à esquerda.

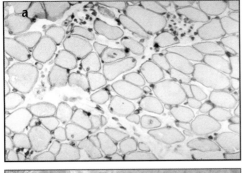

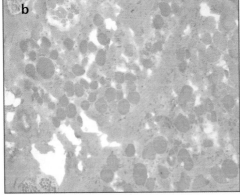

Figura 6.5 – Distrofia muscular tipo Duchenne. Músculo normal com distrofina bem visível ao exame imuno-histoquímico (**a**). Aspecto distrófico à coloração H.E. (**b**). Ausência de distrofina (**c**). (Fotos cedidas pela Dra. Suely Marie, FMUSP.)

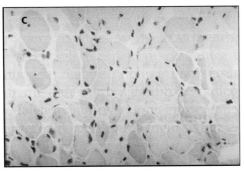

Não há tratamento específico, sendo que fisioterapia intensa pode retardar um pouco a época da perda da capacidade da marcha. Estudos recentes têm mostrado que terapia com esteroides pode também ser benéfica para esses pacientes.

Diante de afecção de tal gravidade, impõe-se o aconselhamento genético e a detecção de portadoras do gene mutante é fundamental. Esta deve ser procedida em mães de pacientes, em cuja família não há outros casos conhecidos, em suas irmãs e tias maternas e em irmãs do paciente. Por meio das técnicas de biologia molecular, a detecção de portadores obrigatórios se faz com 95% de certeza. Estas mesmas técnicas permitem a detecção de fetos portadores da doença já a partir da oitava semana de gestação.

Distrofia muscular progressiva tipo Becker

É doença idêntica à distrofia de Duchenne com as mesmas implicações de ordem genética e laboratorial. Dela difere apenas na forma evolutiva. Trata-se de afecção mais benigna, que se inicia um pouco mais tardiamente, geralmente na segunda metade da primeira década e cuja progressão é mais lenta. Os indivíduos só perdem a capacidade da marcha no decorrer da terceira década. A frequência e a intensidade da deficiência intelectual são menores. Nesta forma, a deficiência em distrofina é menor o que pode ser demonstrado por métodos imuno-histoquímicos ou por Wertern blots.

Distrofia muscular progressiva tipo cinturas

Esta designação guarda-chuva (LGMD) de *limb girdle muscular dystrophy* abriga uma quantidade heterogênea de doenças musculares, autossômicas recessivas (12) ou dominantes (7), que de comum têm apenas um fenótipo semelhante, ou seja, o predomínio da fraqueza nas cinturas escapulares e pélvicas. A idade de início, a gravidade da doença e, sobretudo, os genes e suas proteínas codificadas são extremamente variáveis. Assim, hoje, as LGMD são classificadas segundo critérios de biologia e genética molecular. Agrupam-se, de acordo com as proteínas musculares modificadas em razão das mutações gênicas, em sarcoglicanopatias, calpainopatias, disferlinopatias, caveolinopatias etc. São referidas por números e letras. Por exemplo, as quatro sarcoglicanopatias conhecidas são traduzidas como LGMD2C, LGMD2D, LGMD2D e LGMD2F. Estas entidades estão listadas na tabela 6.1.

Distrofia muscular progressiva tipo facioescapuloumeral (Landouzy-Dejerine)

Doença de herança dominante é geralmente pouco evolutiva e desabilitante. Casos subclínicos são frequentes. A fraqueza muscular interessa os músculos da face, que é hipomímica, e da cintura escapular. O início, geralmente, ocorre na adolescência, sendo raros os casos na infância. O diagnóstico se

Primeira Parte • GRANDES CATEGORIAS SINTOMÁTICAS

Tabela 6.1– Distrofias musculares das cinturas (LGMD). *Apud* Dubrovsky AI e Taratuto AL In Neurologia Pediátrica, Ferjerman N, Alvarez EF Ed., 2007, p. 544.

DOENÇA	HERANÇA	CROMOSSOMO	GENE/PRODUTO
LGMD1A	AD	5q31	*TTID* (miotilina)
LGMD1B	AD	1q11-q21	Laminina A/C
LGMD1C	AD	3q25	*CAV* (caveolina 3)
LGMD1D	AD	7q	?
LGMD1E	AD	6q23	?
LGMD2A	AR	15q15.1	*CAPN3* (calpaína 3)
LGMD2B	AR	2p13	*DYSF* (disferlina)
LGMD2C	AR	13q12	γ-sarcoglicano
LGMD2D	AR	17q12-q21.33	α-sarcoglicano
LGMD2E	AR	4q12	β-sarcoglicano
LGMD2F	AR	5q33q34	δ-sarcoglicano
LGMD2G	AR	17q11q12	*TCAP* (teletonina)
LGMD2H	AR	9q31q34	*TRIM* (E3 ubiquitina ligase)
LGMD2I	AR	1913.3	*FKAP* (MDCIC vease)
LGMD2J	AR	2q31	*TNN* (titina)

faz por meio dos estudos enzimáticos (que podem estar normais) e da biopsia muscular. Deve ser diferenciada de certas formas de miastenia ou de certas miopatias estruturais (pág. 117). Trata-se de deleções variáveis de grupos de repetições de 3.3kb do cromossomo 4q35. O gene não foi identificado.

Distrofia muscular tipo Emery-Dreifuss

Rara miopatia caracterizada clinicamente por lenta evolução a partir da infância, com estabilização por volta dos 20 anos. A maioria dos pacientes não perde a capacidade da marcha. O quadro clínico compreende atrofia umeroperoneal, contraturas precoces de cotovelos e tornozelos, rigidez do pescoço e distúrbios de condução e ritmo cardíacos na idade adulta. Apesar da lenta evolução e da relativa benignidade funcional, elevado número de pacientes tem morte súbita pelo envolvimento cardíaco. A maior parte dos casos se transmite segundo o modo ligado ao sexo sendo devido a mutações em um gene que codifica a proteína da membrana nuclear *emerina*. Uma forma autossômica dominante e uma recessiva devidas a mutações no gene *LMNA* que codifica a também proteína nuclear *laminina A/C*, com fenótipo muito semelhante ao da forma ligada ao sexo foram também descritas.

Distrofia miotônica (doença de Steinert)

Trata-se, quase sempre, de uma doença do adulto, sendo bastante rara sua ocorrência na infância ou adolescência. Na faixa pediátrica, a forma congênita é mais comum (pág. 116). É doença hereditária de transmissão dominante. No adulto, a doença é caracterizada por: 1. fraqueza muscular que interessa principalmente os músculos da face, os esternocleidomastoideos e os músculos distais dos membros; a atrofia muscular é rápida e importante; 2. miotonia que é um estado de relaxamento muscular retardado ou de contração contínua do músculo esquelético, a qual pode ser ativa ou por percussão, quando se manifesta, respectivamente, após contração muscular voluntária ou percussão do músculo (eminência tenar, língua); 3. calvície (no homem), catarata, atrofia de gônadas, cardiopatia e, às vezes, atraso intelectual.

Na criança, todas essas manifestações podem estar presentes, mas, mais comumente, o quadro é incompleto, limitado geralmente à fraqueza dos músculos faciais e a fenômenos miotônicos como dificuldade de abrir os olhos após serrá-los com força ou de abrir os dedos após um aperto firme de mão. Às vezes, a miotonia é ausente podendo ser a catarata a única manifestação clínica (forma mínima de distrofia miotônica). As alterações miogênicas observadas à biopsia muscular são bastante características, com atrofia das fibras tipo 1 e hipertrofia das do tipo 2.

A doença se deve a expansão de repetições do trinucleotídeo CTG no gene que codifica a proteína cinase da distrofia miotônica (*DMPK*) situado no cromossomo 19q13. Normalmente, o número de repetições não vai além de 37. Na doença, esse número pode chegar a 2000. Como ocorre nesse tipo de doenças genéticas, quanto maior o número de repetições, mais grave é o fenótipo e pode existir o fenômeno da antecipação entre as sucessivas gerações.

Doença de Thomsen (miotonia congênita)

Trata-se de uma rara síndrome miotônica não acompanhada de fraqueza muscular. Pode estar presente já nos primeiros meses, mas é, geralmente, observada na idade pré-escolar ou escolar, sendo caracterizada por fenômenos miotônicos de intensidade e distribuição variadas, que interferem principalmente na manipulação dos objetos e na marcha. O modo de transmissão é dominante, não há alterações enzimáticas ou estruturais da fibra muscular e a ENMG é característica por revelar os fenômenos miotônicos. Deve-se a mutações no gene *CLCN1* (Cr7q35) cujo produto – CIC1 – atua no canal de cloro.

Uma forma autossômica recessiva devida a uma outra mutação no mesmo gene com fenótipo semelhante é conhecida sob a designação de **miotonia congênita de Becker**.

MIOPATIAS INFLAMATÓRIAS

Dermatomiosite

Fraqueza muscular subaguda ou crônica associada a alterações, geralmente importantes, do estado geral da criança, caracterizadas por mal-estar geral, apatia, letargia e, às vezes, febrícula constante, deve, até prova em contrário, fazer o diagnóstico de dermatomiosite. As lesões cutâneas características da doença (coloração violácea das pálpebras superiores, eritema em asa de borboleta na região malar ou nas superfícies articulares) podem ser conspícuas, discretas ou mesmo estar ausentes. O grau da fraqueza muscular também é variável, podendo ser grave ou discreto. Artralgias, linfadenopatias, ulcerações intestinais com consequente hematêmese e melena podem, eventualmente, estar associadas ao quadro.

O diagnóstico é essencialmente clínico uma vez que os exames laboratoriais, como enzimas musculares, provas imunológicas, velocidade de sedimentação etc., podem não estar alterados. Mesmo a biopsia muscular pode não mostrar alterações significativas.

O tratamento se faz com corticosteroides em doses altas (2mg/kg/dia) até o desaparecimento ou melhora evidente dos sintomas após o que devem ser mantidas doses mais baixas ou em dias alternados, por vários meses, para evitar recorrências. O prognóstico é variável: a mortalidade é relativamente alta (de um quarto a um terço dos casos), a cura completa sem recorrência ou sequela ocorre em cerca de um terço dos casos e, nos restantes, a doença, após se cronificar e ser resistente à terapia, deixa sequelas graves definitivas, como atrofia muscular e contraturas generalizadas.

ALTERAÇÃO DA PLACA MIONEURAL – MIASTENIA *GRAVIS*

Miastenia *gravis* (MG) é doença caracterizada por fraqueza relacionada com a atividade muscular que melhora ou cede após um período de repouso ou por meio da administração de drogas anticolinesterásicas.

Na criança, distinguem-se quatro tipos de MG:

1. MG neonatal transitória
2. MG congênita
3. MG familiar infantil
4. MG juvenil

Neste capítulo, estudaremos apenas a MG juvenil.

Chama-se juvenil a MG que se inicia entre um ano e o fim da adolescência, representando 20% dos casos. A patogenia e o quadro clínico são iguais aos da MG do adulto.

Trata-se de uma doença autoimune na qual anticorpos antirreceptores de acetilcolina (Ach-R) estão presentes no sangue circulante. Estes anticorpos podem ser detectados em 90% dos casos adultos (menor porcentagem na MG juvenil). Em consequência, há uma redução funcional dos receptores de acetilcolina na junção pós-sináptica, com consequente alteração da contração muscular. A etiologia da doença permanece desconhecida. Há um predomínio no sexo feminino de 2 a 4:1.

Clinicamente, a doença, quase sempre, se inicia por ptose palpebral e alteração da motilidade ocular extrínseca. Estas podem ser uni ou, mais frequentemente, bilaterais, assimétricas. Diplopia é uma queixa frequente. Os sintomas tendem a ser menos evidentes pela manhã, acentuando-se no decorrer do dia. Esta **forma ocular** pode permanecer pura por longos anos, sem que quaisquer outros grupos musculares sejam comprometidos. Mais frequentemente, porém, após certo tempo de evolução, os músculos faciais e mastigatórios ou faríngeos podem ser comprometidos com consequente aparecimento de disfagia, disartria, cansaço à alimentação. Também os músculos respiratórios e dos membros podem ser comprometidos: a fadiga intensa impede que os pacientes andem grandes distâncias ou subam escadas. Como na forma ocular, estes sintomas tendem a piorar no decorrer do dia. Mais da metade dos casos acaba por apresentar esta **forma generalizada** da MG, com diversos graus de severidade. Porém, a forma generalizada, como sintoma inicial de MG, é relativamente infrequente. Excepcionalmente, a MG pode se iniciar agudamente, na forma de insuficiência respiratória. Os diagnósticos de polirradiculoneurite ou de botulismo são os mais frequentemente evocados nestes casos.

Em quaisquer formas de MG juvenil, cerca de 20% dos pacientes apresentarão remissão completa e permanente, sobretudo aqueles com forma ocular ou facial puras.

O diagnóstico de MG é essencialmente clínico, devendo ser confirmado por meio da injeção endovenosa de 2mg de cloreto de edrofônio (Tensilon) ou, na falta deste, por injeção intramuscular de 0,04mg/kg de metilsulfato de neostigmine (Prostigmine). A fraqueza muscular desaparece como por encanto após alguns segundos (às vezes durante a injeção) no primeiro caso. A resposta, menos espetacular, ocorre após 10 a 15 minutos da injeção de Prostigmine. Este efeito perdura por poucos minutos.

Um certo número de pacientes com MG juvenil pode apresentar doenças associadas. Crises convulsivas ocorrem em cerca de 10% dos casos, sendo seguidas em frequência por diabetes, asma e hipertireoidismo. A causa dessas associações é desconhecida.

É preciso ainda assinalar que certas drogas como curare, flaxedil, quinina, quinidina, neomicina ou procaína podem exacerbar a miastenia, devendo, portanto, ser evitadas nestes pacientes.

O tratamento se faz com anticolinesterásicos. O mais utilizado é o brometo de piridostigmine (Mestinon), cuja ação é curta, devendo ser administrado a cada quatro horas, na dose de 1mg/kg. A outra droga utilizada é o brometo de neostigmine (Prostigmine) na dose de 0,3mg/kg a cada três horas. Como regra prática, para crianças eutróficas, a dose inicial de Mestinon deve ser de 30mg/dia em crianças até seis anos, de 60mg/dia para crianças de seis a 12 anos e de 90mg/dia após esta idade. Esta dose pode ser aumentada em 15mg/dia até que os chamados efeitos muscarínicos (dor abdominal, diarreia, salivação) apareçam.

Se, na vigência do tratamento, houver piora aguda da fraqueza muscular, duas são as possibilidades: falta (crise miastênica) ou excesso de medicação (crise colinérgica). Neste caso, deve-se ou proceder a uma injeção de Tensilon

Primeira Parte • GRANDES CATEGORIAS SINTOMÁTICAS

(que provocará melhora no primeiro e piora no segundo caso) ou retirar toda a medicação (com efeitos inversos). É evidente que estas manobras devem ser feitas dentro ou ao lado de uma UTI.

A resposta ao tratamento anticolinesterásico é variável, sendo que pode ser considerada boa, isto é, que permite vida social normal, mesmo na vigência de certa fraqueza, em mais de 50% dos casos. Se este tratamento falhar, e isto só deverá ser julgado após 10 meses a um ano de seu início, a corticoterapia está indicada, devendo-se usar prednisona na dose de 2mg/kg/dia por sete a 10 dias e depois, dia sim, dia não. Se houver boa resposta, a dose pode ser reduzida, após seis a 12 meses, a 0,5 a 1mg/kg a cada dois ou três dias.

Se não houver resposta ao tratamento medicamentoso assim preconizado ou em caso de intolerância ao corticoide, a hipótese de timectomia deve ser considerada. Nas maiores séries, os pacientes nos quais este procedimento foi feito eram, em média, maiores de 12 anos, tinham doença generalizada e eram predominantemente do sexo feminino na proporção de 6:1. A percentagem de remissão nestes casos não supera, porém, a 40%.

Plasmaferese deve ser considerada em certos raros casos de crises agudas.

CAPÍTULO 7

Alterações da Sensibilidade

Alterações isoladas da sensibilidade são causa infrequente de consulta neurológica. No lactente, o problema é suspeito quando há ausência de demonstração de incômodo por ocasião de injeções ou outros estímulos potencialmente dolorosos como queimaduras, picadas de inseto, beliscões, quedas etc. Na criança maior, o sinal revelador é o aparecimento de alterações tróficas osteoarticulares com ulcerações ou amputações das extremidades.

Trata-se, na realidade, de um grupo heterogêneo de doenças hereditárias degenerativas dos gânglios ou das fibras sensitivas dos nervos periféricos que são agrupadas sob a designação de **neuropatias hereditárias sensitivas (HSN)** ou **sensitivas e autonômicas (HSAN)**. São em número de cinco e, até 2006, pelo menos oito *loci* e seis genes estavam identificados.

HSAN tipo I

Doença de herança dominante, historicamente conhecida como **acropatia ulceromutilante de Thévenard**, rara na infância. Inicia-se na idade adulta, ou na adolescência tardia, com o aparecimento de ulcerações plantares e artropatias indolores. Há distúrbio da sensibilidade térmica e dolorosa, os reflexos profundos são abolidos. Há dores lancinantes. A evolução da doença é lenta, ocasionando mutilações extensas dos pés, mas os prognósticos vital e funcional são bons.

Os exames eletrofisiológicos revelam alteração da velocidade de condução sensitiva e a biopsia do nervo periférico mostra diminuição das fibras amielínicas. A enorme maioria dos casos deve-se a mutações no gene *SPTLC1* (Cr9q22.2).

HSAN tipo II

Sua herança é autossômica recessiva e o quadro clínico semelhante ao de HSAN tipo I. Seu início, porém, é precoce, podendo ser evidenciado já nos primeiros meses de vida pela ausência de reação aos estímulos dolorosos. O exame, nesta fase, revela anestesia corneana, arreflexia profunda e, às vezes, hipotonia e discreto atraso motor. Na criança maior ou no adolescente, o quadro clínico é florido, dele constando cicatrizes, acropatia úlcero-mutilante, fraturas solidificadas etc. A biopsia de nervo mostra ausência quase completa das fibras mielínicas.

A causa são mutações no gene *HSNII* situado no cromossomo 12q13.33.

HSAN tipo III

Também chamada de **disautonomia familiar** ou **síndrome de Riley-Day**, a HSAN tipo III é doença rara, de transmissão autossômica recessiva que interessa quase que exclusivamente judeus asquenazes. O cortejo sintomático, extremamente rico, se distribui em quatro categorias:

1. Alterações relativas ao comprometimento do sistema nervoso periférico: distúrbios da sensibilidade superficial e profunda, com indiferença quase completa à dor, e ataxia sensitiva; anestesia de córnea; abolição dos reflexos profundos.
2. Alterações relativas ao comprometimento do sistema nervoso autônomo. São as mais importantes e típicas da síndrome: ausência de lágrimas; sudorese excessiva; labilidade tensional, com hipotensão ortostática; surtos de hipertensão; distúrbios da deglutição; vômitos cíclicos.
3. Alterações comportamentais e psíquicas, como irritabilidade exagerada, perdas de fôlego e atraso intelectual.
4. Alterações somáticas: ausência de papilas fungiformes linguais com ageusia; retardo estáturo-ponderal; escoliose.

No lactente, predominam os distúrbios vegetativos, como as alterações da deglutição, sudorese excessiva, ausência de lágrimas e infecções pulmonares de repetição, bem como o atraso estaturoponderal, geralmente já presente ao nascimento. Na criança maior, passam também a chamar a atenção os distúrbios térmicos e tensionais, os vômitos cíclicos e a indiferença à dor.

Não há marcadores biológicos específicos. Porém, o não aparecimento do halo eritematoso (reação axonal) após injeção intradérmica de 0,05ml de histamina a 1/1.000 e a miose provocada pela instilação conjuntival de solução de metilcolina a 2,5% são valiosos testes indicadores. De mesmo, a relação urinária entre ácido homovanílico e ácido vanilmandélico acha-se aumentada. A biopsia de nervo revela ausência de fibras amielínicas e das mielínicas de pequeno calibre. O prognóstico da doença é pobre, sendo que a maioria dos pacientes falece nos primeiros anos de vida.

É causada por mutações no gene *IKBKAP* (Cr9q31) que codifica uma proteína inibidora de células *kappa* B (IKAP).

HSAN tipo IV

Conhecida também como insensibilidade congênita à dor com anidrose, é doença rara, autossômica recessiva, caracterizada basicamente por indiferença à dor, retardo mental e, sobretudo, anidrose absoluta, responsável por graves surtos de hipertermia desde o nascimento. Há injúrias traumáticas e mutilações, às vezes autoprovocadas, de mãos, pés ou lábios. O prognóstico é ruim, sendo alta a mortalidade nos primeiros meses ou anos. Deve-se a mutações no gene *NTRK1* (Cr1q21-q22) cuja proteína é um receptor da tirosina cinase a qual é fosforilada em resposta ao fator de crescimento do nervo (NGF).

HSAN tipo V

É uma doença alélica à HSAN tipo IV, mas o grau de anidrose é menor e não há retardo mental. Mais recentemente se identificou em algumas famílias mutação no gene *NGFB* situado no cromossomo 1p13.2-p11.2.

CAPÍTULO 8

Afecções dos Nervos Cranianos

Estudaremos neste capítulo os processos patológicos que envolvem, isoladamente, um ou mais nervos cranianos. Essas alterações podem ser de natureza congênita ou relativas a processos adquiridos na vida pós-natal.

ALTERAÇÕES DOS NERVOS OCULOMOTORES (III, IV E VI PARES)

Alterações congênitas

As paralisias congênitas isoladas desses nervos são excepcionais e suas causas, provavelmente, múltiplas, como traumatismos obstétricos, aplasia dos núcleos, ausência de inervação etc.

Miose, ptose palpebral e retração do globo ocular (difícil de ser avaliada no lactente), raramente acompanhadas de anidrose homolateral, fazem o diagnóstico da **síndrome de Claude Bernard-Horner**, consequente a lesão do tronco simpático. Essa síndrome, quando congênita, é quase sempre acompanhada de paralisia (trauma obstétrico) do plexo braquial (pág. 83).

Paralisia do VI par uni ou, mais frequentemente, bilateral pode estar associada à paralisia do VII par na **síndrome de Möbius** (Fig. 8.1) (ver adiante).

Paralisias congênitas conjugadas do olhar são mais frequentes, podendo ser observadas na **apraxia ocular de Cogan**, condição caracterizada pela dissociação dos movimentos da cabeça e olhos quando o olhar é dirigido para os lados: os olhos permanecem fixos durante a rotação da cabeça, só a alcançando segundos após. Há também movimentos sacádicos ao olhar lateral. Essa alteração que aparece caracteristicamente na ataxia-teleangiectasia (pág. 68) pode ser fenômeno congênito isolado, às vezes de natureza familiar, acompanhando-se, eventualmente, de outras alterações como comprometimento da linguagem, da coordenação motora ou de deficiência mental. Às vezes, é associada à agenesia do corpo caloso.

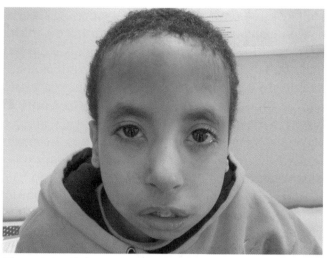

Figura 8.1 – Síndrome de Möbius. Paralisia facial bilateral.

Ptose palpebral influenciada pelos movimentos mandibulares é conhecida como *fenômeno de Marcus-Gunn* e resulta da inervação aberrante envolvendo os nervos III e V.

Abertura da pálpebra quando o olhar é dirigido para baixo é também fenômeno não excepcional decorrente de defeitos da inervação, de mesmo que o fechamento da pálpebra durante a adução do globo ocular (**síndrome de Duane**).

Nistagmo congênito pode estar presente ao nascimento ou se revelar nas primeiras semanas ou meses de vida. Trata-se de afecção geralmente hereditária podendo se transmitir segundo o modo autossômico dominante ou ligado ao sexo. Pode também ser devido a defeitos visuais congênitos, como cataratas ou retinopatias de qualquer natureza.

Uma variedade particular de nistagmo congênito é o **espasmo nutans**, caracterizado pelo nistagmo pendular, acompanhado de movimentos rítmicos, sacádicos da cabeça (provavelmente compensatórios) e, às vezes, por sua inclinação para os lados. Surge após os três meses, e desaparece no decorrer do segundo ano de vida. Ocorre mais frequentemente em crianças da raça negra, sendo desconhecida sua etiologia.

Alterações adquiridas

Paralisias de um ou mais nervos oculomotores podem estar relacionadas a numerosas causas. O aparecimento de uma alteração funcional do paralelismo do olhar levando a um estrabismo é um fato frequente na clínica pediátrica. Apesar de, na maioria dos casos, esses estrabismos não paralíticos serem de causas oftalmológicas, deve-se ter sempre em mente a possibilidade de uma disfunção neurológica à base destes, motivo pelo qual o exame neurológico rigoroso, se preciso complementado com exames neurorradiológicos, deve ser feito juntamente com a avaliação oftalmológica.

Processos infecciosos como meningites bacterianas, tuberculosa ou micóticas podem se iniciar por paralisias isoladas única ou múltiplas dos nervos oculomotores, mas logo outros sinais e sintomas se associam ao quadro. Oftalmoplegia unilateral, parcial ou completa, associada ou não à alteração da sensibilidade no quadrante superior da face ou à exoftalmia, pode ser decorrente de trombose do seio cavernoso. Na **síndrome de Miller-Fisher**, uma das formas clínicas de polirradiculoneurite (pág. 80), a oftalmoplegia se associa à ataxia cerebelar e à abolição dos reflexos profundos.

Neoplasias do tronco cerebral podem cursar por algum tempo como paralisias isoladas dos nervos oculomotores, em particular do VI par. Igualmente, tumores da órbita, do seio cavernoso ou da base do crânio podem ser responsáveis por paralisias desses nervos. Paralisia isolada do VI par pode ser manifestação única, durante algum tempo, da síndrome de hipertensão intracraniana (Capítulo 18).

Malformações vasculares, sobretudo **aneurisma da artéria comunicante posterior**, pode levar à paralisia do III par.

Paralisia aguda do III par sucedendo a cefaléia, náuseas e vômitos é manifestação de **migrânia oftalmoplégica** (pág. 40).

As paralisias oculares *pós-traumáticas* são de diagnóstico evidente.

Quando nenhuma causa é descoberta, o diagnóstico de **paralisia essencial** ou **idiopática** do III ou VI pares é, obviamente, de exclusão. Nestes casos, geralmente, a evolução é para melhora com cura completa ou pequenos defeitos residuais.

Finalmente, diante de oftalmoplegia uni ou bilateral, de início agudo ou subagudo, a hipótese de *miastenia gravis* deve sempre estar presente (pág. 100) devendo-se proceder ao teste do Tensilon.

ALTERAÇÕES DO NERVO FACIAL (VII PAR)

Alterações congênitas

Alterações congênitas do nervo facial que se recuperam nas primeiras semanas de vida são devidas à compressão durante a passagem pelo canal do parto, ou pelo fórceps. Essas paralisias são excepcionalmente definitivas.

Paralisia facial, geralmente bilateral, associada à paralisia do VI par e, mais raramente, a de outros nervos oculomotores configura a **síndrome de Möbius**. Como, não raramente a paralisia dos nervos cranianos está associada a outras malformações somáticas como escoliose, agenesia de músculos peitorais, pés tortos e outros, fala-se em *sequência* de Möbius. Verificou-se que, principalmente em nosso meio, um número enorme das mães de crianças portadoras da síndrome utilizou no início da gravidez, para fins abortivos, o misoprostol. Estudos neuropatológicos também realizados em nosso meio demonstraram que a síndrome é devida a lesões hipóxico-isquêmicas muito precoces em território bulbo-pontino, muito provavelmente induzidas pelo efeito vasoconstritor do misoprostol.

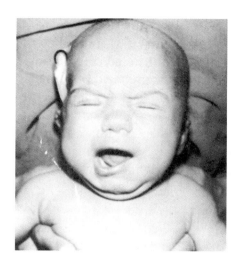

Figura 8.2 – Agenesia do detrusor do ângulo do lábio inferior, induzindo a choro assimétrico.

Bastante frequente é a paralisia que interessa apenas unilateralmente os músculos abaixadores do canto do lábio inferior ("paralisia facial parcial") fazendo com que o riso e sobretudo o choro sejam assimétricos (Fig. 8.2). Na realidade, essa assimetria não parece ser devida a um defeito de inervação, mas sim à aplasia ou agenesia do músculo detrusor do lábio inferior. Essa alteração pode ser isolada ou estar associada a outras malformações somáticas como espinha bífida, cardiopatias congênitas e alterações do trato urinário.

Alterações adquiridas

A paralisia dita **essencial** ou *a frigore* do nervo facial é a mais comum das alterações adquiridas dos nervos cranianos na infância. Apesar da frequência, sua etiologia permanece ignorada, preconizando-se um fenômeno autoimune com decorrente edema e alteração funcional deste.

Clinicamente, a paralisia é aguda, quase sempre unilateral e completa, podendo ser precedida por fenômenos dolorosos na região da mastoide. O *sinal de Bell*, caracterizado pela visualização da elevação do globo ocular quando o paciente tenta fechar a pálpebra, é patognomônico da paralisia periférica do VII par. Excepcionalmente, coloca-se em evidência alteração da sensibilidade da face ou do paladar.

Em uma minoria dos casos, a paralisia facial pode ser decorrente de infecções latentes do ouvido médio ou da mastoide, motivo pelo qual um exame otorrinolaringológico deve ser procedido. O exame do LCR pode, eventualmente, mostrar pleocitose linfomononuclear moderada o que indicaria a origem infecciosa viral da paralisia. Diante da benignidade do processo, esse procedimento não deve ser rotineiramente utilizado.

A evolução, na quase totalidade dos casos, se faz para a cura completa sem sequelas, dentro das primeiras semanas. Uma ínfima minoria permanece com paralisia residual que pode evoluir para contratura ou para fenômenos anormais de reinervação, como lacrimejamento durante a estimulação gustativa (*fenômeno das lágrimas de crocodilo*).

Diante da benignidade do quadro, a necessidade da instituição de uma terapêutica medicamentosa (corticoterapia) é controversa. Na falta de estudos controlados definitivos, este autor preconiza uma cura com prednisona, na dose inicial de 1mg/kg que deve ser rapidamente reduzida e suspensa no final de duas a três semanas.

A paralisia facial *a frigore* pode recidivar duas a três vezes na vida do indivíduo, podendo interessar ambos os lados da face. Na rara **síndrome de Melkersson-Rosenthal** as recorrências são frequentes e acompanhadas de intenso edema facial, podendo resultar em paralisia facial definitiva.

ALTERAÇÕES DOS NERVOS VIII, IX, X, XII

Alterações congênitas

Paralisias congênitas da deglutição ou dos movimentos linguais são excepcionais sendo responsáveis por estridor laríngeo, dispneia e crises de cianose com asfixia, sendo, geralmente, letais.

Alterações isoladas da deglutição presentes ao nascimento devem colocar o diagnóstico de miastenia congênita (pág. 119) ou de outras afecções musculares, mas, nestes últimos casos, hipotonia importante está sempre associada.

Alteração da deglutição devida a comprometimento funcional da coordenação muscular, sem verdadeira paralisia, foi descrita em certas observações, podendo, às vezes, se tratar de fenômenos transitórios.

Surdez congênita isolada, por comprometimento do ramo acústico do VIII par, pode ser devida a processos infecciosos adquiridos como rubéola (geralmente tardia, entre o terceiro e o quarto meses de gravidez), CMV ou sífilis, ou estar na dependência de afecções geneticamente determinadas, de transmissão dominante ou recessiva.

Alterações adquiridas

A paralisia desses pares, que ocorre quase sempre associadamente entre si, ou concomitante a outros nervos, como o facial e os oculomotores, é decorrente, predominantemente, de neoplasias infiltrativas do tronco cerebral e essa causa deve ser sistematicamente pesquisada nas paralisias progressivas dos nervos cranianos.

A excepcional **síndrome de Fazio-Londe** é caracterizada pela paralisia progressiva dos nervos pontinos e bulbares, muito provavelmente em função da degeneração dos seus núcleos. O início se dá na infância até o início da adolescência e a evolução é inexoravelmente mortal dentro dos dois primeiros anos. O diagnóstico é unicamente clínico, após a exclusão definitiva de uma neoplasia do tronco cerebral.

A ainda mais excepcional **síndrome de Van Laere** é caracterizada por surdez neurossensorial lentamente progressiva que, nas fases finais, se acompanha de alteração dos demais pares bulbares.

CAPÍTULO 9

O Recém-Nascido Hipotônico

Severa hipotonia muscular pode ser, no período neonatal, a manifestação clínica predominante consequente a uma grande variedade de processos patogênicos. Estes, que podem comprometer tanto o sistema nervoso central como o aparelho neuromuscular (periférico), estão listados na tabela 9.1.

Tabela 9.1 – Afecções mais comuns responsáveis pela síndrome do recém-nascido hipotônico.

CAUSAS CENTRAIS	CAUSAS NEUROMUSCULARES
1. Alterações hipóxico-isquêmicas	Afecções Neurogênicas
2. Meningite neonatal	1. Doença de Werdnig-Hoffmann
3. Hemorragia cerebral	2. Neuropatias periféricas congênitas
4. *Kernicterus*	
5. Encefalopatias pré-natais fixas que	
evoluirão como formas atônica, atáxica	Afecções Musculares
ou atetósica de PC	1. Distrofia muscular congênita
6. Síndrome de Down	2. Miopatias estruturais (ver Tabela 9.2)
7. Síndrome de Lowe	3. Doença de Pompe
8. Síndrome de Prader-Willi	
9. Síndrome cérebro-hepatorrenal	Afecção da Placa Mioneural
(Zellweger)	1. Miastenia neonatal transitória
10. Doença de Menkes	2. *Miastenia gravis* congênita

Assim, diante de um bebê hipotônico (*floppy infant*), o primeiro problema a ser resolvido é o estabelecimento da natureza central ou periférica da lesão neurológica, o que, na maior parte dos casos, pode ser alcançado por meio de dados anamnésticos e de exames clínico e neurológico. A existência de distúrbios gestacionais e do parto, como infecção, metrorragia, toxemia, diabetes, eclâmpsia, abortos anteriores, desnutrição, baixo nível socioeconômico, traumatismo obstétrico, sofrimento fetal, distocia, circular de cordão, descolamento prematuro da placenta ou placenta prévia, prematuridade, gemelaridade, baixo peso, icterícia, faz o fiel da balança pender para uma causa central de hipotonia. Já diminuição ou ausência dos movimentos fetais ou história familiar positiva, bem como consanguinidade dos pais, apontariam para uma afecção neuromuscular.

Alguns dados do exame físico são igualmente importantes para o diagnóstico. Dismorfias faciais, malformações somáticas e oculares, micro ou macrocefalia sugerem lesão cerebral. Rigidez irredutível de uma ou várias articulações (artrogripose congênita) torna o diagnóstico de afecção neuromuscular praticamente obrigatório.

O exame neurológico é fundamental para o diagnóstico diferencial. De uma maneira geral, nas afecções centrais, a hipotonia é pura, não se acompanhando de paralisia ou fraqueza muscular evidentes, enquanto estas últimas estão *sempre* presentes nas afecções neuromusculares. Além disso, a hipotonia de origem central geralmente se acompanha ou está inserida numa constelação de sinais e sintomas que indica comprometimento encefálico tais como reflexos arcaicos anormais, distúrbios da consciência, sinais de liberação piramidal, alterações pupilares, crises convulsivas etc. Nas afecções neuromusculares, o exame neurológico não revela sinais de comprometimento encefálico. Muitas vezes, porém, sinais e sintomas sugestivos de alteração do SNC, tais como distúrbios da sucção, deglutição e respiração, podem estar presentes nas afecções neuromusculares. Nestes casos, entretanto, a presença de verdadeiras paralisias e a ausência dos mencionados sinais centrais e dos distúrbios de consciência devem facilitar o diagnóstico. Finalmente, não se pode esquecer que existem doenças de distintas patogenias nas quais há concomitante comprometimento cerebral e muscular – as encefalomiopatias. Nestas, evidentemente, sintomas e sinais referentes à disfunção dos dois sistemas acham-se presentes.

Quase todas as entidades responsáveis pela hipotonia neonatal de causa central listadas na tabela 9.1 são estudadas em outros capítulos. Aqui, nos deteremos no estudo das afecções neuromusculares que são, na realidade, aquelas responsáveis pelas verdadeiras síndromes hipotônicas acompanhadas de fraqueza ou paralisia muscular. Alterações do sistema nervoso periférico, das fibras musculares ou da placa mioneural podem estar em questão. O diagnóstico diferencial entre elas pode se revelar problemático, em bases puramente clínicas. Alterações do sistema nervoso periférico, das fibras musculares ou mesmo da placa mioneural podem se exteriorizar clinicamente por semiologia semelhante, sendo o diagnóstico possível somente após procedimentos laboratoriais como exame eletroneuromiográfico ou biopsia muscular.

AFECÇÕES DO SISTEMA NERVOSO PERIFÉRICO

Doença de Werdnig-Hoffmann (atrofia espinhal infantil tipo I)

É, de longe, a mais frequente das alterações neuromusculares responsáveis pela síndrome do recém-nascido hipotônico. É doença hereditária, autossômica recessiva, causada pela degeneração dos neurônios motores do corno anterior da medula e dos núcleos motores de alguns nervos cranianos. Deve-se a mutações no gene *SMN* (*survival motor neuron*) situado no cromossomo 5q13.1, presente em 98% dos casos. Este gene codifica a proteína de mesmo nome, fundamental para a manutenção trófica do neurônio motor. Ainda, em uma maioria dos casos, há mutações no gene *NAIP* (proteína inibidora da apoptose neuronal) situado no mesmo cromossomo, que, como o nome indica, participa do ciclo vital do neurônio.

Há três formas clínicas da doença: a forma grave ou severa (tipo I), a forma intermediária (tipo II) e a forma benigna (tipo III) também denominada doença de Wohlfart-Kugelberg-Welander. Esta última está estudada no Capítulo 6.

A doença de Werdnig-Hoffmann já está presente ao nascimento ou se manifesta dentro das primeiras poucas semanas de vida, caracterizando-se por hipotonia extrema e paralisia completa, ou quase, dos membros, permitindo ao recém-nascido apenas discretos movimentos de flexão e extensão dos artelhos e pulsos. A criança permanece quase inerte, em decúbito dorsal, com os membros inferiores fletidos e abduzidos, na clássica posição de rã. Em alguns casos mais raros, pelo menos no início da doença, os membros superiores podem estar bem menos comprometidos, permitindo à criança movimentos até contra a gravidade. Os músculos intercostais costumam ser intensamente afetados, de modo que a respiração é francamente diafragmática, com intensa tiragem esternal e intercostal. O tórax assume, geralmente, forma em sino ou em quilha de navio, podendo a criança já nascer com esse tipo de deformidade. A motilidade do pescoço é nula e, quando se eleva a criança pelos braços, a cabeça permanece pendida para trás. A sucção é débil e a deglutição, difícil. Finas fasciculações linguais estão, geralmente, presentes e a motilidade facial acha-se, quase sempre, preservada. Não há alteração da motilidade ocular extrínseca ou intrínseca. Um fino tremor das mãos pode estar presente. Normalmente não se observam contraturas articulares.

O exame neurológico revela, além de hipotonia extrema, paralisia do tipo flácido, ou seja, aquela caracterizada por atrofia muscular intensa e abolição universal dos reflexos profundos. Os exames complementares, inclusive as enzimas séricas, são normais, com exceção da ENMG que revela processo neurogênico do tipo ponta anterior. As velocidades de condução são normais. A biopsia muscular revela atrofia intensa das fibras musculares, do tipo neurogênico.

A evolução é fatal dentro dos três primeiros anos de vida.

A forma intermediária (tipo II) não configura propriamente o quadro do bebê hipotônico, uma vez que seu início é mais tardio, geralmente no segundo semestre, e a evolução mais lenta.

Neuropatias periféricas congênitas

Raramente, a síndrome do recém-nascido hipotônico pode ser devida a uma alteração congênita degenerativa dos nervos periféricos. Provavelmente se trata de um grupo heterogêneo de doenças, uma das quais poderia representar uma forma congênita de **CMT tipo III**.

Primeira Parte • GRANDES CATEGORIAS SINTOMÁTICAS

O diagnóstico diferencial com a doença de Werdnig-Hoffmann é difícil. A evolução é variável, podendo haver formas graves e rapidamente mortais e formas de evolução mais lenta, estabilizadas ou com melhora clínica. O exame do LCR pode revelar hiperproteinorraquia e a velocidade de condução sensitiva é diminuída. Hipomielinização ou enrolamentos schwanianos periaxonais podem ser visualizados ao exame ultraestrutural do nervo periférico.

AFECÇÕES MUSCULARES

Distrofias musculares congênitas

São doenças de transmissão autossômica recessiva cujos caracteres clínicos básicos são hipotonia e fraqueza muscular importantes, presentes ao nascimento. Os músculos da face são, geralmente, afetados. Dificuldades respiratórias, de sucção e de deglutição podem estar presentes. Em alguns casos, há rigidez da coluna ou contraturas articulares importantes, caracterizando o quadro clínico de artrogripose. O SNC pode estar eventualmente comprometido. Podem ser estacionárias ou lentamente progressivas. Os valores das enzimas séricas são elevados. A ENMG revela um processo miogênico e a biopsia muscular mostra processo distrófico característico.

As crianças se desenvolvem com atraso motor mas adquirem a marcha no decorrer da infância, sendo bom o prognóstico vital na maioria dos casos. O prognóstico funcional é variável, podendo algumas crianças levar vida motora independente.

Distrofia muscular congênita com deficiência primária em merosina

É a mais comum das distrofias musculares congênitas. Deve-se a mutações no gene *LAMA2* [(laminina alfa 2 (merosina)] que leva à ausência completa dessa proteína da membrana basal da fibra muscular esquelética e da célula de Schwann. Trata-se de doença muito grave cuja intensa fraqueza muscular impede qualquer progresso motor da criança. A morte costuma ocorrer no segundo ou terceiro ano de vida. Não há deficiência mental, mas a partir dos primeiros meses, a RM mostra um aspecto leucodistrófico devido a edema consecutivo a quebra da barreira hematoencefálica. A ENMG mostra um padrão miopático, a CK é muito elevada e a biopsia muscular sela o diagnóstico pelo padrão distrófico e pelo exame imuno-histoquímico que mostra a deficiência total em merosina nas fibras musculares (Fig. 9.1).

Distrofias musculares congênitas por defeito da glicolização de alfa destroglicano (glicosiltransferases)

São miopatias congênitas que se associam a graves malformações cerebrais que praticamente mascaram o quadro miopático. Essas entidades são estudadas no Capítulo 20.

114

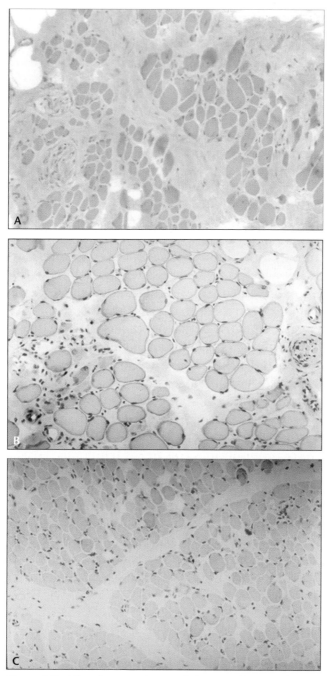

Figura 9.1 – Distrofia muscular congênita merosina negativa. Aspecto distrófico ao H.E. (**A**), músculo normal com presença de merosina (**B**) e ausência de merosina (**C**). Figura cedida pela Dra. Suely Marie (FMUSP).

Distrofias musculares congênitas merosina positivas

Grupo de doenças heterogêneas, algumas muito raras descritas em grupos étnicos restritos. Vale assinalar a **síndrome de Ulrich** caracterizada por artrogripose precoce, já presente ao nascimento. Há rigidez da coluna espinhal com cifose que leva a sério comprometimento da função pulmonar. É doença autossômica recessiva devida a mutações no gene *COL6A2* (Cr21 q22.3) que codifica uma proteína do colágeno VI. Uma variante benigna alélica é a **síndrome de Bethlem** na qual as contraturas são muito mais discretas e permitem que as crianças tenham um comportamento motor quase normal.

Distrofia miotônica (doença de Steinert congênita)

As formas infantil e adulta desta doença estão descritas no Capítulo 6. Eventualmente, esta doença pode estar presente ao nascimento, sendo que, nesses casos, o genitor afetado é sempre a mãe, na qual, às vezes, o diagnóstico é feito somente após o nascimento de um bebê afetado.

No recém-nascido, o quadro é bastante característico e deve sugerir o diagnóstico. Trata-se de uma criança extremamente hipotônica e com fraqueza muscular, que, caracteristicamente, apresenta sucção e deglutição praticamente nulas, devendo ser alimentada por sonda. Devido a isto, muitas vezes, há história de hidrâmnio na gravidez. O fácies é muito particular: há diplegia facial pronunciada, os olhos não se fecham; a boca é triangular e o lábio superior assume a forma comparada a chapéu de Napoleão. As fossas frontais podem ser pronunciadas e as fossas temporais, escavadas. Em muitos casos, os pés são equinovaros. Não há miotonia clínica. As enzimas musculares e a ENMG são normais. A biopsia muscular pode revelar apenas alterações frustras.

Passado o perigo vital no período neonatal, quando a morte pode ocorrer por parada respiratória, a criança se desenvolve com severo atraso psicomotor, vindo a adquirir, no decorrer da primeira infância, os caracteres clínicos da forma juvenil da doença. As implicações genéticas são as mesmas das das outras formas da doença.

Miopatias congênitas

Com a introdução das técnicas de microscopia eletrônica e de histoenzimologia para o estudo do músculo, uma série de doenças foi descrita com base nas alterações morfológicas das fibras musculares (Figs. 9.2 e 9.3). Com as técnicas da genética molecular, muitas delas puderam ser desmembradas e novas entidades foram descritas. Todas elas podem estar presentes ao nascimento, sendo responsáveis pela síndrome do recém-nascido hipotônico. O quadro clínico e o modo da herança são variáveis para cada doença. Às vezes são rapidamente mortais, às vezes, permitem longa vida com diversos graus de alteração funcional. No recém-nascido, os achados mais consistentes são

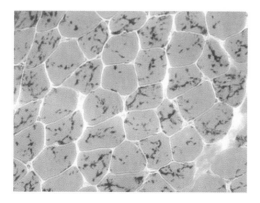

Figura 9.2 – Miopatia congênita tipo nemalínico. Estruturas escuras em bastonete no interior das fibras musculares. Figura cedida pela Dra. Suely Marie (FMUSP).

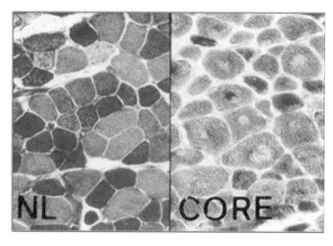

Figura 9.3 – Miopatia congênita tipo "central core". Músculo normal à esquerda e com os "cores" centrais à direita não corados pela ATPase. Figura cedida pela Dra. Suely Marie.

a hipotonia e fraqueza muscular proximal ou generalizada, atrofia muscular e dismorfias secundárias à fraqueza como peito em quilha de navio, escoliose, palato ogival, fácies alongado, dedos longos etc. As enzimas são, geralmente, normais e a ENMG, pouco característica. Nestas circunstâncias, o diagnóstico repousa inteiramente sobre o aspecto morfológico das fibras musculares e do estudo genético.

Não há tratamento específico para nenhuma delas. Porém, exercícios fisioterápicos intensos e correções ortopédicas, quando indicadas, podem contribuir para melhorar a qualidade de vida dessas crianças. Algumas dessas entidades, sobretudo as miopatias "central core" e "multiminicore" podem estar associadas a hipertermia maligna que ocorre em resposta a certos agentes anestésicos como halotane e relaxantes musculares como succilcolina.

Uma relação não exaustiva de miopatias congênitas está listada na Tabela 9.2.

Doença de Pompe (glicogenose tipo II)

Trata-se da única glicogenose com expressão neonatal. É devida a deficiência da enzima lisossomial *maltase ácida (alfa-1-4 glucosidase)*. Esta enzima é codificada pelo gene da α-glucosidase (*GAA*) situado no cromossomo 17q21.23.

Primeira Parte • GRANDES CATEGORIAS SINTOMÁTICAS

Tabela 9.2 – Miopatias estruturais.

Doença	Herança	Cromossomo	Gene/Produto
Miopatia nemalínica 1	AD	1q21-q23	*TPM3*/α-tropomiosina
Miopatia nemalínica 2	AR	2q21.2-q22	*NEB*-nebulina
Miopatia nemalínica 3	AD	1q42.1.	*ACTA1*/ α-actina sarcomérica
Miopatia nemalínica 4	AD	9p13	*TPM2*/ β-*tropomiosina*
Miopatia nemalínica de Amishes	AD	19.13.1	*TNNT1*/*tropotonina lenta*
Miopatia "central core"	AD	19q12-q13.2	*RYR1*
Miopatia "multiminicore"	AD e AR	?	?
Miopatia centronuclear	AD e AR	?	?
Miopatia miotubular	LX	Xq28	*MTM1*/miotubularina
Desproporção congênita de fibras	Ad e AR	?	?

Já ao nascimento, há hipotonia e fraqueza muscular generalizadas devidas ao acúmulo de glicogênio nas fibras musculares. Existe também acúmulo desta substância nos neurônios, particularmente do tronco cerebral e do corno anterior da medula. Além do comprometimento muscular, observam-se macroglossia e hepatoesplenomegalia, bem como anomalias cardíacas traduzidas ao ECG pelo aumento do espaço PR e maior amplitude do complexo QRS. Insuficiência cardíaca ocorre sempre no decorrer do primeiro ano de vida. As enzimas musculares são elevadas e o ENMG é miogênico. A maior parte das crianças não chega ao final do primeiro ano de vida.

ALTERAÇÃO DA PLACA MIONEURAL

Há duas formas de *miastenia gravis* no recém-nascido: a **forma neonatal transitória** e as **síndromes miastênicas congênitas**.

Forma neonatal transitória

Ocorre em 10 a 15% dos recém-nascidos de mães miastênicas e parece ser devida à transmissão à criança de anticorpos anti-ACh R. Remissão espontânea ocorre dentro de cinco a 47 dias (média 18 dias). A administração IM ou subcutânea de 0,1mg de Tensilon produz desaparecimento parcial ou completo dos sintomas por alguns momentos. Clinicamente, ocorrem hipotonia generalizada, sucção e deglutição precárias, ptose palpebral e paresia dos músculos oculomotores. A terapia consiste na administração de anticolinesterásicos e medidas enérgicas de suporte respiratório e nutricional.

118

Síndromes miastênicas congênitas (SMC)

Trata-se de um grupo heterogêneo de doenças geneticamente determinadas, devidas a alterações da transmissão neuromuscular. Hoje, sua classificação baseia-se na localização dessa anomalia, se pré-sináptica, sináptica ou pós-sináptica. Esta última é três vezes mais frequente que a sináptica e 10 vezes mais frequente que a pré-sináptica.

A miastenia congênita pré-sináptica com gene identificado é causada por mutações no gene da colina acetiltransferase (*CHAT*) que se liga a acetilcolina para seu transporte para a fenda sináptica. Manifesta-se ao nascimento, há alterações bulbares, insuficiência respiratória e apneias episódicas e mesmo morte súbita. Esta forma responde aos anticolinesterásicos.

A síndrome miastênica sináptica é devida à deficiência em acetilcolinesterase. Os sintomas aparecem no período neonatal e são graves. Se aparecerem mais tardiamente, no decurso do primeiro ano, os sintomas são menos severos. Não há resposta aos inibidores da colinesterase. É devida a mutações no gene *COLQ* que codifica a cauda colagênica que prende a enzima à membrana basal da célula muscular.

As SMC pós-sinápticas são várias e podem ser causadas por: 1) anomalias da cinética dos receptores da acetilcolina, 2) por deficiência destes receptores ou ainda 3) por alteração da proteína (rapsina) que ancora o receptor ao citoesqueleto da fibra muscular. Do primeiro grupo faz parte a *síndrome do canal lento* caracterizada por um tempo de abertura prolongado do receptor de acetilcolina, no canal de sódio (é a única doença do grupo de transmissão dominante), e a *síndrome do canal rápido* de transmissão recessiva. Do segundo grupo, que compreende metade dos pacientes com SMC, as mutações são numerosas e a severidade, variável. Doenças desses dois tipos estão na dependência de mutações em quatro genes (*CHRNA1, CHRNE, CHRNB1, CHRND*) que codificam diferentes subunidades receptoras de acetilcolina. A proteína rapsina é codificada pelo gene *RAPSN*.

Como se observa, no período neonatal, o dignóstico de miastenia congênita em bases clínicas não é fácil. Os sinais clássicos da doença já perceptíveis no lactente – ptose palpebral, oftalmoplegia, alterações bulbares, fatigabilidade, disfonia – estão mascarados pela grande hipotonia e fraqueza muscular, comuns a tantas outras doenças musculares congênitas. A resposta a drogas anticolinesterásicas é um bom diagnóstico diferencial, lembrando no entanto que a síndrome do canal lento e a deficiência em acetilcolinesterase não são responsivas ou mesmo se agravam com o tratamento. O que se observa na prática, é que o diagnóstico de uma SMC de expressão neonatal se faz normalmente no decurso do primeiro ou do segundo anos de vida quando o quadro miastênico se torna mais evidente e as outras doenças musculares foram afastadas por exames laboratoriais. A biopsia muscular faz o diagnóstico diferencial entre outras miopatias ou doenças mitocondriais. Exame eletroneuromiográfico sugere miastenia e técnicas refinadas eletrofisiológicas podem ser instrumento útil para o diagnóstico em casos de síndrome do canal lento e de deficiência em acetilcolinesterase. O diagnóstico definitivo deve ser, sempre que possível, confirmado por análise molecular.

CAPÍTULO 10

Alterações da Forma e do Volume do Crânio

ALTERAÇÕES DO VOLUME DO CRÂNIO

Quando o perímetro cefálico ultrapassa em 3 DS a curva de distribuição populacional, está caracterizada a **macrocrânia**.

Quando o perímetro craniano é menor do que 3 DS, fala-se em **microcrânia**. Esta é sempre devida a um insuficiente volume da massa cerebral, tratando-se pois de uma **microcefalia**.

Considerando-se que a etiologia dessas alterações do volume do crânio é extremamente variada, é evidente que essas crianças devem ser objeto de exames físico e neurológico minuciosos (aí compreendido exame ocular) que deverão sempre, mesmo quando normais, ser complementados por exames de neuroimagem.

MACROCRÂNIA

As causas de macrocrânia são múltiplas, estando sempre presentes precocemente, antes da completa soldadura dos ossos cranianos. São elas (Tabela 10.1):

Hidrocefalia

É, sem dúvida, a causa mais frequente de macrocrânia na infância. Trata-se de uma condição na qual há um aumento dos ventrículos cerebrais e/ou dos espaços subaracnoides, resultante do aumento do volume do líquido cefalorraquiano (LCR) em seu interior.

A hidrocefalia pode ser causada por três mecanismos distintos: 1. produção excessiva do LCR; 2. absorção deficiente do LCR; 3. bloqueio do LCR em um ponto de suas vias de drenagem.

Capítulo 10 • ALTERAÇÕES DA FORMA E DO VOLUME DO CRÂNIO

Tabela 10.1 – Principais causas de macro e microcefalia na criança.

MACROCEFALIA

HIDROCEFALIA

Obstrutiva – Comunicante	• Processos infecciosos
	• Hemorragia meníngea
Obstrutiva – Não comunicante	• Neoplasias
	• Malformações
	• Porencefalia e hidranencefalia
	• Aneurisma de veia de Galeno
Não obstrutiva – *Aumento de produção de LCR*	• Neoplasia do plexo coroide
– *Dificuldade de absorção do LCR*	• Flebotrombose
	• Tromboflebite

COLEÇÕES SUBDURAIS – Traumáticas e pós-infecciosas

CISTOS ARACNOIDES

MEGALENCEFALIA   1. Idiopática
2. Progressiva (Tay-Sachs, Canevan, Alexander)
3. Síndromes biológicas (X frágil)
von Recklinghausen, esclerose tuberosa, Sotos

MICROCEFALIA

Processos malformativos – Microcefalia vera
– Lissencefalias
– Holoprosencefalias

Processos destrutivos – Infecções congênitas (toxoplasmose, CMV, rubéola)
– Alterações hipóxico-isquêmicas congênitas peri ou pós-natais
– Tóxicos
– Radiações ionizantes
– Meningoencefalites peri ou pós-natais

As duas primeiras são causas raras de hidrocefalia, não ultrapassando, talvez conjuntamente, 5% do total dos casos. Produção excessiva ocorre nas neoplasias (papilomas ou carcinomas) do plexo coroide, tumores relativamente raros, perfazendo menos de 5% das neoplasias do SNC na criança. Deficiência de absorção ocorre nas tromboses dos seios venosos, local onde se dá a absorção do LCR, resultantes de processos inflamatórios (tromboflebites) ou circulatórios (flebotromboses). A literatura neuropediátrica clássica é rica em observações das assim chamadas *hidrocefalias otíticas*, presumivelmente consequentes a tromboses dos seios laterais, decorrentes de otites médias ou mastoidites agudas. Nesses casos, as crianças apresentariam um quadro agudo de hipertensão intracraniana associado a um processo infeccioso do ouvido médio ou mastoide. O LCR mostra-se xantocrômico, com pleiocitose e hiperproteinorraquia discretas e hemácias. O autor confessa que, até quando sua memória pode alcançar, não tem sido confrontado com quadros dessa natureza. Flebotromboses dos seios venosos podem ocorrer no marasmo, choque hipovolêmico e desidratações graves.

Primeira Parte • GRANDES CATEGORIAS SINTOMÁTICAS

A obstrução das vias de drenagem do LCR é, como foi assinalado, a causa da enorme maioria dos casos de hidrocefalia. Segundo o local do bloqueio, as hidrocefalias obstrutivas se dividem em **hidrocefalias comunicantes** e **hidrocefalias não comunicantes**. Nas primeiras, a obstrução ocorre no espaço subaracnoide, fora do sistema ventricular, ou seja, a jusante dos orifícios de saída (orifícios de Lushka e Magendie). Assim, a comunicação entre o interior dos ventrículos e o espaço subaracnoide perimedular é livre, donde o termo de hidrocefalia *comunicante*. O bloqueio se situa no espaço subaracnoide periencefálico ao nível das cisternas da base e/ou da convexidade dos hemisférios cerebrais. Em sua totalidade, esses bloqueios são devidos a aderências (fibrose) no espaço subaracnoide consequentes seja a processos inflamatórios (meningites purulenta, tuberculosa, micótica ou parasitária), seja a sangramento prévio (hemorragia do prematuro, traumatismos). Disseminação neoplásica meníngea (leucemia, linfoma) é causa excepcional de hidrocefalia comunicante em crianças.

Nas hidrocefalias não comunicantes, o bloqueio se situa a montante dos orifícios de Lushka e Magendie, ou seja, no interior do sistema ventricular. As causas mais frequentes de hidrocefalia não comunicante são as **neoplasias do SNC**, sobretudo as da fossa posterior e as da base que comprimem, respectivamente, o IV e o III ventrículos (Capítulo 18); as **malformações cerebrais** como estenose do aqueduto de Sylvius e síndromes de Arnold-Chiari e de Dandy-Walker (Capítulo 20); as associadas a **processos destrutivos circulatórios** com formação de porencefalias e hidranencefalias (pág. 276); as infecções pré-natais como toxoplasmose e citomegalovírus (págs. 282, 284); mais raras são as **malformações vasculares**, como aneurisma de veia de Galeno, que comprime o aqueduto.

Clinicamente, o crânio tende a assumir uma forma bastante característica, bombeado em todas as direções, mas principalmente nas regiões frontais e temporais: a pele tende a ser fina e deixa ver, por transparência, as veias frontais ingurgitadas. Os olhos tendem a permanecer em uma posição baixa, deixando aparecer a esclera acima da íris (sinal do sol poente). Às vezes, há movimentos sacádicos dos olhos para baixo que tendem a retornar, tonicamente, à linha média (*bobbing* ocular). A criança é geralmente irritadiça e tem dificuldade em conciliar o sono. Comumente, observam-se, sobretudo nos membros inferiores, sinais de liberação, como clônus dos pés, sinais de Rosolimo e Babinski. Com exceção das hidrocefalias extremas congênitas que provocam enorme macrocrânias, a transiluminação é negativa. Transiluminação positiva sugere hidranencefalia ou coleção subdural.

O diagnóstico de hidrocefalia e de suas causas é feito por ultrassonografia e TC ou RM. Nas hidrocefalias comunicantes, além de dilatação dos ventrículos laterais e III ventrículo (que sempre predominam), há também dilatação do IV ventrículo. Nas hidrocefalias não comunicantes, o IV ventrículo (Fig. 10.1) acha-se geralmente normal (ou comprimido), com exceção dos casos de atresia dos orifícios de Lushka e Magendie, na síndrome de Dandy-Walker (pág. 275).

122

Capítulo 10 • ALTERAÇÕES DA FORMA E DO VOLUME DO CRÂNIO

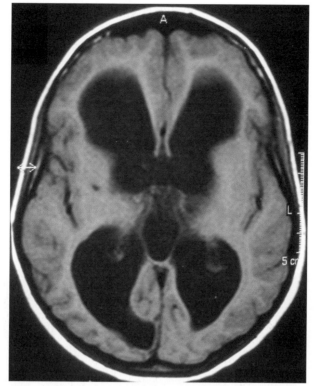

Figura 10.1– Hidrocefalia não comunicante. RM mostrando dilatação dos ventrículos laterais e III ventrículo.

O tratamento das hidrocefalias é sempre cirúrgico, consistindo na feitura de uma derivação ventrículo peritoneal ou, em certos casos, por ligação entre o III ventrículo e o espaço aracnoide da base (terceiro ventriculostomia) por via endoscópica. O resultado do procedimento deve ser controlado por meio de exames ultrassonográficos (ou tomográficos caso as fontanelas estejam fechadas) periódicos. O simples controle do crescimento do perímetro cefálico não é suficiente, uma vez que, sobretudo nas crianças maiores, hidrocefalias de baixo potencial evolutivo podem não provocar crescimento do crânio.

A este respeito, muito frequentemente, o pediatra é confrontado com crianças que, em idade pré-escolar ou escolar, são trazidas à consulta, seja porque finalmente alguém se inquietou com o tamanho da cabeça, seja porque foram constatadas dificuldades escolares, motoras e/ou intelectuais e cuja tomografia revela existência de graus variáveis, às vezes espantosamente importantes, de dilatação ventricular. A conduta nessas hidrocefalias de baixo potencial evolutivo é problemática, uma vez que, não raramente, elas se estabilizam espontaneamente ou já se acham estabilizadas. Alguns preconizam, antes de se decidir pela cirurgia, a realização de medida contínua da pressão liquórica a fim de se detectar uma pressão de base alta ou discretos surtos hipertensivos. Outros sugerem rígido acompanhamento por meio de exames neurológico, psicológico e tomográfico periódicos (três a quatro vezes ao ano) para se ter a certeza da evolutividade da hidrocefalia, período no qual substâncias bloqueadoras da formação do LCR como acetazolamida (Diamox) podem ser administradas na dose diária de 40mg/kg.

Hidrocefalia externa

Em ocasiões mais raras, o acúmulo do LCR se dá quase que exclusivamente no espaço subaracnoide da convexidade dos hemisférios cerebrais, sendo os ventrículos laterais pouco dilatados (Fig. 10.2). Nessas crianças, portadoras de hidrocefalia externa, a macrocrânia nunca é exuberante e o exame neurológico é quase sempre normal. Nestes casos, a conduta deve sempre ser expectante, uma vez que a tendência é a estabilização do processo, e o perímetro cefálico tende a crescer, sempre fora mas paralelamente à curva superior.

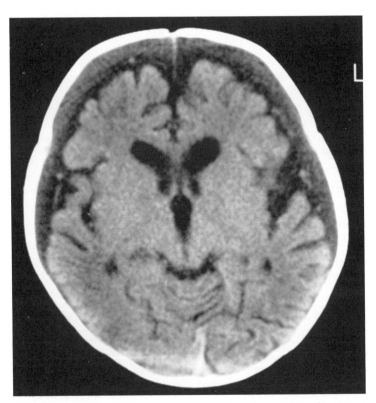

Figura 10.2 – Hidrocefalia externa. RM mostrando aumento do espaço aracnoideo e dilatação moderada dos ventrículos laterais.

A causa da hidrocefalia externa é obscura, tendo sido evocado um retardo da maturação do funcionamento das vilosidades aracnoides com consequente reabsorção insuficiente do LCR. Deve-se assinalar que, não raramente, a hidrocefalia externa é familiar, estando presente em mais de um membro da fratria ou em um dos genitores, sendo uma das causas da macrocrânia familiar.

Coleções subdurais

A formação de coleções líquidas no espaço subdural é um evento relativamente frequente no primeiro ano de vida. O uso atual quase rotineiro dos exames de imagem nos processos patológicos cerebrais incrementou muito a frequência desse diagnóstico (Fig. 10.3). Essas coleções que, dependendo do seu volume, podem acarretar aumento importante do volume craniano são consequência de traumatismo ou de meningite purulenta. A patogenia de sua formação permanece pouco elucidada, podendo-se tratar ou de acúmulo de LCR fistulizado através de uma brecha da membrana aracnoide formada por ocasião do traumatismo ou da infecção, ou de fenômenos transudativos em função de um aumento da permeabilidade vascular que ocorre nessas circunstâncias. Quando o conteúdo da coleção é feito inteiramente de LCR, fala-se em **higroma subdural**.

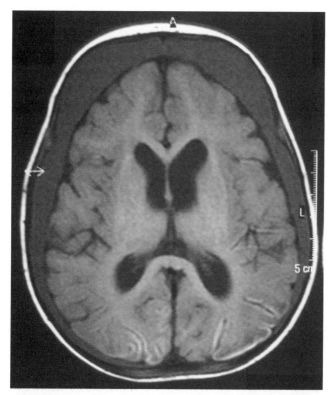

Figura 10.3 – Coleção subdural. Aspecto característico à RM.

Quando a coleção crônica é suficientemente volumosa para provocar macrocrânia, o quadro clínico é, geralmente, evidente. A criança é facilmente irritável e irritada, apresenta picos febris e vômitos frequentes e moderado atraso psicomotor. O exame neurológico pode mostrar sinais de liberação piramidal como hiperreflexia e sinal de Babinski.

O tratamento das coleções subdurais crônicas responsáveis por macrocrânia é sempre cirúrgico, sendo que o método mais preconizado atualmente é a derivação subduro-peritoneal. A retirada da coleção com extirpação das membranas é procedimento reputado potencialmente perigoso para a integridade do parênquima cerebral.

Cistos aracnoides

São bolsas de LCR formadas no interior do espaço aracnoide (Fig. 10.4). Sua patogenia é desconhecida, mas parece tratar-se seguramente de alterações congênitas malformativas ou adquiridas. Os cistos aracnoides podem provocar macrocrânia quando suficientemente volumosos. Nesse caso, a macrocrânia é, geralmente, assimétrica, com bombeamento na região do cisto (geralmente temporal inferior ou na região da cissura de Sylvius). O osso que o cobre é delgado, podendo haver transiluminação positiva. Outras vezes, os cistos perturbam a circulação liquórica e provocam macrocrânia também por meio de um mecanismo de hidrocefalia.

O tratamento dos cistos aracnoides, quando sintomáticos, isto é, que levam à macrocrânia ou à hipertensão intracraniana, é cirúrgico, sendo a derivação cisto-peritoneal o método mais recomendado.

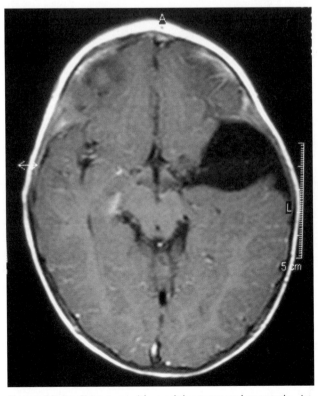

Figura 10.4 – Cisto aracnoide em lobo temporal esquerdo. Aspecto característico à RM.

Megalencefalia

Causa relativamente incomum de macrocrânia, a megalencefalia, ou seja, aumento da massa do tecido cerebral, pode ser resultante de diversos mecanismos patogênicos.

Pode ser **idiopática** (megalencefalia constitucional), geralmente familiar, presente em um dos genitores ou em um ou vários dos irmãos. Essas crianças, muitas vezes, já nascem com perímetro cefálico aumentado, por volta de 38 a 39cm. Não há distúrbios neurológicos.

Megalencefalia pode estar presente em crianças com **deficiência mental**, em geral moderada. Provavelmente de origem malformativa, esse tipo de megalencefalia pode ter causas múltiplas, sendo uma das possibilidades a síndrome do X frágil (pág. 142).

Megalencefalia progressiva pode ocorrer em certas doenças metabólicas, como nas doenças de Tay-Sachs (pág. 291), Alexander (pág. 332) e Canavan (pág. 333).

Certas **síndromes biológicas** como a síndrome do X frágil, doença de von Recklinghausen (pág. 373), esclerose tuberosa (pág. 375), gigantismo cerebral (Sotos) (pág. 263) ou acondroplasia podem se acompanhar de megalencefalia.

MICROCEFALIA

O fator determinante do crescimento da caixa craniana é o aumento do volume do encéfalo. Se isso ocorrer de modo insuficiente, o perímetro craniano não aumentará, ocorrendo, então, a microcefalia. Como consequência, até prova em contrário, toda microcefalia é decorrente de um crescimento cerebral deficiente. Apenas a raríssima craniostenose global precoce (ver adiante) pode ser a exceção a essa regra.

Contrariamente à macrocefalia, a microcefalia é sempre uma condição patológica. A existência de microcefalia constitucional, familiar ou não, permitindo desenvolvimento intelectual normal, é questionável.

Dois grandes mecanismos etiopatogênicos são responsáveis pela microcefalia (Tabela 10.1): alterações do desenvolvimento embrionário geneticamente induzidas (malformações cerebrais) como microcefalia vera, lissencefalias, holoprosencefalias etc., ou processos cerebrais destrutivos (clásticos) que podem atuar, quer durante a gestação como distúrbios hipóxico-isquêmicos (responsáveis por micropoligiria, porencefalia e hidranencefalia), infecções (toxoplasmose, rubéola, CMV), tóxicos (álcool), radiações ionizantes (raios X, poeira atômica – Hiroshima, Chernobil), quer nos primeiros meses de vida extrauterina (meningites purulentas ou específicas, distúrbios hipóxico-isquêmicos etc.). Neste último caso, observa-se um alentecimento ou mesmo parada da curva de crescimento de um crânio que até então se desenvolvera normalmente.

A TC ou RM do crânio poderão, muitas vezes, elucidar o diagnóstico. Nos processos destrutivos, os sinais de atrofia como alargamento dos sulcos e dilatação dos ventrículos (hidrocefalia ex-vácuo) são evidentes. Calcificações intracerebrais podem estar presentes em certas infecções (toxoplasmose, CMV). Algumas malformações cerebrais como lissencefalia e holoprosencefalia determinam um aspecto radiológico particular. Uma microcefalia com aspecto radiológico normal deve fazer suspeitar de malformação grave (microcefalia vera).

ALTERAÇÕES DA FORMA DO CRÂNIO

Com exceção das raras porencefalias unilaterais hipertensivas ou de certos cistos aracnoides que podem provocar assimetria craniana com abaulamentos localizados, alterações francas da forma do crânio são sempre decorrência de **craniostenoses**.

Também chamada de **craniossinostose**, a craniostenose consiste em uma soldadura anormalmente precoce de uma ou mais suturas dos ossos cranianos. Como, segundo uma das leis de Virchow, o crescimento dos ossos da calota se faz no sentido perpendicular à sutura, o fechamento desta fará com que o crescimento se faça apenas em um sentido (longitudinal à sutura bloqueada), havendo, em consequência, uma deformidade da abóbada craniana. Assim, a soldadura precoce da sutura sagital levará a um crânio alongado no sentido ântero-posterior; um crânio achatado nesse sentido é decorrente do fechamento das suturas coronais.

Cerca de 85% dos casos são esporádicos. Porém, existem mais de 180 síndromes que se manifestam por, ou se associam a, craniotenoses. As síndromes mais comuns e mais bem caracterizadas são consequentes a mutações nos genes *EGFR1, EGFR2, EGFR3, TWIST1 e MSX2*. A proteína EGF (*epithelial growth factor*) tem a função de regular a proliferação, diferenciação, e migração celulares, e é importante no desenvolvimento da estrutura óssea do crânio. Ela age por meio de seus receptores (EGFR1 a 3). Mutações nos genes que os codificam vão provocar as alterações ósseas correspondentes às craniostenoses. O gene *TWIST1* regula negativamente os EGFR, enquanto o gene *MSX2* se expressa nos osteoblastos adjacentes às suturas, e sua mutação pode perturbar seu fechamento. Diferentes mutações podem provocar fenótipos idênticos.

As síndromes genéticas associam comumente às craniostenoses, anomalias faciais diversas, e das mãos e pés. Algumas das principais síndromes geneticamente determinadas estão listadas na Tabela 10.2.

O diagnóstico deverá sempre ser feito após realização do exame radiológico do crânio que confirmará, ou não, a impressão clínica de craniostenose. A sutura soldada não aparecerá no craniograma.

O fechamento precoce isolado da fontanela – fato que muitas vezes alarma o pediatra ou a família – *não é processo patológico e nenhuma consequência trará sobre o crescimento craniano,* não devendo, pois, ser fator de intervenção cirúrgica.

Tabela 10.2 – Principais síndromes associadas a craniostenoses.

DOENÇA	HERANÇA/GENE	CARACTERÍSTICAS CLÍNICAS	SUTURAS	EXTREMIDADES	RETARDO MENTAL
CROUZON (Fig. 10.5)	AD *EGFR2*	Hipotelorismo, proptose, hipoplasia facial	Bicoronal	Normal	Não
APERT	AD, numerosas mutações de novo *EGFR2*	Turricefalia, hipertelorismo, lábio superior em tenda, fusão vértebras cervicais, malformações cerebrais várias	Bicoronal	Sindactilia de mãos e pés	Sim, variável
PFEIFFER	AD *EGFR2*	3 tipos com graus crescentes de gravidade. Hipoplasia facial. Crânio em trevo no tipo 2.	Bicoronal	Grandes artelhos largos e curtos	Sim
MUENKE	AD *EGFR3*	Variáveis. Hipertelorismo, hipoplasia facial.	Uni ou bicoronal	Braquidactilia, fusão dos ossos do carpo	Não
SEATHRE-CHOTZEN	AD *TWIST1*	Nariz de papagaio, ptose, queixo proeminente, orelhas malformadas.	Uni ou bicoronal	Sindactilia de 2º e 3º artelhos	Não
BEARE-STEVENSON	AD *EGFR2*	Semelhante a Crouzon ou crânio em trevo. Cutis girata de extremidades, tronco, pescoço, fronte.	Bicoronal	Normal	Não
DISPLASIA CRANIO-FRONTONASAL	LX *EFNB1* (CrXq12)	Braquicefalia, hipertelorismo, obliquidade antimongoloide, fissura da ponta do nariz, fenda labiopalatina.	Bicoronal	Variável	Não
BALLER-GEROLD	AR *RECQL4*	Braquicefalia	Bicoronal	Hipoplasia ou aplasia de rádios, polegares e carpo	Sim
ANTLEY-BIXLER	AR Gene que codifica citocromo P450 redutase	Trapezoidocefalia, bossas frontais, proptose, depressão da base nasal, obliquidade antimongoloide, orelhas malformadas, malformações genitais.	Coronais e lambdoides	Sinostose de rádio e ulna, encurvamento medial de ulna e fêmur	Variável
CARPENTER	AR/ *RAB23*	Braquicefalia, obesidade, malformações cardíacas.	Bicoronal	Polidactilia dos pés. Sindactilia, braquidactilia e hipoplasia das falanges médias das mãos	Variável

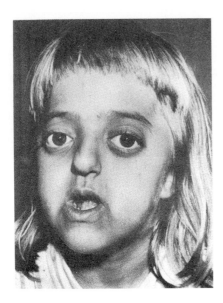
Figura 10.5 – Síndrome de Crouzon.

De um modo geral, quanto mais precoce for o defeito, maior será a dismorfia e mais importante o quadro clínico.

As craniostenoses, além das implicações óbvias de ordem estética, podem acarretar, do ponto de vista clínico, uma síndrome de hipertensão intracraniana crônica, evolutiva, mais ou menos insidiosa com consequências sobre a visão e, pelo menos teoricamente, sobre as funções intelectuais. É de constatação corrente que cerca de 30 a 50% das crianças portadoras de craniostenose apresentam certo grau de deficiência mental. Se não há prova formal da relação entre causa e efeito, não é menos verdade que, teoricamente, pode-se prevenir a segunda eliminando-se a primeira.

Assim, a indicação cirúrgica sistemática, a não ser para a correção estética, é controversa, sobretudo em algumas formas que excepcionalmente se acompanham de deficiência intelectual ou de hipertensão intracraniana, como a escafocefalia ou a trigonocefalia. A intervenção cirúrgica não sendo, pois, absolutamente mandatória, é possível, se as circunstâncias assim o requererem, o acompanhamento clínico de uma craniossinostose com particular atenção para as funções visuais.

Os principais tipos de craniostenose isolada são:

- *Soldadura da sutura longitudinal:* é a mais comum das craniostenoses isoladas, perfazendo cerca de 50% dos casos. Predomina no sexo masculino na proporção de 3.5:1. Acarreta a *escafocefalia* com crânio alongado no sentido ântero-posterior. É, em geral, bem tolerada não havendo, geralmente, repercussões clínicas, embora um certo número dessas crianças possa apresentar distúrbios do aprendizado.
- *Soldadura das suturas coronais:* é a segunda mais frequente e aproximadamente 2/3 a 3/4 dos casos ocorre em crianças do sexo feminino. Em cerca de 10% há história familiar positiva e achado de idade avançada do pai

Capítulo 10 • ALTERAÇÕES DA FORMA E DO VOLUME DO CRÂNIO

é frequente. Leva a uma **braquicefalia** ou **turricefalia**: o crânio é curto no sentido ântero-posterior, largo no látero-lateral e alto. A testa é achatada e há, geralmente, certo grau de exoftalmia. Quando unilateral leva a **plagiocefalia**. Os raios X do crânio, além da estenose das suturas, mostram, geralmente, presença de impressões digitiformes posteriores e elevação das asas menores dos esfenoides. A braquicefalia é, geralmente, de expressão clínica precoce e leva frequentemente à síndrome de hipertensão intracraniana.

- *Soldadura da sutura metópica:* o resultante é uma testa em ângulo ou quilha de navio (**trigonocefalia**). Pode haver certo grau de hipertelorismo. Geralmente está presente ao nascimento, mas as repercussões clínicas são pouco evidentes. Algumas síndromes muito raras podem estar associadas a trigonocefalia.
- *Soldadura da lambdoides:* é a menos comum das craniostenoses isoladas. A maior parte é unilateral e provoca uma plagiocefalia posterior.

Craniostenoses resultantes de soldadura de múltiplas suturas são raras perfazendo cerca de 5% dos casos. São responsáveis por vários tipos de deformidade como oxicefalia (crânio em "pão de açúcar"), várias plagiocefalias e crânio em trevo. São as que mais frequentemente causam hipertensão intracraniana e distúrbios do desenvolvimento intelectual. Pancraniostenoses é rara, geralmente associada a raras síndromes.

CAPÍTULO 11

Encefalopatias Crônicas Não Evolutivas: Paralisia Cerebral e Deficiência Mental

Encefalopatias crônicas não evolutivas (ECNE) ou encefalopatias fixas são, juntamente com as crises epilépticas, a causa mais comum pela qual as crianças são enviadas à consulta neuropediátrica. Trata-se de afecções neurológicas resultantes de perturbação funcional do SNC sequelar de um processo patológico pré, peri ou pós-natal. Dessa definição, fica implícita a noção de que o agente causal agiu unicamente em um determinado momento do desenvolvimento cerebral, deixando sua marca ou "cicatriz", não se tratando, pois, de um processo patológico em atividade.

Em consequência, do ponto de vista clínico, o quadro neurológico das ECNE é estável, não progressivo, ou seja, não se observa o aparecimento de novos sinais ou sintomas que vêm se sobrepor aos já existentes, não havendo, pois, agravação ou evolutividade do processo. Pelo contrário: geralmente as crianças portadoras de ECNE, se esta não for de uma gravidade excepcional, são capazes de fazer novas aquisições e progredir em seu desenvolvimento psicomotor.

Entretanto, como discutido no Capítulo 12, algumas situações particulares podem dificultar o diagnóstico. Certas formas de ECNE motoras, como veremos adiante, podem-se manifestar após um intervalo livre e progredir durante um certo espaço de tempo, simulando uma encefalopatia evolutiva resultante de doença ativa. Ao inverso, algumas doenças metabólicas ou degenerativas como as mucopolissacaridoses ou certas aminoacidopatias podem ser tão lentamente evolutivas, que permitem, durante anos, o progresso do desenvolvimento psicomotor dando a impressão de se tratar de encefalopatias fixas.

Tendo-se em conta essas exceções, o diagnóstico sindrômico de uma ECNE é, geralmente, não problemático, o que, infelizmente, não ocorre com o diagnóstico etiológico como veremos adiante.

Tratando-se as ECNE de um complexo sintomático e não de uma entidade nosológica, suas manifestações clínicas são extremamente proteiformes, denotando o comprometimento isolado ou conjunto das diversas funções do SNC. Assim, há casos em que as funções nervosas superiores são as mais, ou as únicas, a ser comprometidas com resultantes quadros caracterizados somente por deficiência mental ou por distúrbios do comportamento ou ainda por alterações cognitivas. Em outros casos, as alterações mais relevantes dizem respeito à motricidade, sem que haja comprometimento da atividade mental, configurando o que se convencionou chamar de paralisia cerebral. Finalmente, em outros casos, talvez a maioria, distúrbios motores e das funções nervosas superiores estão conjuntamente comprometidos, com resultantes encefalopatias globais.

Para efeitos didáticos, estudaremos separadamente as ECNE que cursam, respectivamente, com predomínio das alterações da motricidade (as paralisias cerebrais) e da inteligência (as deficiências mentais). Crianças que se apresentam basicamente com distúrbios do comportamento podem se situar numa fronteira, às vezes nebulosa, entre a neurologia e a psiquiatria, e esses problemas serão estudados em um capítulo a parte.

PARALISIA CEREBRAL

Como visto nos parágrafos precedentes, denomina-se paralisia cerebral (PC) uma forma de ECNE na qual são predominantes os distúrbios da motricidade. Há três formas de PC: a espástica, a coreoatetósica (distônica) e a atáxica, sendo a primeira, de longe, a mais frequente, podendo assumir três tipos neurológicos distintos.

PARALISIA CEREBRAL ESPÁSTICA

Forma hemiplégica (hemiplegia cerebral infantil)

É a forma mais frequente de PC. Na quase totalidade dos casos, só se manifesta a partir do quinto mês de vida, sendo que, em certos casos, as crianças evoluem, com certeza, normalmente até o oitavo mês. Esse intervalo livre é devido ao fato de que o aparecimento do sintoma está relacionado à maturação da área cerebral responsável pela função. Nos primeiros meses, a movimentação é basicamente automática e independe dos circuitos corticais, motivo pelo qual a lesão (cortical) permanece clinicamente silenciosa.

De qualquer modo, a época aproximada do início das manifestações clínicas está relacionada com a acurácia da observação dos pais ou do pediatra que percebem inicialmente que as crianças mexem ou utilizam menos um membro superior. Se o membro acometido é o direito, as crianças são, muitas vezes, consideradas "canhotas". Com o passar das semanas, torna-se nítida a assimetria dos movimentos, sendo que a maior parte das crianças praticamente não usa o membro comprometido, negligenciando-o completamente. O comprometimento do membro inferior é, geralmente, menos evidente, sendo notado no momento da aquisição da marcha. De maneira geral, a paralisia tende a predominar no membro superior.

O exame neurológico revela a clássica hemiplegia, sendo que, nas crianças maiores, está presente a **atitude de Wernicke-Mann** (flexão, abdução e pronação do antebraço, hiperextensão do membro inferior, como pé equinovaro). Quase sempre, uma nota atetósica, mais ou menos importante, é observada no membro superior comprometido, a qual se torna particularmente evidente à manipulação dos objetos. Os sinais de liberação piramidal são evidentes, com hipertonia espástica, hiperreflexia profunda, clônus dos pés e sinais de Rossolimo e Babinski.

Com o crescimento corpóreo, ocorre uma diminuição do volume dos membros plégicos, sendo a assimetria em relação aos membros contralaterais, geralmente, evidente.

A inteligência está conservada na maioria dos casos, podendo ser subnormal na minoria. Debilidade mental franca é excepcional. Epilepsia, muitas vezes de difícil controle, está presente em cerca de 1/3 dos casos. As crises são tônico-clônicas generalizadas ou hemigeneralizadas. A sucessão destas pode agravar a hemiplegia. Surdez neurossensorial pode estar excepcionalmente presente.

Os exames neurorradiológicos (e os eventuais neuropatológicos) revelam, na maioria das vezes, encefalomalacias periventriculares, cistos porencefálicos, ou micropoligiria, unilaterais, o que denota a natureza hipóxico-isquêmica como processo patogênico (Capítulo 20).

As crianças portadoras de hemiplegia congênita infantil, na maioria dos casos, nascem ao termo de uma gravidez normal, têm bom peso e não apresentam intercorrências peri ou pós-natais dignas de nota. Em outras palavras, o momento da agressão ao SNC passa clinicamente silencioso, e, geralmente, não se encontram os habituais fatores de risco das encefalopatias hipóxico-isquêmicas (Capítulo 20).

Forma diplégica (doença de Little)

Caracteriza-se pelo comprometimento quase que exclusivo dos membros inferiores, sendo que os superiores acham-se indenes ou apenas discretamente afetados.

Como na hemiplegia congênita infantil, nos primeiros meses de vida, as crianças parecem normais, sendo que, na maioria dos casos, o que chama a atenção é um atraso do desenvolvimento das atividades motoras: a criança rola pouco no leito, a movimentação das pernas no momento do banho ou das trocas não é exuberante; há uma demora para a aquisição da posição sentada e, sobretudo, o apoio plantar é deficiente, fazendo-se com as pernas endurecidas com tendência à posição em tesoura e a pisar nas pontas. A troca dos passos é impossível, mesmo com ajuda.

Nessa fase, o exame neurológico já revela certa espasticidade dos membros inferiores com sinais de liberação, como hiperreflexia profunda, clônus dos pés, e sinais de Rossolimo e Babinski evidentes.

A aquisição da marcha independente é sempre mais ou menos demorada, raramente atingida antes dos 30 aos 36 meses. Quando a criança anda, o caráter espástico da marcha é evidente, com as pernas rígidas, muitas vezes com tendência ao *recurvatum* dos joelhos e amplo balanceamento da bacia.

O comprometimento dos membros superiores é de intensidade variável, mas nunca muito importante. A manipulação dos objetos é perfeitamente possível, podendo haver certo grau de dificuldade na coordenação mais fina. Às vezes, uma discreta nota atetósica está presente nas mãos.

A maioria das crianças com doença de Little apresenta inteligência normal ou nos limites inferiores. As grandes deficiências mentais são raras e, quando presentes, estão quase sempre associadas a certo grau de microcefalia. Alterações de certas funções nervosas superiores como orientação temporoespacial e coordenação visuomotora podem estar presentes com certa frequência, de modo que muitas dessas crianças requerem aprendizado em classes especiais. A incidência de epilepsia parece ser menos frequente do que na hemiplegia congênita infantil, interessando cerca de 1/4 dos casos.

A grande maioria de crianças com diplegia espástica é prematura, sendo esse o fator que mais se relaciona positivamente com a doença. Em contrapartida, em cerca de 80% dos prematuros que desenvolverão PC, esta será do tipo diplégico. Além da prematuridade, asfixia perinatal está presente em cerca de 1/4 dos casos, sejam as crianças prematuras ou não.

Na enorme maioria dos casos, o comprometimento cerebral nas diplegias espásticas é resultante de alterações hipóxico-isquêmicas que levam ao quadro de leucomalacia periventricular (pág. 280). Essas alterações, muito provavelmente, ocorrem no período pós-natal, uma vez que a frequência de diplegia espástica, pelo menos em certos países desenvolvidos, está diminuindo significantemente, enquanto a taxa de prematuridade permanece estável. É possível que os avanços tecnológicos no atendimento ao prematuro impeçam o surgimento das alterações circulatórias responsáveis pela lesão cerebral. Porencefalia bilateral ou atrofia difusa com hidrocefalia ex-vácuo podem ser observadas em alguns poucos casos.

A ultrassonografia perinatal, que permite a detecção e o acompanhamento da evolução de lesões extremamente recentes, constitui-se em importante exame preditivo do desenvolvimento de diplegia cerebral em crianças prematuras, permitindo seu encaminhamento para programas de reabilitação precoce.

Forma tetraplégica

É a forma clínica mais grave de PC na criança. São os grandes encefalopatas cujo desenvolvimento psicomotor é praticamente nulo. Permanecem deitados com os membros superiores em flexão e os inferiores em extensão. Conseguem, quando o fazem, no máximo, permanecer sentados com apoio,

Primeira Parte • GRANDES CATEGORIAS SINTOMÁTICAS

atados ao espaldar do leito ou da cadeira de rodas. Não conseguem manipular objetos ou se alimentar sozinhos. Uma síndrome pseudobulbar, responsável por distúrbios da deglutição e salivação intensa, acha-se, via de regra, presente. Microcefalia, em diversos graus, raramente deixa de ser observada.

A deficiência mental é profunda, a compreensão, extremamente pobre, nenhuma etapa da linguagem é adquirida. O contato é precário, resumido em algumas trocas emotivas, como demonstração de satisfação quando confortadas. Mais da metade apresenta crises convulsivas, geralmente, do tipo tônico-clônicas generalizadas.

Os exames neurorradiológicos e anatomopatológicos revelam quadros de ulegiria ou encefalomalacia multicística, geralmente com importante atrofia difusa (Capítulo 20).

A anamnese, na grande maioria de crianças portadoras de PC tetraplégica, revela a existência de anomalias pré ou perinatais, como traumas gestacionais, acidentes anestésicos maternos, síndrome da transfusão gemelar, eclâmpsia ou asfixia importante perinatal que mantém o recém-nascido por longos dias em UTI. As condições neurológicas são inquietantes e, não raramente, observam-se crises convulsivas neonatais.

PARALISIA CEREBRAL COREOATETÓSICA

Talvez a forma mais dramática de PC devido à intensa incapacitação motora funcional em uma criança com inteligência intacta. Ocorre em função de dois fatores perinatais distintos sempre bem evidentes clinicamente: asfixia neonatal grave e kernicterus (pág. 287). A incidência de prematuridade é relativamente pouco frequente, estimada em cerca de 15%.

As crianças nunca se desenvolvem normalmente, não havendo, pois, nessa forma, intervalo livre. O quadro neurológico inicial é dominado basicamente por hipotonia intensa, responsável por atraso importante das aquisições motoras. Entretanto, certo enrijecimento com tendência ao opistótono por ocasião da manipulação e movimentos anormais na esfera bucolingual podem ser indicadores precoces de um distúrbio distônico. Este aparece no segundo semestre de vida, sendo já evidente no início do segundo ano. Caracteriza-se por atetose e movimento de torção do tronco e pescoço. A mímica facial é intensamente comprometida com careteamento constante. Em função da distonia da língua e músculos fonatórios, a emissão da linguagem é extremamente penosa, sendo mal articulada, quase incompreensível. A manipulação dos objetos é gravemente perturbada sendo impossível qualquer atividade que implique motricidade fina, como escrita, costura etc. A alimentação independente é feita com dificuldade. Como em todos os quadros distônicos, os movimentos se intensificam com as emoções e cedem no sono. A marcha, penosa, pode ser adquirida em uma minoria de casos. Geralmente, essas crianças ficam confinadas em cadeira de rodas. A inteligência é, quase sempre, conservada, permitindo uma escolaridade normal. Quando as circunstâncias o permitem, essas crianças aprendem a utilizar um computador.

Nos casos consequentes ao kernicterus, dois sinais estão, geralmente, associados ao quadro distônico: a surdez neurossensorial e uma paralisia de elevação do olhar (sinal de Parinaud). O desempenho geral dessas crianças é relativamente menos brilhante.

Os exames neurorradiológicos são normais, embora no kernicterus possa haver na RM hipersinal em T2 e *flair* do corno de Ammon, núcleos do teto do tronco cerebral, das olivas bulbares e dos núcleos denteados do cerebelo (Capítulo 20).

PARALIA CEREBRAL ATÁXICA

Ataxia cerebelar crônica não evolutiva pode corresponder a diversas entidades anatomoclínicas, algumas das quais até geneticamente determinadas. Três grandes grupos são habitualmente discriminados:

1. **Ataxia diplégica** – trata-se, na realidade, da associação de uma síndrome cerebelar global à diplegia espástica. As implicações etiopatogênicas são as mesmas, sendo o comprometimento do cerebelo e/ou de suas vias resultante de alterações hipóxico-isquêmicas.

2. **Ataxia cerebelar pura** – forma rara de paralisia cerebral. No início, há certa hipotonia, sendo que os sinais cerebelares emergem no decorrer do segundo ano de vida, configurando um quadro de ataxia global. Geralmente há certo grau de comprometimento intelectual associado. A anamnese dessas crianças é, quase sempre, negativa.

   A patogenia dessa forma de PC é obscura, sendo que, em alguns poucos casos autopsiados, revelaram-se malformações (atrofia dos grãos, agenesia do verme etc.). O exame sistemático com RM poderá vir a esclarecer certas situações.

3. **Síndrome do desequilíbrio de Hagberg** – ver pág. 66.

DEFICIÊNCIA MENTAL

Deficiência mental (DM) é uma situação estável e não progressiva de uma insuficiência ou inadequação intelectual que se origina durante o período do desenvolvimento e que impede um ajustamento social independente.

Esta definição, como as numerosas outras existentes, aponta para os seguintes pontos fundamentais: a causa geradora agiu durante o desenvolvimento do indivíduo, antes de completada sua maturação; é uma situação definitiva, mantida durante toda a vida do indivíduo, portanto, em outras palavras, incurável; os reflexos desse funcionamento intelectual inferior se fazem sobre a vida adaptativa (social) do indivíduo, o que significa, em outras palavras, uma dificuldade maior do que a encontrada pelos seus pares normais na resolução dos problemas colocados nas atividades da vida diária (aprendizado escolar, formação profissional, interação das relações humanas familiares ou não etc.).

Primeira Parte • GRANDES CATEGORIAS SINTOMÁTICAS

O diagnóstico de DM é, muitas vezes, difícil. Numerosos fatores emocionais, alterações de certas atividades nervosas superiores, como retardo específico da linguagem ou dislexia, psicoses ou baixo nível socioeconômico ou cultural podem estar na base da impossibilidade do ajustamento social adaptativo adequado, sem que haja necessariamente DM. Esses fatores devem ser levados em conta e, portanto, adequadamente diagnosticados, quando uma criança suspeita de DM é submetida à avaliação de sua capacidade intelectual.

Esta é procedida quantitativamente por numerosos testes disponíveis (Wisc, Binet-Simon, Terman-Merrill) que visam ao estabelecimento de um quociente intelectual (QI) que é a relação entre idade mental e idade cronológica, sendo, evidentemente, 100 o QI normal (idade mental = idade cronológica). O QI se distribui na população em geral segundo a curva de Gauss, considerando-se como portadores de DM a criança cujo escore é inferior a 70 e "limítrofe" aqueles entre 70 e 85.

Não se pode deixar de ter em conta que, além dos fatores discutidos acima que podem interferir em seu resultado, esses testes foram feitos a partir de crianças de classe média, de maioria branca, em países desenvolvidos, de modo que fatores culturais devem ser levados em conta na interpretação dos resultados quando de sua utilização em outros tipos de população, sobretudo em crianças da periferia de grandes cidades ou de zonas rurais de países em desenvolvimento. Assim, não é de se espantar, segundo a experiência de muitos psicólogos, que a maioria das crianças da periferia carente de uma cidade como São Paulo fracasse nesses testes, devendo ser considerada como de inteligência "limítrofe".

Apesar de todos esses importantes vieses, os chamados testes de inteligência são um instrumento de trabalho importante que, quando bem aplicados e, sobretudo, bem interpretados, permitem a avaliação das possibilidades potenciais de inserção social da criança em determinados meios e orientam a abordagem terapêutica em função de suas dificuldades específicas.

Os diferentes graus de DM são leve (QI entre 69 e 55), moderado (54 a 40), severo (39 a 25) e profundo (abaixo de 25). A média de DM para o conjunto da população nos países desenvolvidos é calculada em 2 a 3%, sendo que 90% dos casos são de grau leve, 6% moderado e 3% severo e profundo.

Em termos educacionais, as deficiências mentais de grau leve e parte das de grau moderado são qualificadas como "educáveis", ou seja, são indivíduos que podem assistir a classes especiais, aprender, eventualmente, rudimentos de escrita e leitura, e se adestrar em trabalhos braçais ou manuais que não requerem raciocínio ou iniciativa, podendo ser relativamente independentes nas atividades da vida diária, mas deverão sempre ser supervisionados por alguém; os restantes deficientes mentais de grau moderado e os de grau severo são "treináveis", passíveis de adquirirem apenas alguma independência nas atividades mais simples da vida diária (higiene, alimentação); os de grau profundo são completamente dependentes, designados como "morons" ou "idiotas", ou, mais eufesmisticante, "custodiáveis".

138

Do ponto de vista clínico, os pacientes portadores de DM severa ou profunda são os que mais comumente apresentam evidentes sintomas e sinais de comprometimento neurológico, como microcefalia, epilepsia, distúrbios motores (PC), visuais e auditivos, comportamentos inapropriados como hábito autista, hiperatividade etc. Malformações somáticas são também mais comumente observadas nesse grupo.

ETIOLOGIA DA DEFICIÊNCIA MENTAL

As causas da DM são múltiplas e estão espalhadas por vários capítulos deste livro, sendo muitas delas objeto de estudo detalhado. Classicamente, são divididas, segundo a época de sua constituição, em causas pré, peri ou pós-natais (Quadro 11.1).

Na unanimidade das várias séries analisadas, as causas pré-natais são, de longe, as mais frequentes, sua taxa variando de 55 a 75%. As causas perinatais representariam 10% e as pós-natais, 5%. É preciso se ter em conta que, em todas as séries, a etiologia permanece desconhecida em proporções que vão de 30 a 40%, sendo que, em sua grande maioria, um fator pré-natal é altamente provável.

Os fatores pré-natais precoces, incidindo no período embrionário, podem acarretar, além de alterações cerebrais, malformações somáticas. Assim, processos genéticos, sejam cromossomopatias ou mutações gênicas, infecciosos (rubéola, sífilis) ou tóxicos (álcool) podem ser responsáveis por quadros de DM associados a complexos malformativos mais ou menos bem padronizados. Alguns, quer pela sua alta frequência, quer pelo padrão homogêneo do complexo malformativo, como é o caso da síndrome de Down, são facilmente diagnosticados, até mesmo por leigos. Outros, por serem menos frequentes, e também porque sua expressão fenotípica é variável, são de diagnóstico mais difícil, necessitando-se da realização de mapeamento cromossômico ou do auxílio de geneticistas experimentados que, a partir da análise detalhada do conjunto malformativo, tentarão classificar a síndrome em questão de acordo com as já conhecidas e repertoriadas, que somam numerosas dezenas sendo que seu número aumenta na medida em que os fascículos das revistas especializadas se sucedem.

Assim, diante de uma criança com DM de qualquer grau que apresente malformações somáticas associadas, sejam estas discretas ou importantes, é necessário o procedimento diagnóstico padronizado que inclui história familiar detalhada se possível com exame clínico dos pais e irmãos; exame ocular completo; tomografia computadorizada cerebral ou preferivelmente RM; cariótipo com bandeamento cromossômico e outras técnicas, conforme a hipótese diagnóstica. Evidentemente, conforme discutido no início do capítulo, uma doença metabólica de evolução lenta deve ser descartada, devendo-se realizar pelo menos um teste de triagem dos erros inatos do metabolismo. As principais malformações presentes nas cromossomopatias e nas síndromes biológicas malformativas estão listadas no quadro 11.2.

Primeira Parte • GRANDES CATEGORIAS SINTOMÁTICAS

Quadro 11.1 – Etiologia da deficiência mental*.

CAUSAS PRÉ-NATAIS

Cromossomopatias
- Trissomia 21 (Síndrome de Down)
- Deleção 5p (Síndrome do miado do gato)
- Síndrome do X frágil

Síndromes biológicas polimalformativas
- Aicardi
- Miller-Dieker
- Sotos
- Prader-Willi
- Cornélia de Lange
- Rubinstein-Taybi
- Angerman (*Happy Puppet*)
- Neuroectodermoses

Infecções fetais
- Toxoplasmose
- Rubéola
- CMV
- Sífilis

Radiações ionizantes
- Atômica
- Raios X

Intoxicações
- Álcool
- Drogas alucinógenas
- Anticonvulsivantes

Desnutrição, hipotireoidismo, distúrbios hipóxicos e isquêmicos
- Síndrome da transfusão fetal
- Outros

Ignoradas
(DM na ausência de fatores peri ou pós-natais reconhecidos e/ou presença de retardo severo do crescimento intrauterino, alteração do PC presente ao nascimento e associação de malformações somáticas)

CAUSAS PERINATAIS

- Kernicterus
- Distúrbios hipóxico-isquêmicos: circular de cordão, placenta prévia, descolamento precoce etc.

CAUSAS PÓS-NATAIS

- Meningites
- Encefalites
- Traumas
- Estado de mal epiléptico
- Desidratação grave
- Etc.

* Constam no quadro apenas as principais causas de DM; síndromes cromossômicas ou polimalformativas raras, com apenas poucas dezenas de casos descritos e aquelas que provocam morte precoce são omitidas; estão também omitidas as causas degenerativas ou metabólicas, que fogem do espírito do capítulo.

140

Quadro 11.2 – Principais malformações somáticas das cromossomopatias e síndromes biológicas polimalformativas que se acompanham de DM.

CRÂNIO	MÃOS
– Microcefalia	– Polegares hipertróficos
– Macrocefalia	– Polidactilia
– Craniostenose	– Campodactilia
OLHOS	– Clinodactilia
	– Sindactilia
– Epicanto interno	– Prega palmar
– Obliquidade para cima ou para baixo	– Unhas hipoplásicas ou ausentes
– Hipertelorismo	– Aracnodactilia
– Aniridia	**PÉS**
– Coloboma de íris ou retina	– Polidactilia
ORELHAS	– Sindactilia
– Implantação baixa	– Hálux hipertróficos
– Em abano	– Hálux separados
– Muito grandes ou pequenas	– Campodactilia
– Displasia de hélix, anti-hélix ou trago	– Calcâneo saliente
– Apêndices pré-auriculares	**CABELOS E PELOS**
BOCA	– Hirsutismo
– Ausência de filtro	– Implantação baixa
– Lábio superior fino	– Sobrancelhas unidas
– Língua bífida ou lobulada	– *Pili torti, tricorrexis*
– Palato ogival	**GENITAIS**
– Fenda labial ou palatina	– Hipospádia
TÓRAX	– Escroto bífido
– Hipertelorismo mamário	– Micropênis
– Mamas supranumerárias	

Neste capítulo, nos limitaremos a analisar brevemente algumas das entidades mais frequentes e aquelas de reconhecimento mais recente, cujo número tem aumentado nos últimos anos.

Síndrome de Down

É a causa pré-natal mais frequente da DM. Seu fenótipo, arquiconhecido, inclui, como traços principais presentes na maioria dos casos, o fácies "mongoloide" caracterizado pelo epicanto interno, obliquidade dos olhos para baixo, achatamento da base do nariz, protrusão lingual, orelhas pequenas de implantação baixa; mãos curtas e largas, com prega palmar única; separação do hálux; hipoplasia da bacia; malformação cardíaca (CIV) em 40% dos casos.

Do ponto de vista neurológico, a hipotonia é o sinal maior presente ao nascimento e responsável pelo atraso motor. O QI varia de 25 a 60. A maioria fala e se comunica bem, mas ínfima maioria consegue se alfabetizar. Quando atingem a idade adulta, desenvolvem, após os 20 anos, demência do tipo Alzheimer. Sua sobrevida após a terceira década é excepcional.

Em 97% dos casos, a trisomia 21 é devida a uma não disjunção do cromossomo 21 na meiose. O risco desse acidente aumenta com a idade materna (1/1.500 antes dos 29 anos; 1/800 entre 35 e 40 anos; 1/100 acima dos 40 anos). Em 3% há translocação cromossômica para o grupo 13-15 ou para o próprio grupo 21-22. Este é o mecanismo de 9% dos casos nascidos de mães abaixo dos 30 anos.

Síndrome do X frágil

Também chamada de **síndrome de Martin Bell**, é a mais comum deficiência mental hereditária, afetando aproximadamente 1 em 4.000 crianças do sexo masculino. Essa doença ligada ao sexo é devida a expansões de repetições do nucleotídeo CGG anormalmente metiladas no gene *FMR1* situado no cromossomo Xq27.3. (A denominação X frágil decorre do fato da quebra da parte distal desse cromossomo quando cultivado em meio pobre em ácido fólico).

O gene *FMR1* codifica a proteína FMRP que desempenha um papel importante como regulador do funcionamento sináptico. Em sua falta, a atividade sináptica estará alterada com evidentes repercussões sobre o comportamento e a inteligência.

Normalmente, o número de expansões de CGG é de 6 a 40 e o número intermediário varia entre 41 e 54. Quando esse número em um alelo acha-se entre 55 e 200 fala-se em *pré-mutação*, uma situação crítica na qual ocorre uma instabilidade do gene. Indivíduos com essa pré-mutação não têm a doença mas podem desenvolver insuficiência ovariana precoce, se mulheres, ou a síndrome de tremor/ataxia associada ao X frágil (FXTAS) que aparece em indivíduos do sexo masculino por volta dos 50 anos.

Pré-mutações se expandem maciçamente atingindo repetições maiores que 200 cópias constituindo as *mutações completas* que são hipermetiladas, silenciando o gene *FMR1*. Essas mutações completas ocorrem somente no sexo feminino, uma vez que elas não podem ser mantidas durante a espermatogênese. Assim, a transmissão da síndrome passa do homem que tem a pré-mutação para a mulher com a mutação completa que, por sua vez, a transmitirá para o homem.

Clinicamente, pode haver discreto atraso do desenvolvimento neuropsicomotor e comportamento autístico, como estereotipias manuais e pobre contato visual. O retardo mental é variável mas geralmente impede a alfabetização, sendo o QI médio ao redor de 40. Problemas emocionais como ansiedade, mudanças de humor, impulsividade e hiperatividade são comuns. Epilepsia está presente em cerca de 20% dos casos. Do ponto de vista físico, o fácies pode ser alongado e fino, orelhas grandes e proeminentes, testa ampla, certo grau de prognatismo, hiperextensibilidade das juntas e macro-orquidismo a partir da adolescência (Fig. 11.1). Pacientes do sexo feminino com mutação completa de inteligência normal ou limítrofe podem ter problemas de aprendizado e emocionais.

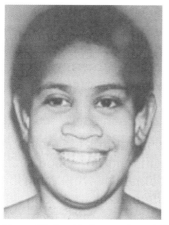 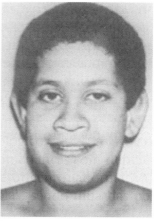

Figura11.1 – Síndrome do X fráfil. Aspecto da face em gêmeos idênticos.

O diagnóstico se faz por meio de teste genético por PCR para determinação do número de repetições de CGG e por Southern blot do DNA genômico para determinação do estado da metilação. A combinação desses testes tem uma sensibilidade de 99%. Quando o diagnóstico é feito em um probando, toda a família deve ser rastreada para detecção de possíveis portadores, ou seja, aqueles com pré-mutações ou mulheres com mutações completas.

Síndrome de Rett

A história dessa síndrome é uma das mais curiosas de toda a Neuropediatria. Sendo relativamente comum (1:10.000), só foi reconhecida como entidade autônoma no ano de 1983 apesar de ter sido descrita quase 20 anos antes pelo pediatra austríaco Andreas Rett. Aparentemente, os pacientes eram até então diagnosticados como autistas.

A síndrome de Rett é esporádica e afeta praticamente apenas pacientes do sexo feminino. Deve-se, em 96% dos casos, a mutações no gene *MECP2* localizado no cromossomo Xq28. É um cromossomo dominante com letalidade nos indivíduos masculinos homozigotos. Esse gene codifica a proteína MeCP2 que é repressora de transcrição do DNA. Em camundongos *MECP2 knoctout*, essa proteína mostrou-se importante na maturação neuronal e no desenvolvimento da arborização dendrítica. Entretanto, ainda se desconhece quais os genes-alvo que seriam suprimidos e que teriam importância na gênese dos diversos sinais e sintomas da síndrome. Em um pequeno número de pacientes em que não há mutações nesse gene, encontraram-se mutações em um gene (*CDKL5*) situado em um outro *locus* do cromossomo X (p22) e conhecido por causar epilepsia precoce e grave retardo mental. Por outro lado, mutações de *MECP2* têm sido encontradas em meninos com síndrome de Rett com cariótipo 47XXY ou com mosaicismo somático ou em meninos com grave encefalopatia e morte precoce. Ainda, mutações nesse gene são encontradas em meninas com formas atípicas da síndrome de Rett

Primeira Parte • GRANDES CATEGORIAS SINTOMÁTICAS

como as com preservação da linguagem e do uso das mãos, ou com fenótipos distintos dos dessa síndrome. Trata-se de meninas com retardo mental inespecífico, com problemas de aprendizado, com fenótipo de síndrome de Angelman símile, com autismo ou em meninas normais.

Do ponto de vista clínico, o desenvolvimento nos primeiros meses de vida é absolutamente normal. Entre seis e 24 meses (geralmente entre oito e 18) aparecem os primeiros sinais da doença caracterizados por alheiamento progressivo ao meio, perda da linguagem eventualmente adquirida, hipotonia, parada ou alentecimento do desenvolvimento motor. Metade das crianças não consegue andar. Por volta do final do segundo ano ou no início do terceiro ano de vida aparece o sinal mais característico, praticamente diagnóstico da doença: as estereotipias manuais, praticamente incessantes, de movimentos comparados aos de "lavar as mãos", esfregando a criança uma mão contra a outra com movimentos rotatórios (Fig. 11.2). Frequentemente bate palmas diante da face e leva as mãos juntas à boca, soprando ou salivando sobre elas. Qualquer ato manual voluntário é abolido, sendo a criança incapaz de executar o mais simples gesto de preensão e *a fortiori* de usar adequadamente as mãos. Outras estereotipias, como ranger de dentes, estão frequentemente presentes. Ataxia do tronco que torna a estação sentada extremamente instável é outro sinal frequentemente observado. Episódios de hiperventilação ou apneia, provavelmente voluntários, são frequentes. Crises convulsivas, geralmente de caráter tônico-clônico generalizadas, são observadas em 70-80% dos casos. Há desaceleração progressiva do crescimento cefálico, de modo que o PC geralmente acaba por se encontrar nos limites inferiores da curva.

Por volta dos três aos quatro anos, o quadro já está bem definido e estabilizado, encontrando-se a criança demenciada e alheia ao meio sem qualquer contato visual. Esse estágio é estacionário e dura anos a fio sendo seguido tardiamente (fim da primeira década, adolescência) por deterioração motora: a minoria das crianças que andava, deixa de fazê-lo e passa a viver em cadeiras de rodas; há distúrbios tróficos dos pés, emaciação progressiva e aparecimento de cifoescoliose importante. As estereotipias manuais ficam menos evidentes, há melhora do contato visual e das crises convulsivas. Numerosos casos de síndrome de Rett em mulheres adultas na terceira ou quarta década são conhecidos.

Não há tratamento específico.

Síndrome alcoólica fetal

Desde os primórdios da Medicina até o início deste século, o alcoolismo materno (ou paterno) foi considerado responsável por numerosos padecimentos da prole, entre os quais a síndrome de Down e diversas síndromes psiquiátricas. Entretanto, foi somente na década de 70 que se isolou uma síndrome biológica especificamente relacionada com os efeitos teratogênicos do álcool – a síndrome alcoólica fetal.

Capítulo 11 • ENCEFALOPATIAS CRÔNICAS NÃO EVOLUTIVAS

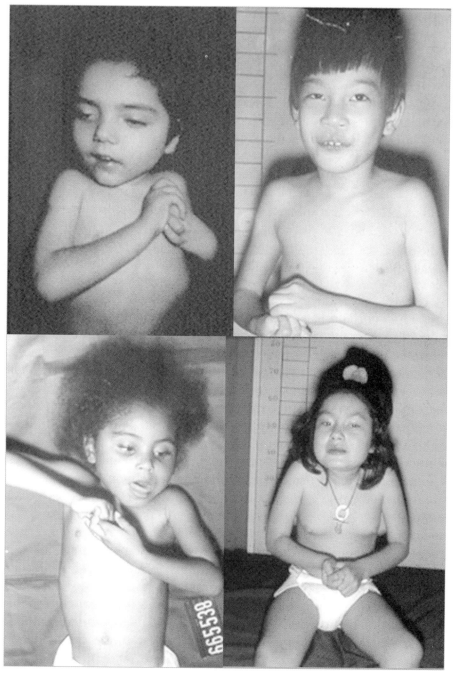

Figura 11.2 – Síndrome de Rett. Aspecto característico da posição das mãos em quatro crianças distintas.

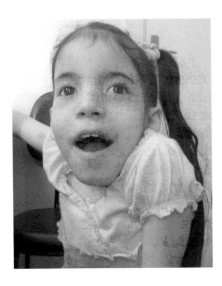

Figura 11.3 – Síndrome alcoólica fetal. Malformações faciais características.

As crianças portadoras dessa síndrome apresentam certo grau de retardo mental (QI médio de 65) e várias alterações somáticas, sendo as seguintes encontradas em mais de 80% dos casos: hipodesenvolvimento estaturoponderal ao nascimento e na infância; fenda palpebral estreita; filtro hipoplásico, lábio superior afilado; retrognatia; microcefalia (Fig. 11.3).

Os exames anatomopatológicos realizados revelaram malformações cerebrais relacionadas sobretudo à alteração de migração neuronal (Capítulo 20), como heterotopias cerebrais e cerebelares.

A intensidade das alterações somáticas, que é proporcional ao grau da DM, é variável de caso para caso, estando provavelmente na dependência da quantidade de álcool ingerida e de sua duração. Há evidência de que a ingestão de no mínimo 89ml de álcool absoluto por dia (equivalente a seis doses de bebidas fortes como pinga) constitui grande risco para o feto. Não foi estabelecido um nível mínimo "seguro" de ingestão alcoólica. Em alguns países desenvolvidos a lei obriga que os rótulos de bebidas alcoólicas tragam um aviso sobre o risco potencial sobre o feto.

As manifestações clínicas recentemente reconhecidas em adolescentes e adultos demonstraram que as malformações faciais são menos evidentes, mas os pacientes tendem a permanecer de baixa estatura e moderadamente microcéfalos. Distúrbios do comportamento como inadaptação social, pobre julgamento, distratibilidade e fracassos escolares são comumente encontrados.

Síndrome de Angelman

Trata-se de uma encefalopatia grave com epilepsia cujo fenótipo e alterações neurológicas são bastante sugestivos. São crianças que evoluem desde o início com atraso do desenvolvimento psicomotor e da linguagem que não é

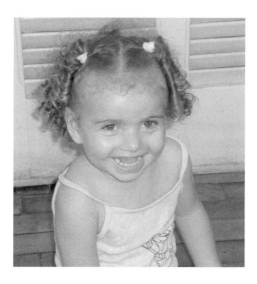

Figura 11.4 – Síndrome de Angelman. Aspecto característico.

adquirida. A compreensão permanece extremamente pobre. Por volta dos dois ou três anos de idade, o aspecto geral é bastante característico: as crianças são alegres e risonhas, movem-se com certa rigidez dos membros superiores e andam com base alargada devido a ataxia axial, o que lhes dá um aspecto geral de um boneco (*happy puppet syndrome*). O facies é sugestivo, com dentes separados, língua protusa, certo prognatismo e microcefalia (Fig. 11.4). A epilepsia é praticamente constante e geralmente de difícil controle. O padrão eletroencefalográfico é bastante característico e pode sugerir o diagnóstico muito precocemente antes que o fenótipo seja aparente.

A doença se deve em cerca de 70% a 80% dos casos à deleção de 15q11-13 **materno.** No restante dos casos, encontrou-se dissomia paterna, defeito do centro de *imprinting* desse cromossomo, ou ainda mutação no gene *UBE3A*. Em cerca de 20% não se encontram alterações e o diagnóstico ou permanece incerto ou a síndrome obedece outros mecanismos ainda desconhecidos.

Síndrome de Prader-Willi

São crianças que vêm ao neuropediatra por dificuldades escolares ou deficiência mental associadas a obesidade. Na anamnese, encontra-se referência de atraso motor nos primeiros meses de vida por hipotonia global. A partir do segundo ano inicia-se hiperfagia compulsiva e enorme ganho de peso. O fenótipo é sugestivo com fronte estreito, acromicria, baixa estatura. Podem desenvolver obesidade mórbida e diabetes. Em cerca de quase metade dos casos, o QI é abaixo de 70 e o restante é limítrofe ou normal.

O diagnóstico de faz pelo exame cromossômico que revela, ao contrário da síndrome de Angelman, deleção de 15q11-13 de origem **paterna** em 70% dos casos, dissomia materna em 28% e defeito do centro de *imprinting* nos restantes 2%.

Síndrome de Williams

Também conhecida como síndrome de Williams-Beuren, é causada por uma deleção de um segmento do cromossomo 7q11.23 que interessa 28 genes dos quais são conhecidos o da *elastina* e o da *limkinase 1*. Essas crianças apresentam um atraso moderado do desenvolvimento psicomotor e, por volta do terceiro ou quarto ano de vida o diagnóstico é suspeitado pelas dismorfias faciais e malformarções cardíacas. Aquelas fazem com que as crianças sejam comparadas a gnomos (*elfin facies*) pela fronte ampla, têmporas profundas, base nasal rasa, longo filtro, ponta do nariz pulposa, boca grande e lábios carnosos. A malformação cardíaca mais frequente é estenose aórtica supravalvar seguida por estenose pulmonar periférica. O QI varia entre 48 e 85 e chama particularmente atenção o perfil psicológico desses pacientes por sua loquacidade e sociabilidade mesmo em ambiente estranhos o que contrasta com seu desempenho perceptual e visuoespacial.

Estudos recentes correlacionam o gene da elastina aos defeitos somáticos e o gene da *limkinase 1*, que se expressa no cérebro e que teria importância indireta no direcionamento axonal no desenvolvimento cerebral, aos problemas intelectuais e/ou comportamentais.

CAPÍTULO 12

Involução Psicomotora

Em uma criança até então neurologicamente normal, a ocorrência de um alentecimento do ritmo do desenvolvimento psicomotor seguido de sua parada e sua involução com resultante perda inexorável e progressiva das aquisições intelectuais e motoras previamente adquiridas é um acontecimento dramático que obviamente apavora os pais e alarma os médicos.

Diante desse quadro, o diagnóstico de doença degenerativa ou metabólica do sistema nervoso se impõe, pois aí estão implicitamente colocados os dois elementos fundamentais comuns a esse grupo de afecções: a noção de um *intervalo livre,* período no qual a criança se desenvolve normalmente até o início dos sintomas e sinais clínicos, e a noção da *evolutividade* inexorável da doença, durante todo o seu curso, até o êxito fatal.

É evidente que, como sempre, há exceções a essa regra. Certas doenças infecciosas provocadas por lentivírus, como panencefalite esclerosante subaguda (pág. 242) ou encefalite do HIV (pág. 244), podem simular perfeitamente o quadro clínico de uma doença metabólica. Inversamente, certas formas de encefalopatia fixa, como hemiplegia cerebral congênita (pág. 133), podem, pelo menos no início, simular uma doença metabólica, uma vez que elas somente se exteriorizam no segundo semestre de vida e parecem evoluir no início, dando a sensação da existência de intervalo livre e de progressividade.

Ainda, certas doenças metabólicas, quer pela sua expressão ultraprecoce no período neonatal, eliminando a noção de intervalo livre, quer pela extrema lentidão de sua evolutividade, que permite até mesmo um progresso psicomotor durante um certo período, ou por ambas as razões, podem parecer uma encefalopatia fixa, deixando de ser corretamente diagnosticadas ou o sendo apenas quando seu caráter evolutivo se torna evidente, ou quando doença idêntica eclode em outro membro da fratria.

Primeira Parte • GRANDES CATEGORIAS SINTOMÁTICAS

Tendo-se em conta essas armadilhas, que não são infrequentes, a sugestão do diagnóstico de uma doença metabólica do sistema nervoso não é difícil na prática pediátrica. O mais complicado para o não especialista – e infelizmente para o especialista também! – é o diagnóstico específico de entidade nosológica responsável pelo quadro clínico, uma vez que mais de 200 doenças metabólicas, a maioria das quais com implicações neurológicas, são atualmente conhecidas. Essas doenças se distribuem em grandes grupos ou capítulos, conforme a natureza da anormalidade bioquímica. São predominantes as **doenças lisossomiais** (devidas a deficiências de enzimas dos lisossomos) que englobam as neurolipidoses, as mucopolissacaridoses e as oligossacaridoses, as doenças devidas ao **distúrbio do metabolismo dos aminoácidos e dos ácidos orgânicos**, aquelas devidas a alterações das **enzimas peroxissomiais** e **da cadeia respiratória mitocondrial** (encefalomiopatias mitocondriais). Ainda se reconhecem doenças devidas a defeitos do metabolismo dos carboidratos, de metais, de lipoproteínas, de purinas, das porfirinas, de reparação do DNA etc.

O impacto dessas diferentes formas de alterações metabólicas sobre as diversas estruturas que compõem o sistema nervoso é variável. Em certas circunstâncias, há acúmulos intracelulares (tesaurismose) das substâncias catabolizadas pelas enzimas deficitárias, com resultante comprometimento das estruturas cinzentas corticais, dos núcleos da base, do tronco cerebral ou do cerebelo; outras vezes, são substâncias fundamentais para a formação e a manutenção da bainha de mielina que se acham alteradas em função do defeito metabólico, com consequente comprometimento da substância branca (leucodistrofias); em outras ocasiões são os gânglios da base que são comprometidos pela doença. Naturalmente, certas manifestações clínicas podem refletir, pelo menos nas fases iniciais, a natureza das estruturas cerebrais interessadas pelo processo patológico. Em algumas dessas doenças, o SNC é praticamente o único sistema afetado. Em outras entidades, outros órgãos são também comprometidos, como o fígado e o esqueleto. É evidente que todas essas doenças se devem a mutações genéticas e podem ser recessivas, dominantes ou ligadas ao sexo, ou ainda de transmissão por via materna como nos casos das mitocondriopatias.

Neste capítulo, limitaremo-nos a estudar a estratégia geral de trabalho diante de uma criança suspeita, bem como a sistematizar, por meio de tabelas organizadas por grupos etários, as principais entidades e suas especificidades, de modo a orientar o clínico em seu raciocínio diagnóstico. A análise detalhada dessas doenças é feita em outros capítulos na segunda parte deste livro.

CONDUTA GERAL NA SUSPEITA DE DOENÇA METABÓLICA

No período neonatal (Capítulo 27), as principais doenças metabólicas são as aminoacidopatias e organoacidopatias. Assim, os exames complementares

Capítulo 12 • INVOLUÇÃO PSICOMOTORA

devem ser dirigidos para a detecção desses grupos de entidade, devendo-se proceder rotineiramente glicemia, gasometria, ionograma, amoniemia e pesquisa de ácidos cetônicos no sangue (Ketostix) e na urina (DNPH).

Fora do período neonatal, além dos anteriores, procede-se rotineiramente ao exame ocular completo, às vezes com eletrorretinograma (ERG), raios X de esqueleto, mielograma, EEG, LCR, ENMG, exame neurorradiológico (TC ou RM), biopsia de conjuntiva ou pele ou nervo periférico, dosagens enzimáticas específicas e, evidentemente, sempre que possível, análise molecular direcionada para a hipótese mais provável.

As **anomalias oculares** mais frequentes que orientam o diagnóstico são mancha vermelho-cereja (doença de Tay-Sachs, Sandhoff, Niemann-Pick, gangliosidose GM_1, sialidose); opacidades corneanas (mucopolissacaridoses, oligossacaridoses); retinite pigmentar (lipofuscinoses, síndrome de Cockayne, mitocondriopatias); atrofia da papila (doença de Leigh, distrofia neuroaxonal, doença de Lafora).

Alterações esqueléticas são sobretudo evidentes na gangliosidose GM_1, nas mucopolissacaridoses e, em menor grau, nas oligossacaridoses.

Células anormais no mielograma se encontram nas doenças de Gaucher e Niemann-Pick, em muitas mucopolissacaridoses e algumas gangliosidoses.

O *EEG* é especificamente alterado nas doenças metabólicas, podendo-se encontrar perturbações sugestivas na forma infantil tardia de lipofuscinose ceroide (pontas occipitais à estimulação luminosa lenta).

O *LCR* pode revelar aumento de proteínas nas doenças de Krabbe, Leigh e na leucodistrofia metacromática.

As *velocidades de condução nervosa* estão sensivelmente diminuídas na doença de Krabbe e na leucodistrofia metacromática, as quais cursam com neuropatia periférica associada.

A *TC* e sobretudo a *RM* de crânio podem trazer informações importantes sobretudo nas doenças que comprometem a substância branca como leucodistrofia metacromática, doença de Krabbe, adrenoleucodistrofia, síndrome de Cockayne, doenças de Alexander e Canavan e as leucoencefalopatias.

O *estudo ultraestrutural da biopsia de pele ou conjuntiva* é um auxílio valioso para o diagnóstico das doenças metabólicas que cursam com acúmulo anormal de substâncias no interior das células, como as doenças lisossomiais (lipidoses, mucopolissacaridoses, oligossacaridoses, glicogenose tipo II), quando não se dispõem de meios laboratoriais para análise bioquímica. Algumas doenças peroxossomiais e certas mitocondriais (Capítulos 25 e 26) também podem ser diagnosticadas por meio de exame ultraestrutural de tecidos da pele ou hepático. Esse método diagnóstico é sobretudo importante em nosso meio, onde, ainda, os laboratórios clínicos não estão aparelhados para a execução das complicadas dosagens bioquímicas e sobretudo moleculares que requerem a maioria desse grupo de doenças. Ainda, em certas entidades, como distrofia neuroaxonal infantil, doença de Lafora e lipofuscinoses ceroides, não há marcadores biológicos conhecidos, de modo que o diagnóstico repousa inteiramente sobre esse método.

151

Primeira Parte • GRANDES CATEGORIAS SINTOMÁTICAS

O diagnóstico de precisão, nas doenças metabólicas, repousa na análise bioquímica e sobretudo na genética molecular que permitirão a detecção precisa do erro metabólico, seja de uma enzima deficitária ou defeituosa, seja de uma substância anormalmente acumulada no sangue, urina ou tecidos, seja da proteína mutante, seja do próprio tipo de mutação gênica. Como vimos, infelizmente, em nosso meio, a grande maioria desses exames não é procedida, de modo que o diagnóstico laboratorial definitivo se limita a algumas poucas entidades no interior de cada grupo. Entretanto, associando-se quadro clínico, neurológico e achados ultraestruturais, estamos aptos, atualmente, a chegar ao diagnóstico correto em um número substancial de doenças metabólicas.

AS PRINCIPAIS DOENÇAS METABÓLICAS SEGUNDO AS DIFERENTES FAIXAS ETÁRIAS

A noção de intervalo livre é importante, não somente para o diagnóstico de uma doença metabólica, mas também para a caracterização do grupo etário no qual a doença se manifesta. Assim, classicamente, as doenças metabólicas se dividem, segundo a idade de início, em **neonatais** (quando presentes ao nascimento ou no primeiro mês de vida), em **infantis precoces** (do segundo ao 18º mês), em **infantis tardias** (18 meses a cinco anos) e em **juvenis** (após os cinco anos).

Como as doenças metabólicas com expressão neonatal não levam propriamente a uma involução psicomotora, devido à falta de intervalo livre clinicamente evidente, elas são tratadas em outras seções deste livro. Trata-se sobretudo de aminoacidopatias e organoacidopatias (Capítulo 27) e de algumas peroxissomopatias e mitocondriopatias (Capítulos 25 e 26).

As doenças metabólicas infantis precoces, infantis tardias e juvenis se exteriorizam após intervalos livres evidentes, podendo-se assistir à parada do desenvolvimento e à regressão psicomotora que são tanto mais dramáticas quanto mais avançada estava a criança em seu estágio neurológico evolutivo.

Os sintomas e os sinais clínicos e neurológicos são extremamente polimorfos, sendo que os principais estão listados nas tabelas 12.1 a 12.3. Cada uma das doenças nelas sumarizadas acha-se mais pormenorizadamente estudada nos capítulos correspondentes, na segunda parte deste livro.

152

Tabela 12.1 – Principais doenças metabólicas de expressão infantil precoce (2-18m)*.

DOENÇA	PARTICULARIDADES CLÍNICAS	EXAME FÍSICO	EXAME OFTALMOLÓGICO	EXAMES COMPLEMENTARES SUGESTIVOS	EXAME ULTRAESTRUTURAL	ANORMALIDADE BIOQUÍMICA
Tay-Sachs (gangliosidose GM$_2$) (pág. 291)	Clonias audiógenas; macrocefalia evolutiva; crises convulsivas Judeus asquenazim	—	Mancha vermelho-cereja	—	Corpúsculos membranocitoplasmáticos	Deficiência hexosaminidase A
Niemann-Pick tipo IA (pág. 297)	—	Hepatoesplenomegalia	Mancha vermelho-cereja (50%)	Células espumosas na medula óssea	Semelhante a Tay-Sachs	Deficiência esfingomielinase
Gaucher tipo II (pág. 299)	Hipertonia em extensão	Hepatoesplenomegalia	—	Células de Gaucher na medula óssea; elevação de fosfatase ácida sérica	Inclusões típicas (corpos de Gaucher) nos tecidos	Deficiência glucocerebrosidase
Gangliosidose GM$_1$ (tipo 1) (pág. 295)	—	Fácies grotesco; edema nas extremidades; hepatoesplenomegalia	Mancha vermelho-cereja	Displasia esquelética aos raios X; células espumosas na medula óssea	Inclusões vacuolares	Deficiência GM$_1$-beta-galactosidase
Krabbe (leucodistrofia a células globoides) (pág. 299)	Irritabilidade; opistótono; surtos febris; abolição dos reflexos	—	Atrofia óptica (< 50%)	Hiperproteinorraquia; diminuição da velocidade de condução nervosa; desmielinização RM	Inclusões membranosas e tubulares (nervo periférico)	Deficiência galactocerebrosidose-beta-galactosidase
Alexander (leucodistrofia com fibras de Rosenthal) (pág. 332)	Macrocefalia evolutiva	—	Atrofia óptica	Desmielinização TC e RM	—	—
Canavan (degeneração esponjosa do neuroeixo) (pág. 333)	Macrocefalia evolutiva Judeus asquenazim	—	Atrofia óptica	Desmielinização RM	—	—

Continua na pág. seguinte

Primeira Parte • GRANDES CATEGORIAS SINTOMÁTICAS

Tabela 12.1 – Principais doenças metabólicas de expressão infantil precoce (2-18m)*. *(Continuação.)*

DOENÇA	PARTICULARIDADES CLÍNICAS	EXAME FÍSICO	EXAME OFTALMOLÓGICO	EXAMES COMPLEMENTARES SUGESTIVOS	EXAME ULTRAESTRUTURAL	ANORMALIDADE BIOQUÍMICA
Haltia-Santavuori (lipofuscinose ceroide infantil precoce) (pág. 316)	Polimioclonias; parada do crescimento do perímetro craniano	—	Hipopigmentação retina; ERG abolido	EEG isoelétrico; atrofia cortical intensa na TC e RM; EEG isoelétrico	Depósitos densos e granulosos	—
Alpers (pág. 342)	Crises convulsivas +++ e mioclonias; insuficiência hepática	—	—	—	—	Alteração complexos mitocondriais
Distrofia neuro-axonal infantil (pág. 321)	Hipotonia; movimentos oculares anormais; abolição de reflexos	—	Atrofia óptica	Desnervação à EMG	Axônios distróficos	—
Cockayne (pág. 383)	Surdez; microcefalia	Nanismo; fotossensibilidade; envelhecimento precoce	Degeneração retiniana	Desmielinização e calcificações; núcleos da base na TC e RM	—	Alteração reparação DNA
Menkes (pág. 371)	Prematuridade; convulsões; hematoma subdural	Cabelos finos e quebradiços, ausência de sobrancelhas	—	*Pili-torti;* tricorréxis nodosa	—	Taxas baixas de ceruloplasmina e cobre
Leigh (pág. 343)	Alteração de mov. oculares; episódios de hiperpneia, coreoatetose	—	Atrofia óptica	Elevação ácido láctico e pirúvico; necrose de núcleos da base e do tronco cerebral a TC e RM	—	Dist. enzimas mitocondriais

* As doenças peroxissomiais que se iniciam nesta faixa etária mas que não se caracterizam propriamente por um atraso psicomotor progressivo são estudadas no Capítulo 26.

Tabela 12.2 – Principais doenças metabólicas de expressão infantil tardia (18m a 5a)*.

DOENÇA	PARTICULARIDADES CLÍNICAS	EXAME FÍSICO	EXAME OFTALMOLÓGICO	EXAMES COMPLEMENTARES SUGESTIVOS	EXAME ULTRAESTRUTURAL	ANORMALIDADE BIOQUÍMICA
Leucodistrofia metacromática (sulfatidose infantil tardia) (pág. 301)	Abolição dos reflexos	—	—	Hiperproteinorraquia; diminuição da velocidade condução nervosa; desmielinização a TC e RM	Inclusões densas células de Schwann	Deficiência arilsulfatase A
Bielschowsky (lipofuscinose ceroide infantil tardia) (pág. 317)	Crises convulsivas; polimioclonias; ataxia	—	Degeneração retiniana (50%); ERG extinto	Pontas occipitais amplas à estimulação luminosa intermitente lenta	Corpos curvilíneos	—
Austin (mucossulfatidose) (pág. 302)	Abolição dos reflexos; surdez	Dismorfias faciais e somáticas; hepatoesplenomegalia; ictiose	—	Hiperproteinorraquia; diminuição da velocidade de condução; distrofia esquelética	Inclusões vacuolares; inclusões densas células de Schwann	Deficiência arilsulfatase A, B, C
Gangliosidose GM_1 (tipo 2) (pág. 296)	—	—	—	Distrofias esqueléticas discretas	Inclusões vacuolares	Deficiência em GM_1-beta-galactosidase
Gangliosidose GM_2 infantil tardia (pág. 294)	Crises convulsivas; mioclonias	—	—	—	Corpúsculos membrano-citoplasmáticos	Deficiência hexosaminidase

* As mucopolissacaridoses e as oligossacaridoses que se iniciam nesta faixa etária mas que não se caracterizam propriamente por um atraso psicomotor progressivo são descritas no Capítulo 21.

Tabela 12.3 – Principais doenças metabólicas de expressão juvenil (> 5a).

DOENÇA	PARTICULARIDADES CLÍNICAS	EXAME FÍSICO	EXAME OFTALMOLÓGICO	EXAMES COMPLEMENTARES SUGESTIVOS	EXAME ULTRAESTRUTURAL	ANORMALIDADE BIOQUÍMICA
Spielmeyer-Vogt (lipofuscinose ceroide juvenil) (pág. 317)	Epilepsia mioclônica; amaurose	—	Degeneração retiniana; ERG extinto	Linfócitos vacuolizados; mielograma	Inclusões em impressão digital	—
Leucodistrofia metacromática (sulfatidose juvenil) (pág. 302)	Abolição dos reflexos	—	—	Hiperproteinorraquia desmielinização TC e RM; diminuição da velocidade condução nervosa	Inclusões densas células de Schwann	Deficiência arilsulfatase A
Adrenoleucodistrofia (pág. 352)	—	Hiperpigmentação cutânea	—	Desmielinização TC e RM; hiperproteinorraquia; insuficiência suprarrenal; acúmulo sérico de ácidos graxos cadeia longa (C_{24}, C_{26})	Inclusões lamelares	Def. enzimas peroxissomiais
Niemann-Pick tipo C (pág. 298)	Crises convulsivas; mioclonias; distonia; paralisia do olhar vertical	Hepatoesplenomegalia	—	Células espumosas e histiócitos azul-marinho ao mielograma	Inclusões tipo corpúsculos membrano-citoplasmáticos	—
Lafora (pág. 320)	Epilepsia mioclônica	—	—	—	Corpúsculos de Lafora, pele e fígado	—
Gaucher tipo III (pág. 299)	Paralisia da lateralidade do olhar; evolução muito lenta	Hepatoesplenomegalia	—	Células espumosas medula óssea	Corpúsculos de Gaucher	Deficiência glucocerebrosidase
Wilson (pág. 60)	Síndrome extra-piramidal	—	Anel de Kayser-Fleisher	Necrose putâmen a TC e RM; excreção aumentada de cobre urinário	—	Deficiência ceruloplasmina

CAPÍTULO 13

Encefalopatias Agudas – Comas

Estudaremos aqui aqueles quadros neurológicos agudos que se desenvolvem no decorrer de algumas horas, ou de um ou dois dias no máximo, caracterizados basicamente por alteração da consciência, evoluindo da confusão mental ao coma, combinados, na maioria dos casos, a associações variáveis de outros sintomas e sinais de comprometimento encefálico como crises convulsivas, distúrbios motores focais, paralisias de nervos cranianos, fenômenos distônicos e assim por diante. A esmagadora maioria dessas crianças é, previamente ao início do quadro agudo, neurologicamente normal, gozando de boa saúde.

Diante dessa situação clínica, inquietante pela brutalidade de seu início e que configura sempre uma emergência médica, pois essas crianças invariavelmente são primeiramente avaliadas em salas de pronto-socorro, uma série de possibilidades etiológicas deve ser aventada (Quadro 13.1) e, a fim de ser elucidada, uma sistemática de conduta deve ser padronizada.

Nesse contexto, a **anamnese** é fundamental, devendo os circunstantes serem inquiridos a respeito da existência de eventuais fatores prodrômicos mediatos ou imediatos, como febre, processos infecciosos (vias aéreas, trato gastrointestinal), administração de antibióticos, ou uso prévio de outros medicamentos, possibilidade de ingestão acidental (ou voluntária) de medicamentos ou de produtos tóxicos armazenados na casa ou no local de trabalho, quadros semelhantes anteriores, epilepsia, traumas cranianos e condição neurológica prévia. Sinais e sintomas sugestivos de doenças extraneurológicas como diabetes, cardiopatias, nefropatias ou hepatopatias devem ser investigados.

O **exame físico geral** deve avaliar a existência atual desses sinais e sintomas, devendo em particular ser pesquisadas eventuais alterações da cor da pele, pressão arterial, pulso, ritmo respiratório e temperatura, presença de hemorragias cutâneas ou mucosas e de odores particulares do hálito ou da urina.

Primeira Parte • GRANDES CATEGORIAS SINTOMÁTICAS

Quadro 13.1 – Etiologias mais frequentes das encefalopatias agudas.

PROCESSOS INFECCIOSOS
Encefalites virais agudas*
Encefalites pós-infecciosas*
Meningites
Abscessos
Tuberculose

DISTÚRBIOS CIRCULATÓRIOS
Infartos
Hemorragias

DISTÚRBIOS METABÓLICOS
Hepatopatias agudas
Diabetes
Síndrome de Reye* **
Uremia
SCHE**

INTOXICAÇÕES
Álcool
Salicilatos
Solventes orgânicos
Sedativos, narcóticos
Outros

ENCEFALOPATIA HIPERTENSIVA

ESTADO DE MAL CONVULSIVO (CONVULSÕES FEBRIS, SÍNDROME HHE*)

NECROSE ESTRIATAL AGUDA*

AGUDIZAÇÃO DE DOENÇAS METABÓLICAS CRÔNICAS
Acidúria-glutárica tipo II
Deficiência generalizada em creatinina
Doença de Leigh

* São as entidades que cursam **sempre** com os sintomas e os sinais característicos de uma encefalopatia aguda (ver texto). As demais podem **eventualmente** cursar dessa maneira ou apenas com depressão da consciência e coma.
** Distúrbio metabólico provável mas desconhecido.
SCHE = Síndrome do choque hemorrágico e encefalopatia.

O **exame neurológico** deve ser centrado na detecção de sinais focais (hemiplegias, paralisias dos nervos cranianos, anisocoria, desvio conjugado dos olhos, nistagmo), de sinais meníngeos (rigidez da nuca, Kernig, Lasègue, Brudzinski) e de avaliação do grau do coma, sendo a escala de Glasgow a mais comumente utilizada (Quadro 13.2) que pode ser adaptada para crianças. Obviamente, o exame fundoscópico é fundamental, devendo ser pesquisados edema de papila e hemorragias retinianas.

Dos **exames laboratoriais** devem constar, obviamente, os de rotina (hemograma, urina I, glicemia, ionograma, gasometria, transaminases, ureia e creatinina) e, dependendo da suspeita, dosagem de amonia, lactato e piruvato no sangue, coagulograma, eletroforese de hemoglobina, e cromatografia

158

Capítulo 13 • ENCEFALOPATIAS AGUDAS – COMAS

Quadro 13.2 – Escala de Glasgow para graduação dos comas.

ABERTURA OCULAR	4. Espontânea
	3. Ordem verbal
	2. Dor
	1. Sem resposta
RESPOSTA VERBAL	5. Orientada
	4. Confusa
	3. Inapropriada
	2. Incompreensível
	1. Sem resposta
RESPOSTA MOTORA	5. Obedece comando verbal
	4. Localiza dor
	3. Flexão à dor
	2. Extensão à dor
	1. Sem resposta

de aminoácidos e ácidos orgânicos no sangue e urina. O exame do LCR só deve ser evitado nos raríssimos casos, dentro do contexto aqui estudado, de declarada síndrome de hipertensão intracraniana. TC de crânio deve ser procedida sempre que possível, devendo ser obrigatória na vigência de sinais neurológicos focais.

O quadro 13.3 sumariza as principais possibilidades etiológicas em função dos achados clínicos.

A maioria das condições listadas no quadro 13.3, teoricamente possíveis de assumir o quadro clínico de uma encefalopatia aguda, na realidade o fazem circunstancialmente, como é o caso, por exemplo, das meningites bacterianas ou tuberculosas, dos abscessos cerebrais, da maioria dos distúrbios circulatórios, das intoxicações etc. Os quadros clínicos desses processos são geralmente bastante sugestivos e evocadores do diagnóstico e são estudados em outros capítulos deste livro. Já as encefalites virais agudas e pós-infecciosas, a síndrome de Reye, a síndrome do choque hemorrágico e encefalopatia (SCHE), certas formas de estados de mal convulsivos aí compreendidos os provocados por simples convulsões febris (ver discussão pág. 24), a necrose estriatal aguda e surtos agudos de doenças metabólicas crônicas previamente conhecidas ou não, como acidúria glutárica tipo II, deficiência generalizada em carnitina, doença de Leigh e desordens da oxidação de ácidos graxos lisossomiais, formam um corpo de entidades que especificamente evoluem como uma encefalopatia aguda. Em outras palavras, na ausência de um quadro de encefalopatia aguda, a hipótese diagnóstica dessas condições não deve jamais ser levantada.

As encefalites virais agudas e encefalomielites pós-infecciosas, causas muito comuns de encefalopatias agudas na infância, são estudadas nos Capítulos 19 e 23, respectivamente. Aqui, discutiremos as síndromes de Reye, a necrose estriatal aguda e a SCHE.

159

Primeira Parte • GRANDES CATEGORIAS SINTOMÁTICAS

Quadro 13.3 – Dados clínicos e laboratoriais e respectivas hipóteses diagnósticas nas encefalopatias agudas.

FEBRE
Afecções bacterianas
Meningites
Abscesso
Tuberculose (rara)
Afecções virais
Encefalites
Encefalites pós-infecciosas
Convulsões febris
SCHE

PELE E MUCOSAS
Icterícia
Hepatite fulminante
• Coma hepático
Hemorragias
Meningococcemia
Hemopatias
• Hemorragia cerebral ou
meníngea
Coagulopatias
CIVD
SCHE
Cianose
Cardiopatias
• Infartos
• Hemorragias
• Abscesso
SCHE
Eritema, *rash* cutâneo
Doenças exantemáticas
• Encefalites pós-infecciosas

HÁLITO
Cetônico
Diabetes
• Coma diabético
Álcool
Intoxicação
• Coma alcoólico

PRESSÃO ARTERIAL
Aumentada
Encefalopatia hipertensiva
Choque
Septicemia
Meningite
SCHE

RITMO RESPIRATÓRIO
Kussmaul (acidose)
Intoxicação salicílica
Taquipneia (acidose)
Coma diabético
Cheyne-Stokes
Lesão central

HEPATOMEGALIA
Hepatite aguda fulminante
Coma hepático
Síndrome de Reye

LCR INFECCIOSO
Meningites
Encefalites
Encefalomielites virais
Abscessos

TC ANORMAL
Encefalite herpética
Abscessos
Infartos
Hemorragia
Necrose estriatal aguda

PRESENÇA DE SINAIS DE LOCALIZAÇÃO
Encefalites
Encefalomielites pós-infecciosas
Abscessos
Infartos
Hemorragia cerebral

SINAIS MENÍNGEOS
Meningites
Hemorragia meníngea
Encefalites
Encefalomielites pós-infecciosas

HEMOGRAMA INFECCIOSO
Meningites
Abscessos

URINA, UREIA OU CREATININA ALTERADA
Nefropatias
Coma urêmico
Encefalopatia hipertensiva

HIPOGLICEMIA
Diabetes – Coma hipoglicêmico
Outras causas – Coma hipoglicêmico
Síndrome de Reye

HIPERGLICEMIA
Diabetes – Coma diabético

HIPERAMONEMIA E/OU TRANSAMINASES ELEVADAS
Hepatite aguda fulminante
Coma hepático
Síndrome de Reye

DISTÚRBIOS DA COAGULAÇÃO E HEMOGLOBINOPATIAS
Infartos
Hemorragias
SCHE

Síndrome de Reye

Trata-se de uma encefalopatia metabólica adquirida, aguda grave, cuja mortalidade varia de 30 a 50%, que usualmente é consecutiva a uma doença viral, geralmente influenza ou varicela. Cerca de 80% dos casos ocorrem em crianças abaixo de sete anos. Sua ocorrência é infrequente no primeiro ano de vida. Sua frequência diminuiu enormemente a partir dos meados dos anos 80, quando se restringiu o uso de aspirina naquelas condições clínicas. A **síndrome de Reye-símile** ocorre em desordens da oxidação de ácidos graxos mitocondriais, sendo a mais frequente a *deficiência em acil deidrogenase de cadeia média* (ver Capítulo 27).

Apesar de a patogenia não ser conhecida em sua intimidade, fatores tóxicos exógenos (aspirina) ou endógenos (erros inatos do metabolismo dos ácidos graxos das mitocôndrias hepáticas) estão à base dessa grave doença.

Os sintomas básicos são vômitos repetitivos, às vezes incoercíveis, seguidos rapidamente (horas, um dia) por alteração da consciência, passando a criança por um estado inicial de confusão mental ao coma de maneira bastante rápida. A esse quadro clínico associam-se crises convulsivas do tipo tônico-clônicas generalizadas em mais de 50% dos casos. Não há sinais focais, meníngeos ou alterações dos nervos cranianos, podendo a criança apresentar sinais de liberação piramidal traduzidos por hiperreflexia e sinal de Babinski, e por distúrbios do tônus (hipertonia, atitude em descerebração). Quando há evolução fatal, esta ocorre, via de regra, nos dois ou três primeiros dias da doença.

O exame físico é normal com exceção de uma hepatomegalia que pode ser encontrada em cerca de 50% dos casos. Não há icterícia.

O exame do LCR é caracteristicamente normal, excetuando-se uma eventual pressão de abertura elevada. Há aumento precoce das transaminases séricas e da amônia, devendo essas substâncias serem testadas logo no início dos sintomas, uma vez que podem se normalizar após o terceiro ou o quarto dia de evolução. Hipoglicemia também está frequente, mas não obrigatoriamente presente.

A síndrome de Reye caracteriza-se, do ponto de vista anatomopatológico, pela existência de edema cerebral, geralmente de grandes proporções, pela ausência de lesões histológicas do sistema nervoso e pela presença de uma esteatose hepática microgoticular, condição *sine qua non* para o estabelecimento do diagnóstico.

O tratamento consiste básica e primordialmente no combate ao edema cerebral, utilizando-se soluções hipertônicas de manitol a 20% na dose de 1 a 2g/kg ou dexametasona na dose de 0,3 a 0,5mg/kg fracionada de 6/6h. A hipoglicemia deve ser combatida com solução de soro glicosado a 30%. As crises convulsivas podem ser controladas com o uso intravenoso de hidantoinato. A manutenção do equilíbrio acidobásico e hidroeletrolítico é feita pelos métodos habituais.

Necrose estriatal aguda

Entidade rara, cujos limites não são bem definidos, caracterizada por um quadro agudo de coma rapidamente evolutivo, associado, sobretudo, a sinais distônicos de membros e face, distúrbios do ritmo respiratório e, na maioria dos casos, a crises convulsivas generalizadas. Os exames laboratoriais são negativos, sendo que a TC ou a RM de crânio mostra a existência de necrose bilateral e simétrica dos putâmens e, mais raramente, dos núcleos caudados. Este quadro encefalopático agudo dramático pode perdurar vários dias ou semanas, havendo, via de regra, recuperação progressiva das funções neurológicas sem sequelas de monta.

A causa dessa doença é ignorada, sendo possível que possa representar um espectro comum a várias entidades, dentre as quais a doença de Leigh (pág. 343) deve sempre ser aventada.

Síndrome do choque hemorrágico e encefalopatia (SCHE)

É uma entidade rara que acomete, em 87% dos casos, crianças abaixo de um ano de idade, e caracteriza-se, clinicamente, pelo início brutal com crises convulsivas, coma e hipotensão profunda, com cianose da pele e extremidades. Um pródromo de sintomas pouco graves compreendendo vômitos, diarreia, letargia e febre está presente em mais de 80% dos casos. Diarreia aquosa, melena, sinais de coagulação intravascular disseminada (CIVD), sangramento, oligúria e insuficiência hepática sempre se fazem presentes. A morte ocorre em 60 a 80% dos casos nos dois a quatro primeiros dias da doença e os sobreviventes permanecem gravemente sequelados do ponto de vista neurológico.

Os exames laboratoriais mais relevantes dizem respeito às alterações clássicas de CIVD, acidose metabólica e elevação de transaminases, ureia, creatinina, sódio e potássio.

O tratamento é puramente sintomático.

A autópsia não revela sinais inflamatórios, sendo necrose cerebral maciça e necrose focal ou difusa do fígado os achados mais conspícuos.

A causa de SCHE permanece ignorada.

CAPÍTULO 14

Distúrbios do Sono
e da Vigília

Alterações do sono são causa muito frequente de preocupação dos pais e constituem um elevado percentual das consultas pediátricas.

Antes de iniciarmos seu estudo propriamente dito, é fundamental que se enfatizem dois aspectos relativos a essas manifestações clínicas na criança. Em primeiro lugar, é preciso que se saiba que elas são, apesar de incomodativas quando se manifestam com maior frequência, benignas e autolimitadas, não requerendo nunca investigação diagnóstica aprofundada ou, geralmente, tratamento medicamentoso ou de qualquer outra natureza. Em segundo lugar, deve ficar claro que *nenhuma* das condições abaixo descritas tem qualquer relação com epilepsia, não se tratando pois de fenômenos relacionados com distúrbios da eletrogênese cerebral. Em consequência, os antigos conceitos de que essas alterações do sono pudessem se tratar de "equivalentes epilépticos" (termo aliás que deveria ser abolido do vocabulário médico), ou de verdadeiras manifestações comiciais, devem ser abandonados.

Infelizmente, ainda não é incomum a prática de médicos ou paramédicos que consiste na demanda de realização de EEG em crianças com distúrbios do sono que acarretará, conforme a interpretação do traçado, a administração de drogas antiepilépticas. Também, distúrbios do sono, muitas vezes quando coincidentemente associados a alterações do comportamento ou da aprendizagem, são encarados como a "prova" da sua organicidade, demandando assim a realização de inúteis e dispendiosos exames neurológicos ou complementares.

A quase totalidade dos distúrbios do sono abaixo descritos é consequente a alterações, por mecanismos ainda obscuros, dos processos de regulação hípnica, ocorrendo sempre especificamente em um determinado momento de suas fases.

Grosso modo, durante o sono, existem distintos ciclos que se alternam sucessivamente. Cada ciclo é composto por uma fase dita não-REM, composta de quatro etapas numeradas de um a quatro em ordem crescente de profundidade do sono, e por uma fase REM. REM, acrônimo de *rapid eyes movements* (movimentos rápidos dos olhos), aparecem caracteristicamente nessa fase do sono. No sono de oito horas, quatro a seis desses ciclos completos se alternam. Os diferentes distúrbios do sono ocorrem sempre em um determinado momento do ciclo. O terror noturno, enurese e o sonambulismo, por exemplo, ocorrem nas fases três e quatro, os pesadelos no sono REM, e o *jactatio capitis* nas fases um e dois. O mecanismo último dessas perturbações permanece, porém, largamente ignorado.

Apesar disso, às vezes, na prática médica, há situações em que o relato dos pais faz com que se levante mesmo a dúvida quanto à possibilidade de crises epilépticas noturnas que possam simular uma parassonia. Nesses casos, o recurso à monitorização pelo vídeo-EEG evidentemente se impõe.

Insônia

É uma queixa relativamente frequente, sobretudo quando se trata de lactentes. Pode dizer respeito à dificuldade de conciliar o sono, ao súbito despertar durante a noite, mantendo-se a criança acordada por longo tempo, ou ainda ao sono entrecortado por numerosos períodos de vigília. Na grande maioria dos casos, a origem desses distúrbios está na conduta inadequada dos pais, quase sempre muito ansiosos em relação aos filhos pequenos. Sempre que os bebês choramingam, ou mesmo despertam brevemente, são imediatamente acudidos e acalmados à custa de colo ou mamadeiras de chá ou leite, o que acaba por criar um círculo vicioso que pode se tornar difícil de ser quebrado. Algumas dessas crianças acabam trocando a noite pelo dia, não se configurando, pois, uma verdadeira insônia. A maioria dos casos se resolve esclarecendo-se aos pais a realidade do problema e reduzindo-se suas tensão e ansiedade. São raros os casos que necessitam uma terapia medicamentosa adjuvante que, se instalada, deve ser por curta duração. Algumas poucas dessas crianças podem desenvolver mais tarde uma síndrome TDAH (Capítulo 17), sendo então a insônia considerada como um sintoma precoce dessa condição.

Nas crianças maiores, a partir do terceiro ano de vida, essa queixa é menos frequente, estando então, quase sempre, ligada a distúrbios emocionais, como medo, insegurança ou ansiedade cuja origem deve ser minuciosamente pesquisada.

Mioclonias hípnicas (ver texto na pág. 54)

Sonilóquio

Falar durante o sono é um fenômeno comum que ocorre em todas as idades. Geralmente são palavras soltas, pequenas expressões, frases ininteligíveis ou sem sentido, ou com referência a acontecimentos marcantes do dia. Geralmente não causa preocupação excessiva e não tende a ser fenômeno que se repete com muita frequência.

Pesadelos

Geralmente, trata-se de fenômenos esporádicos que podem ou não estar relacionados com acontecimentos da vida real. As crianças podem acordar na sua vigência e, na maioria dos casos, lembram-se deles ao despertar pela manhã.

Raramente são repetitivos ou suficientemente aterrorizantes a ponto de causar medo de ir para a cama. São excepcionais os casos que requerem conduta psicoterápica.

Sonambulismo

Distúrbio relativamente frequente e que tende a se repetir com certa regularidade. Na maior parte dos casos, as crianças andam pelo quarto ou em seus arredores e voltam para a cama. Atos mais complexos como mexer na geladeira ou ligar a televisão têm mais valor anedótico. Os acidentes são raros, mas nos casos dos grandes sonâmbulos que abrem portas e janelas ou descem escadas, certas medidas de precaução como manter as passagens fechadas a chave devem ser tomadas. Se se assiste a uma crise, basta conduzir o sonâmbulo de volta ao leito, o que é geralmente feito com facilidade. A recomendação de não acordar o sonâmbulo amplamente arraigada na população carece de qualquer fundamento.

Bruxismo

Ranger de dentes durante o sono não tem qualquer implicação clínica excetuando-se o desconforto provocado no circunstante de sono leve.

Jactatio capitis

Certas crianças, sobretudo no decorrer dos segundo e terceiro anos de vida, apresentam, ao adormecer ou nos primeiros minutos de sono, um balanceio rítmico ântero-posterior ou látero-lateral da cabeça, mais raramente acompanhado pelo tronco. Essa condição que é fator de preocupação dos pais e, quando mais conspícua, é, por si só, motivo de consulta, não tem qualquer implicação pejorativa, tendendo a desaparecer com o tempo.

Enurese

É talvez o distúrbio do sono mais comum, mais desagradável e o que mais motiva a consulta médica.

Primeira Parte • GRANDES CATEGORIAS SINTOMÁTICAS

A enurese pode ser primária, quando o controle esfinctérico noturno não é conseguido além do quarto ano de vida, e secundária, quando reaparece após um período no qual a criança já o havia adquirido. É dita essencial quando não há causa orgânica, como anomalias neurológicas ou genitourinárias à sua base, e sintomática em caso contrário.

A enurese primária é mais frequente em meninos, não sendo raro seu encontro em membros próximos da família. Ocorre, geralmente, no primeiro terço da noite sendo um distúrbio do sono profundo não-REM (fases 3-4). Sua frequência é variável de caso para caso e tende a desaparecer no início da adolescência, tratando-se, portanto, de uma condição autolimitada.

Há várias propostas de tratamento. Às vezes, bons resultados são obtidos com medidas higieno-dietéticas que consistem na absoluta restrição de ingestão de líquidos a partir do fim da tarde e na criação de hábito de se fazer com que a criança esvazie a bexiga várias vezes antes de ir para cama. Procedimentos condicionantes como uso de campainhas que soam no momento da micção, ou a prática de acordar a criança antes da emissão da urina e fazê-la urinar no banheiro, dão resultados variáveis. O tratamento mais popular e de melhores resultados consiste na administração, cerca de uma hora antes de ir deitar, de imipramina (Tofranil) na dose de 25 a 50mg. Se o controle da enurese for obtido, o tratamento deve se prolongar por dois ou três meses. Na falha desse tratamento, o uso de anticolinérgicos pode ser tentado.

A enurese secundária é, muitas vezes, de origem claramente psicogênica, sendo que nas crianças menores coincide com fatores que provocam insegurança como nascimento de irmãos, entrada na escola, etc. O tratamento descrito acima deve ser tentado, às vezes com bons resultados. Nas crianças maiores, é sempre necessário se afastar a possibilidade de enurese sintomática antes de se iniciar o tratamento medicamentoso ou psicoterápico.

Apneia do sono

A síndrome da apneia do sono, rara em crianças, deve ser suspeitada sempre que houver referência à excessiva sonolência diurna ou aos roncos noturnos. Trata-se da apneia devida a obstrução, seja por hipertrofia de amígdalas ou adenoides, seja por colapso da musculatura das vias aéreas, que se relaxam excessivamente durante o sono. O quadro clínico, bem evidente ao estudo poligráfico, caracteriza-se por irregularidade do ritmo respiratório, com progressiva superficialização das inspirações lentas, profundas e ruidosas no intuito de vencer o obstáculo, até o surgimento da apneia. Em consequência, há hipóxia e hipercapnia que alteram o ritmo do sono que se torna fragmentado e insuficiente, o que explica a excessiva sonolência diurna. Certa porcentagem desses pacientes é obesa e pode apresentar a **síndrome de Pickwick**. O tratamento consiste na ablação das vegetações rinofaríngeas se for o caso ou no uso, durante o sono, de aparelhos com pressão positiva.

Narcolepsia

É uma síndrome caracterizada basicamente por uma sonolência excessiva irresistível, patológica, que ocorre no decorrer do dia. As crianças afetadas dormem em qualquer hora e qualquer lugar. Situações de tédio ou calma são nitidamente favorizantes. O sono pode durar alguns minutos ou várias horas, sendo fácil o despertar. A partir dos 10 anos, a narcolepsia pode se acompanhar de cataplexia que consiste em episódios bruscos de perda do tônus muscular que pode ser total, levando às quedas ao solo, ou parciais, provocando quedas da cabeça ou flexão do tronco. Esses episódios podem se repetir várias vezes ao dia. Também, paralisias do sono (incapacidade absoluta de executar movimentos quando o indivíduo acorda) e alucinações hipnagógicas podem se associar à síndrome de narcolepsia. O tratamento, com resultados variáveis, se faz com metilfenidato (Ritalina) ou anfetaminas.

CAPÍTULO 15

Distúrbios da Linguagem

As causas dos distúrbios da linguagem na criança são múltiplas podendo elas, basicamente, dizer respeito a patologias cerebrais mais ou menos graves com comprometimento ou não de outras funções neurológicas, a envolvimento dos órgãos fonatórios, das vias acústicas ou a alterações do comportamento.

Dada a complexidade dos mecanismos etiopatogênicos e fisiopatológicos envolvidos, o diagnóstico etiológico pode se revelar extremamente difícil, havendo, não muito raramente, necessidade de concurso de outros especialistas como psicólogos, otorrinolaringologistas, psiquiatras e, principalmente, fonoaudiólogos para a sua realização. A avaliação fonoaudiológica ou de um psicolinguista é praticamente obrigatória para a determinação da exata natureza do distúrbio, mormente quando se tratar de anomalias ditas "primárias" do desenvolvimento da linguagem, como dislalias e disfasias.

Ao clínico – pediatra ou neurologista – compete, por meio de rigoroso exame físico e neurológico, a detecção de alterações somáticas e/ou funcionais, as quais podem revelar a existência de doenças que, podendo cursar com surdez, deficiência mental ou graves distúrbios comportamentais, por si só, já explicam os distúrbios da linguagem. É o caso, por exemplo, do achado de sinais ou sintomas compatíveis com rubéola ou citomegalovirose congênitas, de desvio para mais ou para menos do perímetro craniano, de sinais neurológicos anormais como distonias, sinais piramidais, e assim por diante, indicando alteração cerebral orgânica responsável seja por uma eventual deficiência mental, seja por alterações motoras específicas dos órgãos fonatórios (esfera bucofaciolinguofaríngea) ou por uma síndrome pseudobulbar.

Já outras entidades que cursam com surdez e/ou deficiência mental, e consequente distúrbio da linguagem, como as mucopolissacaridoses, mucolipidoses e outras síndromes biológicas polimalformativas, são raramente causa de consulta pelas alterações da linguagem, estando estas em um plano secundário a uma sintomatologia muito mais exuberante e florida.

Também compete ao clínico o exame detalhado dos ouvidos e órgãos fonatórios a fim de se averiguar o estado dos pavilhões e canais auditivos, membranas timpânicas, língua, lábios, palato e articulação temporomandibular.

Ainda, a observação atenciosa da criança em seu comportamento geral, do padrão de sua atividade lúdica, de compreensão ou não da linguagem verbal ou gestual vai trazer importantes subsídios para o diagnóstico. Esses elementos semiológicos serão detalhados à medida que estudarmos os diversos tipos de distúrbios da linguagem, expostos a seguir conforme um critério fenomenológico.

ATRASO DA LINGUAGEM

O quadro 15.1 mostra a evolução da linguagem nas diversas etapas do desenvolvimento da criança. O atraso da linguagem deve ser aventado quando houver um desvio importante do padrão evolutivo em uma determinada fase.

Quadro 15.1 – Evolução da linguagem segundo as faixas etárias.

0-6 meses:	vocalização inarticulada não imitativa.
6-10 meses:	vocalização articulada imitativa (lalação).
10-12 meses:	emissão bissilábicas significantes (au-au; pa-pa; ma-ma; ti-ti). Entende dar "tchau" ou bater palmas.
12-18 meses:	palavras-frase (qué; dá; naná). Jargão abundante entremeado com palavras compreensíveis (6 a 80). Aponta o que quer.
18-24 meses:	aumento do vocabulário; entende frases simples; conhece as partes do corpo; faz brincadeiras imitativas.
24 meses:	50 ou mais palavras; refere-se a si pelo nome; pergunta que, quem, onde? Faz jogos de faz-de-conta e tem linguagem interior. Frases de duas a três palavras.
30 meses:	usa o "eu"; repete pequenas canções, gosta que façam leituras de livros de imagens; vocabulário de 100-200 palavras e frases curtas.
36 meses:	vocabulário de mais de 250 palavras; tem linguagem inteligível mesmo para estranhos.

Principais causas de atraso da linguagem:

Surdez

É uma causa muito frequente do atraso simples da linguagem. As causas mais comuns de surdez estão listadas no quadro 15.2. Segundo alguns, *grosso modo*, 1/3 dos casos seria de origem congênita ou pré-natal adquirida, 1/3 teria natureza hereditária ligada ou não a síndromes biológicas e, em 1/3, a causa permaneceria ignorada.

Primeira Parte • GRANDES CATEGORIAS SINTOMÁTICAS

Quadro 15.2 – Causas mais frequentes de surdez na criança.

INFECÇÕES PRÉ-NATAIS
Rubéola
Citomegalovírus
Sífilis

INFECÇÕES PÓS-NATAIS
Meningites bacterianas (pneumococo)
Meningites virais (caxumba)
Meningite tuberculosa
Otites médias recorrentes

DROGAS OTOTÓXICAS
Aminoglicosídeos
Estreptomicina
Vancomicina

OUTRAS CAUSAS PERINATAIS
Kernicterus
Prematuridade

SÍNDROMES BIOLÓGICAS
Síndrome de Pendred (surdez + bócio)
Síndrome de Jervell e Lange-Nielsen (surdez + síncopes de repetição,
com anomalias ECG)
Síndrome de Usher (surdez + retinopatia pigmentar)
Surdez simples autossômica recessiva
Síndrome de Waardenburg (surdez + albinismo parcial da fronte e
mecha de cabelos, anomalias faciais)
Síndrome de Alport (surdez + nefropatia crônica)
Síndrome de Treacher-Collins (disostose mandibulofacial)
Síndrome de Goldenhar

Clinicamente, a surdez completa é fácil e precocemente suspeitada, antes mesmo da aquisição da linguagem, pela ausência total de reação da criança aos sons. Nos casos de surdez parcial, mesmo severa, muitas vezes o motivo da consulta é o atraso da fala, ficando os pais surpresos com a constatação da eventual surdez. Assim, não se deve contentar com a informação subjetiva de que a criança "ouve bem". A percepção de barulho de portas que batem ou automóveis que passam, e mesmo a compreensão da linguagem oral em determinadas situações, não é prova de normalidade da audição. A criança pode ouvir apenas certos registros da voz humana insuficientes para compreensão global da linguagem.

A criança surda, geralmente, apresenta um desempenho satisfatório nas atividades lúdicas, um comportamento adequado, um nível de curiosidade compatível com sua idade. A comunicação gestual é desenvolvida. Em alguns casos, entretanto, sobretudo na surdez profunda, modificações do comportamento do tipo hipercinético ou autístico podem estar presentes, o que é passível de tornar difícil o diagnóstico.

De maneira geral, praticamente toda criança com atraso significativo da linguagem deve ser submetida à avaliação audiométrica, cujo método será adaptado à sua faixa etária. Antes de se lançar a complicadas pesquisas psicolinguísticas ou a tratamento fonoaudiológico, é necessário ter-se certeza da integralidade das vias acústicas.

Deficiência mental

É uma das causas mais comuns de atrasos da linguagem. Excetuando os casos de deficiência mental severa e profunda nos quais o diagnóstico pode parecer evidente, essa etiologia pode ser aludida nos casos leves ou moderados. Alterações do exame neurológico ou presença de dismorfias somáticas podem apontar para uma doença cerebral orgânica. A observação do comportamento geral da criança, a pobre compreensão da linguagem verbal, a inadequação aos jogos ou às atividades da vida diária, o atraso em outras áreas, como controle esfincteriano, são elementos diagnósticos indicativos. Dada a não negligenciável associação entre deficiência mental e surdez, mesmo quando aquele diagnóstico parece evidente, é necessária a realização de testes audiométricos sobretudo naqueles casos em que há nítida defasagem entre o aparente grau de deficiência mental e o padrão de emissão da linguagem.

É preciso ter-se em conta que, em um certo número não negligenciável de casos, o diagnóstico de deficiência mental em crianças pequenas é reconhecidamente difícil, dado que vários fatores podem interferir nos testes psicométricos. O manejo geral dessas crianças pode requerer o consenso de vários profissionais que abordarão, empiricamente, à falta de um diagnóstico preciso, os diversos setores eventualmente deficientes (linguagem, motricidade, comportamento etc.).

Autismo

Distúrbios da linguagem estão sempre presentes no autismo, entidade discutida no Capítulo 16. Em cerca de 50% dos casos, a ausência da linguagem é completa e, no restante, há importante atraso no seu desenvolvimento que pode apresentar conotações bizarras.

Disfasias

São distúrbios específicos da linguagem discutidos adiante constituindo etiologia frequente do atraso da linguagem.

Fatores socioeconômicos

Em quase todos os compêndios esses fatores são apontados como causas possíveis do atraso da emissão da linguagem. Em nossa experiência, essa etiologia deve ser considerada em última instância, uma vez que, mesmo

Primeira Parte • GRANDES CATEGORIAS SINTOMÁTICAS

nos meios mais carentes, as crianças não costumam apresentar atrasos específicos de linguagem, cujo padrão, eventualmente pobre e pouco desenvolvido, não difere daquele encontrado nos circunstantes. Nos raros casos de carência importante do estímulo psicoafetivo (crianças deixadas sozinhas no berço ou trancadas dentro de casa), o atraso da linguagem paraleliza ao das outras áreas, ficando evidente um retardo global psicomotor.

DISLALIA

Na dislalia, o desenvolvimento da linguagem é normal porém há omissões ou troca de letras, sendo as mais comuns a omissão do "r" intercalado ("peto" por preto), a troca do "r" pelo "l" ("plato" por prato), o "s" entre vogais por "j" ("caja" por casa), o "s" por "x" ("sícara" por xícara) etc. Repetições ou omissões de sílabas ("belo" ou "bebelo" por cabelo, "papato" por sapato) também são frequentes. Muitas vezes essa linguagem é incutida e mantida pelo horrível hábito que têm certas mães de se dirigir aos filhos com esse tipo de fala infantilizada.

A dislalia tende a desaparecer por volta dos quatro anos, raramente requerendo, por si só, tratamento fonoaudiológico.

DISARTRIA

É alteração da linguagem devida a defeitos articulatórios. Está presente em defeitos orgânicos dos órgãos fonatórios, como palato (ogival, fendido), maciço maxilodentário (retro ou prognatia) e língua (bífida, macroglossia). Causas mais frequentes são alterações das funções neuromusculares ocorrentes sobretudo nas paralisias cerebrais espásticas, atáxicas e, em particular, distônicas, nas quais, devido ao intenso comprometimento dos músculos fonatórios (faringe, laringe, língua), a articulação da linguagem pode ser extremamente penosa. Pelo mesmo motivo, nas doenças extrapiramidais (Capítulo 3), a disartria é fenômeno praticamente constante.

GAGUEIRA

Gagueira ou tartamudez é um defeito de coordenação entre a respiração e a articulação da fala que leva ao bloqueio da palavra (no início ou no meio) ou à repetição das sílabas. Um certo número de crianças apresenta gagueira transitória entre os dois e os cinco anos de idade, que pode, se prolongada, causar aflição aos pais. Nesses casos, nunca se recomenda terapia específica, devendo-se sempre tranquilizar os pais quanto à natureza do distúrbio e, sobretudo, orientá-los para não corrigirem ou chamarem a atenção da criança sobre o problema. Gagueira transitória também pode surgir no início da escolaridade.

A gagueira do escolar, quando importante e persistente, deve ser avaliada pelo especialista que orientará o tratamento. Incide mais em meninos na proporção de 4:1 e antecedentes familiares positivos são encontrados em 1/3 dos casos. Sua causa não é bem conhecida estando, no entanto, a popularmente difundida lateralidade contrariada definitivamente afastada.

MUTISMO ELETIVO

É um distúrbio do comportamento caracterizado pela recusa voluntária da emissão da linguagem em determinadas situações. Geralmente, a criança fala apenas em família ou com determinadas pessoas. A escolaridade, no entanto, geralmente não é prejudicada. Raramente se evidencia um fator desencadeante. O prognóstico é variável, raramente havendo evolução para distúrbios psicóticos graves.

DISFASIAS

Disfasias são distúrbios inatos específicos do desenvolvimento da linguagem propriamente dita, estando comprometidos seus mecanismos próprios de codificação ou decodificação. Trata-se pois de uma falha na aquisição da linguagem normal na ausência de defeitos auditivos ou cerebrais, congênitos ou adquiridos.

Vários tipos e subtipos de disfasia são identificados por psicolinguistas. *Grosso modo,* as disfasias podem ser **expressivas** ou **mistas**. Nas primeiras, a compreensão da linguagem está intacta, sendo a emissão, ou extremamente pobre, não fluente, limitada a apenas algumas palavras compreensíveis pobremente articuladas, ou fluente mas ininteligível devido a distorções, substituições e erros sequenciais.

Nas disfasias mistas não só a emissão da linguagem está comprometida, como sua compreensão é profundamente perturbada. Em sua forma mais grave – a agnosia verbal auditiva (surdez verbal) – há incapacidade absoluta na decodificação da linguagem oral: as crianças nada entendem ou são praticamente mudas. O diagnóstico diferencial com surdez ou autismo é geralmente colocado. Em outras formas, em função da compreensão defeituosa da linguagem que pode comportar sobre seus aspectos fonológicos, léxicos, sintáticos ou semânticos, vários padrões de alteração de emissão podem surgir referentes a esses aspectos. De maneira geral, a linguagem é pobremente construída, desorganizada, telegráfica, agramatical, com trocas ou omissões de palavras.

Evidentemente a avaliação e a estratégia de tratamento dessas crianças são feitas pelo psicolinguista e pelo fonoaudiólogo.

Crianças com disfasias, muitas vezes, apresentam mais tarde distúrbios variáveis da leitura e escrita com diferentes graus de dificuldades escolares (Capítulo 17).

AFASIA ADQUIRIDA

É um distúrbio da linguagem devido à lesão cerebral ocorrente após sua aquisição. Geralmente é resultante de lesões do hemisfério esquerdo, mas alguns investigadores acham que, nas crianças menores, lesões do hemisfério direito são também frequentes.

As causas de afasia são inúmeras, sendo as mais comuns os traumatismos cranioencefálicos e as lesões vasculares (infartos, hemorragias). A síndrome de Landau-Kleffner, importante causa de afasia adquirida da criança, está discutida no Capítulo 1.

Clinicamente, o distúrbio incide, quase que exclusivamente, na expressão da linguagem, sendo a compreensão, geralmente, pouco comprometida e passageira. Trata-se, via de regra, de uma afasia motora, isto é, com mutismo ou pobreza extrema da linguagem, sendo raras as outras manifestações comumente encontradas nos adultos com logorreia, parafasias, jargonofasias etc.

O prognóstico é geralmente bom, sendo tanto melhor quanto mais jovem for o indivíduo.

CAPÍTULO 16

Autismo. Distúrbios do Espectro Autístico. Transtorno do Humor. Depressão

Fernando N. Arita

AUTISMO. DISTÚRBIOS DO ESPECTRO AUTÍSTICO

O autismo é um complexo distúrbio neurobiológico do desenvolvimento, de longa duração, definido em bases comportamentais, com um amplo espectro de manifestações clínicas, caracterizado por prejuízos na interação social, na comunicação verbal e não verbal e por padrões restritos, repetitivos e estereotipados do comportamento, de interesses e de atividades.

O autismo não é uma doença. É uma manifestação sintomática de um desenvolvimento atípico de um cérebro imaturo. É uma síndrome comportamental peculiar, com graus variados de gravidade, com etiologias múltiplas.

A partir dos anos 70, saímos do protótipo de autismo descrito por Kanner em 1943, conhecido como autismo clássico, atribuído a uma psicodinâmica familiar patológica, principalmente materna, focando o tratamento para os pais, para passar a reconhecer limites clínicos mais amplos, identificando um espectro de distúrbios correlatos. Atualmente, o autismo é reconhecido como um conjunto de transtornos comportamentais similares, denominados distúrbios do espectro autístico ou transtornos invasivos do desenvolvimento (DSM-IV) ou transtornos globais do desenvolvimento (CID-10). Nesse conjunto de distúrbios do espectro autístico estão incluídas as seguintes categorias: **autismo infantil, distúrbio autístico (clássico); autismo atípico**, que não preenche todos os critérios do autismo clássico; **síndrome de Asperger; distúrbios desintegrativos da infância;** síndrome de Rett.

Ao lado dessas mudanças de definição diagnóstica, a literatura tem mostrado uma elevação significativa da prevalência dos distúrbios do espectro autístico nos últimos anos.

Em relação ao autismo infantil, considerado por várias décadas como um distúrbio do comportamento raro e grave, com prevalência ao redor de 0,4/10.000, as revisões de estudos epidemiológicos realizados após 1987 mostraram prevalência acima de 7/10.000. Em estudos publicados a partir do ano 2000, a prevalência variou de 7,2 a 40,5/10.000. A média de prevalência foi de 20,6/10.000, valor que pode ser atualmente usado como a melhor estimativa para a prevalência do autismo infantil.

O grupo do autismo atípico foi pouco valorizado em estudos epidemiológicos mais antigos, porém, o progressivo reconhecimento de sua importância tem aumentado a sua busca, uma vez que representa um grupo substancial de crianças para as quais as necessidades de tratamento são tão importantes quanto às do autismo infantil. A prevalência estimada do autismo atípico é de 37,1/10.000, 1,8 vez maior que a do autismo clássico.

Estudos epidemiológicos da síndrome de Asperger são esparsos, a estimativa da prevalência é mais imprecisa e gira em torno de 6,0/10.000.

O distúrbio desintegrativo da infância é uma condição muito rara, estima-se que represente 1 caso para cada 103 casos de autismo, ou seja, 4,0/100.000.

Assim, a prevalência combinada de todos os distúrbios do espectro autístico, somando-se todas as prevalências individuais, é de 63,7/10.000, o que coloca esse grupo como um dos principais distúrbios neurocomportamentais da infância.

O abrupto aumento na prevalência dos distúrbios do espectro autístico levantou a possibilidade da ocorrência de uma epidemia de autismo. Na verdade, a melhor caracterização e mudanças dos critérios diagnósticos, uma maior atenção, a melhora da prática médica, o diagnóstico mais precoce, seguramente foram os fatores que mais contribuíram para esse aumento. A possibilidade da participação de fatores ambientais tais como lesões perinatais, vacinas (exposição a minúsculas quantidades de conservantes com mercúrio ou a persistência do vírus do sarampo no sistema linfático entérico) ou alergias alimentares não mostraram consistência em estudos controlados.

A partir dos anos 60, foram se agregando crescentes evidências da base biológica para os distúrbios autísticos diante da associação com retardo mental, crises epilépticas e síndromes genéticas.

A participação da genética nos quadros autísticos é evidente. Frequentemente estão associados com condições genéticas, cromossômicas ou metabólicas, tais como a esclerose tuberosa de Bourneville, a síndrome do X-frágil, a fenilcetonúria, além de muitas outras como podem ser vistas no quadro 16.1. Investigações genéticas por meio de técnicas de *microarray* têm identificado microdeleções, microduplicações e outros rearranjos gênicos em casos de autismo. Recentemente, deleções e duplicações no sítio frágil 16p11.2 foram encontradas em 1% de três populações diferentes de indivíduos com autismo.

Existem evidências de que o autismo idiopático é uma condição decorrente da ação de múltiplos genes, mas ainda desconhecidos. O autismo é mais frequente em meninos que em meninas na proporção de 3:1. O risco de recorrência em irmãos de uma criança autista é ao redor de 2% se o propósito for menina e ao redor de 8% se o propósito for menino.

Quadro 16.1 – Principais síndromes genéticas associadas a comportamento autístico.

Síndrome de Angelman	Síndrome de Prader-Willi
Síndrome CHARGE	Síndrome de Apert
Síndrome do X-frágil	Inversão-duplicação 15q11-q13
Deleção 2q37.3	Síndrome XYY
Síndrome de Smith-Lemli-Opitz	Síndrome de Cornelia De Lange
Síndrome de Noonan	Síndrome velocardiofacial
Distrofia miotônica	Esclerose tuberosa
Síndrome de Cowden	Síndrome de Sotos
Síndrome de Cohen	Síndrome de Joubert
Síndrome de Lujan-Fryns	Síndrome de Down

Os exames de neuroimagem no autismo foram inicialmente focados naquelas áreas em que um número limitado de estudos patológicos já havia mostrado anormalidades tais como sistema límbico, cerebelo e oliva inferior, lóbulos VI e VII do verme cerebelar, assim como outras estruturas como lobo frontal e amígdalas, mas essas alterações estruturais procuradas nem sempre estavam presentes.

Estudos com ressonância magnética funcional permitem estudar o cérebro social, envolvendo redes que incluem córtex orbitofrontal, giro temporal superior e amígdala. Indivíduos com autismo ativam regiões frontotemporais mas não a amígdala. Percepção da expressão facial e reconhecimento facial estão ligados com a área fusiforme do lobo temporal ventral.

Uma das teorias para explicar o comportamento autístico baseia-se na teoria da mente ou metacognição e refere-se à habilidade individual para compreender o estado emocional do outro para entender as suas intenções. Compreender o estado interior de uma pessoa requer habilidade para interpretar expressões emocionais e comportamentos. Uma deficiência nessa habilidade leva a prejuízo na interação social recíproca, uma das características típicas do autismo.

RECONHECIMENTO CLÍNICO

O reconhecimento precoce dos distúrbios do espectro autístico não é fácil, uma vez que se baseia em critérios puramente clínicos e não há um marcador biológico.

Os critérios diagnósticos do distúrbio que constam no DSM-IV estão no quadro 16.2.

A **síndrome de Asperger** é um transtorno caracterizado por uma alteração qualitativa das interações sociais recíprocas, semelhante à observada no autismo, também com um repertório de interesses e atividades restrito, estereotipado e repetitivo. Ele se diferencia essencialmente do autismo pelo fato de que não se acompanha de retardo mental ou deficiência de linguagem ou do desenvolvimento cognitivo. Os indivíduos que apresentam esse trans-

Primeira Parte • GRANDES CATEGORIAS SINTOMÁTICAS

Quadro 16.2 – Critérios diagnósticos para distúrbio autista (DSM-IV, 1994).

A. Pelo menos seis dos 12 critérios abaixo, sendo dois de (1) e pelo menos um de (2) e (3)

(1) Déficits qualitativos na interação social, manifestados por:

    a) dificuldades marcadas no uso de comunicação não verbal

    b) falhas do desenvolvimento de relações interpessoais apropriadas no nível de desenvolvimento

    c) falha em procurar, espontaneamente, compartilhar interesses ou atividades prazerosas com outros

    d) falta de reciprocidade social ou emocional

(2) Déficits qualitativos de comunicação, manifestados por:

    a) falta ou atraso do desenvolvimento da linguagem, não compensada por outros meios (apontar, usar mímica)

    b) déficit marcado na habilidade de iniciar ou manter conversação em indivíduos com linguagem adequada

    c) uso estereotipado, repetitivo ou idiossincrático de linguagem

    d) inabilidade de participar de brincadeiras de faz-de-conta ou imaginativas de forma variada e espontânea para o seu nível de desenvolvimento

(3) Padrões de comportamento, atividades e interesses restritos e estereotipados:

    a) preocupação excessiva, em termos de intensidade ou de foco, com interesses restritos e estereotipados

    b) aderência inflexível a rotinas ou rituais

    c) maneirismos motores repetitivos e estereotipados

    d) preocupação persistente com partes de objetos

B. Atrasos ou função anormal em pelo menos uma das áreas acima presentes antes dos 3 anos de idade

C. Esse distúrbio não pode ser mais bem explicado por um diagnóstico de síndrome de Rett ou transtorno desintegrativo da infância

torno são em geral muito desajeitados. As anomalias persistem frequentemente na adolescência e na idade adulta. O transtorno se acompanha por vezes de episódios psicóticos no início da idade adulta.

O **distúrbio desintegrativo da infância** é um distúrbio do espectro autista caracterizado pela presença de um período de desenvolvimento neuropsicomotor completamente normal geralmente até pelo menos quatro anos de idade, seguido de uma perda manifesta das habilidades anteriormente adquiridas em vários domínios do desenvolvimento no período de alguns meses. Essas manifestações se acompanham tipicamente de uma perda global do interesse com relação ao ambiente, condutas motoras estereotipadas, repetitivas e maneirismos, e de uma alteração do tipo autístico da interação social e da comunicação. Em alguns casos, a ocorrência do transtorno pode estar relacionada com uma encefalopatia. É também conhecida como *psicose desintegrativa* ou *síndrome de Heller*.

178

O uso de critérios diagnósticos permite uma referência e uniformização na identificação dos distúrbios do espectro autístico, mas tem um efeito limitante para um diagnóstico precoce pela falta nesses quadros de itens mais específicos do desenvolvimento infantil.

Os sintomas indicativos do espectro autístico aparecem muito precocemente e podem já estar bem visíveis desde o segundo ano de vida e na fase pré-escolar.

Os pais são os primeiros a observar e reconhecer um comportamento diferente em suas crianças, geralmente após um ano de idade. Na grande maioria dos casos, as manifestações do espectro autístico aparecem em crianças que apresentaram um desenvolvimento psicomotor normal até então, e que se tornam gradativamente pouco responsivas às pessoas. Ficam silenciosas, voltadas para si mesmas, evasivas, com pouco contato olho a olho, arredias à aproximação, com prejuízo da interação interpessoal, e mostram dificuldades para manter uma brincadeira, brincando muito sozinhas, focadas intensamente em alguma atividade repetitiva e pouco criativa. Ficam indiferentes às oportunidades sociais, com expressão mímica pobre, inexpressiva, dissociada dos estímulos ambientais, mostram falta de ressonância e de modulação afetiva, com risos, choros e gritos imotivados. Brincam de modo estranho, interessam-se mais por partes do brinquedo do que pela sua característica funcional. Podem entreter-se longamente por objetos giratórios, permanecendo por horas girando uma roda ou as hélices do ventilador. As crianças com bom quociente intelectual, apesar desse alheiamento e desinteresse interativo, assimilam rapidamente a rotina da casa, o funcionamento de aparelhos como TV, DVD e têm fixação por certos filmes ou desenhos a que assistem incontáveis vezes. As crianças autistas que conseguem verbalizar alguma coisa não utilizam a linguagem com significado e com intenção comunicativa, como por exemplo, em conversações, ou fazendo perguntas numa sequência lógica. Podem repetir constantemente palavras e músicas. Com frequência cometem inversões pronominais. Fazem uso útil das pessoas, pegando-as pela mão para abrir uma porta, por exemplo. Apresentam disfunção na integração sensorial, mostram desconforto ou pânico diante de estímulos múltiplos, e, ao contrário, adaptam-se melhor, ficam mais à vontade, em situações conhecidas e previsíveis. A oralidade frequentemente está exacerbada, exploram tudo inicialmente com a boca, os sistemas sensitivos podem estar em hipo ou hiperfuncionamento e provocam reações inusitadas aos diferentes estímulos. Podem demonstrar distúrbios de coordenação, postura e marcha. Algumas crianças têm um comportamento hiperativo extremamente intenso e outras podem mostrar passividade.

Infelizmente, quando essas primeiras alterações são notadas, identifica-se alguma anormalidade e se confirma um diagnóstico de autismo em menos de 10% das crianças afetadas. Em pouco mais de 10% dos casos se pede para que retornem se persistirem ou piorarem as preocupações, mas o restante será identificado mais tarde.

Em consequência dessas dificuldades de reconhecimento, o diagnóstico de autismo para a maioria dos casos é muito retardado e não chega a ser feito antes de dois a três anos após a queixa dos pais. É ainda frequente que o diagnóstico seja feito somente aos seis anos de idade, apesar da manifestação de preocupação dos pais desde 18 a 24 meses.

É extremamente importante ficar atento a essas mudanças comportamentais precoces, para identificar sem excessos e com boa segurança esses quadros, principalmente porque hoje é consenso que a precocidade diagnóstica é de fundamental importância para o início imediato das abordagens terapêuticas e conseguir um melhor prognóstico. O reconhecimento precoce facilita o planejamento psicoeducativo, introduz uma abordagem terapêutica apropriada em fase de maior plasticidade cerebral, permite o manuseio do stress familiar, evita tratamentos inadequados e interfere na desconcertante trajetória dos pais, perdidos até que seja estabelecido um diagnóstico.

Cerca de 70% dos pacientes são mentalmente retardados e pelo menos um terço apresenta epilepsia associada. Cerca de metade dos casos é não verbal ou tem prejuízo significativo da linguagem. Outras manifestações neuropsiquiátricas como distúrbios do déficit de atenção e hiperatividade, distúrbios afetivos, ansiosos e obsessivo-compulsivos podem coexistir com o comportamento autístico, tornando o quadro ainda mais complexo. A maioria das pessoas com quadros autísticos não é capaz de viver independente quando adultas.

Ocasionalmente, as crianças autistas têm um alto funcionamento intelectual, com linguagem e inteligência intactas e algumas são supernormais, com ou sem defeitos de funções executivas, mas a conexão com outras funções não é perfeitamente adequada quando exigida em situações mais complexas.

Não há um tratamento curativo para o autismo. Mas, as evidências acumuladas em mais de quarenta anos de abordagem dessas crianças indicam que o acompanhamento e a atenção individualizada, precoce e adaptada nos planos educativos, psicológicos e comportamentais aumentam significativamente as possibilidades de interação social, de autonomia, de aquisição da linguagem e de outros meios de comunicação não verbal.

Programas educacionais adaptados, tais como TEACCH (Treatment and Education of Autistic and related Communication Handicapped Children), ABA (Applied Behaviour Analysis), PECS (Picture Exchange Communication System), que contemplam com muitas horas semanais de assistência integrada e procuram envolver atividades de ensino altamente focadas e individualizadas dirigidas a todas as áreas do desenvolvimento, têm-se mostrado eficazes no desenvolvimento da criança autista. Terapeutas ocupacionais podem desenvolver um tratamento de integração sensorial, muito importante para a melhora da adaptação dessas crianças.

O tratamento medicamentoso psicotrópico, geralmente transitório, auxilia cerca de 20% das crianças autistas por atenuar os comportamentos maladaptativos de agressividade, estereotipias e de automutilação. O uso de drogas deve ser evitado antes dos cinco anos e devemos lembrar da possibilidade de desencadear crises epilépticas com o emprego dessas drogas pela redução do limiar epileptogênico.

Os neurolépticos têm sido usados há muito tempo para diminuir a agressividade, comportamentos estereotipados e impulsividade. Com o haloperidol, neuroléptico potente, diversos estudos controlados demonstraram benefícios em crianças tratadas com doses na faixa de 1 a 2mg por dia para melhorar a atenção e reduzir a hiperatividade, acessos de ira e estereotipias. Entretanto, os efeitos colaterais tais como síndrome neuroléptica maligna, reações distônicas agudas e discinesias tardias devem ser sempre lembrados.

Os neurolépticos clássicos têm sido mais recentemente substituídos pelos antipsicóticos atípicos, como a risperidona, que combinam ações antagonistas para os receptores de dopamina e serotonina, que melhoram a irritabilidade, ansiedade, agressividade, comportamentos repetitivos e depressão. Efeitos colaterais tais como fadiga, sonolência, taquicardia, aumento do apetite e sialorreia podem ser vistos. Outras drogas como a olanzapina, a quetiapina, a clozapina e a ziprazidona também são agentes farmacológicos úteis nas mãos de profissionais experientes, para o tratamento dos distúrbios do comportamento associados ao autismo.

Entre os antidepressivos tricíclicos, a clomipramina, potente inibidor da recaptação de serotonina, em estudos controlados mostrou-se superior à desipramina e ao placebo, reduzindo estereotipias, comportamentos compulsivos e ritualísticos. Os efeitos colaterais são a taquicardia, prolongamento do QT, crises epilépticas, retenção urinária, constipação e tremores.

Os inibidores da recaptação seletiva de serotonina como fluvoxamina, paroxetina, fluoxetina e sertralina também têm sido usados em crianças autistas, com bons resultados.

O uso de psicoestimulantes como o metilfenidato para tratamento da hiperatividade de crianças autistas tem mostrado resultados variados, mas são frequentes os efeitos colaterais refratários como aumento das estereotipias, irritabilidade e tristeza, especialmente quando usados em altas doses.

Agonistas α_2, tais como e clonidina e a guanfacina, também têm sido usados em menor escala, com resultados favoráveis.

Medicamentos anticonvulsivantes, como valproato e carbamazepina, têm sido ocasionalmente utilizados pelas suas propriedades estabilizadoras do humor, para reduzir a instabilidade afetiva e a agressão impulsiva no autismo.

TRANSTORNOS DE HUMOR

O transtorno bipolar está bem estudado no adulto e os critérios diagnósticos para a sua identificação estão bem estabelecidos. O mesmo não ocorre com a criança e o adolescente, que, apesar do relato de adultos de um início do quadro na infância, não recebeu a atenção necessária para estudos sistemáticos que pudessem estabelecer suas características clínicas, história natural e

Primeira Parte • GRANDES CATEGORIAS SINTOMÁTICAS

critérios diagnósticos. Até hoje existem controvérsias quanto à existência de um fenótipo característico de transtorno bipolar na infância e adolescência, embora não se possa negar a existência de períodos de depressão alternados com euforia em crianças e adolescentes.

No adulto, o episódio de mania é caracterizado por mudança de humor para a arrogância e altivez, euforia ou irritação, com sintomas de grandiosidade, autoestima exagerada, agitação psicomotora, aumento da velocidade de pensamento, mas com diminuição da autocrítica, com gastos exagerados, atitudes imprudentes.

Na criança, essas características não são tão evidentes, o reconhecimento é bem mais difícil, mais inespecíficos quanto mais leve o quadro e menor a criança. As manifestações de um transtorno bipolar podem ser frequentes, com repentinas e explosivas mudanças de humor, piora de comportamentos inadequados, aumento de atos impulsivos, dificuldades de concentração, sono agitado com pesadelos, sonambulismo e terror noturno.

Os sintomas tradicionais da mania são humor irritável, agitação motora, discurso acelerado, hiperenergético, distraibilidade, humor eufórico, sociabilidade exagerada, atitudes arriscadas, comportamentos bobos, risos imotivados, sintomas psicóticos, fugas de ideias, delírio de grandeza, aceleração do pensamento, hipersexualidade, aumento de variedade de atividade, necessidade diminuída de sono, produtividade acelerada.

Na fase pré-escolar, a criança com mania pode piorar a sua agressividade, autoagredir-se e agredir outras pessoas. Elabora fantasias, com pensamentos de grandeza, imagina ter poderes mágicos, que pode voar, expondo-se perigosamente e ferindo-se facilmente. Apresenta grande labilidade de humor, com frequentes episódios de choro ou raiva ou perda total do controle emocional a mínimas contrariedades, ficando refratária às tentativas de acalmá-la.

Na idade escolar, na fase de mania é hiperativa, fala excessivamente e geralmente apresenta-se irritadiça, exaltada e com labilidade de humor. Manifesta excitação contínua, tem pensamentos abundantes e megalomaníacos, falta de objetividade e crítica reduzida.

Na adolescência, na fase de mania pode apresentar-se como os adultos. A exaltação claramente manifesta pela pressa na fala, tagarelice, fuga de ideias, humor eufórico, excitação maníaca e exaltada, manias de grandiosidade, atitudes agressivas violentas, auto e heteroagressão, irritabilidadade e até sintomas psicóticos.

CLASSIFICAÇÃO DOS TIPOS CLÍNICOS

1. **Tipo definido**
   – Presença obrigatória de humor eufórico ou exaltado ou grandiosidade.
2. **Tipo intermediário**
   A) Intermediário I: sintomas de euforia, exaltação ou grandiosidase e outros sintomas de hipomania

B) Intermediário II: não têm humor eufórico nem têm grandiosidade, mas apresentam aumento de irritabilidade e outros sintomas de hipomania e possuem duração prolongada.

3. **Desregulação grave do humor**

Apresentam-se constantemente mal-humoradas, chateadas ou entristecidas e possuem explosões por reação exagerada pelo fato de interpretar de forma negativa os estímulos emocionais ou ambientais. Apresentam também hiperatividade, distração fácil, insônia, pensamento acelerado e frequentes explosões de raiva.

Apresentam grandes dificuldades de relacionamentos com os pais, colegas e irmãos, com sérios prejuízos de sociabilização. História familiar positiva de transtorno afetivo.

O tratamento medicamentoso do transtorno bipolar é complexo. Além do tratamento de apoio psicológico, orientação familiar, o uso de psicofármacos depende da fase em que se encontra o paciente, assim como das frequentes comorbidades associadas. Dependendo das prioridades deverá ser feita opção por estabilizadores do humor como carbamazepina, divalproato de sódio, lítio, antipsicóticos atípicos como risperidona, antidepressivos e ansiolíticos.

Antes de iniciar um tratamento farmacológico é fundamental que sejam descartadas disfunções tireoidianas, hipo ou hipertireoidismo, além de realizar um perfil geral metabólico e um eletrocardiograma.

DEPRESSÃO

Os quadros depressivos na criança e adolescentes representam um sério grupo de distúrbios mentais com considerável risco de recorrência e prejuízo psicossocial na idade adulta. Precisamos compreender melhor a etiologia desses quadros para melhorar o tratamento e o manuseio desses pacientes. Três agentes neuroativos parecem estar envolvidos na etiologia desses distúrbios: a serotonina, o fator neurotrófico cerebral e o cortisol. Estes agentes atuariam em redes funcionais específicas.

É crescente a preocupação com a depressão na criança e no adolescente. Inicialmente imaginada como um quadro do adulto e que uma criança não tem depressão, esse quadro ficou muito tempo negligenciado pelos pediatras e neuropediatras, ficando na esfera de atendimento psicológico e psiquiátrico. Mas são crescentes as evidências cada vez mais precoces de manifestações depressivas na criança e hoje estima-se que afeta 2% das crianças e 5% dos adolescentes.

Trata-se de um quadro em que a abordagem é múltipla e dependendo da evolução fique na esfera psiquiátrica de tratamento. Mas todos que cuidam da criança precisam estar atentos às manifestações precoces da depressão na infância, que têm peculiaridades próprias, são mais difíceis de serem identi-

Primeira Parte • GRANDES CATEGORIAS SINTOMÁTICAS

ficadas e não podem ser confundidas com outras manifestações comuns do comportamento infantil. Para o pediatra e para o neuropediatria é muito importante estar preparado para suspeitar de depressão porque geralmente são os primeiros profissionais médicos a serem procurados, raramente a criança já vai para o psiquiatra infantil. As manifestações clínicas da depressão são diferentes na criança em função das vivências diferentes das dos adultos e da possibilidade de expressão desse quadro de acordo com o funcionamento cognitivo, a habilidade funcional e o grau de desenvolvimento biológico do indivíduo.

Não há concordância entre os especialistas a propósito da estrutura e natureza dos sintomas que compreendem a síndrome depressiva com início antes da idade adulta.

Estar atento a manifestações depressivas é importante para o seu reconhecimento precoce, que indicará o melhor caminho a ser seguido, com perspectivas de uma intervenção precoce ser mais eficiente.

Para diagnosticar depressão é preciso ter bastante critério para não confundir com birra ou pirraça, má-criação, mau humor, tristeza, agressividade. Não há marcador biológico e o diagnóstico é puramente clínico.

Um fator fundamental para análise desses sintomas é a duração, a persistência, a interferência na rotina da criança, com prejuízos familiares, sociais e escolares. É muito importante também uma boa avaliação clínica pediátrica para descartar patologias orgânicas que possam estar envolvidas nessas queixas. O neurologista precisa estar preparado para descartar uma base orgânica neurológica de manifestações inicialmente comportamentais. Situações traumáticas devem ser procuradas como separação dos pais, perda de familiar próximo, perda de animal de estimação, conflitos escolares, mudança de escola, entre outras.

Na infância a depressão não se traduz necessariamente por manifestações típicas de tristeza, melancolia ou choro.

Na fase pré-verbal, a criança pode expressar o seu humor rebaixado por meio de apatia, expressão mímica pobre, retraimento social, interatividade diminuída aos estímulos visuais, verbais e táteis, choro frequente, recusa alimentar, sono irregular, inquietação. Essas manifestações são inespecíficas e praticamente constituem todo o repertório que uma criança dessa faixa etária pode utilizar diante de qualquer problema clínico. Assim, é muito importante uma avaliação clínica muito criteriosa que afaste motivos orgânicos para essas manifestações antes de concluir que são manifestações puramente comportamentais.

Na fase pré-escolar, já podem surgir manifestações de melancolia e tristeza, com fisionomia triste, lamentações, mas são muito comuns as somatizações como dores abdominais, cefaleia, dores nas pernas, recusa alimentar, perda de apetite, prejuízo do desenvolvimento ponderoestatural. Alterações do comportamento como inquietude, hiperatividade, irritabilidade, controle precário de impulsos, estereotipias, auto e heteroagressividade, exposição ao perigo podem também surgir. Outras manifestações clínicas incluem transtornos do sono, ansiedade de separação, insegurança, dependência excessiva, medos difusos, enurese e encoprese.

Na fase escolar, a tristeza, choro fácil, apatia, adinamia, cansaço fácil, movimentação lenta, voz monótona, autodepreciação, dificuldades de concentração e memória, perda de interesse, dificuldades escolares, autocrítica exagerada, sentimentos de culpa, baixa autoestima, autodepreciação, pensamentos de suicídio e morte, humor instável, mudanças de humor desproporcionais ao estímulo (disforia), irritabilidade, medos difusos, cefaleia e dores abdominais são as expressões mais comuns da depressão nessa faixa etária.

Na adolescência relatam-se claramente sintomas depressivos, podem surgir sintomas de apatia, falta de concentração, alterações do apetite, perda de peso, sintomas de desesperança, isolamento social voluntário, medo excessivo de tudo, desinteresse pelas atividades de vida diária, insônia ou hipersonia, irritabilidade, agressividade, disforia, crises de choro, sensibilidade exagerada à rejeição ou fracasso, pouca expectativa em relação ao futuro, uso de bebidas alcoólicas, propensão ao uso de drogas, até para aliviar o sofrimento depressivo. Na adolescência, a relação depressão-risco de suicídio aumenta. A grande maioria dos adolescentes suicidas apresenta problemas psiquiátricos, sendo a depressão o mais importante deles. Atualmente, o suicídio em adolescentes constitui uma das causas mais importantes de mortes em jovens de 15 a 19 anos.

A abordagem terapêutica da depressão na criança e no adolescente é múltipla, requer uma avaliação médica, uma avaliação psicológica e avaliação social. A abordagem terapêutica dependerá das condições do paciente, que, por exemplo, se apresentar risco real de suicídio, deverá ser hospitalizado.

O tratamento da depressão na criança e no adolescente não se concentra apenas na abordagem psicofarmacológica. Para utilizar psicofármacos antidepressivos algumas características precisam estar presentes tais como uma sintomatologia depressiva muito intensa, com sintomas severos em prejuízo de sua rotina diária, lentificação motora geral, transtornos do sono, repercussão física, sofrimento afetivo profundo, risco de suicídio.

Além disso, é preciso avaliar bem a participação da psicoterapia como elemento primário ou como apoio. Definir bem os sintomas-alvo, escolher a melhor droga, considerar a idade da criança, explicar bem aos pais e, quando possível, à criança os motivos do uso de medicamentos, esclarecer bem os eventuais efeitos colaterais, iniciar com doses baixas e aumentar gradativamente conforme a necessidade, apresentar disponibilidade para um seguimento em curtos intervalos, são princípios gerais importantes para conduzir bem o tratamento, com boa aderência.

1. Antidepressivos tricíclicos (Imipramina)

Muito utilizados no tratamento da depressão em adultos e também em crianças e adolescentes. A imipramina é a droga mais utilizada.

Os antidepressivos tricíclicos podem provocar efeitos cardíacos que devem sempre ser lembrados como aumento do espaço PR, alargamento do complexo QRS, aumento do intervalo QT. São considerados índices aceitáveis frequência cardíaca menor que 130 batimentos/min, intervalo PR menor que 22, QRS menor que 0,12s e intervalo QT menor que 0,48s. São necessários controles eletrocardiográficos periódicos e controles laboratoriais incluindo glicemia, sódio, potássio, cloro, magnésio, colesterol, triglicérides, transaminases, CPK, fosfatase alcalina, desidrogenase láctica, bilirrubinas, proteínas totais, albumina, provas hematológicas e tireoidianas. São comuns náuseas, vômitos, dores abdominais, mialgias com a descontinuidade do tratamento, porém são transitórias. A dose de imipramina utilizada na infância varia de 1-5mg/kg dividida em duas doses.

As evidências da eficácia da imipramina em crianças e adolescentes com resposta clínica satisfatória aparecem quando os níveis plasmáticos permanece entre 125 e 225ng/ml. Fora dessa faixa, os resultados não são expressivos.

A amitriptilina e a nortriptilina também podem ser utilizadas, nas doses aproximadas de 0,5-2mg/kg/dia, divididas em 3 doses. A clomipramina 1-2mg/kg/dia em duas doses.

2. Recaptadores de serotonina

Fluoxetina, paroxetina, sertralina
Geralmente bem toleradas e eficazes.
Dose: 0,5-3mg/kg/dia em tomada única. Efeitos colaterais: cefaleia, irritabilidade, insônia transitórias. Interação medicamentosa com drogas serotoninérgicas, como o triptofano e o lítio, provoca diarreia, náusea, cefaleia, hipertermia, mioclonia, tremor, hiperreflexia, ataxia, convulsões, agitação, confusão, excitabilidade, delírio. Com hidantoína pode ocorrer sinais de toxicidade.

3. Na criança e adolescentes estes medicamentos representaram um grande avanço no controle dos quadros depressivos, embora não excluam a necessidade de terapias complementares não medicamentosas. A utilização de medicamentos de manuseio mais delicado como os inibidores da MAO e a eletroconvulsoterapia para aqueles casos mais resistentes e graves não são necessárias, salvos casos excepcionais.

CAPÍTULO 17

Distúrbios de Aprendizagem

Fernando N. Arita

A procura de atendimento médico pediátrico ou neuropediátrico com a queixa de aprendizagem inadequada é muito frequente. Os fatores que interferem no aprendizado são múltiplos e envolvem desde condições socio-econômico-culturais, passam pelos recursos escolares de espaço físico, número e qualidade dos professores e terminam com os fatores relacionados ao aluno. Com essa ampla relação de fatores envolvidos no processo de aprendizagem, conseguir chegar a um diagnóstico correto diante de um problema de aprendizagem torna-se um processo longo, que muitas vezes segue um caminho inadequado, com definições e condutas incorretas, com consequentes prejuízos acadêmicos e de autoestima.

Fatores relacionados aos alunos envolvem desde condições físicas gerais como estado de nutrição, deficiências sensoriais como surdez e baixa acuidade visual, a existência de doenças crônicas extraneurológicas, que não só interferem no bem-estar do aluno, como são responsáveis por elevado absenteísmo decorrente de atendimentos médicos, exames de rotina e hospitalizações. Os fatores essencialmente neurológicos compreendem o retardo mental, as afecções neurológicas crônicas, como as epilepsias, as paralisias cerebrais e os distúrbios neurológicos seletivos de funções nervosas superiores.

Alguns classificam como Dificuldades de Aprendizagem Escolar quando a origem é extraneurológica e como Distúrbios de Aprendizagem Escolar quando a origem é neurológica. O processo de aprendizagem é complexo e ainda sua compreensão é incompleta, mas depende da integridade do sistema nervoso central e das suas interrelações funcionais neuronais, estabelecidas por uma base genética e moldada por interações ambientais.

Para desenvolver um processo de aprendizagem adequado é preciso prestar atenção, compreender, reter, aceitar, elaborar, transferir e agir. É preciso captar, decifrar, processar, elaborar, memorizar, planejar e executar. Falhas nessas etapas, isoladas ou em associação, resultarão num processo de aprendizagem inadequado em crianças até então consideradas normais, sem evidências de uma imaturidade intelectual.

Primeira Parte • GRANDES CATEGORIAS SINTOMÁTICAS

Vamos abordar neste capítulo os principais distúrbios de aprendizagem na infância.

TRANSTORNO DO DÉFICIT DE ATENÇÃO COM HIPERATIVIDADE (TDAH)

O transtorno do déficit de atenção com hiperatividade (TDAH) é o distúrbio neurocomportamental mais comum na infância e, é hoje, um dos principais motivos de consulta neuropediátrica.

O TDAH é um distúrbio neurobiológico caracterizado por concentração lábil, hiperatividade e impulsividade acentuadas, em crianças com nível mental normal.

O TDAH é universal e extremamente frequente. Ocorre em todas as culturas, com prevalência elevada, que oscila entre 3 e 10%, provavelmente mais em conta das condições diagnósticas que por diferenças na apresentação clínica, com predomínio no sexo masculino. Embora existam poucos dados da prevalência na adolescência e na idade adulta, estima-se que persista em 50% dos casos.

A etiologia do TDAH é multifatorial, englobando fatores biológicos, genéticos e ambientais. Tabagismo e ingestão de álcool durante a gravidez são fatores de risco para o desenvolvimento de um TDAH.

O componente genético é proeminente no TDAH. O coeficiente de herdabilidade do TDAH é de 0,8, maior que o da asma e o da esquizofrenia. Isto significa que aproximadamente 80% da contribuição etiológica para o TDAH é genética. Pesquisadores têm tentado descobrir o gene candidato e o mais confirmado é o gene receptor de dopamina D4 (*DRD4*7*). Estudos têm demonstrado que a dopamina, epinefrina e norepinefrina são todos agonistas de receptor D4.

Estudos com ressonância magnética funcional, PET, SPECT, espectroscopia, biologia molecular têm demonstrado a base orgânica do TDAH. Tanto o sistema noradrenérgico quanto o dopaminérgico têm sido implicados na patogênese do TDAH.

O diagnóstico diferencial deve ser feito com doenças crônicas hematológicas, cardiológicas, endócrinas, alérgicas, distúrbios do sono do tipo obstrutivos, deficiência auditiva, prematuridade e uso de medicamentos. Além dessas causas, devemos lembrar outras situações clínicas em que a hiperatividade faz frequentemente parte de um quadro sintomático mais amplo, tais como a esclerose tuberosa de Bourneville, a síndrome do X-frágil, a doença de Sanfilippo, a síndrome alcoólica fetal e quadros inespecíficos com discretas dismorfias somáticas.

Na grande maioria dos casos, o diagnóstico é estabelecido entre seis e sete anos de idade, mas, desde os primeiros anos de vida, o diagnóstico já pode ser suspeitado e confirmado pela evolução.

Capítulo 17 • DISTÚRBIOS DE APRENDIZAGEM

No primeiro ano de vida é difícil identificar as crianças de risco, mas algumas características já podem ser relevantes, tais como estado de excitabilidade aumentado, pouca necessidade de sono, dificuldade para adormecer, sono superficial. Ao adquirir a marcha independente, pode começar a ficar mais notável a hiperatividade, a inquietude, a persistência curta em atividades, mudando constantemente o foco de atenção, perda rápida de interesse mesmo com brinquedos novos e atrativos. Nessa idade, a suspeita de TDAH deve ser feita com muita cautela, porque muitos desses bebês não desenvolvem TDAH.

Em boa parte das crianças com risco de TDAH ocorre um atraso na aquisição da fala e linguagem, o que frequentemente leva inicialmente os pais a procurarem auxílio médico e tratamento fonoaudiológico, sem observar ainda o comportamento hiperativo ou o justificam por uma ansiedade da criança que ainda não fala.

A falta de concentração, a hiperatividade e a impulsividade são sintomas comuns no desenvolvimento infantil, frequentemente transitórios e não chegam a prejudicar a adaptação da criança nos ambientes familiar, social e escolar. Porém, quando esses sintomas são intensos e persistentes, não têm uma causa definida, surgem em criança intelectualmente normal, interferem significativamente na sua vida adaptativa em todos os níveis, prejudicam o seu desenvolvimento emocional e pedagógico, levam a distúrbios psicológicos secundários graves e ao fracasso escolar, configuram o contexto típico de um TDAH.

Na idade pré-escolar, começam a chamar a atenção para a hiperatividade e a impulsividade, em decorrência de problemas disciplinares de obediência na escola, receberem castigos sem eficiência, de não permanecerem sentados, mostrarem uma movimentação exagerada, falarem excessivamente e em voz alta e atitudes agressivas intempestivas. Nessa fase, a desatenção já pode ser notada, mas não constitui a principal queixa.

Na idade escolar, adiciona-se a interferência da falta de concentração, e nessa fase ocorrem as queixas mais frequentes decorrentes do TDAH. O distúrbio de concentração começa a interferir sensivelmente no desenvolvimento pedagógico, agravado a cada ano em consequência do aumento progressivo do conteúdo.

O diagnóstico do TDAH é essencialmente clínico. Não há marcador biológico para o diagnóstico de TDAH. São essas características citadas que levam à suspeita de um risco de TDAH em uma criança, diagnóstico que somente poderá ser confirmado pela evolução.

Para o diagnóstico da TDAH é fundamental uma anamnese cuidadosa, incluindo um interrogatório comportamental detalhado, informações da escola e dos terapeutas que acompanham a criança. O exame físico geral deve avaliar o estado geral do paciente, detectar indícios de doenças crônicas, pesquisar déficits sensoriais, procurar dismorfias, alterações cutâneas, visceromegalias, alterações oculares, alterações de coluna. O exame neurológico geralmente é normal, pode mostrar sinais neurológicos sutis de coordena-

Primeira Parte • GRANDES CATEGORIAS SINTOMÁTICAS

ção, equilíbrio, de significado duvidoso. Todas essas etapas são fundamentais para diferenciar o TDAH de outras condições em que a hiperatividade e a desatenção fazem parte de um contexto clínico mais amplo de uma condição patológica orgânica.

Para completar a avaliação e enquadrar ou não dentro dos critérios diagnósticos de TDAH, podemos lançar mão de escalas diagnósticas elaboradas para esse fim, como pode ser visto no quadro 17.1.

O TDAH pode ser classificado em subtipos, de acordo com as suas características clínicas, e o padrão indicado deve ser baseado no quadro apresentado nos últimos seis meses.

O tipo combinado é o tipo mais comum em crianças e adolescentes. Deve ser caracterizado quando preenche pelo menos seis itens de desatenção e seis de hiperatividade-impulsividade. Nesta forma, o comportamento oposicional é mais frequente, geralmente acabam marginalizados pelos amigos, a autoestima é mais rebaixada, tendem a ser mais depressivos, apresentam resultados inferiores nos testes cognitivos e motores.

O tipo predominantemente atencional é mais difícil de ser identificado precocemente. Geralmente o reconhecimento é tardio, predomina no sexo feminino. Deve incluir pelo menos seis sintomas de desatenção, mas menos de seis de hiperatividade-impulsividade há mais de seis meses. Os pacientes são mais ansiosos, sonhadores, parecem letárgicos e preguiçosos. Maior fracasso escolar na medida que o conteúdo pedagógico vai aumentando, principalmente em matemática.

O tipo predominantemente hiperativo-impulsivo chama atenção mais precocemente pelo desajuste adaptativo social e escolar, com queixas disciplinares desde os primeiros anos de vida. Deve ser definido se apresenta mais de seis sintomas de hiperatividade-impulsividade e menos que seis de desatenção há mais de seis meses.

Além dos comportamentos típicos do TDAH, a criança pode apresentar outras alterações do comportamento como baixa tolerância a frustrações, birra, teimosia, acessos de raiva incontroláveis, instabilidade de humor, disforia, desmotivação, rejeição de seus pares, baixa autoestima.

O desempenho acadêmico prejudicado e insatisfatório gera intensos conflitos entre os familiares, as autoridades escolares e a criança, e a insuficiente dedicação da criança às tarefas que exigem um esforço sustentado, invariavelmente, leva à interpretação do comportamento como reflexo de preguiça ou oposição, falta de iniciativa e de senso de responsabilidade, o que desgasta ainda mais profundamente a relação.

Os relacionamentos familiares são habitualmente marcados por traços de decepção, ressentimento e hostilidade, principalmente porque diante da normalidade intelectual e da variabilidade comportamental, às vezes extremamente adequadas e eficientes quando movidas por motivação, levam os pais a acreditarem que o comportamento perturbador é intencional, provocador e voluntário. Esse posicionamento conduz a atitudes muito inadequadas e infelizes, que conduzem a uma deterioração progressiva da dinâmica

Capítulo 17 • DISTÚRBIOS DE APRENDIZAGEM

Quadro 17.1 – Critérios diagnósticos para TDAH segundo o DSM-IV.

A. Ou (1) ou (2)

(1) seis (ou mais) dos seguintes sintomas de desatenção persistiram por pelo menos 6 meses, em grau mal-adaptativo e inconsistente com o nível de desenvolvimento:
DESATENÇÃO:
a) frequentemente deixa de prestar atenção a detalhes ou comete erros por descuido em atividades escolares, de trabalho ou outras
b) com frequência tem dificuldades para manter a atenção em tarefas ou atividades lúdicas
c) com frequência parece não escutar quando lhe dirigem a palavra
d) com frequência não segue instruções e não termina seus deveres escolares, tarefas domésticas ou deveres profissionais (não devido a comportamento de oposição ou incapacidade de compreender instruções)
e) com frequência tem dificuldade para organizar tarefas e atividades
f) com frequência evita, antipatiza ou reluta a envolver-se em tarefas que exijam esforço mental constante (como tarefas escolares ou deveres de casa)
g) com frequência perde coisas necessárias para tarefas ou atividades (por ex., brinquedos, tarefas escolares, lápis, livros ou outros materiais)
h) é facilmente distraído por estímulos alheios à tarefa
i) com frequência apresenta esquecimento em atividades diárias

(2) seis (ou mais) dos seguintes sintomas de hiperatividade persistiram por pelo menos 6 meses, em grau mal-adaptativo e inconsistente com o nível de desenvolvimento:
HIPERATIVIDADE:
a) frequentemente agita as mãos ou os pés ou se remexe na cadeira
b) frequentemente abandona sua cadeira em sala de aula ou outras situações nas quais se espera que permaneça sentado
c) frequentemente corre ou escala em demasia, em situações nas quais isto é inapropriado (em adolescentes e adultos, pode estar limitado a sensações subjetivas de inquietação)
d) com frequência tem dificuldade para brincar ou se envolver silenciosamente em atividades de lazer
e) está frequentemente "a mil" ou muitas vezes age como se estivesse "a todo vapor"
f) frequentemente fala em demasia
IMPULSIVIDADE:
g) frequentemente dá respostas precipitadas antes de as perguntas terem sido completadas
h) com frequência tem dificuldade para aguardar sua vez
i) frequentemente interrompe ou se mete em assuntos de outros (por ex., intromete-se em conversas ou brincadeiras)

B. Alguns sintomas de hiperatividade-impulsividade ou desatenção que causaram prejuízo estavam presentes antes dos 7 anos de idade.

C. Algum prejuízo causado pelos sintomas está presente em dois ou mais contextos (por ex., na escola [ou trabalho] e em casa).

D. Deve haver claras evidências de prejuízo clinicamente significativo no funcionamento social, acadêmico ou ocupacional.

E. Os sintomas não ocorrem exclusivamente durante o curso de um transtorno invasivo do desenvolvimento, esquizofrenia ou outro transtorno psicótico e não são mais explicados por outro transtorno mental (por ex., transtorno do humor, transtorno de ansiedade, transtorno dissociativo ou um transtorno da personalidade).

intrafamiliar, determinam níveis educacional e vocacional inferiores às suas possibilidades, com grandes e irreversíveis prejuízos do ponto de vista emocional, social e profissional.

Uma parcela significativa das crianças com TDAH apresenta comorbidades tanto funcionais neurológicas como psiquiátricas, que ampliam o seu cortejo sintomático e dificultam sobremaneira o manejo terapêutico, que passa a exigir um dimensionamento mais adequado, priorizando as estratégias necessárias para um determinado paciente.

As comorbidades comportamentais mais frequentes associadas ao TDAH são: transtorno opositor desafiante – >40%; transtorno de humor bipolar – 10%; transtorno de conduta – 15-20%; transtorno ansioso – 25%; depressão – 15-20%; abuso de drogas – 9-40%.

As comorbidades funcionais neurológicas mais comuns são: atraso do desenvolvimento da fala e linguagem – 30-35%; dislexia-disgrafia – 15-25%; discalculia – 15%; transtorno do desenvolvimento da coordenação motora; tiques e síndrome de Tourette.

Não existe teste laboratorial ou outro marcador biológico que permita o diagnóstico de TDAH. Os exames de neuroimagem morfológicos ou funcionais são normais ou inespecíficos. Os exames neurofisiológicos como eletroencefalograma, potenciais evocados não têm especificidade. Testes que exigem processo mental concentrado, como o processamento auditivo central, podem mostrar anormalidades em pacientes com TDAH, por motivos cognitivos geralmente múltiplos e não específicos do processamento.

Tanto o exame físico geral como o exame neurológico não mostram anormalidades significativas. Num pequeno número de casos, algumas pequenas dismorfias como hipertelorismo, palato elevado, orelhas com baixa inserção ocorrem em proporção superior à da população geral.

A hereditariedade é nítida no TDAH. É encontrado com maior frequência nos parentes biológicos em primeiro grau de crianças com TDAH. Em aproximadamente 70-80% dos casos de TDAH encontra-se um dos pais com alguns indicativos do quadro. Há também uma prevalência superior de transtornos do humor e de ansiedade, distúrbios de aprendizagem, transtornos de personalidade antissocial em membros da família de indivíduos com TDAH.

O tratamento do TDAH é multidisciplinar e compreende:

1. **Tratamento não medicamentoso** que deve incluir: a) esclarecimento e orientação aos pais e ao paciente; b) esclarecimentos aos orientadores pedagógicos; c) esclarecimentos aos terapeutas da criança; d) terapia cognitivo-comportamental; e) intervenção comportamental.

2. **Tratamento medicamentoso** que implica, em primeiro lugar, ter a maior certeza diagnóstica possível, depois avaliar os reais benefícios do tratamento, evitar medicar abaixo dos seis anos de idade. Julgar criteriosamente se o tratamento deve ser contínuo ou intermitente considerando aspectos acadêmicos, familiares e sociais. Muita cautela em pacientes epilépticos, hipertensos, cardíacos, hepatopatas. Monitorizar peso e estatura.

O metilfenidato é o medicamento mais utilizado para o tratamento da desatenção. É um derivado piperidínico, relacionado com as anfetaminas, que tem uma ação estimulante cortical, aumentando a concentração de catecolaminas, bloqueando a recaptura na fenda sináptica. A dose deve ser introduzida gradativamente, dentro de uma faixa que varia de 0,3 a 1mg/kg/dia (10-60mg). Seu início de ação ocorre cerca de 30 a 40 minutos após a ingestão, e a duração da ação é de 3 a 4 horas. Recomenda-se em geral duas a três vezes por dia, doses vespertinas devem ser avaliadas individualmente. Geralmente é bem tolerado, mas pode ter alguns efeitos colaterais como náuseas, dores abdominais, gastrite, inapetência, perda de peso, cefaleia, insônia, irritabilidade, disforia, taquicardia, hipertensão arterial, tiques, crises epilépticas, efeito rebote. Não interfere significativamente no crescimento final, mas deve ser controlado regularmente nesse sentido. Não induz a uma drogadição, pelo contrário, indivíduos bem tratados apresentam menos tendência ao abuso de drogas. Os benefícios podem ser observados na melhora da cognição e vigilância, no tempo de resposta, no relacionamento familiar, diminuição da impulsividade, no engajamento em tarefas, no julgamento social e na eficiência de comunicação. Atualmente são disponíveis no mercado apresentações de metilfenidato de liberação lenta e longa ação.

Os antidepressivos tricíclicos, como a imipramina e a amitriptilina, também têm uma boa eficácia e tolerância, mas o efeito é inferior ao do metilfenidato. São inibidores da recaptação das catecolaminas e são utilizados nas doses de 1 a 3mg/kg/dia, em duas doses. Têm uma boa ação quando há ansiedade, tiques ou enurese associados. Os efeitos colaterais mais comuns são ganho de peso, sedação, cefaleia, convulsões, irritabilidade, interferência cognitiva. Muita atenção deve ser dada aos efeitos cardiovasculares adversos realizando eletrocardiogramas periódicos. Podem provocar síndrome de abstinência, devendo ser retirados gradualmente.

A clonidina, que é um agonista alfa-2-adrenérgico, é benéfica no TDAH principalmente quando associado a tiques, agressividade, impulsividade, transtorno opositor desafiante e distúrbios do sono. A dose recomendada é 0,04-0,05mg/kg/dia, com dose inicial de 0,5mg/dia. Os efeitos colaterais mais comuns são sedação, hipotensão, taquicardia, toxicidade cardiovascular, aumento da depressão, irritabilidade, aumento de apetite, cefaleia, puberdade precoce.

A atomoxetina é uma droga ainda não disponível em nosso meio. Atua como um inibidor altamente seletivo do transportador pré-sináptico de noradrenalina, parece ter uma boa eficácia aparente, poucos efeitos colaterais quando introduzida gradativamente e é de prescrição livre. Tem sido utilizada em outros países como primeira linha, com resultados semelhantes aos do metilfenidato, mas ainda não temos experiência com a medicação.

A bupropiona é um antidepressivo de ação dopaminérgica e noradrenérgica, efetiva tanto em adultos como em crianças, é útil nos casos de TDAH com depressão ou drogadição. A dose diária deve ser introduzida gradativamente até 300mg se necessário e tolerado. Nos efeitos colaterais podemos ter piora dos tiques, crises epilépticas, erupção cutânea, insônia, manifestações gastrointestinais.

Para tratamento das comorbidades, nos quadros depressivos podem ser utilizados os inibidores seletivos de recaptação de serotonina como a sertralina e a fluoxetina. Nos quadros com transtornos do humor, podem ser utilizados os estabilizadores de humor como a oxcarbazepina, o lítio, a carbamazepina e o ácido valproico.

DISLEXIA DO DESENVOLVIMENTO

A dislexia do desenvolvimento é um distúrbio neurobiológico caracterizado por uma incapacidade específica para a aprendizagem da leitura, que compromete crianças intelectualmente normais, algumas até com inteligência acima da média e com habilidades sensoriais normais.

Define-se a dislexia como um distúrbio inesperado, específico e persistente para adquirir habilidades de leitura eficientes para o reconhecimento correto e fluente das palavras, habilidades de decodificação e de soletração, apesar da adequação de instrução convencional e de oportunidades socioculturais.

A dislexia tem distribuição universal, mas a sua prevalência não é bem conhecida, variando amplamente de 5 a 20%, amplitude essa provavelmente resultante de conceitos ainda não universalmente definidos e critérios variáveis e não pelo seu comportamento biológico. Nos Estados Unidos, estima-se que uma em cada cinco crianças seja disléxica. A maioria dos estudos refere uma leve predominância da dislexia no sexo masculino, mas essa afirmação não é aceita por alguns autores que acreditam que o envolvimento é igual nos dois sexos e por outros que afirmam que essa relação depende de vários fatores como QI e gravidade da deficiência de leitura.

A dislexia representa o distúrbio de aprendizagem mais comum e mais prevalente na criança, e é a principal causa neurológica de incapacidade para aquisição da leitura, de fracasso grave na aprendizagem e abandono escolar.

A dislexia não é um retardo no desenvolvimento da leitura. É um tipo específico de incapacidade para a leitura. É considerada uma condição crônica que não é um retardo temporário do desenvolvimento da leitura que desaparecerá se for dado maior tempo para a criança.

Indivíduos disléxicos têm significativos potenciais em áreas controladas pelo hemisfério direito em nível artístico, atlético ou mecânico, na música, e são muito intuitivos e criativos para solucionar problemas.

Diversas teorias complexas têm sido propostas para explicar os aspectos cognitivos e neurológicos da dislexia: teoria fonológica, teoria visual, teoria do ritmo de processamento temporal, teoria cerebelar, teoria magnocelular.

A dislexia compromete um componente específico do sistema de linguagem do cérebro: o sistema fonológico, que é a parte funcional do cérebro onde os sons são armazenados conjuntamente para formar as palavras e onde as palavras são convertidas para os seus sons. A habilidade para essas funções é chamada de processamento fonológico e é a base na qual reside a incapacidade para a leitura. Antes da palavra ser identificada, compreendida, armazenada na memória ou recuperada dela, ela precisa ser fragmentada em fonemas pelos circuitos neuronais. A linguagem é um código e o único código reconhecido pelos sistemas de linguagem do cérebro é um código fonológico. Portanto, se uma criança não consegue quebrar as palavras em seus fonemas, eles não podem ser processados pelos sistemas cerebrais de linguagem e acumulados para reconhecimento mais tardio.

Evidências suficientes têm sido acumuladas e estabelecidas no que se refere à origem biológica da dislexia, com forte base genética e modulada por fatores ambientais. Orientados por casos de transtornos de leitura adquiridos, secundários a lesões comprometendo os lobos occipitais e parietais, uma grande contribuição para a neurologia da dislexia nas últimas décadas foi aportada pelos minuciosos estudos neuropatológicos de cérebros de disléxicos comparados com cérebros de não disléxicos, revelando alterações corticais sutis, como ectopias e displasias neuronais, distribuídas principalmente em áreas de linguagem. A ressonância magnética já identificou anomalias de migração tipo heterotopias nodulares periventriculares em casos de dislexia. Alterações no tálamo e cerebelo podem estar envolvidas na dislexia.

A ocorrência de casos familiares e de concordância em gêmeos monozigóticos sugere uma forte base genética para a dislexia do desenvolvimento. Estudos genéticos sugerem diferentes sítios genômicos que afetam a função específica para a leitura, mas ainda não se estabeleceu uma relação direta entre os sintomas e um *locus* genômico específico. Pelo menos quatro genes candidatos parecem estar relacionados com a suscetibilidade para a dislexia: *DYX1C1, KIAA0319, DCDC2 e ROBO1*. As proteínas codificadas por esses genes podem estar funcionalmente interligadas nos processos celulares envolvendo migração neuronal e crescimento axonal.

Estudos de neuroimagem funcional em adultos e crianças com dislexia sugerem uma atividade defeituosa e uma conexão anormal em regiões cruciais para as funções de linguagem, como por exemplo o giro fusiforme para a leitura.

Do ponto de vista clínico, a criança disléxica manifesta várias outras dificuldades, além da impossibilidade inicial de aquisição da leitura, como por exemplo, memorizar seu endereço, o alfabeto, as tabuadas, amarrar os seus sapatos, desenvolver a escrita manual, escrevendo fora das linhas, com espaçamento irregular entre as palavras, iniciando frases sem letra maiúscula e falta de pontuação adequada.

Infelizmente, a maioria das crianças com dislexia não é identificada precocemente, ainda por desconhecimento do problema, mas também em boa parte devido a falsos julgamentos a respeito, tais como a noção de que a criança não é disléxica porque é capaz de ler o texto. Uma criança disléxica pode ler um texto, porém problemas de processamento auditivo dificultam ouvir todos os sons individuais de uma palavra e ela não consegue interpretar o que está lendo. Além disso, dá a impressão que lê porque utiliza estratégias alternativas para entender o texto, tais como indícios sugeridos por figuras, situações familiares ou previsíveis ou a forma das palavras. Essas estratégias conseguem encobrir suas dificuldades nos primeiros anos escolares, mas, na medida em que o conteúdo pedagógico começa a expandir significativamente, suas dificuldades ficam cada vez mais evidentes e o rendimento cai vertiginosamente.

A dislexia pode variar de intensidade, desde formas leves até formas graves. Caracteristicamente, os portadores de dislexia mostram dificuldades para segmentação, deleção, substituição, distinção de semelhanças e diferenças de fonemas, soletração e rima de palavras. A dificuldade de soletração é evidente desde muito cedo. A soletração e a leitura são habilidades intimamente relacionadas, mas, mesmo assim, frequentemente não são detectadas precocemente pelos testes de prontidão para o aprendizado. Assim, as crianças disléxicas permanecem em classes comuns, sem adequação pedagógica, submetidas a um grande esforço e desgaste para ler, causando grande sofrimento emocional, vergonha, constrangimentos, que podem desmotivá-las com o tempo, correndo risco de abandono escolar mais tarde.

Diante dessas dificuldades, as crianças são frequentemente encaminhadas e submetidas a avaliações inadequadas e parciais e acabam saindo com rótulos impróprios como: problema de discriminação auditiva, distúrbio do processamento auditivo central, déficit ortográfico, dificuldade de soletração, disgrafia, disnomia, déficit disfonético, incapacidade para leitura, problema de fluência de leitura, distúrbio de memória de curto prazo ou de longo prazo, distúrbio de processamento visual, distúrbio de integração visuomotora, déficit de memória visual, problema de rastreamento visual, problema de convergência visual, déficit de recuperação de palavras, entre outros, dependendo do especialista envolvido e do seu conhecimento a respeito de dislexia.

A dislexia envolve muitas áreas funcionais diferentes, mas alguns testadores avaliam apenas uma delas e encontrando uma imaturidade chegam a uma conclusão parcial e não consideram a possibilidade que possa fazer parte de algo muito maior, a dislexia.

O diagnóstico da dislexia é fundamentalmente clínico, não há marcador biológico para esse fim, mas a realização de testes psicopedagógicos e fonoaudiológicos adequados, por profissionais preparados, deve ser indicada quando se consolidar uma suspeita. Até hoje, alguns ainda entendem que não há meios para diagnosticar a dislexia ou que esta não pode ser diagnosticada até que a criança tenha idade entre oito a 11 anos. Em serviços especializados, a dislexia pode ser identificada com 92% de precisão entre os cinco anos e meio e os seis anos e meio.

A avaliação de uma criança com suspeita de dislexia deve ser feita por uma equipe familiarizada com o assunto. Não há um teste único que faz esse diagnóstico. Somente após uma anamnese cuidadosa com os pais fazendo um levantamento completo de aspectos genéticos, de desenvolvimento neurológico e educacionais, revendo avaliações e testagens anteriores, boletins e relatórios escolares, análise de material escolar para conferir se apresenta erros habitualmente cometidos por disléxicos e um bom exame clínico e um exame neurológico completo, a criança deve ser encaminhada para uma avaliação especializada. Confirmado o diagnóstico, dependendo das particularidades de cada caso, deverá seguir tratamentos psicopedagógicos e/ou fonoaudiológico, além da importante adequação da atitude da escola em relação aos métodos de ensino e de avaliação que permitam um melhor desenvolvimento da aprendizagem, recuperação do estado emocional e da autoestima, em geral sensivelmente afetados.

A dislexia e o TDAH são duas entidades separadas e identificáveis, mas coexistem na mesma criança com frequência tão elevada que, uma vez feito o diagnóstico de dislexia, é muito importante verificar se não há déficit de atenção, hiperatividade e impulsividade associados, que, se presentes, deverão ser tratados concomitantemente.

É óbvia a necessidade de tomar muito cuidado com o diagnóstico precipitado e ultraprecoce e não superdiagnosticar a dislexia. Mas, também é muito importante estar atento aos indícios da dislexia, que somados durante um acompanhamento podem apontar para a possibilidade real do problema, mesmo considerando toda a variabilidade fisiológica do desenvolvimento infantil. Esse foco sobre a criança deve detectar o momento em que fica nítida a dificuldade de leitura e de soletração, gerando um processo de sofrimento e constrangimento na criança, que deve então ser convenientemente investigada.

O reconhecimento precoce da dislexia é muito importante para o prognóstico. O esclarecimento aos pais, a instituição de medidas terapêuticas apropriadas e a adequação do sistema de aprendizagem são fundamentais para a correção das distorções causadas pela dislexia. Embora a dislexia seja crônica e prolongada, os indivíduos convenientemente tratados com frequência respondem bem com o tempo, e o prognóstico pode ser excelente. Diferentemente, um diagnóstico tardio de dislexia, feito depois de muitos diagnósticos errados e condutas inadequadas, infelizmente ainda a realidade para a maioria dos casos em nosso meio, já vem acompanhado de muitas lacunas e erros pedagógicos graves, de grande desgaste emocional e muita desmotivação, que comprometem significativamente a reabilitação e o prognóstico pessoal, educacional e profissional do indivíduo.

Existe uma ampla relação de profissões que os portadoras de dislexia podem escolher, ter uma boa desenvoltura na área e grande sucesso profissional, como arquitetura, desenho de interior ou exterior, psicologia, atletismo, música, professor, marketing e vendas, artes culinárias, carpintaria, pesquisa científica, engenharia, computação, eletrônica, artes gráficas, fotografia.

DISCALCULIA

Os números fazem parte do nosso cotidiano. A habilidade para lidar com os números é uma função básica do cérebro e argumentos confirmam que é determinada biologicamente e é comparável a outras atividades corticais superiores especializadas.

As bases neurofisiológicas para a aquisição dessas habilidades são complexas, e vários mecanismos cognitivos estão envolvidos, dependem da nossa habilidade na linguagem, áreas da linguagem são ativadas ao se realizar tarefas matemáticas e atribui-se que os fatos numéricos são armazenados em formato verbal, existindo portanto uma relação entre linguagem e números.

O cálculo é uma função cerebral complexa e vários mecanismos cognitivos são ativados, tais como percepção, processamento verbal e/ou gráfico da informação, reconhecimento e produção de números, discriminação visoespacial, memória de curto e longo prazo, raciocínio sintáxico, concentração.

O desenvolvimento das habilidades matemáticas começa ao redor dos seis meses de idade, guiado geneticamente e com caráter cumulativo, começando pelo contar, depois a representação numérica, conservação de números, princípios de raciocínio, habilidade para fazer operações matemáticas básicas e por último os princípios abstratos.

Segundo o DSM-IV existe um transtorno da matemática quando "a capacidade para realizar operações matemáticas está acentuadamente abaixo do esperado para a idade cronológica, a inteligência do indivíduo e o seu grau de escolaridade". Os dois tipos básicos de transtornos em matemática são a acalculia adquirida e a discalculia do desenvolvimento.

Acalculia ou discalculia adquirida

O termo acalculia foi proposto inicialmente por Henschen, em 1925, que o definiu como um distúrbio adquirido da habilidade de cálculo secundário a uma lesão cerebral, que outros autores preferiram chamar de discalculia adquirida, uma vez que a habilidade para o cálculo não pode perder-se de uma maneira completa. Entretanto, outros preferiram reservar o termo discalculia para os distúrbios do desenvolvimento.

São reconhecidos três tipos de acalculia: 1) alexia e agrafia para números, em que existe comprometimento para ler e escrever quantidades, devido a comprometimento no hemisfério cerebral esquerdo; 2) acalculia espacial em que existe comprometimento na orientação espacial impossibilitando a colocação dos números em posições adequadas para se executar cálculos, por comprometimento do hemisfério cerebral direito; 3) anaritmetia que corresponde à acalculia primária e implica a inabilidade em conduzir operações matemáticas, em consequência de comprometimento dos dois hemisférios.

Discalculia do desenvolvimento

Segundo a Academia Americana de Psiquiatria, a discalculia do desenvolvimento é uma dificuldade para aprender matemática, com falhas para adquirir proficiência adequada nessa área, apesar da inteligência normal, oportunidade escolar, estabilidade emocional e necessária motivação. A discalculia é uma inabilidade específica para o aprendizado da matemática. Estima-se que de 3 a 6% das crianças em idade escolar apresentam discalculia do desenvolvimento. Na discalculia, a representação é igual nos dois sexos. Apesar de reconhecida há décadas, a maioria das pessoas não tem ideia de que ela existe e, por essa razão, as crianças não recebem a ajuda que realmente necessitam para o seu desenvolvimento. A ajuda para as crianças que sofrem com a discalculia simplesmente não existe.

A discalculia pode ser dividida em subtipos: anarrítmica: dificuldades para adição e multiplicação; discalculia atencional-sequencial: dificuldade para aprendizagem e evocação das tabelas; discalculia espacial: dificuldade para manejo de problemas aritmético com múltiplas colunas.

As crianças com discalculia necessitam de métodos diferentes para aprender. Conselhos e ordens como "você consegue se quiser" ou "se você tentar se esforçar o suficiente" são as típicas e melhores tentativas de pais e professores para motivar essas crianças, que de nada adiantam e pioram a autoestima. As crianças com discalculia querem aprender a manusear os números, podem aprender a calcular num dia, mas esquecem tudo no dia seguinte, causando muita frustração pessoal e indignação nos que as rodeiam.

A discalculia na maioria das vezes é idiopática, essencial, mas pode fazer parte de quadros sintomáticos particulares como fenilcetonúria tratada, síndrome do X-frágil em mulheres, síndrome de Turner, síndrome velocardiofacial.

A discalculia pode coexistir com TDAH, dislexia, transtornos de conduta, depressão. Para estabelecer um diagnóstico preciso, há necessidade de descartar condições que podem apresentar sintomas similares como situações de autoestima muito baixa, problemas sociais.

O tratamento para a discalculia inclui colocação em classes especializadas com professores experientes em matemática e outros auxílios educacionais que focam nas habilidades matemáticas.

TRANSTORNO DO DESENVOLVIMENTO DA COORDENAÇÃO (TDC)

O transtorno do desenvolvimento da coordenação é uma condição neurobiológica em que ocorre uma significativa alteração no processo de desenvolvimento motor. Segundo DSM-IV, o diagnóstico de TDC deve ser feito em crianças quando: a) há um marcante prejuízo no desenvolvimento de habilidades motoras ou coordenação motora; b) esses atrasos motores têm signi-

Primeira Parte • GRANDES CATEGORIAS SINTOMÁTICAS

ficativo impacto em seu desempenho acadêmico ou em atividades de vida diária; c) não apresentam outra doença clínica ou neurológica que exclua o diagnóstico, como paralisia cerebral, transtorno autístico do comportamento; d) o atraso motor é excessivo em relação ao que seria esperado para as habilidades intelectuais.

Diversas denominações já foram utilizadas para definir este grupo de crianças, tais como *clumsy child*, disfunção cerebral mínima, lesão cerebral mínima, dispraxia do desenvolvimento, disfunção de integração neurossensorial, transtorno do aprendizado motor, transtorno visuomotor.

Estima-se que a prevalência gire em torno de 6%, sendo que em 2% o quadro é mais grave. A relação entre os sexos parece mostrar um predomínio no sexo masculino, em uma proporção ainda mal definida. Prematuros e crianças com baixo peso extremo parecem ter um risco significativamente aumentado para apresentar um quadro de TDC.

Não é fácil identificar crianças com TDC, o quadro é heterogêneo. Essas crianças são levadas para consulta neuropediátrica por apresentarem desajeito, má coordenação motora, facilidade para quedas, desinteresse por esportes. Essa incoordenação também interfere nas atividades de coordenação motora fina, levando a distúrbios de aprendizagem e dificuldades de organização em atividades motoras escolares ou sociais.

Geralmente há uma história de atraso nas aquisições motoras, especialmente para engatinhar, andar e falar. Uma anamnese cuidadosa e detalhada da evolução neurológica e dos sintomas que a acompanham é fundamental nesses casos. O exame neurológico deve ser muito cuidadoso, para descartar doenças neuropediátricas centrais e periféricas, além de doenças do tecido conjuntivo. Por outro lado, conhecer as características clínicas do TDC é extremamente importante para não diagnosticar e investigar doenças neuropediátricas inexistentes.

O TDC é uma disfunção motora de etiologia e fisiopatologia desconhecidas. Seria uma variação da normalidade? Seria um atraso maturativo que melhoraria com a idade, sem intervenção? O enfoque atual é que o quadro não se resolve espontaneamente, persiste na idade adulta e, em certos casos, não pode ser considerado benigno e tem repercussões indesejáveis no adulto.

As crianças que apresentam TDC convivem com o problema, evitando situações em que há exigências das habilidades motoras. No ambiente familiar, mostram dificuldades nas atividades de vida diária, para vestir-se, comer, amarrar sapatos. Participam muito pouco de atividades esportivas ou jogos físicos. Geralmente apresentam reações, movimentos e tempos de resposta motoras mais lentos, dificuldades para controlar tempo e força nas atividades motoras, dificuldades para responder em situações inesperadas, desempenho motor muito oscilante, integração pobre das informações visuais e proprioceptivas, tendência a fixar ou enrijecer suas articulações durante realização de tarefas motoras. Apesar dessas dificuldades, certos movimentos repetitivos como andar de bicicleta, nadar, podem ser realizados sem dificuldades.

Crianças com TDC podem ficar isoladas e impopulares socialmente e podem ser motivo de ridicularização e vitimização. Invariavelmente apresentam uma baixa autoestima, socialmente parecem menos competentes e menos competitivas e mostram níveis de ansiedade mais elevados.

Embora não existam dados mais precisos, a comorbidade do TDC com TDAH e dislexia é alta e precisa ser identificada para um melhor tratamento.

O tratamento do TDC envolve um trabalho multidisciplinar que inclui principalmente fisioterapia motora, terapia ocupacional, hidroterapia, integração neurossensorial, equoterapia, psicologia e esportes.

SEGUNDA PARTE

Grandes Categorias Etiopatogênicas

CAPÍTULO 18

Neoplasias do Sistema Nervoso

Na criança, as neoplasias do sistema nervoso são extremamente frequentes, sendo superadas apenas pelas leucemias e linfomas. Em cerca de 90% dos casos, situam-se no interior da caixa craniana, sendo as demais intrarraquianas. Dentro da caixa craniana 53,5% dos tumores são supratentoriais e os restantes se situam na fossa posterior.*

O pico de incidência se situa dos cinco aos oito anos, sendo que aproximadamente 15% das neoplasias em crianças de até 15 anos ocorrem nos dois primeiros anos de vida.

A esmagadora maioria dos patologistas se orienta pela classificassão da Organização Mundial de Saúde (OMS) cuja última versão data de 2007. O quadro 18.1 lista os tumores neuroepiteliais segundo essa classificação.

Do ponto de vista histológico, independentemente da localização, os astrocitomas são as neoplasias mais frequentes, sendo a maior parte composta pela variedade denominada "pilocítica", própria dessa faixa etária. Em seguida, vêm, pela ordem, os meduloblastomas, craniofaringeomas, tumores mistos neuronais/gliais, ependimomas, astrocitomas difusos (grau II), astrocitomas anaplásicos (grau III), glioblastomas multiformes e papilomas do plexo coroide. Oligodendrogliomas, meningeomas, germinomas, teratomas e cistos dermoides são muito mais raros, compreendendo cada um cerca de 1 a 3% cada um deles. No quadro 18.2 estão relacionados os principais tipos histológicos e sua distribuição nas diferentes regiões do encéfalo e canal raquiano.

---

* Os dados estatísticos deste capítulo advêm a uma série pessoal do autor referente a 1.195 casos de tumores do sistema nervoso analisados do ponto de vista neuropatológico no Hospital das Clínicas da Faculdade de Medicina da Universidade de São Paulo, em indivíduos de 0 a 21 anos, de 1974 a 2003.

Segunda Parte • GRANDES CATEGORIAS ETIOPATOGÊNICAS

Quadro 18.1 – Classificação dos tumores neuroepiteliais segundo o esquema da OMS-2007.

TUMORES ASTROCITÁRIOS

Astrocitoma pilocítico
  Astrocitoma pilomixoide
Astrocitoma subependimário de células
  gigantes
Xantoastrocitoma pleomórfico
Astrocitoma difuso
  Astrocitoma fibrilar
  Astrocitoma gemistocítico
  Astrocitoma protoplasmático
Astrocitoma anaplásico
Glioblastoma
  Glioblastoma de células gigantes
  Gliossarcoma
Gliomatose cerebral

TUMORES OLIGODENDROGLIAIS

Oligodendroglioma
Oligodendroglioma anaplásico

TUMORES OLIGOASTROCITÁRIOS

Oligoastrocitoma
Oligoastrocitoma anaplásico

TUMORES EPENDIMÁRIOS

Subependimoma
Ependimoma mixopapilar
Ependimoma
  Celular
  Papilífero
  Células claras
  Tanicítico
Ependimoma anaplásico

TUMORES DO PLEXO COROIDE

Papiloma do plexo coroide
Papiloma atípico do plexo coroide
Carcinoma do plexo coroide

OUTROS TUMORES NEUROEPITELIAIS

Astroblastoma
Glioma cordoide do III ventrículo
Glioma angiocêntrico

TUMORES NEURONAIS E MISTOS NEURONOGLIAIS

Gangliocitoma displásico do cerebelo
  (Lhermitte-Duclos)
Astrocitoma/ganglioglioma desmoplástico
  infantil
Tumor neuronal disembrioplásico
Gangliocitoma
Ganglioglioma
Neurocitoma central
Neurocitoma extraventricular
Liponeurocitoma cerebelar
Tumor glioneural papilífero
Tumor glioneuronal formador de roseta
  do IV ventrículo
Paraganglioma

TUMORES DA REGIÃO PINEAL

Pineocitoma
Tumor do parênquima pineal com
  diferenciação intermediária
Pineoblastoma
Tumor papilífero da região pineal

TUMORES EMBRIONÁRIOS

Meduloblastoma
  Meduloblastoma desmoplástico/
    nodular
  Meduloblastoma com nodularidade
    extensa
  Meduloblastoma anaplásico
  Meduloblastoma de grandes células
Tumores primitivos do SNC
  Neuroblastoma do SNC
  Ganglioneuroblastoma do SNC
  Meduloepitelioma
  Ependimoblastoma
Tumor teratoide/rabdoide atípico

A confirmação clínica diagnóstica das neoplasias do sistema nervoso é feita por meio da tomografia computadorizada e sobretudo da ressonância magnética. Se a primeira permite resolver a enorme maioria dos problemas, a segunda tem vantagens na visualização dos processos da base do crânio, do tronco cerebral, da transição occipitocervical e, particularmente, do canal raquimedular.

Capítulo 18 • NEOPLASIAS DO SISTEMA NERVOSO

Quadro 18.2 – Principais tipos histológicos e sua localização no SNC.

HEMISFÉRIOS CEREBRAIS	**REGIÃO PINEAL**
Astrocitoma	Germinoma
Astrocitoma anaplásico	Tumores germinativos outros
Glioblastoma multiforme	Teratoma
Ganglioneuroma	Pineacitoma
Meningeoma	Pineoblastoma
Xantoastrocitoma pleomórfico	Astrocitoma
Oligodendroglioma	Ependimoma
GÂNGLIOS DA BASE	**TRONCO CEREBRAL**
Astrocitoma anaplásico	Astrocitoma anaplásico
Astrocitoma	Astrocitoma
Glioblastoma multiforme	Glioblastoma multiforme
VENTRÍCULOS LATERAIS	**CEREBELO E IV VENTRÍCULO**
Ependimoma	Astrocitoma pilocítico
Papiloma do plexo coroide	Meduloblastoma
Carcinoma do plexo coroide	Ependimona
Astrocitoma subependimário de células	Tumores do plexo coroide
gigantes	Hemangioblastoma
REGIÃO SELAR E HIPOTÁLAMO-DIENCEFÁLICA	**CANAL RAQUIANO (MEDULA ESPINHAL)**
Craniofaringeoma	Ependimoma
Astrocitoma pilocítico	Astrocitoma
Germinoma ectópico	Ganglioneuroma
Teratoma	Hemangioblastoma
	ESPAÇO EXTRAMEDULAR (INTRA OU EXTRADURAL)
	Lipoma
	Teratoma
	Cisto dermoide
	Linfoma
	Neuroblastoma
	Sarcoma
	Schwanoma
	Neurofibroma
	Meningeoma

A natureza neoplásica (ou não) da massa detectada por esses exames deve ser estabelecida sempre por meio do exame anatomopatológico, que condicionará a conduta terapêutica. Esse procedimento poderá ser feito na vigência do ato cirúrgico por meio do exame dos cortes de congelação ou de esfregaços.

O tratamento das neoplasias é, em regra, feito por ablação cirúrgica seguida ou não de radioterapia e/ou quimioterapia, dependendo da natureza do processo neoplásico. Como regra geral, a ablação deve ser a mais completa possível, o que facilitará a ação eventual de rádio ou quimioterapia. Em certos

207

Segunda Parte • GRANDES CATEGORIAS ETIOPATOGÊNICAS

casos particulares inoperáveis, como os tumores do tronco cerebral e certos tumores de vias ópticas, o diagnóstico clínico e o radiológico são tão evidentes que autorizam o tratamento radioterápico sem comprovação histológica.

Devido aos efeitos nocivos da radioterapia sobre o desenvolvimento cerebral, responsável por graves quadros de deficiência intelectual, esse procedimento é evitado em crianças portadoras de neoplasias malignas abaixo dos três anos de idade. Nesses casos, cirurgia e quimioterapia são os procedimentos terapêuticos, protelando-se o mais possível a indicação da radioterapia.

O prognóstico das neoplasias do SNC é função da variedade histológica, da localização e da idade do paciente, sendo que os piores são os glioblastomas multiformes, os astrocitomas anaplásicos, os meduloblastomas e ependimomas, os situados profundamente nos hemisférios cerebrais, na base do crânio e no tronco cerebral e os que incidem nos dois primeiros anos de vida.

NEOPLASIAS INTRACRANIANAS

As neoplasias intracranianas determinam dois tipos de fenômenos clínicos: aqueles devidos ao aumento da pressão no interior da caixa craniana e os resultantes do comprometimento das estruturas cerebrais na região do crescimento tumoral.

SÍNDROME DE HIPERTENSÃO INTRACRANIANA (HIC)

Independentemente de sua localização, as neoplasias provocam a síndrome de HIC por meio de três mecanismos que podem estar, ou não, associados:

- a) **Edema cerebral**, do tipo vasogênico (por ruptura da barreira hematoencefálica). É tanto mais intenso quanto mais rápido for o crescimento da neoplasia, sendo, portanto, mais evidente nos processos malignos.
- b) **Hidrocefalia** por bloqueio das vias de drenagem do LCR.
- c) **Próprio aumento da massa tumoral**.

Os tumores hemisféricos provocam a HIC por meio dos mecanismos **a** e **c**, enquanto os da fossa posterior, região pineal e da base o fazem pelo mecanismo **b** ou **c**.

Clinicamente, a síndrome de HIC é caracterizada por:

Cefaleia – é o sintoma mais constante, presente na quase totalidade dos casos de HIC. Geralmente referida como dor frontal ou occipital, é mais intensa pela manhã, cedendo com o correr do dia. Com o tempo torna-se constante, podendo não ser violenta, mas, quase sempre, incomodativa.

Vômito – é o segundo sintoma mais comum na síndrome de HIC. Classicamente, é descrito como "em jato", não precedido de náuseas. Entretanto, apesar de altamente sugestivo de HIC, não é o mais comum. O vômito é, geralmente, não súbito, precedido de náuseas e mal-estar. Ocorre, também, mais comumente, pela manhã. Não raramente, o vômito isolado, não acompanhado de quaisquer outros sinais ou sintomas, pode ser a manifestação única de HIC. Em consequência, essa eventualidade deve ser pesquisada em toda criança que vomita cronicamente, sobretudo se uma causa gastrointestinal não estiver evidente.

Papiledema – geralmente presente na HIC, é sinal extremamente importante pela sua especificidade. Pode, entretanto, estar ausente nos dois primeiros anos de vida, quando a HIC é compensada com o aumento do volume do crânio. Normalmente, o papiledema não interfere na acuidade visual. A cronicidade do processo, porém, pode levar à atrofia de papila com sérias e definitivas repercussões sobre a visão.

Paralisia do VI par craniano (nervo abducente) – uni ou bilateral, exterioriza-se por estrabismo convergente e diplopia. Pode constituir-se em um sinal precoce, mas é excepcional que inaugure o quadro de HIC. Não deve ser considerado sinal de localização, uma vez que, devido ao longo trajeto que ele percorre na base do crânio, pode ser comprimido com facilidade pelo cérebro edemaciado.

Posições anômalas da cabeça – caracterizam-se por inclinação lateral e flexão, geralmente associadas a certa rigidez dos músculos nucais. São bastante frequentes nos tumores do cerebelo e IV ventrículo. Sua patogenia é mal compreendida, parecendo, mais provavelmente, se tratar de uma posição antálgica que favoreceria o escoamento mais fácil do LCR. Em alguns casos, podem estar relacionadas à tentativa involuntária da correção de uma diplopia.

Aumento do perímetro cefálico – observado em crianças nos dois primeiros anos de vida. A fontanela bregmática é tensa e, nos casos de evolução crônica, seu fechamento é tardio. A HIC em crianças por volta do terceiro ano de vida pode levar a uma importante disjunção das suturas e a uma certa macrocrânia. Percutindo-se o crânio dessas crianças pode-se observar o clássico som do "pote rachado" (sinal de McEwen). Apesar de se tratar de sinal importante, o aumento do perímetro cefálico é muito mais frequentemente ligado a situações não neoplásicas, como hidrocefalias não tumorais e coleções subdurais.

Distúrbios do comportamento – relativamente comuns, os distúrbios do comportamento ou modificações da personalidade podem inaugurar o quadro de HIC. Trata-se de irritabilidade, inatenção, apatia, sonolência, queda do rendimento escolar, agressividade etc. Geralmente, são diagnosticados retrospectivamente.

Sinais decorrentes de herniações – sendo a caixa craniana, pelo menos nas crianças maiores, inextensível, o aumento da pressão em seu interior faz com que certas estruturas encefálicas tendam a escapar por aberturas naturais, como o orifício da tenda do cerebelo e o buraco occipital, formando

Segunda Parte • GRANDES CATEGORIAS ETIOPATOGÊNICAS

hérnias que comprimem estruturas vizinhas, produzindo sinais neurológicos. A **hérnia do úncus** do lobo temporal através da tenda comprime o mesencéfalo e a artéria cerebral posterior, podendo acarretar paralisia do III par com midríase (sinal de alarme!) e infarto calcarino com hemianopsia. As **hérnias das amígdalas cerebelares**, através do buraco occipital, comprimem o bulbo, provocando distúrbios das funções vitais (respiração, pressão, frequência cardíaca), podendo ocasionar morte súbita.

A descompressão brusca de um sistema sob tensão pode ocasionar herniações agudas. Por esse motivo, desaconselha-se ou mesmo proibe-se a realização de punção liquórica em indivíduos com HIC.

NEOPLASIAS DO CEREBELO E IV VENTRÍCULO

São as que mais comumente levam à síndrome de HIC precoce e florida, em que raramente faltam os sinais e sintomas relatados acima. De modo geral, o quadro é insidioso e progressivo, sendo, na maioria dos casos, o diagnóstico realizado nos três primeiros meses da doença. Nas neoplasias que crescem a partir do soalho do IV ventrículo (geralmente ependimomas), vômitos frequentes e isolados, sem sinais francos de HIC, podem ser, durante muito tempo, a única manifestação clínica. Não excepcionalmente, a síndrome de HIC pode se desenvolver de modo agudo, instalando-se em sua plenitude no espaço de poucos dias. O eventual encontro de tumores volumosos nesses casos supõe uma descompensação súbita de um sistema até então em equilíbrio. Nesse sentido, não é incomum a referência de traumatismo cranioencefálico, banal na maioria dos casos, antecedendo o quadro de HIC aguda.

Mais cedo ou mais tarde, sinais de comprometimento cerebelar traduzidos por ataxia axial, apendicular ou global se associam ao quadro de HIC. Já os sinais piramidais são infrequentes e tardios, limitando-se à exaltação dos reflexos patelares e a um sinal de Babinski bilateral. Também, é raro o comprometimento dos nervos cranianos, como paralisia facial e do trigêmeo. Entretanto, nistagmo horizontal ou horizonto-rotatório é achado relativamente frequente.

Outros achados como crises convulsivas ou sinais deficitários são, nos tumores do cerebelo e IV ventrículo, exceção à regra.

Os **tipos histológicos** dos tumores do cerebelo e IV ventrículo são:

Astrocitoma pilocítico

Representa cerca de 40% dos tumores da região, podendo ter sua origem tanto no verme como nos hemisférios cerebelares (Fig. 18.1). É caracteristicamente a neoplasia do jovem, sendo sua ocorrência rara após a segunda década. Na maioria das vezes é cístico, com um nódulo de implante mural. É bem delimitado, podendo na maioria das vezes ser retirado em totalidade.

210

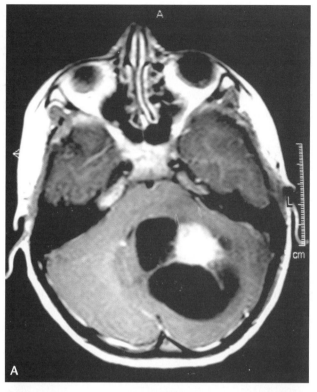
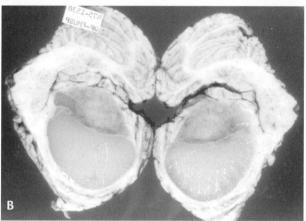

Figura 18.1– Astrocitoma pilocítico de cerebelo. RM (**A**) e peça anatômica (**B**). Note, em ambos, o cisto tumoral e o nódulo mural.

Trata-se de uma neoplasia histológica e biologicamente benigna. Se retirado em totalidade, a cura é definitiva. Sua transformação maligna é excepcional. Nestas circunstâncias, o tratamento é unicamente cirúrgico, não sendo necessárias rádio ou quimioterapia, mesmo nos casos em que a excisão não for completa.

Segunda Parte • GRANDES CATEGORIAS ETIOPATOGÊNICAS

Meduloblastoma

Sua prevalência e faixa etária são semelhantes às dos astrocitomas pilocíticos, representando cerca de 40% das neoplasias da área. Entretanto, em crianças abaixo dos dois anos, são nitidamente mais frequentes, comprometendo mais comumente crianças do sexo masculino.

São tumores embrionários, tendo origem em células primitivas os grãos externos do cerebelo. Seu potencial agressivo é, portanto, considerável.

Macroscopicamente, são tumores geralmente sólidos, friáveis e que infiltram o parênquima cerebelar. Originam-se, geralmente, no verme, sendo portanto, em sua maioria, tumores da linha média. Não raramente, invadem o espaço aracnoide, disseminando-se pelas vias liquóricas dando metástases cerebrais ou intrarraquianas. O tratamento consiste, basicamente, na ablação cirúrgica e na radioterapia, com irradiação do leito tumoral e de todo o neuroeixo, seguida, ou conforme o protocolo, concomitante a quimioterapia.

Extremamente temível até há alguns anos, o prognóstico atual dos meduloblastomas é mais favorável, sendo que, em séries recentes, taxas de sobrevida maiores de 70% após os cinco anos e 45% após os 10 anos têm sido relatadas.

Ependimoma

No IV ventrículo, os ependimomas são também quase que apanágio de crianças. Originam-se do epêndima do soalho ou da porção dorsal do IV ventrículo, tendendo a preenchê-lo completamente (Fig. 18.2). Às vezes, podem-se exteriorizar pelos orifícios de Lushka ou Magendie, crescendo no ângulo pontocerebelar. Sua disseminação pelos espaços aracnoides é rara, mas não excepcional, sobretudo após manipulação cirúrgica.

São tumores, em sua enorme maioria, histologicamente benignos, mas biologicamente malignos (40 a 50% de pacientes livres da doença a longo termo). Quase nunca se consegue ablação cirúrgica completa em função de sua aderência ao soalho do IV ventrículo, de modo que suas recidivas são frequentes, obrigando a intervenções sucessivas, pois respondem mal à radioterapia, a qual, entretanto, deve ser rotineiramente procedida localmente e sobre todo o neuroeixo. Não há ainda sérias conclusões sobre a eficácia da quimioterapia, com resultados até agora decepcionantes.

Hemangioblastoma

Tumores muito raros na criança e frequentes no adulto. Histológica e biologicamente benignos. Cerca de 10 a 20% fazem parte da **síndrome de von Hippel-Lindau** que consiste na associação dessa neoplasia com angiomas retinianos, cistos renais e pancreáticos, e hipernefroma. É de herança autossômica dominante, com penetração incompleta, devido a mutações no gene supressor tumoral VHL situado no cromossomo 3p25-26.

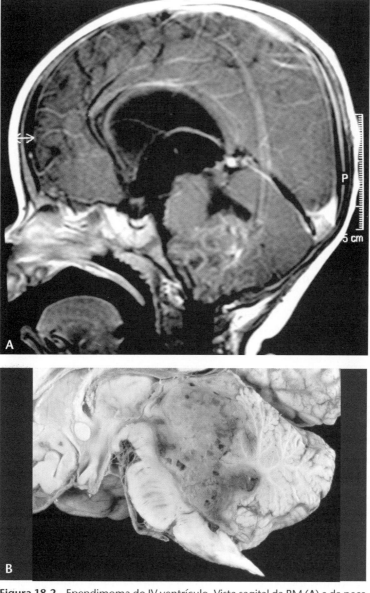

Figura 18.2 – Ependimoma do IV ventrículo. Vista sagital da RM (**A**) e da peça anatômica (**B**).

NEOPLASIAS DO TRONCO CEREBRAL (GLIOMAS PONTINOS)

As neoplasias do tronco cerebral constituem cerca de 10% dos tumores intracranianos na criança e cerca de 17% dentre os localizados na fossa posterior. Trata-se essencialmente de tumores de indivíduos jovens, ocorrendo principalmente dos três aos 10 anos de idade, com pico entre os cinco e os sete anos. A partir da terceira década tornam-se progressivamente mais raros.

O quadro clínico é bastante estereotipado, iniciando-se a doença quer por distúrbios da marcha, quer por alterações dos nervos cranianos. Em qualquer hipótese, um sintoma rapidamente sucede ao outro, uma vez que é incomum o encontro de um deles isoladamente, quando o paciente vem à primeira consulta. O intervalo médio de dois meses entre esta e o início do quadro demonstra a evolução insidiosa. Mais rara, porém não excepcionalmente, a instalação é aguda ou subaguda, agravando-se o quadro em poucas semanas. A alteração da marcha é devida ao comprometimento piramidal, não sendo rara, porém, a existência de ataxia por comprometimento das vias cerebelares. Os pares cranianos mais comprometidos são o VII e o VI, uni ou bilateralmente, sendo sucedidos por paralisia, pela ordem, dos pares IX-X, V, XII, III-IV e VIII. Distúrbios do comportamento podem estar presentes, sendo que, às vezes, inauguram o quadro.

A síndrome de HIC normalmente não está presente no quadro clínico dos tumores do tronco cerebral, podendo surgir nas fases evolutivas finais.

A evolução do quadro é progressiva e inexorável, apesar de que, às vezes, alguns períodos mais ou menos longos de estabilidade possam ocorrer. A morte advém sempre dentro dos primeiros três anos de evolução.

Histologicamente, trata-se sempre de astrocitomas com diferentes graus de diferenciação, podendo ser benignos, anaplásicos ou glioblastomas multiformes. Têm sua origem sempre em nível pontino, alastrando-se rostralmente em direção ao mesencéfalo e caudalmente em direção ao bulbo. Macroscopicamente, há, caracteristicamente, uma hipertrofia da ponte cuja face ventral aparece aumentada e bosselada; aos cortes, as estruturas anatômicas são mais ou menos difusamente obscurecidas pela neoplasia que infiltra totalmente o parênquima do tronco e, não raramente, dos pedúnculos cerebelares (Fig.18.3). Em alguns casos, massas exofíticas sólidas ou císticas fazem saliência na superfície do tronco.

Em vista do padrão infiltrativo do crescimento dessas neoplasias, com exceção dos raros casos em que o crescimento é exofítico, a ablação cirúrgica é impossível.

Como os diagnósticos clínico e radiológico são sempre evidentes, esses pacientes podem ser enviados à radioterapia sem a necessidade de realização de comprovação histológica.

Como mencionado, o prognóstico é pobre, com sobrevida praticamente nula após os três anos a partir do diagnóstico.

NEOPLASIAS DOS HEMISFÉRIOS CEREBRAIS

Basicamente, o quadro clínico dos tumores hemisféricos corresponde, na criança, a três ordens de fenômenos que podem estar ou não associados: síndrome de HIC, alterações focais e crises epilépticas.

Todos os caracteres qualitativos da HIC discutidos anteriormente podem estar presentes nos tumores supratentoriais. Entretanto, como, na maior parte das vezes, a HIC é veiculada por edema ou pelo crescimento da massa tumoral, não havendo, via de regra, interrupção da drenagem do LCR, sua sintomatologia costuma ser mais branda, de progressão mais insidiosa, não do-

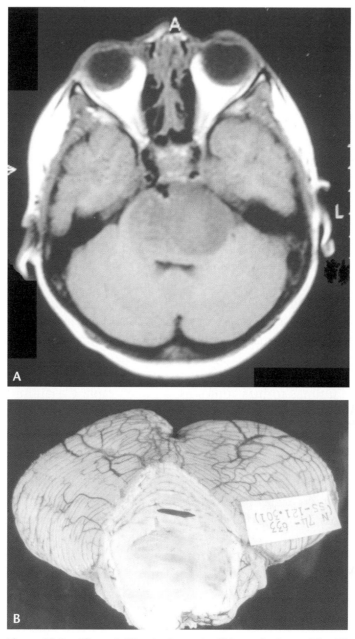

Figura 18.3 – Glioma infiltrante da ponte. RM sequências em T1 e T2 (**A**) e peça anatômica (**B**).

minando o quadro clínico e, infrequentemente, o inaugurando. Evidentemente, nas fases tardias, a HIC pode se tornar exuberante e se igualar em importância aos demais sinais e sintomas.

As alterações focais são frequentes e se caracterizam, na maioria dos casos, por hemiparesias evolutivas, cuja progressão depende da velocidade do crescimento da neoplasia. Alterações visuais do tipo hemianopsias e distúrbios da sensibilidade podem, eventualmente, acompanhar as alterações motoras.

As crises epilépticas são fenômenos frequentes nos tumores hemisféricos. Podem não somente inaugurar o quadro, o que ocorre em cerca de 1/4 dos casos, como permanecer como sintoma isolado por longos meses. As crises podem ser parciais, clônicas, podendo, não raramente, assumir o tipo Bravais-Jackson de grande valor localizatório, ou generalizadas do tipo tônico-clônicas, primárias ou secundárias. As hemiconvulsões também podem ser comuns, acompanhadas ou não de plegias pós-críticas. Sendo esses fenômenos relativamente comuns em crianças de baixa idade, a suspeita da etiologia tumoral deve ser feita sempre quando as crises interessarem sempre o mesmo dimídio, forem frequentes e de difícil controle. As crises focais sensitivas simples são também bastante comuns nos tumores parietais e as crises parciais complexas, nessa idade, são infrequentemente relacionadas a neoplasias.

Os principais tipos histológicos das neoplasias hemisféricas estão relacionados, por ordem de frequência, no quadro 18.2.

O prognóstico desses tumores está intimamente relacionado ao tipo histológico. Nessa faixa etária, o prognóstico dos astrocitomas benignos (grau II ou "de baixo grau") é bom, sendo a sobrevida de 86% em cinco anos. Já a sobrevida nos astrocitomas anaplásicos é de 36% em cinco anos, sendo que, em relação aos glioblastomas multiformes, felizmente raros nesta faixa etária, o prognóstico é quase tão sinistro quanto os dos adultos (Fig. 18.4). Nestas duas últimas formas tumorais, a radioterapia e a quimioterapia são rotineiramente procedidas, sendo que os resultados dos diferentes esquemas quimioterápicos estão ainda longe de serem satisfatórios.

Com o aprimoramento das técnicas da cirurgia da epilepsia, passou-se, nos últimos anos, a se operar um número enorme de pacientes portadores de crises refratárias de longa duração, muitas vezes desde a infância, cuja etiologia ao exame neuropatológico revelou-se ser neoplásica. Esses tumores "epilépticos" têm em comum o crescimento extraordinariamente indolente, a topografia cortical, o fato de não serem infiltrativos e de não provocarem edema (Fig. 18.5). Histologicamente, trata-se praticamente sempre de gangliocitomas, **gangliogliomas** ou de **tumores neuroepiteliais disembrioplásticos** (DNT). Esses tumores, antes raramente diagnosticados, perfazem hoje 8% dos tumores intracranianos na estatística pessoal do autor. **Xantoastrocitomas pleomórficos** são também tumores relativamente indolentes, superficiais, geralmente císticos, que provocam crises epilépticas e têm bom prognóstico. No lactente, o **ganglioglioma desmoplástico infantil** é geralmente um tumor com cisto de grandes dimensões e nódulo mural que acarretam macrocrânia. São também benignos (Fig. 18.6). Os temíveis **tumores neuroepiteliais primitivos** (PNET) podem ocorrem em qualquer compartimento supratentorial, inclusive nos hemisférios. Diferentemente dos seus homólogos infratentoriais, os meduloblastomas, não respondem ao tratamento radio ou quimioterápico sendo seu prognóstico sinistro. O mesmo pode ser dito a propósito de outro tumor embrionário que pode ocorrer em qualquer compartimento cerebral – o **tumor teratoide rabdoide atípico.**

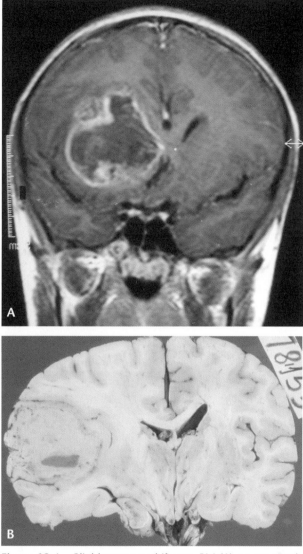

Figura 18.4 – Glioblastoma multiforme. RM (**A**) e peça anatômica (**B**).

NEOPLASIAS DOS GÂNGLIOS DA BASE E TÁLAMOS

Sua sintomatologia é semelhante à dos tumores hemisféricos, com menor frequência de crises epilépticas. Sinais extrapiramidais não são frequentes no contexto geral, porém, se presentes, indicam a localização de neoplasia nessa região.

Astrocitomas anaplásicos, astrocitomas benignos, PNET e glioblastomas multiformes são as variedades histológicas mais comuns. O prognóstico é, porém, ruim, uma vez que, via de regra, essas neoplasias não podem, pela sua localização, serem abordadas cirurgicamente.

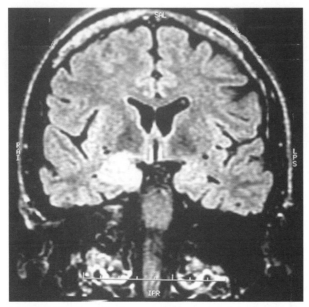

Figura 18.5 – Ganglioglioma no lobo temporal. Note ausência de efeito de massa e de edema peritumoral.

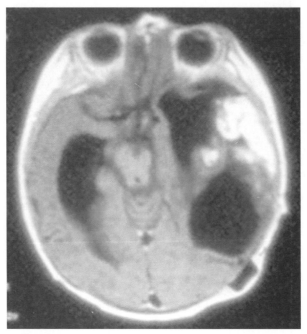

Figura 18.6 – Ganglioglioma desmoplástico infantil. RM mostrando grande cisto com nódulo mural.

NEOPLASIAS INTRAVENTRICULARES

O quadro clínico é basicamente o de HIC associada ou não a alterações motoras. Como esses tumores crescem dentro do ventrículo, ou para dentro do ventrículo, podem acabar por obstruir os orifícios de Monro, acarretando hidrocefalia.

Os **tipos histológicos** das neoplasias intraventriculares são:

Ependimomas

São os tumores interventriculares mais frequentes, constituindo-se cerca de 15% dos tumores dos hemisférios cerebrais. Podem formar massas unicamente intraventriculares ou infiltrar mais ou menos profundamente os hemisférios, perdendo sua ligação com a linha ependimária.

Histologicamente, são benignos em sua enorme maioria. Seu comportamento biológico, no entanto, praticamente independe do grau histológico, sendo o prognóstico, da mesma maneira que ocorre nos seus homólogos do IV ventrículo, reservado.

Radioterapia no leito tumoral e em todo o neuroeixo é recomendada.

Neoplasias do plexo coroide

São massas inteiramente intraventriculares que ocorrem em idades precoces, muitas vezes nos dois primeiros anos de vida. Podem causar hidrocefalia por provocarem um excesso de produção de LCR. A maioria dos casos é histologicamente benigna (papilomas do plexo coroide), sendo cerca de 20% constituídos por neoplasias malignas (carcinomas do plexo coroide) de pior prognóstico. A mortalidade operatória é alta devido à vascularização do tumor. Nos papilomas, quando a extirpação é completa, a cura pode ser definitiva. O prognóstico dos carcinomas é pobre, a morte ocorre geralmente dentro do primeiro ano.

Astrocitoma subependimário de células gigantes

Tumores relacionados à esclerose tuberosa (pág. 375). Crescem na região subependimária e acabam por formar massas intraventriculares. São histologicamente benignos, não requerem radioterapia (Fig. 18.7).

Neoplasias da região selar e hipotálamo-diencefálica

Essas neoplasias, em função de suas localizações, produzem um quadro clínico no qual predominam as manifestações de comprometimento endócrino e/ou visual, associadas ou não à síndrome de HIC. As primeiras podem compor a chamada *síndrome diencefálica* ou *de Russell* caracterizada por

Segunda Parte • GRANDES CATEGORIAS ETIOPATOGÊNICAS

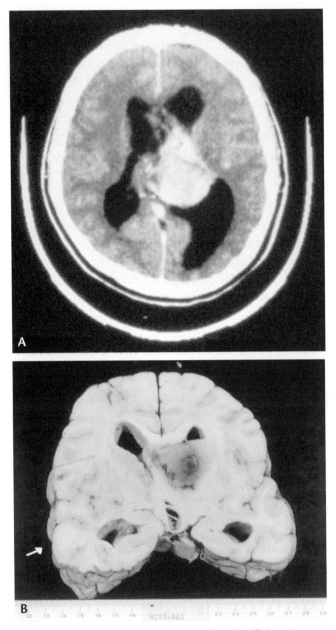

Figura 18.7 – Astrocitoma subependimário de células gigantes. RM mostrando o tumor ventricular e um tuber cortical (seta).

anorexia, emaciação intensa com perda do tecido subcutâneo e distúrbios psíquicos traduzidos, geralmente, por hiperatividade. Outras alterações endócrinas podem estar presentes, como obesidade e hipogonadismo (**síndrome de Froelich**) ou ainda, sobretudo nos tumores do crescimento para ou suprasselar, pan-hipopituitarismo. Distúrbios do mecanismo de regulação térmica com hipo ou hipertermia e, mais frequentemente, diabetes insípido podem igualmente estar presentes.

Associados ou não a esses quadros endocrinológicos, os distúrbios visuais ocorrem seja pelo direto envolvimento das vias ópticas por tumores intrínsecos (tumores dos nervos ou quiasma óptico), seja porque essas vias são comprimidas pelas massas selares ou hipotalâmicas. As manifestações clínicas são diversas, podendo se tratar de queda progressiva da acuidade visual ou de defeitos campimétricos.

A esse cortejo sintomático pode vir a se associar a síndrome de HIC, cujas precocidade e importância são funções do crescimento rostral da massa tumoral em direção ao III ventrículo.

Os *tipos histológicos* das neoplasias da região selar e hipotálamo-diencefálica são:

Astrocitomas pilocíticos – compõem a totalidade das neoplasias das vias ópticas e a quase totalidade das diencefálicas. São de crescimento extremamente lento, podendo atingir enormes volumes no momento do diagnóstico (Fig. 18.8). A conduta terapêutica é variável e voltada para preservar a função visual. Quando esta já está totalmente comprometida, a ablação cirúrgica da neoplasia está indicada. Em caso contrário, dever-se-á tentar o tratamento radioterápico ou quimioterápico, às vezes com resultados funcionais muito satisfatórios. Em função do crescimento extremamente lento, nos casos em que as massas, por serem demasiadamente grandes, apresentarem risco cirúrgico, indica-se apenas o alívio da HIC, se presente, por meio da colocação de uma derivação ventrículo-peritoneal.

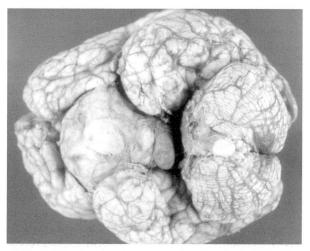

Figura 18.8 – Grande astrocitoma pilocítico da região óptico-diencefálica.

Craniofaringeomas – são tumores muito frequentes nas crianças, sendo apontados, em algumas séries, como os mais frequentes dos tumores suprasselares nas crianças. Têm origem em remanescentes da bolsa de Rathke e são histologicamente benignos. São geralmente císticos e calcificados, podendo crescer rostralmente em direção ao III ventrículo, ou caudalmente comprimindo o quiasma óptico. Alterações endócrinas na forma de pan-hipopituitarismo estão, geralmente, presentes (Fig. 18.9).

Apesar de serem delimitados, sua exérese total é raramente conseguida, sendo frequentes as recidivas. O tratamento é cirúrgico, seguido de radioterapia, apesar de alguns, em função da frequente precariedade funcional pós-cirúrgica, indicarem apenas a radioterapia.

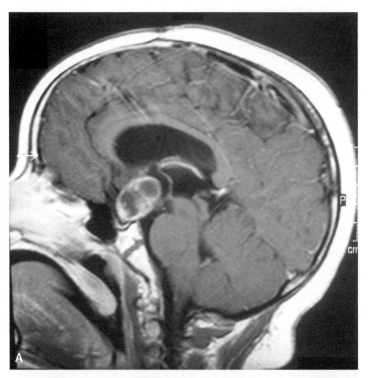

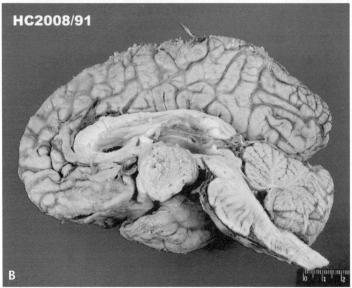

Figura 18.9 – Craniofaringeoma. Vista sagital à RM (**A**) e peça anatômica (**B**).

Capítulo 18 • NEOPLASIAS DO SISTEMA NERVOSO

O prognóstico geral não é bom. As recorrências costumam ocorrer com frequência e a qualidade de vida tende a ser pobre, perturbada por problemas endócrinos e visuais. A sobrevida é de 75% em 10 anos.

Adenomas hipofisários

Pouco comuns em crianças e adolescentes, podem se manifestar por uma síndrome endócrina (Cushing, gigantismo), ou por alterações visuais. São tumores benignos, geralmente de extirpação fácil.

NEOPLASIAS DA REGIÃO PINEAL

As neoplasias da região pineal levam, geralmente, a uma síndrome de HIC precoce, aliada à paralisia de elevação do olhar (sinal de Parinaud) e, às vezes, a retropulsões.

Os **tipos histológicos** são:

Germinoma

É o mais característico, mas talvez não o mais frequente tumor da região. Origina-se de remanescentes de células germinativas que permanecem na linha média corporal. É mais frequente nos indivíduos do sexo masculino e pode levar a puberdade precoce. É extremamente sensível à radioterapia que pode levar à cura definitiva, sendo cerca de 75% a taxa de sobrevida após cinco anos.

Outras neoplasias germinativas

O tumor do saco vitelino, o carcinoma embrionário e o coriocarcinoma não são infrequentes na região, podendo ser diagnosticados por meio de marcadores biológicos como alfafetoproteína e gonadotrofina coriônica que se acham elevadas no sangue. Respondem bem à radioterapia, mas o prognóstico vital é pobre.

Neoplasias do parênquima da pineal

São os pineocitomas e os pineoblastomas. Os primeiros são benignos e os segundos, malignos que se disseminam frequentemente pelas vias liquóricas sendo mau o prognóstico.

Gliomas

Astrocitomas e, mais raramente, ependimomas são comumente encontrados na região. O prognóstico é em função do tipo histológico.

223

Segunda Parte • GRANDES CATEGORIAS ETIOPATOGÊNICAS

NEOPLASIAS INTRARRAQUIANAS

Compõem cerca de 10% das neoplasias do sistema nervoso. Do ponto de vista topográfico, podem ser intra ou extramedulares, sendo que estes, por sua vez, podem ser intra ou extradurais. Os segmentos medulares mais comprometidos são os compreendidos entre o 6º e o 7º segmentos cervicais e entre o 3º ou o 4º lombares.

Clinicamente, o quadro é dominado por dois fenômenos principais: distúrbios funcionais e algias. Os primeiros se caracterizam por fraqueza muscular e alterações da sensibilidade. O sinal mais precoce de comprometimento medular se traduz por distúrbios da marcha, que de início claudicante passa, quase sempre, a paretoespástica. A essa síndrome deficitária, quase sempre, se associam sinais de liberação piramidal como hiperreflexia profunda, clônus dos pés e sinal de Babinski. Alterações da sensibilidade, superficial ou profunda, podem se associar ao quadro motor, porém sua pesquisa em crianças pequenas é, quase sempre, tarefa inglória. A existência de um nível de sensibilidade é um indicador valioso da altura do tumor em relação ao canal medular.

Os distúrbios álgicos são muito frequentes, podendo anteceder ou suceder as alterações funcionais. Essas dores podem assumir caráter radicular bem definido ou serem difusas, surdas, intensas, muitas vezes imobilizando as crianças que assumem bizarras atitudes antálgicas.

Distúrbios esfinctéricos como retenção ou incontinência urinária ou fecal podem ser frequentemente encontrados nas neoplasias que interessam os segmentos mais baixos.

Escoliose progressiva e isolada pode, muitas vezes, estar presente sobretudo nas neoplasias de crescimento muito lento.

Na suspeita de compressão medular, o exame do LCR deve ser realizado e mostrará, quase invariavelmente, dissociação proteíno-citológica, habitualmente, com níveis proteicos muito elevados, que podem ultrapassar a 1g/ml. A punção combinada da medula (suboccipital e lombar) mostrará diferentes valores proteicos, fechando o diagnóstico de bloqueio do canal medular.

Tipos histológicos – ver quadro 18.2.

NEOPLASIAS INTRAMEDULARES

A grande maioria é composta por astrocitomas e ependimomas. Gangliocitomas e hemangioblastomas são muito menos frequentes. Todos esses tumores são quase sempre histologicamente benignos, excetuando-se alguns raros astrocitomas anaplásicos. O prognóstico é função da extensão da infiltração da neoplasia no interior da medula, sendo que as massas localizadas ou exofíticas podem ser retiradas com sucesso levando à cura definitiva. Geralmente, no entanto, a ablação total não é possível, estando indicada a radioterapia, sobretudo nos astrocitomas e ependimomas.

224

NEOPLASIAS EXTRAMEDULARES

Os tumores mais frequentes são os da bainha neural, ou seja, os schawanomas e os neurofibromas que perfazem quase 42% dos casos. Tumores disembrioplásicos como teratomas, cistos dermoides e lipomas, assim como linfomas, neuroblastomas, sarcomas e eventuais infiltrações de outros tumores da infância, como tumor de Wilms, são as etiologias mais frequentes. O tratamento e o prognóstico são específicos para cada caso. Os meningeomas, que nos adultos são extremamente frequentes, perfazem apenas 6% dos casos.

CAPÍTULO 19

Doenças Infecciosas e Parasitárias

Sergio Vranjac
Sergio Rosemberg

AFECÇÕES BACTERIANAS SUPURATIVAS

MENINGITES AGUDAS PURULENTAS

As meningites agudas purulentas são afecções frequentes, graves, com importantes índices de mortalidade e morbidade que são tanto maiores quanto mais tardios forem o seu diagnóstico e a instalação do tratamento. A incidência é maior nas crianças menores de dois anos e a letalidade gira em torno dos 20%. Aproximadamente 15% dos sobreviventes aparentam ter sequelas neurológicas, como surdez, cegueira, distúrbios paralíticos e deficiência do aprendizado. Numerosas bactérias supurativas podem provocar meningites sendo, em nosso meio, de longe as mais comuns, perfazendo cerca de 80% dos casos de etiologia conhecida, a *Neisseria meningitidis* (meningococo), o *Haemophilus influenzae* tipo b (Hib-hemófilo) e o *Streptococcus pneumoniae* (pneumococo). A frequência destes chamados *agentes habituais* das meningites purulentas se distribui diferentemente em relação à idade do paciente. No período neonatal são frequentes a *Escherichia coli* (encontrada na região perineal da mãe) e o *Streptococcus agalactiae* (estreptococo do grupo B presente no canal de parto); seguem-se até os três meses a *Listeria monocytogenes, Klebsiella* sp. e *Streptococcus pneumoniae*. Entre os quatro meses e os três anos predomina o *Haemophilus influenzae* tipo b. Entre os três anos e 10 anos, o meningoccoco, e após os 10 anos de idade e na idade adulta o pneumococo é o agente mais frequente.

O quadro clínico é variável conforme a idade do paciente. Nas crianças maiores, a partir do segundo ano, o quadro clínico é, na maioria das vezes, bastante sugestivo. O início é, via de regra, agudo, representado pela tríade cefaleia, febre e vômitos à qual podem se associar fotofobia, mialgias, dis-

Capítulo 19 • DOENÇAS INFECCIOSAS E PARASITÁRIAS

túrbios da consciência que variam da obnubilação mental ao coma. Outras vezes, o início é mais insidioso, instalando-se no decorrer de alguns dias, nos quais inapetência, fadiga, mialgias e artralgias, sonolência e irritabilidade são os sinais mais evidentes. Crises epilépticas generalizadas ou focais podem ocorrer, mas raramente inauguram o quadro nessa faixa etária. O exame neurológico revela quase sempre rigidez de nuca e outros sinais de irritação meníngea (Kernig, Lasègue, Brudzinski). Nos casos mais graves, posições anômalas como opistótono e atitude em "cão de fuzil" podem ser observadas.

Nos recém-nascidos e lactentes, o diagnóstico é mais problemático porque habitualmente não há sinais meníngeos. Em contrapartida, há uma série de sinais e sintomas que, se presentes em diferentes graus de associação, devem levantar a suspeita diagnóstica. São eles vômitos, recusa alimentar, hipotermia, cianose, distúrbios do ritmo respiratório, hiporreatividade, choro exagerado e diminuição do nível de consciência. A ocorrência de crises epilépticas, abaulamento da fontanela, sinais focais ou paralisias dos pares cranianos apontam diretamente para o comprometimento do sistema nervoso. Não é incomum, aliás, que as crises epilépticas inaugurem, nessa faixa etária, o quadro clínico.

Nessas circunstâncias, a realização de punção lombar para exame do LCR é mandatória e deve ser executada o mais precocemente possível, não devendo, dentro do contexto citado, ser protelada até eventual realização de exames neurorradiológicos feitos com intuito de eliminar a possibilidade de um processo expansivo. Se, por qualquer motivo, houver dúvida quanto à sua existência, mesmo assim, uma punção cuidadosa que retirará, por gotejamento, 1 a 2ml de LCR, suficiente para uma análise quimiocitológica, deve ser procedida. O aforismo "pensou em meningite – puncionou" é mais do que nunca verdadeiro. Ainda, o exame do LCR deve ser procedido em todos os lactentes com septicemia, pois o envolvimento das meninges nesses casos é frequente.

O LCR nas meningites purulentas é quase sempre turvo, com pleiocitose importante – acima de 200 a 300 células/mm³ (cifras acima de 2.000 raramente têm outra etiologia) – a custa de neutrófilos, hiperproteinorraquia acima de 100mg%, hipoglicorraquia abaixo de 30mg% , teor de cloro normal ou moderadamente abaixado e lactato aumentado. Exceção a essa regra são os líquidos examinados em situações muito precoces, que podem ser límpidos e de baixa celularidade. Também, são frequentes as situações nas quais o LCR mostra-se com celularidade pouco aumentada e com baixa porcentagem de neutrófilos devido ao emprego de medicação prévia ou ao uso de drogas em doses inadequadas. Nesses casos, o diagnóstico pode ser difícil com outras meningites não purulentas, em particular, a tuberculosa (ver adiante).

Além do exame quimiocitológico, devem ser realizadas bacterioscopia, aglutinação pelo látex e culturas. Entretanto, em nosso meio, a não detecção do agente causal, apesar das condutas adequadas, é de cerca de 20%.

Segunda Parte • GRANDES CATEGORIAS ETIOPATOGÊNICAS

O tratamento das meningites agudas bacterianas deve visar às medidas gerais e específicas (antibioticoterapia). Aquelas devem, sobretudo, visar ao combate ao edema cerebral e o choque provocado pelos vômitos e desidratação. Os pacientes devem ser reidratados normalmente e rigorosamente monitorizados, pois às vezes podem desenvolver algum grau de edema cerebral e secreção inapropriada de hormônio antidiurético (SIHAD) caracterizada por hiponatremia sérica, aumento da concentração de sódio urinário, diminuição da osmolaridade sérica e osmolaridade urinária maior que a sérica. Se houver sinais sugestivos de edema cerebral (crises epilépticas, sinais focais, paralisias oculares, fontanela tensa, coma), o uso de corticoides (dexametasona, 0,6 a 1mg/kg/dia, de 6/6 horas) é recomendado. O uso do corticoide também é responsável pela prevenção da surdez causada pela meningite por *Haemophilus influenzae*.

O tratamento específico se faz com antibióticos (Tabelas 19.1 e 19.2). Deve-se isolar o paciente por 24 horas após o início do antibiótico e o exame de LCR deve ser procedido 36 ou 48 horas após sua instalação. Se houver queda das células, aumento de glicose e esterilização ou não detecção de germes ao exame bacterioscópico, o tratamento deve ser mantido pela duração preconizada. Se não houver melhora liquórica, piora clínica, novos antibióticos podem ser considerados e pesquisa de complicações procedida.

Tabela 19.1 – Antibioticoterapia nas meningites bacterianas supurativas com germe não identificado (doses por via endovenosa) (Modificada de Infectologia Pediátrica, C.K. Farhat, 2007, Atheneu).

IDADE	ESCOLHA	ANTIBIÓTICO	POSOLOGIA
0 a 2 meses	1ª	Cefotaxima	($\leq$7 dias) 100-150mg/kg/dia de 12/12h (>7 dias) 200mg/kg/dia de 6/6h
		+	
		Ampicilina	($\leq$7 dias, P<2.000g) 100mg/kg/dia de 12/12h ($\leq$7 dias, P>2.000g) 150mg/kg/dia de 8/8h (>7 dias, P<2.000g) 150-200mg/kg/dia de 8/8h (>7 dias, P>2.000g) 200-300mg/kg/dia de 6/6h
	2ª	Ampicilina	ver acima
		+	
		Amicacina	($\leq$7 dias, P<2.000g) 15mg/kg/dia de 12/12h ($\leq$7 dias, P>2.000g) 20mg/kg/dia de 12/12h (>7 dias) 30mg/kg/dia de 8/8h
	ou		
		Gentamicina	($\leq$7 dias, P<2.000g) 5mg/kg/dia de 12/12h ($\leq$7 dias, P>2.000g) 7,5mg/kg/dia de 12/12h (>7 dias) 7,5mg/kg/dia de 8/8h
>2 meses	1ª	Ceftriaxone	100mg/kg/dia de 12/12h
	ou		
	2ª	Cefotaxima	200mg/kg/dia de 6/6h

Capítulo 19 • DOENÇAS INFECCIOSAS E PARASITÁRIAS

Tabela 19.2 – Antibioticoterapia nas meningites bacterianas supurativas com germe identificado (doses por via endovenosa) (Modificada de Infectologia Pediátrica, C.K. Farhat, 2007, Atheneu).

AGENTE	ANTIBIÓTICO	POSOLOGIA
N. meningitidis	Penicilina G cristalina	200.000 a 400.000U/kg/dia de 4/4h
	ou	
	Ampicilina	200-300mg/kg/dia de 6/6h
	ou	
	Ceftriaxone	100mg/kg/dia de 12/12h
H. influenzae		
Betalactamase negativa	Ampicilina	200-300mg/kg/dia de 6/6h
Betalactamase positiva	Ceftriaxone	100mg/kg/dia de 12/12h
	ou	
	Cefotaxima	200mg/kg/dia de 6/6h
S. pneumoniae		
Sensível a penicilina	Penicilina G cristalina	ver acima
	ou	
	Ampicilina	ver acima
Resistência intermediária a penicilina	Ceftriaxone	ver acima
	ou	
	Cefotaxima	ver acima
Resistente a penicilina e sensível a cefalosporina de 3ª geração	Ceftriaxone	ver acima
	ou	
	Cefotaxima	ver acima
Resistente a penicilina e a cefalosporina de 3ª geração e sensível a rifampicina	Vancomicina	60mg/kg/dia de 6/6h
	+	
	Ceftriaxone ou Cefotaxima	ver acima
	+	
	Rifampicina	20mg/kg/dia de 12/12h (por via oral)
S. aureus		
Sensível a oxacilina	Oxacilina	200mg/kg/dia de 6/6h
Resistente a oxacilina	Vancomicina	60mg/kg/dia de 6/6h
Outros bacilos gram-negativos (*E.coli, Klebsiella* sp.)	Ceftriaxone	ver acima
	ou	
	Cefotaxima	ver acima
P. aeruginosa (Pseudomonas)	Ceftazidima	100-200mg/kg/dia de 8/8h
Anaeróbios	Metronidazol	30 a 40mg/kg/dia de 6/6h ou 8/8h
L. monocytogenes (Listeria)	Ampicilina	ver acima
	+	
	Amicacina	30mg/kg/dia de 12/12h

Segunda Parte • GRANDES CATEGORIAS ETIOPATOGÊNICAS

Com o diagnóstico etiológico, deve ser realizada a quimioprofilaxia dos contactantes íntimos, os comunicantes domiciliares, comunicantes em creches e pré-escola (com idade inferior a sete anos) e instituições fechadas (conforme Tabela 19.3). Na infecção pelo Hib todos os contactantes domiciliares e crianças com idade inferior a cinco anos, mesmo que vacinadas, devem receber a quimioprofilaxia.

Tabela 19.3 – Antibioticoterapia na profilaxia das meningites bacterianas supurativas com germe identificado (doses por via oral). *Apud* Boletim Epidemiológico Paulista (BEPA), número 17, 2005.

AGENTE	ANTIBIÓTICO	FAIXA ETÁRIA	POSOLOGIA
N. meningitidis	Rifampicina (duração: 2 dias)	Adultos	600mg 12/12h
		Crianças (1 mês a 12 anos)	10mg/kg dose 12/12h
		Menores de 1 mês	5mg/kg/dose 12/12h
H. influenzae	Rifampicina (duração: 4 dias)	Adultos	600mg dose única
		Crianças (1 mês a 12 anos)	20mg/kg/dia dose única (máx. 600mg)
		Menores de 1 mês	10mg/kg/dia dose única

Do ponto de vista da prevenção usam-se algumas vacinas. Dentre elas, a polissacarídica contra meningococo C e as conjugadas contra o Hib iniciadas a partir dos dois meses de idade e também a vacina pneumocóccica heptavalente recomendada antes dos sete meses de idade.

Complicações

As complicações neurológicas estão na dependência da falha do tratamento, entendendo-se por isso instalação tardia e resistência do germe, e da idade do paciente, sendo tanto mais frequente quanto menor a criança. São elas:

Coleções subdurais – praticamente, restritas ao lactente, ocorrem mais comumente nas meningites por pneumococo e por hemófilo. Podem passar despercebidas na fase aguda e serem detectadas mais tardiamente em uma criança que se desenvolve mal, é irritadiça, com sono irregular e, sobretudo, com macrocrânia (ver pág. 125 para outros aspectos de coleção subdural crônica). Na fase aguda, deve-se suspeitar de sua existência quando da persistência de febre prolongada, fontanela abaulada, não melhora do LCR e condições neurológicas anormais como irritabilidade, sonolência, hiper-reflexia ou crises epilépticas. Seu diagnóstico é feito pelo ultrassom ou TC e o tratamento evacuador deve ser procedido através de punções repetidas ou drenagem externa.

Ventriculites – complicação praticamente restrita às meningites neonatais ou do lactente muito jovem. Suspeitada também nos casos de febre e altera-

230

Capítulo 19 • DOENÇAS INFECCIOSAS E PARASITÁRIAS

ções liquóricas persistentes, deve ser detectada por meio de exame ultrasso-nográfico, TC ou por punção intraventricular. O tratamento consiste na uti-lização de antibióticos de amplo espectro por via endovenosa, além da ins-tilação destes nos ventrículos por meio de punção direta ou pelo reservatório (câmara) de Omaya. Seu prognóstico vital ou funcional é grave.

Hidrocefalia – nos casos de tratamento retardado ou de germes resistentes, pode-se desenvolver uma hidrocefalia aguda ou subaguda, quase sempre presente nos casos de ventriculite. Seu diagnóstico é feito pelos sinais agu-dos de hipertensão intracraniana. As condições liquóricas (celularidade e hiperproteinorraquia) raramente permitem a instalação de uma derivação ventrículo-peritoneal, estando indicada derivação externa até melhora do LCR. A hidrocefalia crônica, como as coleções subdurais, também pode, even-tualmente, apenas ser reconhecida mais tardiamente, sendo o aumento do perímetro cefálico o principal sinal de alarme (pág. 120).

Meningites recorrentes

A repetição de meningites agudas purulentas é fato raro. Ocorrem em duas situações principais que devem sempre ser pesquisadas: na imunossupres-são, congênita ou adquirida, assumindo aqui a AIDS importância cada vez maior, e em fístulas liquóricas. Dessas as mais frequentes são as da base do crânio, pós-traumáticas ou decorrentes de defeitos ósseos (cistos aneurismá-ticos, neoplasias) e as devidas a seios dérmicos congênitos (pág. 257), geral-mente situados na região sacrococcígea, que se exteriorizam por pequenos orifícios, às vezes de não mais que 1mm e que devem ser minuciosamente pesquisados.

ABSCESSOS CEREBRAIS

Lesões supurativas únicas ou múltiplas localizadas no encéfalo são eventua-lidades relativamente infrequentes. Os lactentes e crianças pequenas são mais propensos. Essas coleções que interessam quaisquer lobos dos hemisférios cerebrais, muito mais raramente o cerebelo, formam-se, muitas vezes, pela propagação de focos supurativos por continuidade ou por contiguidade, a partir das regiões vizinhas da própria caixa craniana (sinusites, otites, mas-toidites, inflamação dentária, do couro cabeludo etc.). Entretanto, em uma proporção apreciável de casos, não há focos vizinhos e não se evidenciam sequer processos infecciosos sistêmicos atuais ou remotos. Cardiopatias con-gênitas cianóticas, por mecanismos não bem esclarecidos, são fatores facili-tadores de abscessos cerebrais que surgem, no entanto, somente em crianças acima dos três anos de idade.

Os germes mais comumente encontrados são os estafilo e estreptococos, bem como, sobretudo nos lactentes, germes gram-negativos como *Proteus, Pseudomonas, Enterobacter, Escherichia* e *Citrobacter.*

231

Clinicamente, os abscessos cerebrais podem se manifestar de modo agudo ou crônico. Os abscessos agudos, que parecem ser mais numerosos nos lactentes, determinam um quadro de hipertensão intracraniana, no qual, vômitos, cefaleia, abaulamento da fontanela, torpor se associam, geralmente, a um quadro sistêmico de mau estado geral acompanhado de febre. Sinais focais caracterizados, via de regra, por hemiparesias e alterações de motilidade ocular (III e/ou VI pares) podem estar evidentes e tornar o diagnóstico, dentro desse contexto clínico, extremamente provável.

Outras vezes, e em uma proporção não negligenciável de casos, sobretudo em crianças maiores, o quadro é mais insidioso, constituído por cefaleia crônica, vômitos esporádicos, distúrbios do comportamento, como irritabilidade e/ou apatia e sonolência excessiva. Às vezes crises epilépticas generalizadas ou focais podem estar presentes, assim como edema de papila. Febre está geralmente ausente, de modo que o diagnóstico clínico é, geralmente, o de uma neoplasia.

O diagnóstico se faz por meio de TC ou RM que demonstrará uma ou mais áreas de necrose focal geralmente delimitadas por uma zona anelar hipercaptante (Fig. 19.1). A presença ou não de uma cápsula fibrosa depende da idade do processo.

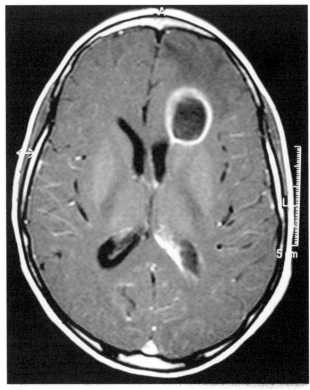

Figura 19.1 – Abscesso cerebral. RM mostrando lesão nodular com realce periférico.

Os abscessos agudos que provocam sinais de hipertensão intracraniana devem ser drenados o mais rapidamente possível ao mesmo tempo que se iniciará antibioticoterapia por via sistêmica. O controle da evolução do abscesso é feito por meio de exames ultrassonográficos ou tomográficos sucessivos. Os abscessos crônicos, sobretudo aqueles que não determinam sinais intensos de hipertensão intracraniana, podem ser tratados apenas com antibioticoterapia por via parenteral, sendo que, apenas com esse método, se obtém regressão completa da lesão em um número significativo de casos, evitando-se assim a cirurgia. Nos casos mais agudos, ou nos abscessos grandes, drenagem cirúrgica seguida de ablação da cápsula pode ser necessária e inevitável.

EMPIEMAS SUBDURAIS

Empiemas isolados são excepcionais, sendo habitualmente decorrentes de lesões supuradas da face. Mais comumente se associam a meningites purulentas ou tromboflebites. O quadro clínico e o manejo são iguais aos das coleções subdurais assépticas (ver anteriormente).

TROMBOFLEBITES

Tromboflebites dos seios durais ou das veias cerebrais decorrem sempre como complicação de supurações das estruturas vizinhas (otites, mastoidites, sinusites). Causam cefaleia, queda do estado geral, toxemia, febre e, às vezes, súbitas paralisias devidas a acidentes vasculares hemorrágicos que elas podem provocar. O LCR é geralmente hemorrágico, com pleiocitose neutrofílica. O diagnóstico de certeza é difícil, dependendo de exames arteriográficos e mais recentemente da RM, de modo que sua real existência, na maioria dos casos, era mais presumível que comprovada. Um quadro de hidrocefalia devido à tromboflebite crônica do lactente é discutida na pág. 120. As tromboflebites dos seios cavernosos provocam um quadro clínico mais característico, constituído por edema palpebral e da fronte, proptose e comprometimento dos III, IV, VI e ramo oftálmico do V nervo craniano.

NEUROTUBERCULOSE

Frequente e invariavelmente fatal antes da era antibiótica, menos frequente e letal com o advento da antibioticoterapia e da vacina BCG intradérmica, a neurotuberculose, no entanto, continua a ser causa de preocupação nos países em desenvolvimento, pois está longe, muito longe de ser erradicada. A maioria dos casos ainda ocorre em crianças de seis meses a três anos de idade, sendo, em nosso meio, a causa mais frequente de meningites crônicas, independentemente da faixa etária.

Segunda Parte • GRANDES CATEGORIAS ETIOPATOGÊNICAS

A neurotuberculose, cuja forma de longe mais frequente é a meningítica, é sempre secundária à tuberculose pulmonar. O bacilo de Koch atinge o cérebro por via hematogênica, determinando a formação de pequenos nódulos nas meninges que, rompendo, vão determinar a infecção meníngea generalizada, geralmente mais importante na base do cérebro, determinando alterações dos pares cranianos, bem como hidrocefalia. Além do processo infeccioso meníngeo propriamente dito, o bacilo de Koch leva à formação de vasculites que são, muitas vezes, responsáveis por infartos cerebrais com repercussões clínicas variáveis. Ainda, mais raramente, a disseminação hematogênica pode provocar a formação de processos inflamatórios nodulares intraparenquimatosos focais, únicos ou múltiplos – os tuberculomas –, que podem funcionar, clinicamente, como processos expansivos intracranianos (Fig. 19.2).

Clinicamente, na enorme maioria dos casos, o curso da meningite tuberculosa é subagudo, evoluindo no decorrer de algumas semanas. O início, geralmente, caracteriza-se por alterações comportamentais como apatia e sonolência, irritabilidade e baixa do rendimento escolar, seguidas, de alguns dias ou semanas, por cefaleia, alguns vômitos e sinais neurológicos, como irritação meníngea (Kernig, Lasègue, Brudzinski), alterações dos pares cranianos (estrabismo convergente), sinais focais do tipo monoparesias ou hemiparesias espásticas e crises epilépticas. Na ausência do tratamento, esses sinais e sintomas se agravam mais ou menos rapidamente, a síndrome de hipertensão intracraniana se torna mais evidente, com presença de papiledema, a criança torna-se torporosa e entra em coma, ocorrendo o óbito no máximo dois meses após o início do quadro.

Mais raramente, a meningite tuberculosa evolui de forma mais aguda, com sinais e sintomas de hipertensão intracraniana no primeiro plano, geralmente acompanhados de sinais focais agudos como hemiplegias e paralisias oculares. Nesses casos, a hidrocefalia rapidamente evolutiva ou infartos cerebrais são a base patogênica.

O diagnóstico da neurotuberculose se faz por meio da concomitância de uma série de exames. O principal deles é, obviamente, o do LCR que, caracteristicamente, se mostrará límpido e incolor, com pleiocitose entre 20 e 300 células/mm^3 com predomínio linfocitário absoluto, hiperproteinorraquia de 100 a 300mg%, hipoglicorraquia menor do que 40mg% e hipoclororraquia menor do que 650mg%. Infelizmente, esse LCR "típico" de meningite tuberculosa não chega a estar presente na metade dos casos, sendo as variações numerosas. Assim, os achados de predomínio de neutrófilos e as taxas normais de cloretos e glicose são comuns, o que complica o diagnóstico cuja certeza só é possível com a visualização ou isolamento do bacilo de Koch do LCR, por meio de bacterioscopia ou cultura. Infelizmente, a positividade desses exames é muito baixa, variando de 10 a 30% na melhor das hipóteses. Atualmente a dosagem da enzima adenosina-deaminase (ADA) no LCR é útil no diagnóstico diferencial da meningite tuberculosa, encontrando-se aumentada nessa entidade. Esse teste possui alta sensibilidade e especificidade. O padrão-ouro, à falta do isolamento do germe, é a PCR positivo no LCR.

Capítulo 19 • DOENÇAS INFECCIOSAS E PARASITÁRIAS

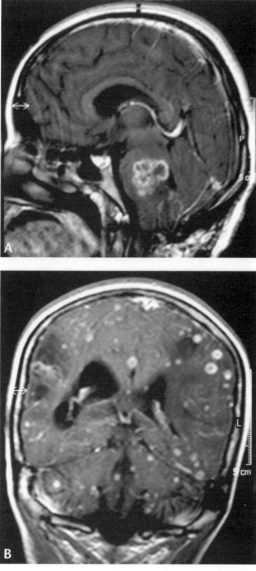

Figura 19.2 – RM mostrando tuberculoma da ponte. Aspecto pode ser confundido com glioma (**A**). Tuberculomas múltiplos (**B**).

A constatação de contágio efetivo com paciente tuberculoso, de uma reação PPD francamente positiva, de ausência de vacinação e, sobretudo, da existência concomitante de tuberculose pulmonar provada ou mesmo fortemente suspeitada faz o diagnóstico, dentro do contexto clínico, altamente provável. Outros achados laboratoriais, como presença de hidrocefalia e infartos cerebrais, são também sugestivos, apesar de poderem ocorrer em meningites crônicas de outras etiologias mais raras.

A grande dúvida diagnóstica se dá com aqueles casos de meningites bacterianas parcialmente tratados que acabam por se cronificar (ver acima). O

Segunda Parte • GRANDES CATEGORIAS ETIOPATOGÊNICAS

quadro clínico e as alterações liquóricas podem ser similares. Em todas as circunstâncias, na vigência de uma meningite crônica sem etiologia definida, o tratamento específico se impõe, mesmo se se arrisca a pecar por excesso. Em se tratando de meningite tuberculosa, o pecado por falta é mortal, uma vez que o futuro neurológico do paciente vai depender eminentemente da precocidade da instituição do tratamento. As sequelas neurológicas, como deficiência mental, paralisias motoras, epilepsia, só ocorrem naqueles casos de tratamento tardio e nos casos de germes resistentes.

O tratamento da meningite tuberculosa está esquematizado na tabela 19.4. Todas as drogas devem ser tomadas juntas, em dose única e diária. O uso de corticoterapia é realizado no período de 1 até 4 meses. O corticoide utilizado pode ser a prednisona 1-2mg/kg/dia, via oral, até a dose máxima de 30mg/dia.

Tabela 19.4 – Fases da quimioterapia da meningite tuberculosa (Manual de Normas para o Controle da Tuberculose – SDNPS/MS – 2000).

		Peso do doente			
		até 20kg	mais de 20kg até 35 kg	mais de 35kg até 45kg	mais de 45kg
Fase do tratamento	Drogas	mg/dia	mg/dia	mg/dia	mg/dia
1ª (2 meses-RHZ)	Rifampicina	10	300	450	600
	Isoniazida	10	200	300	400
	Pirazinamida	35	1.000	1.500	2.000
2ª (4 meses-RH)	Rifampicina	10	300	450	600
	Isoniazida	10	200	300	400

Mal de Pott

Não se trata propriamente de uma neurotuberculose, mas antes de uma afecção dos corpos vertebrais que leva a complicações neurológicas resultantes da compressão medular consequente (paraplegias ou tetraplegias espásticas). A região da coluna mais frequentemente comprometida é a torácica baixa, seguida da lombar e cervical ou torácica alta. Além do tratamento quimioterápico, a limpeza e a reconstituição cirúrgicas da coluna afetada devem ser procedidas.

AFECÇÕES PROVOCADAS POR OUTROS AGENTES BACTERIANOS

Sífilis

Apesar de a sífilis adquirida ser doença relativamente rara em crianças e adolescentes, sua frequência tem aumentado ultimamente em quase todos os países, desenvolvidos ou não. O SNC é envolvido na fase secundária da doença, porém, em cerca de 30% dos casos, os pacientes permanecem assintomáticos e, em não mais que 5%, o quadro neurológico é constituído por meningite linfocitária com repercussões neurológicas modestas (cefaleia, rigidez de nuca, diplopia, vertigens). A eventual evolução para sífilis tardia ou quaternária (paralisia geral, tabes) só ocorre na idade adulta. O diagnóstico laboratorial é feito pela visualização direta do *Treponema pallidum* em campo escuro ou técnicas sorológicas como o VDRL e o FTA-Abs IgG e IgM.

O tratamento se faz com penicilina G benzatina na dose única de 2,4 milhões de unidades por via IM. Na neurossífilis, utiliza-se a penicilina G cristalina, 100.000 UI/kg/dia EV de 4/4h por 10 dias.

Borreliose (*Lyme disease*)

Essa doença, de descoberta em pacientes provenientes da cidade de Lyme, Connecticut, é causada pela espiroqueta *Borrelia burgdorferi,* transmitida ao homem por um carrapato. Casos dessa doença têm sido descritos em várias regiões dos Estados Unidos, Europa, China, Japão e Austrália, sendo sua presença na América do Sul possível mas bastante infrequente.

Inicialmente, a doença é caracterizada por um muito particular eritema crônico *migrans* que, interessando sobretudo coxas, nádegas e axilas, é seguido dentro de semanas ou meses por sintomas de envolvimento neurológico e/ou cardíaco, os quais, por sua vez, são seguidos por sinais artríticos. Essa sequência de sinais e sintomas pode se acavalar.

Neurologicamente, o quadro clínico é de gravidade variável, combinando associações diversas de meningite, encefalite, paralisia de nervos cranianos, em particular o facial, e radiculoneurite. O quadro se cronifica, sendo a forma mais comum a de uma meningoencefalite flutuante que pode durar meses, terminando, quase sempre, por se resolver espontaneamente. O LCR mostra pleiocitose linfomononuclear moderada e o diagnóstico é feito por meio das reações imunológicas no sangue e LCR. O tratamento se faz com tetraciclina, ampicilina ou ceftriaxone.

Leptospirose

O envolvimento do SNC ocorre no segundo estágio da doença, quando 80 a 90% dos pacientes apresentam pleiocitose liquórica linfomononuclear e 50%, sinais clínicos não específicos de meningite. Assim, na ausência de um quadro clínico sistêmico bifásico, característico de leptospirose, ou de história de contaminação animal ou, ainda, fora de períodos epidêmicos, o diagnóstico é impossível. O quadro é geralmente pouco severo, sendo excepcionalmente acompanhado de sinais encefalíticos. O tratamento se faz com penicilina e seus derivados.

AFECÇÕES FÚNGICAS

Diversos fungos podem, ocasionalmente, invadir o SNC e provocar alterações neurológicas, sendo as meningites, de longe, as formas mais frequentes de infecção. No conjunto, trata-se de afecções raras, a maioria das quais surge em um contexto geral de imunodeficiência. Com o advento da AIDS, certas micoses como a criptococose e a candidíase tornaram-se um pouco mais frequentes.

Os fungos mais habitualmente encontrados são o *Cryptococcus neoformans,* a *Candida albicans,* o *Paracoccidioidis braziliensis,* o *Histoplasma capsulatum,* e os dos gêneros *Aspergillus* e o *Mucor.*

O quadro clínico habitual é o de uma meningite crônica, bastante similar àquela descrita na meningite tuberculosa. Alguns fungos, como o *Paracoccidioidis* e o *Aspergillus,* podem tender a formar lesões abscedadas ou verdadeiros granulomas gigantes ("blastomicomas") que funcionam como processo expansivo.

A *Candida,* particularmente encontrada em recém-nascidos e lactentes, pode provocar, por disseminação hematogênica, a formação de microabscessos cerebrais múltiplos ("encefalite metastática"). A excepcional mucormicose infantil incide em crianças diabéticas, provocando lesões rinológicas que se estendem para os polos frontais cerebrais, após destruição da lâmina cribosa.

O LCR é também semelhante ao encontrado na meningite tuberculosa, sendo que o diagnóstico se faz por exame direto após coloração com a tinta da China, pela cultura em meio especial ou através de exames imunológicos específicos.

O tratamento das micoses cerebrais é feito com anfotericina B por via endovenosa, na dose inicial de 0,25mg/kg/dia em RN e 0,5mg/kg/dia após este período. A dose deve ser aumentada progressivamente até 1mg/kg/dia e o período de tratamento varia de 10 até 14 dias. Dependendo da etiologia, podem-se associar outras drogas como cetoconazol (cândida) e 5-fluorocitosina (criptococo).

AFECÇÕES VIRAIS

Vírus podem comprometer o sistema nervoso de duas maneiras: por parasitismo direto das células nervosas ou, indiretamente, através de um mecanismo autoimune. Neste segundo caso, ocorre uma desmielinização, sem que haja presença do agente infectante no sistema nervoso. Esse processo está estudado no Capítulo 23.

O comprometimento viral do sistema nervoso pode se revestir de dois aspectos com significados patogênicos, clínicos e prognósticos distintos: as **meningites virais** nas quais apenas as leptomeninges são comprometidas e as **encefalites virais** (ou encefalomielites ou ainda mielites) nas quais os pró-

Capítulo 19 • DOENÇAS INFECCIOSAS E PARASITÁRIAS

prios elementos do parênquima nervoso (neurônio e glia) são infectados. Na maioria dos casos de encefalites ou mielites, as meninges também acham-se envolvidas, de modo que esses termos englobam o de "meningoencefalites".

MENINGITES AGUDAS VIRAIS

Também chamadas de meningites linfocitárias, de ocorrência bastante frequente, são geralmente benignas e clinicamente autolimitadas.

O quadro clínico é agudo podendo ser mais ou menos exuberante, sendo caracterizado, basicamente, por febre, cefaleia acompanhada ou não de vômitos, fotofobia, rigidez de nuca e sinais de Kernig, Lasègue e Brudzinski, e fadiga. O sensório pode estar comprometido, havendo sonolência e, às vezes, torpor. Alterações mais profundas da consciência, como confusão mental ou estupor, são mais raras e, quando presentes, passageiras. Em função do agente etiológico, sinais clínicos sugestivos, como tumefação das parótidas, poliadenomegalia, *rash* cutâneo, gastroenterite, etc., podem estar presentes. A duração das meningites linfocitárias é, em geral, curta, raramente excedendo a uma semana.

O diagnóstico se faz por meio do exame do LCR que, límpido e incolor, mostra uma pleiocitose moderada (50-500 células/mm^3), quase sempre 100%, à custa de linfomononucleares. A taxa de proteínas é, via de regra, normal ou discretamente elevada e as de cloreto e glicose, normais. O diagnóstico etiológico de certeza se faz por isolamento do vírus, por técnica de PCR.

Os agentes causais mais comumente implicados são os pertencentes ao grupo dos enterovírus dos quais se destacam os Echovirus e os Coxsackievirus dos grupos A e B 1,2. Os enterovírus têm ocorrência sazonal, predominando na primavera e verão. O vírus da caxumba é comum na população não imunizada (a parotidite nem sempre está presente). O arena vírus específico da chamada coriomeningite linfocitária é de ocorrência rara e transmitido pela via digestiva, através de alimentos contaminados pelas excretas de roedores, não havendo transmissão inter-humana. Os herpes vírus simples podem produzir casos de meningite viral, porém se cursam com encefalite o prognóstico é mais sombrio. Além desses, o Epstein-Barr, o citomegalovírus e os arbovírus são potencias causadores de meningites.

A necessidade de internação desses pacientes é infrequente, devendo ser realizadas somente medidas de suporte como hidratação, uso de antitérmicos e antieméticos. O uso de corticoides é discutível e nos casos provocados por herpes utiliza-se o aciclovir 10mg/kg/dose de 8/8h por 14 a 21 dias.

MENINGITES VIRAIS RECORRENTES

São eventualidades extremamente raras tanto no adulto como, sobretudo, nas crianças, sendo a etiologia viral apenas presumível. Podem estar no contexto da **doença de Behçet** que associa úlceras genitais e orais a uveíte ou iridociclite. A **meningite de Molaret** evolui com surtos muito frequentes e

239

presença de grandes células tipo epiteliais são características no LCR. Está associada aos vírus herpes 1 e 2, Epstein-Barr e herpes vírus tipo 6. A **doença de Koyanagi-Vogt-Harada** tem como característica, além das meningites recorrentes, uma sugestiva despigmentação de pele e dos cabelos, e sinais oculares inflamatórios.

ENCEFALITES VIRAIS AGUDAS

Trata-se das afecções virais mais frequentes e graves na prática neurológica. Assumem, na esmagadora maioria dos casos, a forma de uma encefalopatia aguda, comum portanto, como discutido no Capítulo 13, a uma série extensiva de afecções neurológicas que cabem no diagnóstico diferencial. Assim, na ausência de sintomatologia específica, e excetuando-se os casos raros em que a doença ocorre em contextos epidemiológicos ou situações específicas (surtos epidêmicos, mordeduras de animais, viagens para regiões endêmicas etc.), o diagnóstico de encefalite viral nunca é imediato, sendo, geralmente, feito após a realização de exames complementares que permitam afastar as outras possibilidades e levando-se em conta, em caso contrário, a própria evolução clínica do paciente. Assim, pode-se afirmar que o diagnóstico de encefalite viral é quase sempre retrospectivo, feito *a posteriori*. Isso não significa, no entanto, que medidas terapêuticas específicas, quando couberem, não devam ser imediatamente instituídas, mesmo na dúvida diagnóstica, uma vez que de sua precocidade pode depender a melhor evolução da doença.

Com exceção dos vírus da poliomielite (pág. 80) e da raiva (ver adiante) que podem, pelo seu neurotropismo mais particular, determinar quadros clínicos mais específicos, os outros vírus mais comumente implicados determinam, como afirmado anteriormente, alterações que, clinicamente, compõem o quadro de encefalopatias agudas caracterizadas, basicamente, por distúrbios da consciência, geralmente bastante pronunciados, como grave confusão mental, delírio, estupor que precedem em horas ou dias o coma. A esses sinais, que estão sempre presentes, associam-se, em graus diversos, outras manifestações neurológicas como hemiplegias, duplas-hemiplegias, alterações dos nervos cranianos, tremores, mioclonias, crises epilépticas e alterações do ritmo respiratório. Sinais medulares, como paraplegia e distúrbios esfinctéricos, podem estar presentes. A evolução é variável, podendo ocorrer o óbito em poucos dias ou, o que é mais comum, o quadro se estender por algumas poucas ou muitas semanas, podendo, eventualmente, ser mortal no decorrer desse período. As encefalites virais nunca têm evolução curta, com resolução em poucos dias. A morbidade é elevada, sendo tanto maior quanto mais arrastado e intenso for o quadro neurológico. Entretanto, qualquer prognóstico definitivo na fase de estado é perigoso, visto que não é infrequente o fato de crianças que permanecem longos dias em coma e mesmo com crises epilépticas de difícil controle, evoluírem bem, praticamente isentas de sequelas significativas. As sequelas mais comumente encontradas são constituídas por distúrbios do comportamento (hiperatividade, impulsividade, ausência de limites) e dificuldades escolares.

Laboratorialmente, o exame do LCR mostra, na maioria dos casos, pleiocitose linfomononuclear acompanhada ou não de moderada hiperproteinorraquia, e taxas normais de glicose e cloreto. Um LCR normal não deve afastar o diagnóstico de encefalite viral. O EEG é sempre alterado e mostra uma alentecimento difuso ou localizado, associado ou não à atividade irritativa.

O diagnóstico de certeza só é possível pelo isolamento viral ou por provas imunológicas e do PCR no LCR.

Não se tem uma ideia da real incidência etiológica das encefalites virais no nosso meio. Nos EUA, os agentes mais frequentes são os arbovírus (St. Louis, equinos ocidental e oriental), o vírus do *Herpes simplex* 1 (HSV-1) e os enterovírus. Na Europa Ocidental, onde a incidência de arboviroses é praticamente inexistente, o agente mais frequente é de longe o HSV-1, o mesmo devendo, provavelmente, ocorrer no Brasil.

Atualmente, são reconhecidos sete tipos de herpes vírus que podem causar infecção do sistema nervoso central em humanos e são esses vírus que têm sido isolados ultimamente com maior frequência nos casos de encefalite viral em nosso meio. São o herpes vírus simples 1 (HSV-1), o HSV-2, o vírus da varicela zoster (VZV), o vírus de Epstein-Barr (EBV), o citomegalovírus (CMV), o HHV-6 e o HHV-7.

O HSV-1, que tipicamente envolve a pele e mucosa da face do indivíduo, tem como sua principal complicação o comprometimento do SNC. Costuma acometer as crianças após os seis meses de idade. Tem tropismo pelo lobo temporal (porção medial), insula e lobo frontal, causando lesões necróticas e hemorrágicas, uni ou bilateralmente. Essas lesões são evidenciadas pela TC ou RM de crânio (Fig. 19.3). O EEG mostrando alentecimento ou traçado com pontas periódicas temporais é de grande valor diagnóstico. O tratamento é realizado com aciclovir 10mg/kg/dose, por via endovenosa, de 8/8h de 14 a 21 dias.

O HSV-2, associado à infecção genital materna, é importante fonte de infecção para o RN. Pode causar a forma congênita (infecção transplacentária) caracterizada por malformações já visualizadas ao nascimento como microcefalia, coriorretinite e hidranencefalia e também causa a forma neonatal, pelo contato com lesões infectantes no canal de parto durante o nascimento. Neste caso, o quadro clínico de encefalite pode aparecer após duas semanas do parto. Não costumam ocorrer lesões necro-hemorrágicas nesta forma e os lobos temporal e frontal são poupados. O tratamento, da forma neonatal, é idêntico ao do HSV-1.

O vírus varicela zoster, que está latente nos nervos cranianos e raízes sensitivas dos nervos torácicos, se reativado, costuma causar lesões de pele no trajeto do nervo e dor (herpes zoster). Em pacientes imunocomprometidos, pode causar lesões cerebrais focais e multifocais devidas a vasculite, que comprometem as pequenas e médias artérias. O quadro de encefalite é ca-

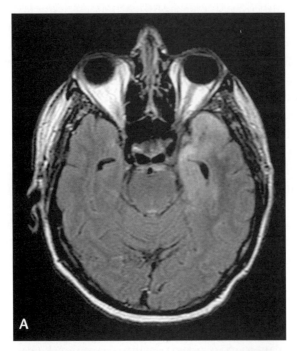

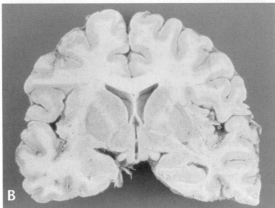

Figura 19.3 – Encefalite herpética. RM mostrando lesão confinada ao lobo temporal esquerdo (**A**). Peça anatômica correspondente (**B**).

racterizado por déficits focais motores agudos desde o seu início. O tratamento do herpes zoster é feito com aciclovir, por via oral, 20mg/kg/dia, anti-inflamatórios não hormonais, e nos casos de dor persistente pode-se utilizar a amitriptilina e gabapentina. A encefalite é tratada como a encefalite por HSV-1.

O vírus Epstein-Barr (EBV) é o causador, na infância e adolescência, da mononucleose infecciosa. Este vírus pode causar quadros de encefalite e neurite óptica. O quadro clínico sistêmico de febre, amigdalite, hepatoesplenomegalia e linfadenopatia pode ou não estar presente em pacientes que

Capítulo 19 • DOENÇAS INFECCIOSAS E PARASITÁRIAS

desenvolvem a doença no SNC. A RM pode ser normal ou mostrar acometimento da substância branca, gânglios da base, tálamo e corpo caloso. Essas alterações podem ser visualizadas sobretudo nas sequências T2 e Flair. Não há tratamento específico, sendo usado empiricamente o aciclovir.

O citomegalovírus tem como a forma mais conhecida a congênita. Atualmente é um agente comum de encefalite, meningite ou polirradiculoneurite em pacientes transplantados que usam drogas imunossupressoras. Nesses casos, os achados de neuroimagem não são específicos e confundem-se com outras infecções virais. O diagnóstico laboratorial é feito pela detecção de corpúsculos de inclusão intracelulares presentes no sedimento urinário e no lavado gástrico e pela imunologia ou PCR no LCR. O tratamento específico é realizado com ganciclovir e é limitado aos casos de pacientes imunocomprometidos.

O herpes vírus tipo 6 (HHV-6) causador do exantema súbito em crianças menores de três anos, com maior prevalência entre os seis meses e um ano, é causa excepcional de encefalite.

O herpes vírus tipo 7 (HHV-7) que é muito semellhante ao HHV-6, tem sido relacionado a quadros de exantema súbito mais brandos, posteriores a uma infecção conhecida pelo HHV-6. A encefalite costuma estar associada a reativação do HHV-6, sendo raros os casos relatados encefalite primária pelo HHV-7.

Raiva

A encefalite rábica praticamente desapareceu em nosso meio. Transmitida por animais infectados (cachorro, gato, mais raramente morcegos), os sintomas se iniciam após um período de incubação que varia de 10 dias a um ano (média: três meses), caracterizados por febre, mal-estar geral, delírio, agitação psicossomática, ansiedade e, caracteristicamente, hidrofobia e aerofobia. O quadro, impressionante, é rapidamente evolutivo, com estupor, coma e morte dentro de, no máximo, cinco dias, sendo raras as evoluções um pouco mais longas. Uma forma paralítica, ascendente, com poucas manifestações encefalíticas, que mata por insuficiência cardiorrespiratória, ocorre em menos de 10% dos casos. Não há tratamento específico.

ENCEFALITES CRÔNICAS OU RETARDADAS

Em alguns casos, em função de uma modificação da resposta imunológica do hospedeiro associada ou não a outros fatores mal conhecidos (associação com outros agentes infectantes?), ou em função de sua própria biologia (lentivírus), os vírus podem permanecer armazenados e quiescentes no organismo, fazendo com que o quadro clínico agudo, subagudo ou crônico só ecloda após um curto tempo da infecção inicial. Todas as entidades conhecidas são progressivas e letais.

243

Segunda Parte • GRANDES CATEGORIAS ETIOPATOGÊNICAS

Encefalite aguda retardada do sarampo

Trata-se de um quadro encefalítico agudo, mortal dentro de uma a duas semanas, que ocorre três ou quatro meses após a doença exantemática em crianças imunodeprimidas. A maioria dos pacientes encontrava-se em tratamento imunossupressor para leucose no momento da aquisição do sarampo.

Os títulos de anticorpos são positivos no LCR e, em todos os casos que foram à autópsia, observou-se a presença de inclusões de vírus do sarampo nas células nervosas.

Panencefalite esclerosante subaguda (PEES)

Também chamada de doença de Van-Bogaert, a PEES é uma doença grave, quase que invariavelmente mortal, provocada pela ação retardada, crônica do vírus do sarampo. Significativamente frequente até há alguns anos, sua incidência tem diminuído com a universalização da vacinação contra o sarampo.

Na grande maioria dos casos, o sarampo é contraído antes dos dois anos de idade, e, na quase totalidade, até os cinco anos. Cerca de sete anos após (dos sete aos 12 anos de idade, na maioria dos casos), a doença começa a se exteriorizar clinicamente. Classicamente, trata-se de um quadro crônico e inexoravelmente progressivo que pode sugerir uma doença degenerativa do SNC. O início se dá por meio de distúrbios intelectuais e do comportamento: a criança começa a apresentar dificuldades escolares com perturbações no cálculo e raciocínio. Distúrbios de memória são frequentes, a criança esquece o que ia comprar ou não traz o troco. Paralelamente, aparecem distúrbios do comportamento, como irritabilidade, apatia, choros ou risos imotivados, e são seguidos, após um período mais ou menos curto, por quedas frequentes e dificuldades à marcha. A linguagem se empobrece e um sinal praticamente patognomônico da doença não tarda a surgir: mioclonias periódicas, rítmicas, regulares, que interessam cabeça (que cai bruscamente para a frente) ou tronco (que é projetado para a frente ou se dobra em flexão). Se a criança está em pé, é projetada ao solo. Essas mioclonias, que se sucedem em intervalos de sete a 10 segundos e cedem com o sono, algumas vezes são pouco proeminentes, caracterizadas por discretos movimentos oculares periódicos.

Esse quadro clínico clássico, observado na grande maioria dos casos, pode apresentar variações. Existem formas mais crônicas, com longos períodos de estabilização, que duram anos. Evolução bifásica, com remissões de alguns meses, são descritas. Casos excepcionais são relatados em que há recuperação completa com cura (geralmente pacientes adultos). Existem também formas mais agudas em que a doença rapidamente evolui no espaço de poucas semanas, o óbito ocorrendo em dois ou três meses. Nestas, uma retinopatia, ocasionalmente encontrada na forma clássica, é achado frequente.

Alguns exames complementares mostram alterações muito sugestivas ou específicas. Assim, o EEG, sobretudo nas fases menos tardias, mostra surtos periódicos de ondas lentas difusas de idêntica morfologia em uma mesma derivação, mas de morfologias diferentes de uma derivação a outra (Fig. 19.4). O LCR revela, geralmente, pleiocitose linfomononuclear e aumento moderado de proteínas, mas pode, eventualmente, ser normal. Entretanto, os valores de gamaglobulinas encontrados ao exame eletroforético são altíssimos, da ordem de 40 a 50mg%. O diagnóstico é selado pelo encontro de taxas altas de anticorpos antissarampo no sangue e no LCR, onde sua disposição é oligoclonal. Os exames neurorradiológicos podem revelar, nos casos de evolução mais duradoura, atrofia cerebral que pode atingir graus impressionantes. Não há tratamento específico.

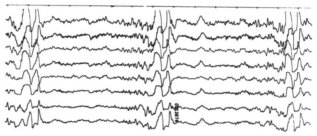

Figura 19.4 – EEG característico da panencefalite esclerosante subaguda.

Encefalite retardada da rubéola

Ver texto na pág. 285.

Leucoencefalopatia multifocal progressiva

Doença descrita em adultos imunossuprimidos, sua frequência tem aumentado pela associação com a AIDS. Os casos descritos em crianças permanecem excepcionais. É devida à infecção dos oligodendrócitos por vírus do grupo papova (sobretudo JC e SV40), o que acarreta um quadro desmielinizante progressivo. A evolução, caracterizada por distúrbios motores, da linguagem e demenciação progressiva, é inexoravelmente mortal em cerca de seis meses. O diagnóstico se faz pelos aspectos tomográficos e de RM característicos.

Encefalopatia por vírus HIV

A transmissão do vírus HIV-1 na infância ocorre, em quase sua totalidade, através da mãe infectada. São raríssimos os casos ocorridos por transfusões sanguíneas e abuso sexual. A transmissão do vírus HIV durante a gravidez pode ocorrer de três maneiras distintas: pré-natal (transplacentária), intraparto (contato com sangue e secreções) e perinatal (aleitamento materno). Atualmente, a principal forma de transmissão ao feto ocorre na gestação tardia e durante o trabalho de parto de mães que não sabem estar infectadas.

Segunda Parte • GRANDES CATEGORIAS ETIOPATOGÊNICAS

A mãe contaminada e sem tratamento tem 30% de probabilidade de infectar o recém-nascido. O uso do AZT (zidovudina) durante a gravidez, no parto e nos primeiros dias de vida da criança diminuiu significativamente a probabilidade de transmissão vertical dessa doença. A profilaxia deve ser iniciada nas primeiras horas de vida, se possível até no máximo 8 horas, com AZT oral e durante 6 semanas. Não há estudos que comprovem a eficácia da profilaxia após 48 horas de vida. O diagnóstico da infecção pelo HIV no período neonatal é feito pelo PCR para RNA do HIV. Em crianças maiores de seis meses é utilizado o método ELISA (dois exames negativos, com intervalo de um mês, afastam a possibilidade da doença) que, sendo positivo, deve ser confirmado e quantificado pelo Western blot.

A encefalopatia pelo HIV manifesta-se clinicamente nas crianças de três maneiras: progressiva, não progressiva e complicada por infecções oportunistas, acidentes vasculares cerebrais e linfoma cerebral primário.

A **encefalopatia progressiva** inicia-se ao seis meses de idade com a perda de aquisições anteriormente alcançadas, aparecimento de sinais de liberação piramidal e a parada do crescimento do perímetro cefálico (PC) com aparecimento da microcefalia adquirida. Tardiamente podem aparecer os movimentos involuntários anormais, crises epilépticas e ataxia. A evolução da doença pode ser lenta e intercalada com períodos de estabilidade (*plateau*) ou extremamente rápida se os sintomas aparecerem antes de um ano de idade. O LCR pode apresentar pleiocitose e hiperproteinorraquia moderada. Na TC e RM de crânio aparecem sinais de atrofia cortical e calcificação dos gânglios da base.

A **encefalopatia não progressiva** é perceptível em pacientes após os três anos de idade e se caracteriza pelo déficit cognitivo e alterações motoras muito brandas como a hiperreflexia e hipertonia. Os pacientes podem ter o PC no limite inferior ou, na maior parte dos casos, normal.

Enquanto a encefalopatia progressiva é seguramente determinada pela infecção viral, na encefalopatia fixa a patogênese não está clara. Parece haver relação com outros fatores como prematuridade, exposição a drogas e outros agentes infecciosos.

A **forma complicada** tem como etiologia infecções virais (vírus JC, citomegalovírus, sarampo), infecções bacterianas (*Micobacterium tuberculosis*), infecções fúngicas (*Cryptococcus neoformans*) e infecções parasitárias (*Toxoplasma gondii*) que atingem o SNC. Podem ocorrer linfomas e AVC. Todas essas alterações são mais frequentes nos adultos do que nas crianças.

AFECÇÕES PARASITÁRIAS

Cisticercose

A neurocisticercose é, de longe, a forma mais frequente de parasitose do SNC em nosso meio. Causada pela larva da *Taenia sollium*, o *Cysticercus cellulosae,* presente sobretudo na água ou alimentos contaminados, pode provocar doença geralmente grave com graus significativos de morbidade e mortalidade.

O quadro clínico depende da intensidade da infestação e da localização do parasita. Existem, quanto à localização das lesões, as formas parenquimatosas, extraparenquimatosas e medulares. Na **forma parenquimatosa**, comum em crianças e adultos, o sintoma revelador mais comum são as crises epilépticas que podem ser focais ou generalizadas. Pode haver sintomas de hipertensão intracraniana associadas às crises epilépticas, causadas pelo efeito de massa exercido pelo edema ao redor do parasita. A **forma extraparenquimatosa** costuma cursar com hidrocefalia por bloqueio súbito das vias liquóricas pelas vesículas cisticercóticas, principalmente quando estas se alojam no IV ventrículo (forma racemosa). As **formas medulares**, excepcionais, podem se apresentar com sinais típicos de mielite transversa.

A evolução crônica dessa doença deve-se seja às hidrocefalias de lenta evolução causadas por um eventual processo inflamatório crônico meníngeo, seja ao edema cerebral, seja, mais raramente, ao efeito da massa exercido por um cisticerco de grandes dimensões.

Outras formas clínicas dizem respeito aos distúrbios psiquiátricos ou do comportamento, raros em crianças, e às formas meningíticas crônicas, isoladas ou em associação com as anteriores.

O diagnóstico de cisticercose cerebral se faz através das provas imunológicas realizadas no LCR (reação de Weinberg, reação de hemaglutinação indireta, imunofluorescência indireta e ELISA). Porém, em uma porcentagem significativa dos casos, essas reações permanecem negativas, pois dependem do contato do parasita com o líquido cefalorraquidiano. Os resultados dos exames quimiocitológicos são variáveis. As alterações liquóricas, quando presentes, são constituídas por pleiocitose linfomononuclear, sendo frequente a presença de certa porcentagem de eosinófilos, e por hiperproteinorraquia moderada.

Os exames neurorradiológicos (TC e RM) são instrumentos preciosíssimos, uma vez que permitem a visualização direta do parasita e determinam em qual fase de evolução este se encontra (Fig. 19.5). O parasita aparece de quatro formas nos exames de neuroimagem: vesicular, coloidal, nodular granular e calcificado. Na forma vesicular, o parasita está vivo, nas formas coloidal e nodular granular inicia-se a sua morte pelo desencadeamento da resposta inflamatória pelo hospedeiro e na forma calcificada apresenta-se morto com resolução do processo inflamatório. Esta é a evolução normal do parasita que pode durar semanas até meses e o paciente costuma tornar-se sintomático com o início da resposta inflamatória. Não raramente, na criança, a etiologia cisticercótica de uma síndrome epiléptica crônica é dada pelo achado de um ou mais pequenos nódulos calcificados no interior do parênquima cerebral.

O tratamento da cisticercose é clínico e/ou cirúrgico. Este está indicado para instalação de derivações ventrículo-peritoneais nos casos de hidrocefalias hipertensivas e sempre que houver vesícula cisticercótica em posição

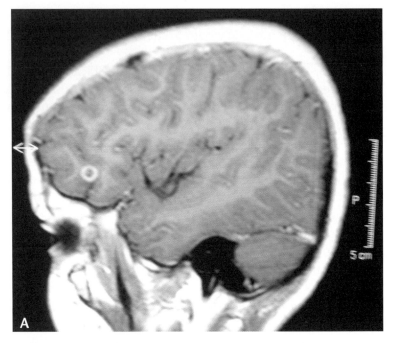
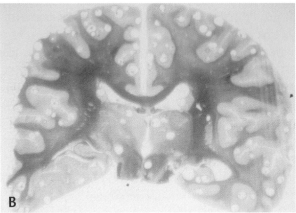

Figura 19.5 – Cisticercose cerebral. RM mostrando cisticerco único com impregnação pelo contraste (**A**). Peça anatômica mostrando encéfalo com incontáveis cisticercos viáveis (**B**).

intraventricular, intracisternal ou superfície de corticalidade, quando de fácil acesso. Essas eventualidades são muito raras em crianças. O tratamento clínico divide-se em geral e específico. O tratamento geral visa combater as crises epilépticas e o edema. A droga de escolha para as crises é a fenitoína e a carbamazepina nas doses habituais. Para o combate ao edema utiliza-se inicialmente a dexametasona 0,15mg/kg/dose de 6/6h. O tratamento específico é realizado nos casos da existência de vesículas intraparenquimatosas vivas, não calcificadas (fase vesicular). Deve haver mais que cinco vesículas e menos de 100 para o tratamento ser iniciado. Pode ser feito com o praziquantel, por via oral, na dose de 50mg/kg/dia por 21 dias, ou com o albendazol, via oral, na dose de 15mg/kg/dia de 12/12h por 8 dias. Esta é a droga de escolha, por não interferir na ação das drogas antiepilépticas (DAE). Como podem ocorrer efeitos colaterais indesejáveis consequentes ao processo inflamatório agudo decorrente de morte dos parasitas, este deve ser procedido, pelo menos em seu início, em ambiente hospitalar. Para isso, pode-se utilizar a dexametasona cerca de 48 horas antes do uso das drogas cisticidas e mantê-la, por via oral, até seu término.

O tratamento de manutenção, feito em ambiente domiciliar, visa ao combate à epilepsia e ao edema. Para isso é utilizada a prednisona, por via oral, 1mg/kg/dia em doses decrescentes.

Esquistossomose

Em nosso meio, o *Schistosoma mansoni* é a única espécie de esquistossoma capaz de infectar o sistema nervoso, determinando, na quase totalidade dos casos, processos mielíticos ou mielorradiculíticos. Estes são devidos a processos inflamatórios granulomatosos determinados pela instalação dos ovos do parasita, podendo assumir as formas de mielite transversa ou de mielorradiculites difusas. Os segmentos lombares e sacrais são os mais comumente comprometidos.

O diagnóstico se faz em função dos dados epidemiológicos (procedência de zona endêmica) e clínicos.

Os exames complementares podem mostrar no hemograma a eosinofilia e a eletroforese de proteínas no sangue aumento da fração gama. Pode-se realizar a pesquisa de ovos viáveis nas fezes e pela biopsia retal. O LCR é geralmente alterado, sendo praticamente constante a presença de eosinorraquia e de certo grau de hiperproteinorraquia com hipergamaglobulinemia. Os testes imunológicos no LCR apesar de específicos parecem carecer de sensibilidade. A RM mostra o processo inflamatório acometendo as raízes nervosas (radiculite) e a medula (mielite).

O tratamento se faz com oxaminiquine na dose única de 20mg/kg e uso do corticoide para o combate ao processo inflamatório. Costuma-se utilizar a prednisona (1mg/kg/dia) em doses decrescentes conforme a resposta clínica. Nos casos pseudotumorais, com quadro clínico exuberante de compressão medular, pode-se utilizar a dexametasona 0,15mg/kg/dose de 6/6h, por via endovenosa, e em alguns casos pulsoterapia com metilprednisolona, 30mg/kg/dia, por via endovenosa, por 3 até 5 dias.

Em que pese a raridade da doença neurológica (diante do enorme número de crianças contaminadas), em nossa experiência, o prognóstico parece ser bastante bom, com recuperação sem sequelas na maioria dos casos.

Toxocaríases (Larva migrans visceral)

O comprometimento do SNC pelas larvas de *Toxocara canis* é extremamente raro. O quadro mais comumente relatado é o de uma meningite aguda. O exame de LCR revela uma alta porcentagem de eosinófilos. Muitas vezes, encontra-se, na anamnese, uma referência à pica. As drogas antiparasitárias não são muito eficientes, sendo as de melhor efeito a dietilcarbamazina e o tiabendazol.

Doença de Chagas

O envolvimento do SNC pode ocorrer na fase aguda da doença de Chagas. A frequência deste envolvimento é desconhecida. Alguns estudos demonstram a existência de *Trypanosoma cruzi* no LCR em cerca de 80% dos pacientes nesta fase, a maioria dos quais assintomáticas.

Raramente, alguns pacientes, na maioria constituídos por crianças, podem apresentar quadros meningoencefalíticos mais ou menos graves, alguns mortais. Os raros exames necroscópicos revelam a presença do *T. cruzi* no parênquima cerebral.

Com o advento da AIDS, encefalites chagásicas têm sido descritas com mais frequência, porém, sempre em adultos.

Malária

O comprometimento do SNC é a mais grave manifestação clínica nos pacientes infectados pelo *Plasmodium falciparum*. No adulto, sua frequência gira em torno de 2%, devendo ser sensivelmente maior nas crianças. É também a maior causa de mortalidade nesta doença, sua taxa variando entre 20 e 50%. O quadro clínico é, basicamente, relacionado com distúrbios da consciência que variam de uma extrema letargia e estupor ao coma profundo. Crises epilépticas são frequentes. Essas manifestações duram alguns dias e, ao acordar, os pacientes mostram-se confusos e desorientados durante o decorrer de mais alguns dias. Desordens dos movimentos, como mioclonias, ataxia ou plegias são fenômenos bastante incomuns. Um número importante de pacientes apresenta severa hipoglicemia no decorrer da doença, o que seria um fator agravante do comprometimento neurológico. Há indicações de que a minoria de pacientes que guarda sequelas da malária cerebral apresentava grave hipoglicemia.

Do ponto de vista patogênico, a malária cerebral ocorre em função de distúrbios circulatórios da microcirculação decorrentes de conglomerados de hemácias parasitadas que aderem às paredes dos capilares.

O tratamento se faz com os agentes antimaláricos clássicos, sendo o sulfato de quinina o mais utilizado. A hipoglicemia deve ser vigorosamente combatida. O uso de dexametasona para o edema cerebral é contraindicado.

CAPÍTULO 20

Afecções Pré e Perinatais

MALFORMAÇÕES

As malformações do SNC são, de longe, as causas mais frequentes de encefalopatias crônicas não evolutivas, podendo-se exteriorizar clinicamente, como vimos no Capítulo 11, por quadros de paralisia cerebral, deficiência mental ou distúrbios do comportamento.

Sua etiologia é variada. Fatores genéticos que se transmitem segundo os modos autossômico ou ligado ao sexo, recessivos ou dominantes, cromossomopatias e fatores ambientais podem perturbar a sequência normal dos eventos no curso da morfogênese do SNC. Ainda, agentes multifatoriais, que combinam fatores ambientais e genéticos, podem estar implicados no surgimento de complexos malformativos. No quadro 20.1 estão listados os fatores etiológicos mais comumente encontrados e suas respectivas manifestações malformativas, lembrando que diferentes agentes podem ser responsáveis por uma mesma malformação, estando tal fato determinado, sobretudo, pelo momento de sua ação no curso do desenvolvimento do SNC.

No decurso do desenvolvimento embrionário do SNC, três etapas básicas devem ser consideradas. De uma maneira geral – e um tanto esquemática – pode-se dizer que os diferentes padrões malformativos conhecidos refletem a etapa na qual incidiram os eventos perturbadores da morfogênese. Estes dados encontram-se relacionados na tabela 20.1.

O período indutivo diz respeito à capacidade que tem uma determinada camada germinativa de produzir modificações em outra (fenômeno da indução). Isto ocorre nos primeiros 30 dias de gestação. O folheto embrionário mesodérmico induz o ectoderma suprajacente à formação da *placa neural*, sendo este processo muito breve, ocorrendo por volta da segunda semana. Por volta da terceira semana surge a notocorda que, juntamente com o mesoderma, induz novas transformações na placa neural que se sulca centralmente, formando a *goteira neural*. Logo após, no 21º dia, ocorre um fenômeno crucial no desenvolvimento do SNC: a união das bordas superiores desta

Segunda Parte • GRANDES CATEGORIAS ETIOPATOGÊNICAS

Quadro 20.1 – Principais fatores etiológicos e respectivas malformações.

HERANÇA AUTOSSÔMICA RECESSIVA

Estados disráficos → síndrome de Meckel
Microcefalia vera
Megalencefalia
Agenesia do corpo caloso → síndrome de Andermann
Agenesia do verme → síndrome de Joubert
Heterotopias → síndrome de Zellweger
Holoprosencefalia → síndrome de Meckel

HERANÇA AUTOSSÔMICA DOMINANTE

Holoprosencefalia
Megalencefalia → acondroplasia

HERANÇA RECESSIVA LIGADA AO SEXO

Estenose do aqueduto → hidrocefalia de Bickers-Adams
Microcefalia vera
Holoprosencefalia

HERANÇA DOMINANTE LIGADA AO SEXO

Agenesia do corpo caloso, heterotopias → síndrome de Aicardi

TRISSOMIA 13-15

Holoprosencefalia

CROMOSSOMO 17

Lissencefalia → síndrome de Miller-Dieker

AGENTE INFECCIOSO

Lissencefalia tipo Walker

RUBÉOLA

Microcefalia vera

RADIAÇÕES IONIZANTES

Microcefalia vera

ÁLCOOL

Microcefalia, disgenesias corticais → síndrome alcoólica fetal

FATORES MULTIFATORIAIS (Genéticos + Ambientais)

Estados disráficos

goteira para formar o *tubo neural (neurulação)*. A porção anterior do tubo se fecha entre a terceira e a quarta semanas (neurulação primária) e a posterior entre a quarta e a sétima (neurulação secundária). O tubo neural, por sua vez, exerce uma indução no mesoderma adjacente, o qual vai se diferenciar na formação dos ossos vertebrais e do crânio. Como se vê na tabela 20.2, alterações que ocorrem nestas fases da neurulação, comprometendo o fechamento do tubo neural, vão determinar os chamados estados disráficos ou disrafias que compreendem desde a severíssima craniorraquisquise total em uma ponta do leque, até a espinha bífida oculta na outra.

Capítulo 20 • AFECÇÕES PRÉ E PERINATAIS

Tabela 20.1 – Períodos morfogenéticos críticos e respectivas malformações.

PERÍODO	ÉPOCA	MALFORMAÇÃO
NEURULAÇÃO primária	3-4 semanas	*Craniorrachischis totalis* Anencefalia *Mieloschisis* Encefaloceles Mielomeningoceles Malformação de Arnold-Chiari
NEURULAÇÃO secundária	4-7 semanas	Mielocistocele Diastematomielia Meningocele Lipomeningocele Medula fixa (*Tethred*) *Sinus* dermais, teratomas
SEGMENTAÇÃO	5-6 semanas	Holoprosencefalias
PROLIFERAÇÃO	2-4 meses	Microcefalia vera Megalencefalias
MIGRAÇÃO	3-5 meses	Paquigirias Lissencefalias Heterotopias Disgenesias corticais Agenesia do corpo caloso Anomalias cerebelares

O segundo período crítico no desenvolvimento do SNC, que também é devido a um processo indutivo, diz respeito à **segmentação** que sofre o tubo neural em sua porção mais anterior, fenômeno que se inicia por volta do 24º dia pós-concepcional. Em função desta segmentação, vão se formar dilatações vesiculares que constituirão, no sentido craniocaudal, o prosencéfalo (que se transformará, após nova segmentação longitudinal, nos hemisférios cerebrais), o metencéfalo (mesencéfalo) e o rombencéfalo (tronco cerebral e cerebelo). Estes fenômenos têm seu pico na quinta e na sexta semanas de gestação. Indução do ectoderma sobre o mesoderma induzirá a formação da face. Alterações que ocorrem nesta fase darão origem às **holoprosencefalias**, agenesias comissurais e outras malformações faciotelencefálicas (Tabela 20.1).

A terceira etapa fundamental na embriogênese do SNC diz respeito à **proliferação** e à **migração neuronal**. O tubo neural é constituído por um epitélio pseudoestratificado formado por células primitivas que darão origem a todos os neurônios e células gliais. Estas células se dividem sucessivamente nesta zona junto à luz do tubo (zona ventricular). Após certo tempo de proliferação ativa, as células começam a deixar a zona ventricular e migram para a superfície onde vão formar a placa cortical. O pico do período migratório ocorre entre o terceiro e o quinto meses de vida, sendo que, após esta

253

época, ele está terminado. Apenas no cerebelo, fenômenos migratórios ocorrem até a época do nascimento. É importante notar que as primeiras células a migrarem são aquelas que se situarão mais profundamente no córtex maturo e as últimas são as mais superficiais.

Como mostra a tabela 20.1, distúrbios da proliferação neuronal vão ocasionar microcefalias ou megalencefalias, enquanto distúrbios migratórios são responsáveis por lissencefalias, paquigirias, certas micropoligirias, heterotopias neuronais e displasias corticais.

Alterações ocorrentes após o quinto mês de vida intrauterina não mais causarão malformações propriamente ditas, mas terão influência na mielinização, na maturação neuronal e glial, no desenvolvimento sináptico etc. Estes processos serão estudados mais adiante neste Capítulo.

DISTÚRBIOS DA NEURULAÇÃO PRIMÁRIA

Craniorrachischisis totalis, anencefalia e *mieloschisis*

Lesões incompatíveis com a vida são devidas, respectivamente, à ausência total de neurulação, ao não fechamento do segmento anterior e posterior do tubo neural.

Na anencefalia há ausência da maior parte das estruturas encefálicas e dos ossos da abóbada craniana que permanece aberta e não recoberta por pele na sua parte superior. Os olhos são afastados e protrusos e as órbitas prolongam-se diretamente com a base do crânio (aspecto do sapo). Poli-hidrâmnio é achado comum, 75% das crianças nascem mortas e as restantes falecem nas primeiras horas ou dias de vida.

Encefaloceles

São herniações do tecido encefálico através de aberturas anormais dos ossos do crânio, decorrentes de distúrbios limitados da neurulação envolvendo o fechamento anterior do tubo neural. Em mais de três quartos dos casos, as encefaloceles são occipitais, sendo as restantes frontais ou nasais. A extensão do defeito é variável, podendo-se exteriorizar como uma tumoração subcutânea do tamanho de uma azeitona até enormes herniações, cujo volume pode superar ao do próprio crânio. Outras malformações cerebrais ou cerebelares, como agenesias comissurais ou hidrocefalia (50% dos casos), podem estar presentes. As implicações neurológicas são variáveis, dependendo da extensão do processo. Algumas crianças com pequenas encefaloceles corrigidas levam vida normal. Outras apresentam graus diversos de deficiência mental ou são encefalopatas profundas.

Encefaloceles podem estar presentes em certas síndromes biológicas malformativas como a **síndrome de Meckel-Gruber** (Fig. 20.1), autossômica recessiva (Cr17q21-24; Cr11q13; Cr8q24), caracterizada por microcefalia, microftalmia, *palatognatoschisis*, polidactilia, rins policísticos e genitália ambígua.

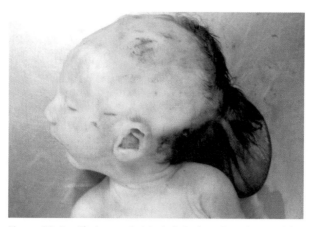

Figura 20.1 – Síndrome de Meckel-Gruber. Grande encefalocele occipital.

Mielomeningoceles

São herniações dos conteúdos do canal raquiano decorrentes de defeitos da neurulação da porção posterior do tubo neural. Em 80% dos casos ocorrem na região lombar, sendo as restantes localizadas, por ordem de frequência, nas regiões cervical, sacra e torácica (Fig. 20.2).

As mielomeningoceles são as disrafias de maior implicação clínica, uma vez que as crianças afetadas usualmente sobrevivem por longos meses ou anos. Com exceção dos casos menos frequentes em que apenas as meninges

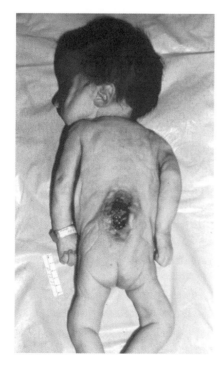

Figura 20.2 – Meningomielocele lombar.

Segunda Parte • GRANDES CATEGORIAS ETIOPATOGÊNICAS

estão herniadas, permanecendo íntegra a medula espinhal (meningoceles), as mielomeningoceles são responsáveis por quadros neurológicos geralmente graves caracterizados por paraplegia flácida sensitivo-motora associada a distúrbios esfincterianos. Pés tortos congênitos podem estar presentes em uma proporção importante de casos. A maioria dos pacientes é confinada à cadeira de rodas, enquanto outros conseguem marcha independente com cursores e muletas. Hidrocefalia está associada a cerca de 90% das mielomeningoceles lombares e 60% das localizadas em outras áreas, podendo estar presente mesmo em crianças cujo perímetro craniano seja normal ao nascimento ou durante as primeiras semanas de vida. Assim, em todas as crianças afetadas por mielomeningocele, o exame ultrassonográfico ou TC de crânio deve ser procedido.

A hidrocefalia associada à mielomeningocele faz parte da chamada **malformação de Arnold-Chiari (Chiari tipo II)** caracterizada por um deslocamento caudal do bulbo e parte inferior do cerebelo que vêm se colocar no interior do canal raquiano. Os primeiros segmentos da medula espinhal, geralmente hipoplásicos, também acham-se rebaixados, de modo que as raízes nervosas apresentam um trajeto inverso, oblíquo para cima. A própria ponte é hipoplásica e o IV ventrículo, estreito e laminado. Em mais de 50% dos casos há estenose do aqueduto e deformação anterior do mesencéfalo, em forma de quilha de navio.

O tratamento da mielomeningocele visa à correção cirúrgica do saco herniário e da hidrocefalia. Em vários países, propõe-se uma seleção dos pacientes para fins de tratamento, geralmente evitando-se as intervenções nos casos de paraplegia total, lesões extensas toracolombares ou toracolombossacras, cifose ou escoliose, macrocrânia maior do que 2cm acima do 90º percentil, trauma obstétrico ou malformações associadas. Os aspectos éticos de tal procedimento são óbvios, havendo, na literatura, numerosas manifestações a esse respeito, sendo variáveis de país para país.

Dois outros aspectos relativos à prevenção e à detecção pré-natal das disrafias merecem registro. Permanecendo sua etiologia desconhecida, uma política de prevenção não pode repousar em bases sólidas. Estudos epidemiológicos sugerem que os estados disráficos se devam a fatores multifatoriais, em que ambiente (maior frequência em certos países como Irlanda e País de Gales, e em classes sociais mais baixas, certos períodos epidêmicos, tendência declinante da ocorrência em certos países, influência experimental de agentes teratogênicos) e fatores genéticos (incidência maior em gêmeos, maior risco de recorrência – 5% em média – após o nascimento de uma primeira criança). Até o presente, há indicação de que a deficiência em ácido fólico desempenha um papel na gênese destas malformações, havendo indicações seguras que sua suplementação desde o início da gravidez abaixa a taxa de sua incidência. A detecção pré-natal se faz por meio da dosagem de alfafetoproteína no líquido amniótico entre a 14ª e a 16ª semanas de gestação ou no soro entre a 16ª e a 18ª. A complementação desse exame com a dosagem de acetilcolinesterase no líquido amniótico elimina os eventuais raros testes falso-positivos realizados com dosagem de alfafetoproteína. O emprego de ultrassonografia pode ser útil, porém este exame pode não reconhecer malformações pouco extensas.

DISTÚRBIOS DA NEURULAÇÃO SECUNDÁRIA

Trata-se de distúrbios da porção caudal do tubo neural levando a anomalias do cone medular e do *filum* terminal, bem como dos segmentos vertebrais lombares baixos e sacrococcígeos (síndrome da regressão caudal). Contrariamente aos estados disráficos abertos, a pele que recobre estes defeitos permanece intacta.

As alterações morfológicas possíveis são várias:

- **Diastematomielia** – condição na qual a porção caudal da medula é bífida, e cujos segmentos são, muitas vezes, separados por um esporão ósseo ou cartilaginoso ancorado na parede ventral do corpo vertebral (Fig. 20.3).

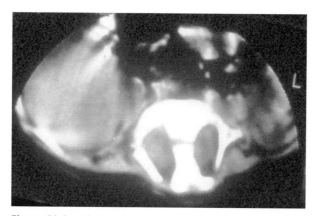

Figura 20.3 – Diastematomielia. TC mostrando a duplicação da medula espinhal.

- **Mielocistocele** – dilatação cística do canal central da medula que interessa os últimos segmentos medulares.
- *Tethered spinal cord* – trata-se de condição na qual o cone medular e o *filum* terminal são espessados e fixos por fibrose ao estojo ósseo, levando ao quadro da medula fixa.
- **Lipomeningocele** – são invaginações meníngeas (**meningoceles**) podendo ou não estar associadas a neoplasias como lipomas.
- *Sinus* dérmico – acompanhado ou não de outros tumores como teratomas.
- **Anomalias ósseas** – com o não fechamento dos arcos vertebrais, vértebras fendidas etc., estão presentes em mais de 80% dos casos.

Clinicamente, suspeita-se da existência dessas anomalias diante da presença de alterações da pele da região sacrococcígea (presentes em 80%) constituídas por tufos pilosos, nevos, angiomas, fístulas com fundo cego ou não, ou massas subcutâneas. Do ponto de vista neurológico, pode chamar a atenção a existência de deformidades dos pés (pés cavos, valgos, equinovaros), assimetria dos membros inferiores e distúrbios esfinctéricos, sobretudo incontinência urinária. Estes sinais podem ser precoces e já chamam a atenção nos primeiros meses de vida ou se manifestam mais tardiamente no curso da primeira ou segunda década por alterações da marcha, escoliose progressiva, distúrbios urinários etc.

O diagnóstico se faz por meio de exames de neuroimagem dos quais a RM mostra-se imbatível. O tratamento cirúrgico deve ser sempre contemplado, mesmo na ausência de sintomatologia neurológica que pode ser retardada e aparecer em função de fenômenos vasculares ou angulações anormais que ocorrem em função do crescimento.

Como nos estados disráficos abertos, o risco de recorrência é de cerca de 5%, sendo que em uma mesma porcentagem estas lesões podem se associar àquelas. Devido ao fato de as lesões serem fechadas na superfície, não há aumento de alfafetoproteína ou de acetilcolinesterase no líquido amniótico ou no sangue materno.

DISTÚRBIOS DA SEGMENTAÇÃO

Holoprosencefalias

Em função da não segmentação longitudinal, os hemisférios cerebrais permanecem fundidos em uma esfera única, como apenas uma cavidade central (ventrículo único). A extensão do defeito anatômico é variável, podendo as holoprosencefalias serem classificadas como **alobares** (quando o defeito é completo, não havendo vestígio da cissura inter-hemisférica), **semilobares** ou **lobares**, dependendo do grau de separação dos ventrículos (Fig. 20.4). Em todas as formas, há agenesia parcial ou completa do corpo caloso, septo pelúcido, trígono, bulbos e tratos olfatórios. O córtex é rudimentar, não se reconhecendo as seis camadas neuronais que normalmente o constituem.

Clinicamente, há sempre microcefalia, extremamente severa nos casos mais graves. Como visto anteriormente, malformações faciais sugestivas caracterizadas por hipotelorismo e fendas labiais e palatinas estão quase sempre presentes. A forma mais extrema constitui a **ciclopia**, incompatível com a vida, na qual há um só olho mediano e um apêndice nasal rudimentar situado na região supraorbitária. Na **cebocefalia**, também incompatível com a vida (Fig. 20.5), há hipotelorismo ocular importante e o nariz é rudimentar com abertura única. Malformações cardíacas, genitourinárias ou gastrointestinais podem estar presentes em 75% dos casos.

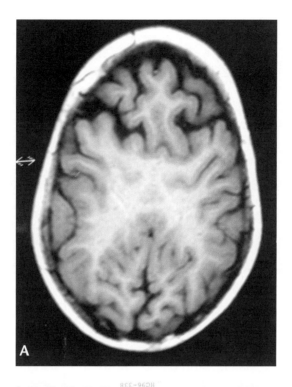

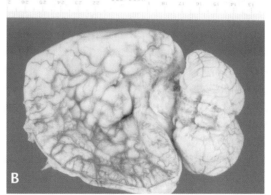

Figura 20.4 – Holoprosencefalia. Vista superior do cérebro. Note ausência da cissura inter-hemisférica. RM (**A**) e peça anatômica (**B**).

Do ponto de vista neurológico, o retardo psicomotor é geralmente profundo, podendo ser frequentes as crises convulsivas.

A grande maioria dos casos é esporádica, porém muitos podem ser decorrentes de várias cromossomopatias, sendo as trissomias 13 e 18 as mais frequentes. Mutações no gene *Sonic Hedgehog* se transmitem de forma dominante, com penetração incompleta, podendo se expressar a doença apenas por um incisivo mediano único ou coloboma de retina.

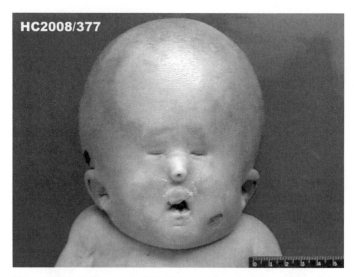

Figura 20.5 – Holoprosencefalia. RN com hipotelorismo e narina única.

Agenesia do corpo caloso

A agenesia – total ou parcial – do corpo caloso pode ser encontrada em indivíduos com diferentes graus de encefalopatias ou pode se tratar de um simples achado de autópsia. O aspecto na neuroimagem é característico (Fig. 20.6). Não raramente, sobretudo em indivíduos neurologicamente comprometidos, ela se associa a outras malformações cerebrais, como heterotopias, displasias corticais ou síndrome de Dandy-Walker (ver adiante).

Caracteristicamente associada à agenesia do corpo caloso é a **síndrome de Aicardi** que associa uma síndrome de West precoce, muitas vezes antecedida por crises convulsivas focais já presentes ao nascimento, a lacunas ou colobomas da retina (Fig. 20.7). Heterotopias neuronais periventriculares também estão geralmente presentes. Malformações costovertebrais altas do tipo espinha bífida oculta também podem ser observadas. O quadro é extremamente grave, sendo as crises de difícil controle, e o desenvolvimento psicomotor, sempre muito comprometido, é quase nulo na maioria das vezes. A etiologia desta síndrome que incide unicamente em crianças do sexo feminino é desconhecida.

A muito mais rara **síndrome de Andermann**, de herança autossômica recessiva, associa retardo psicomotor importante, dismorfias somáticas menores (assimetria facial, ptose palpebral, palato ogival, peito em quilha), neuropatia periférica e episódios psicóticos de aparecimento mais tardio.

Displasia septo-óptica (síndrome de Morsier)

Caracteriza-se por ausência do septo pelúcido, hipoplasia dos nervos ópticos e disfunção hipotalâmica (Fig. 20.8). Em 50% dos casos, encontra-se esquizencefalia (ver adiante). Clinicamente, além dos problemas visuais e

Capítulo 20 • AFECÇÕES PRÉ E PERINATAIS

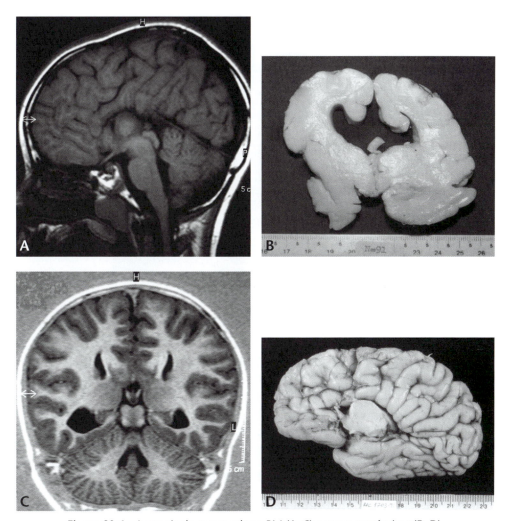

Figura 20.6 – Agenesia do corpo caloso. RM (**A, C**) e peças anatômicas (**B, D**).

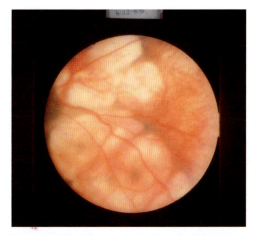

Figura 20.7 – Síndrome de Aicardi. Colobomas retinianos.

261

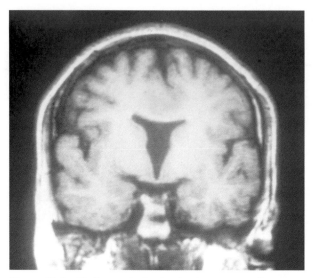

Figura 20.8 – Síndrome de de Morsier. RM mostrando agenesia do septo pelúcido.

endócrinos (retardo de crescimento, função tireoidea, hormônios hipofisários), os pacientes podem apresentar graus variáveis de retardo mental, epilepsia, distúrbios motores como hemiparesia ou dupla hemiparesia etc. Em alguns casos, evidenciaram-se mutações no gene regulador transcripcional *HESX1*, mas as evidências falam também a favor de fatores ambientais atuantes.

DISTÚRBIOS DA PROLIFERAÇÃO NEURONAL

Quando a proliferação neuronal não gera um número de neurônios adequado seja devido a fatores genéticos ou a fatores extrínsecos a consequência é a **microcefalia**. Reserva-se o termo **microcefalia vera** ou **primária** para aqueles cérebros muito pequenos (abaixo de 3DS) sem estigmas destrutivos ou malformativos evidentes, em que o desenvolvimento insuficiente do cérebro constitui o único sinal patológico (Fig. 20.9). Trata-se de um grupo heterogêneo de doenças que podem se transmitir segundo o modo autossômico dominante, recessivo ou ligado ao sexo e que se distinguem por distintos padrões histológicos malformativos do córtex cerebral. O grau de envolvimento neurológico é variável, podendo, às vezes, a criança funcionar intelectualmente de modo surpreendente, dado o tamanho irrisório de seu cérebro. **Microcefalias secundárias** são consequentes a distúrbios proliferativos veiculados por fatores extrínsecos como tóxicos (álcool, heroína), radiações ionizantes (raios X, atômicas) ou vírus (rubéola) que têm em comum a capacidade de inibir a proliferação neuronal.

Megalencefalia pode ser decorrência de uma desordem proliferativa na qual um número maior de células (neurônios e glia) é gerado ou quando a apoptose (morte celular programada) não é inibida.

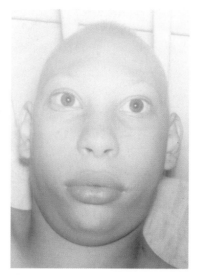

Figura 20.9 – Microcefalia vera.

Cérebros excessivamente grandes e pesados podem se constituir variantes constitucionais sem significado patológico (pág. 127) ou fazer parte de certas síndromes biológicas como a síndrome do X frágil (pág. 142).

Na **síndrome de Sotos** ou **gigantismo cerebral**, provavelmente esporádica, as crianças nascem macrossômicas e desenvolvem uma aparência acromegálica, sendo que seu tamanho se normaliza após os cinco anos. Geralmente, há certo grau de deficiência mental associada.

A **hemimegalencefalia** é uma doença grave caracterizada por retardo mental profundo e crises convulsivas de difícil controle. O hemisfério comprometido, muito mais volumoso que o contralateral, o que pode ser observado por meio de exames de neuroimagem (Fig. 20.10), mostra profundos defeitos da arquitetura cortical e da morfologia das células neuronais e gliais. Trata-se, portanto, também de uma alteração da diferenciação neuronal. Muitas vezes há hemi-hipertrofia do dimídio contralateral associada ou não a hemiparesia. A hemimegalencefalia pode ser observada na síndrome do nevus linear e na hipomelanose de Ito (Capítulo 29).

DISTÚRBIOS DA MIGRAÇÃO NEURONAL

Os distúrbios da migração neuronal compreendem as **lissencefalias** (**paquigirias** nas suas formas mais localizadas), as **heterotopias**, as **micropoligirias**, as **esquizencefalias** e as **disgenesias** (ou **displasias**) **corticais**.

Lissencefalias

Nestas malformações consequentes a distúrbios da migração neuronal, o cérebro é completamente liso, desprovido de giros (lissencefalia) ou a ano-

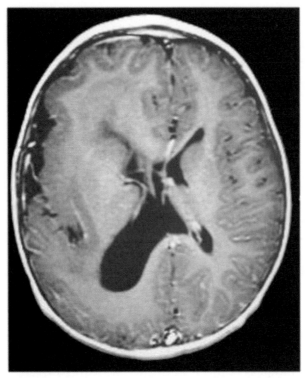

Figura 20.10 – Hemimegalencefalia. RM mostrando aumento volumétrico do hemisfério cerebral direito.

malia é mais focal, interessando apenas alguns giros ou áreas corticais (paquigiria).

Há dois tipos distintos de lissencefalia: o tipo I e o tipo II que são na realidade doenças totalmente diferentes. Nas primeiras, também chamadas **lissencefalias clássicas**, a superfície dos hemisférios cerebrais é totalmente lisa. O córtex é espesso, não se reconhecem os giros e, do ponto de vista histológico, ele é constituído por uma primeira banda de quatro camadas de neurônios separada de uma outra banda neuronal aberrante espessa que penetra na substância branca, por uma fina fita de axônios mielinizados. Estes aspectos, associados à dilatação ventricular, sobretudo dos cornos posteriores (colpocefalia), dão à neuroimagem um aspecto bastante característico (Fig. 20.11A e C).

Atualmente, conhecem-se cinco genes causadores da lissencefalia tipo I. O gene *LIS1* situado, no cromossomo 17p13.3, é responsável pela sequência isolada da lissencefalia e pela **síndrome de Miller-Dieker**. Na primeira não há alterações somáticas. Em cerca de 40% dos casos, há deleção de *LIS*, e em 20%, mutações pontuais neste gene. No restante encontraram-se mutações no gene da *doublecortine* (*DCX*) ou envolvimento em outros genes não reconhecidos. Na síndrome de Miller-Dieker, há dismorfias faciais caracterizadas por fossas temporais profundas, narinas invertidas, *occiput* saliente e *burving* do lábio superior pelo inferior nos cantos da boca. O prognóstico é pior.

Capítulo 20 • AFECÇÕES PRÉ E PERINATAIS

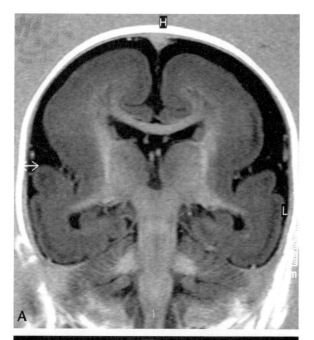

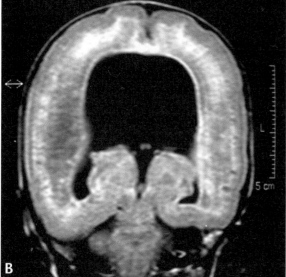

Figura 20.11 – Lissencefalia tipo I (**A**) e tipo II (**B**). Note a diferença da arquitetura cortical à RM. Peça anatômica do tipo I (**C**).

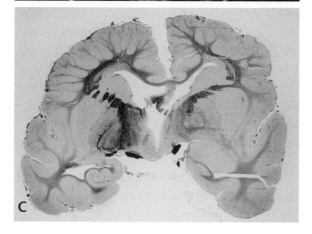

265

Mutações no gene *DCX* [*doublecortine* (Cr Xq22.3-q23)] provocam lissen-cefalia em meninos. Meninas heterozigotas para este gene têm heterotopias em banda (*double cortex*). Cinquenta por cento dos filhos de mães portado-ras terão lissencefalia.

Mutações no gene *RELN (reelina)* dão origem à rara forma de lissencefalia com hipoplasia cerebelar e do tronco cerebral.

Finalmente, mutações no gene *ARX* (Cr Xp22.13) são responsáveis pela também muito rara **lissencafalia ligada ao sexo com genitália anormal**.

As lissencefalias tipo II são também denominadas **lissencefalias tipo *cobblestone*** porque a superfície lisa dos hemisférios cerebrais é pontuada por minúsculas depressões superficiais que lhe dá um aspecto comparado ao pavimento de ruas antigas. Três doenças fenotipicamente semelhantes mas geneticamente distintas, todas autossômicas recessivas, pertencem a esta categoria: a **distrofia muscular congênita de Fukuyma**, a doença **músculo-oculocerebral** e a **síndrome de Walker-Warburg**. A elas, associam-se, em graus diferentes, comprometimento cerebral grave com lissencefalia ou paquiguria e malformações cerebelares, alterações oculares como microftalmias e retinopatias, e distrofia muscular. São doenças graves que não permitem longa sobrevida. Clinicamente, as crianças são microcéfalas, apresentam grave comprometimento do desenvolvimento neuropsicomotor, com hipotonia e fraqueza muscular e epilepsia precoce, muitas vezes do tipo espasmos infantis.

Nesta forma de lissencefalia, o aspecto cortical resultante ao distúrbio migratório é o de uma banda cinzenta formada por ilhotas de neurônios caoticamente dispostos. Os ventrículos são dilatados, pois existe sempre uma hidrocefalia progressiva. As meninges são espessas, preenchidas por células neuronais e gliais ectópicas o que leva ao aspecto macroscópico de *cobblestone*. Esses aspectos podem ser facilmente identificados por meio exames de neuroimagem (Fig. 20.11B).

Os genes responsáveis por essas três doenças (em combinações variáveis) são *FCMD* (kufutina), *FKRP* (proteína relacionada à fukutina), *POMPT1* (O-manosiltransferase 1), *POMPT2* (O-manosiltransferase 2), e *POMGnT1* (O-manose beta1, 2-N-acetilglucosaminil transferase). Estes genes interferem na glicosilação proteica, processo complexo que requer a adição de açúcares, sendo a O-manose fundamental no cérebro e músculo esquelético. Devido a mutações desses genes, o processo de glicosilação é perturbado com consequente alteração funcional da membrana basal e da matriz extracelular, acarretando os defeitos migratórios neuronais, modificações da contratibilidade das fibras musculares e alterações das células nervosas da retina. Esse grupo de doenças é considerado como pertencente àquele dos defeitos congênitos da glicosilação (CDG) (Capítulo 28).

Heteropatias

São coleções de neurônios, geralmente com arranjo nodular, que, devido a um defeito migratório, se situam em localização anormal. Pela RM, estas

Capítulo 20 • AFECÇÕES PRÉ E PERINATAIS

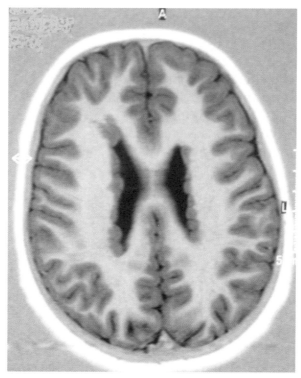

Figura 20.12 – Heterotopias nodulares subventriculares.

malformações são admiravelmente bem observadas e seu diagnóstico tem aumentado em consequência (Fig. 20.12). Podem ser classificadas conforme sua localização em periventriculares, na substância branca (*transmantle*) e nas meninges (ectopias gliomeníngeas).

Podem ser isoladas ou associadas a outras malformações como lissencefalias, agenesia do corpo caloso, disgenesias corticais etc. Podem ser clinicamente silenciosas (pequenas heterotopias geralmente subventriculares descobertas ao exame de neuroimagem feito por TCE, por exemplo), ou fazer parte do cortejo sintomático de epilepsias e/ou retardo mental e/ou paralisia cerebral, conforme seu número e sua localização. Podem estar presentes em certas doenças metabólicas como na síndrome de Zellweger (pág. 350) ou na adrenoleucodistrofia neonatal (pág. 351) ou ainda em certas síndromes malformativas como a de Ellis van-Creveld. Fatores tóxicos, agindo precocemente, como o álcool (síndrome alcoólica fetal (pág. 144) e o misoprostol (síndrome de Möbius (pág. 106) podem interferir na barreira da glia limitante provocando as ectopias gliomeníngeas encontráveis nessas condições. Finalmente, certas síndromes geneticamente determinadas, autossômicas recessivas ou ligadas ao sexo, podem se manifestar por heterotopias periventriculares geralmente bilaterais e simétricas, com ou sem microcefalia associada. Vários genes em vários cromossomos foram descritos, sendo o gene da *filamina*, dominante, localizado em Xq28, um dos mais comumente mutados.

Micropoligirias

Classicamente estudadas entre as malformações cerebrais, as micropoligirias são, pelo menos em sua grande maioria, um fenômeno pós-migratório. Podem ser uni ou bilaterais e, na maior parte das vezes, se situam no território de irrigação das artérias cerebrais médias. A superfície dos hemisférios cerebrais apresenta-se com múltiplos giros de pequenos tamanhos e, à superfície de corte, o córtex parece paradoxalmente mais espesso, a molecular é contínua e os limites entre substância branca e cinzenta não são nítidos. Este aspecto pode ser bem visível à RM (Fig. 20.13). Histologicamente, o aspecto clássico é de um córtex com quatro camadas, sendo a segunda e a terceira, acelulares (Fig. 20.14). Um aspecto menos característico é o de um córtex desorganizado em que não se reconhece qualquer das camadas.

A patogenia mais aceita é a de que a micropoligiria é um fenômeno pós-migratório de origem hipóxico-isquêmica que ocorre entre a 20ª e a 24ª semanas de vida intrauterina. Há na literatura amplas demonstrações neuropatológicas e clínicas em que se baseia esta hipótese. Muitas vezes, encontra-se um *back-ground* significativo de baixo nível socioeconômico, cultural, más condições familiares, adolescência, tentativa de aborto etc. na história materna. Quanto à criança, graus variáveis de comprometimento cerebral podem estar presentes associando microcefalia, epilepsia ou paralisia cerebral.

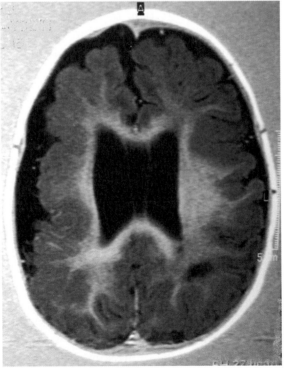

Figura 20.13 – Micropoligiria. RM mostrando a lesão que ocupa o território de irrigação carotídeo.

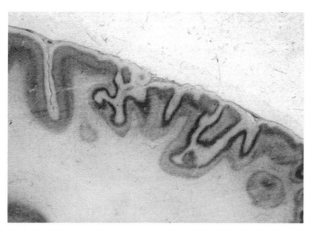

Figura 20.14 – Micrografia de córtex micropoligírico a quatro camadas. Note a transição entre o córtex anormal e o micropoligírico.

Uma forma particular de micropoligiria é chamada **polimicrogiria perissilviana bilateral** na qual os córtices bordejantes às fissuras de Sylvius são micropoligíricos (Fig. 20.15). Os pacientes afetados apresentam uma síndrome pseudobulbar e distúrbios específicos da linguagem associados ou não a comprometimento mental ou motor. A gênese desta síndrome pode ser multifatorial, tendo sido descritos casos familiares com transmissão dominante, recessiva e ligada ao sexo.

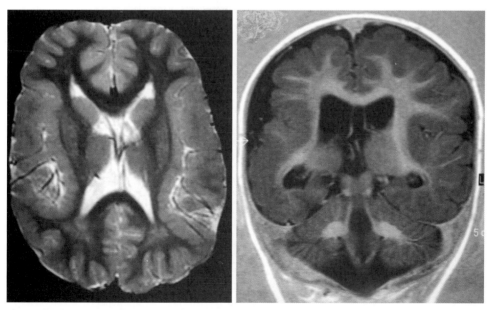

Figura 20.15 – Micropoligiria perissilviana bilateral.

Esquizencefalia

Como a micropoligiria, a patogenia da esquizencefalia é discutível. Trata-se também seguramente de um fenômeno pós-migratório, da mesma época do da polimicrogiria e caracteriza-se por uma fenda que comunica as meninges com os ventrículos laterais (Fig. 20.16). As margens desta fenda, uni ou bilateral, são constituídas por córtex polimicrigírico. Para muitos autores, a fenda esquizencefálica é classificada em *fechada* quando seus lábios são justapostos e *aberta* se entre eles houver espaço preenchido por LCR. É evidente que as esquizencefalias de lábios muito abertos são as clássicas porencefalias,

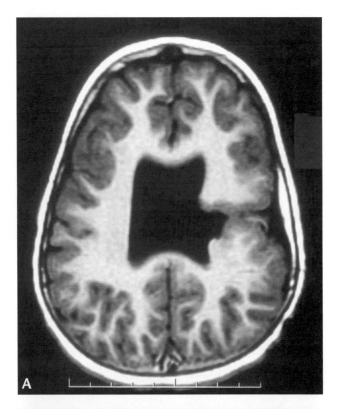

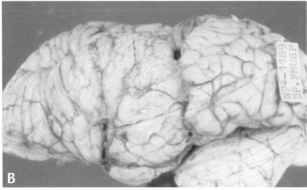

Figura 20.16 – Esquizencefalia. RM (**A**) e peça anatômica (**B**).

fenômenos eminentemente hipóxico-isquêmicos de maior magnitude que as micropoligirias e que ocupam comumente os mesmos sítios topográficos. Os raros relatos de casos familiares não conseguiram até o presente identificar qualquer gene.

Disgenesias corticais

Trata-se de anomalias focais, mais ou menos extensas, da citoarquitetura do córtex cerebral. Representam um distúrbio do estágio final da migração neuronal, às vezes acompanhado de alterações da maturação celular. Sua terminologia é complexa, diferentemente empregada pelos diferentes neuropatologistas. Este autor utiliza a seguinte:

Microdisgenesias corticais – são alterações caracterizadas por anomalias da laminação cortical, formação de *clusters* neuronais, excesso de neurônios na camada molecular, ectopias glioneuronais nas meninges, excesso de neurônios na substância branca subjacente etc. Normalmente, essas microdisgenesias não são visualizadas à RM. Estão muitas vezes presentes nos lobos temporais retirados por ocasião das cirurgias da epilepsia intratável ou ainda na exerese de focos epilépticos identificados por métodos eletrofisiológicos e de neuroimagem funcional (SPECT).

Displasia cortical focal tipo Taylor – como estas alterações anatômicas são perfeitamente identificadas à RM (Fig. 20.17A), a displasia de Taylor é um dos achados mais frequentes resultantes da cirurgia da epilepsia. A exerese da lesão, guiada pela imagem, na maioria dos casos leva à cura da doença. Histologicamente, além do desarranjo completo da laminação cortical, existem neurônios aberrantes, displásicos, muitas vezes hipertróficos (meganeurônios), bem como a presença, se bem que não obrigatória, das chamadas *balloon cells*, células dismaturas, que, do ponto de vista imuno-histoquímico, podem se comportar ora como neurônios, ora como astrocitos (Fig. 20.17B).

DISTÚRBIOS DA CONECTIVIDADE

Esta é a etapa menos conhecida do desenvolvimento cortical e diz respeito à conexão entre as células (sinaptogênese). Este fenômeno, que se inicia aos seis meses de vida intrauterina e persiste por muitos anos da vida pós-natal, inclui processos complexos, como apoptose neuronal, diferenciação e maturação celular, proliferação glial, arborização dendrítica e axonal, e assim por diante. Alterações nestas fases podem implicar em sérias perturbações no desenvolvimento mental e várias síndromes neurológicas, como a síndrome de Down, a do X frágil, a de Rett, a de Angelman e o autismo têm aí sua gênese.

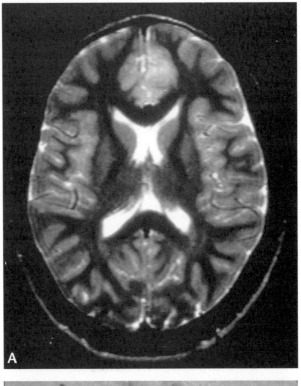
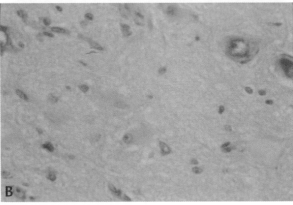

Figura 20.17 – Displasia focal cortical tipo Taylor. RM mostrando a lesão no giro do cíngulo (A). Microfotografia mostrando meganeurônios e *balloon cells* (B).

MALFORMAÇÕES DA FOSSA POSTERIOR

Distúrbios proliferativos ou de migração podem interessar as estruturas da fossa posterior, em particular o cerebelo. Agenesias totais ou parciais interessando um hemisfério ou o verme são frequentemente assinaladas. Heterotopias, disgenesias corticais e aplasia da camada dos grãos são os achados microscópicos malformativos mais frequentes.

Estas alterações podem ser clinicamente silenciosas ou responsáveis por quadros de ataxias crônicas (pág. 66) ou estar associadas a quadros sindrômicos bem definidos como a rara **síndrome de Joubert** (pág. 66) ou a mais frequente **síndrome de Dandy-Walker.**

A **síndrome de Dandy-Walker** caracteriza-se primariamente por uma grande dilatação cística do IV ventrículo e por aplasia ou hipotrofia parcial ou total do verme cerebelar. Geralmente, há atresia dos orifícios de Lushka e Magendie. O torcular é deslocado rostralmente. Clinicamente, nas formas puras, pode haver moderado atraso do desenvolvimento psicomotor, mas a sintomatologia predominante se refere à hidrocefalia, geralmente aparente nos dois primeiros anos de vida, mas que pode permanecer ignorada, descompensando-se tardiamente, no fim da primeira ou no curso da segunda década. Os achados de neuroimagem são característicos (Fig. 20.18). Em três quartos dos casos, outras malformações cerebrais, como agenesia do corpo caloso, heterotopias, lissencefalia, estenose do aqueduto etc., associam-se a essa malformação. Na realidade, a síndrome de Dandy-Walker resulta de fatores genéticos, de alterações cromossômicas (trissomia 13, 18, síndrome da deleção distal de q13), pode-se associar a várias malformações somáticas como cardíacas, genitourinárias, ortopédicas, gastrointestinais, ou estar presente em diversas síndromes neurológicas ou não.

O tratamento visa a aliviar a hidrocefalia cirurgicamente.

HIDROCEFALIAS CONGÊNITAS

As causas malformativas de hidrocefalias congênitas são múltiplas, podendo um número significativo delas estar associado, como vimos, às síndromes de Arnold-Chiari ou Dandy-Walker. Outras são comunicantes (ver conceito pág. 120), preconizando-se um defeito na formação dos espaços subaracnoides. Cerca de um terço dos casos está relacionado com a *estenose do aqueduto de Sylvius*. Nesta malformação, o canal estreito pode ser único ou modificado em vários ou miríades de canalículos secundários não patentes (*forking* do aqueduto) (Fig. 20.19).

Uma certa proporção de casos de hidrocefalia congênita por estenose do aqueduto é de caráter hereditário, transmitindo-se segundo o modo recessivo ligado ao sexo (**síndrome de Bickers-Adams**). Isto se deve a mutações no gene *L1CAM*. Este gene codifica proteínas de moléculas de adesão celular (CAM) cuja expressão é essencial ao desenvolvimento embriônico do SNC. Suas mutações são responsáveis por quatro doenças: síndrome de Bickers-Adams, MASA (*Mental retardation, Afasia, Shuffling gait, and Adducted thumbs*), paraplegia espástica ligada ao sexo tipo I (pág. 87) e agenesia de corpo caloso ligada ao sexo. Um quarto das crianças com síndrome de Bickers-Adams apresenta o sinal de adução-flexão irredutível dos polegares, de grande valor para orientação diagnóstica (Fig. 20.20).

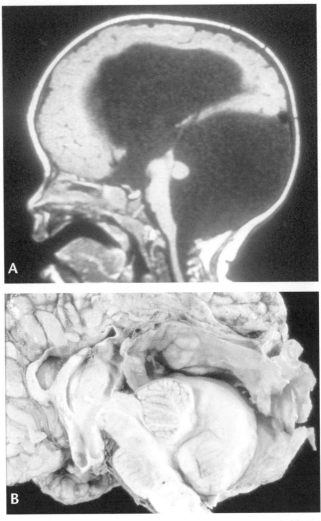

Figura 20.18 – Malformação de Dandy-Walker. Vista sagital à RM (**A**) e peça anatômica correspondente (**B**).

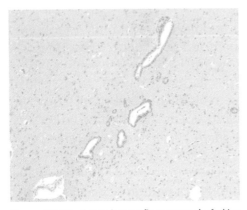

Figura 20.19 – Fotomicrografia mostrando *forking* do aqueduto de Sylvius.

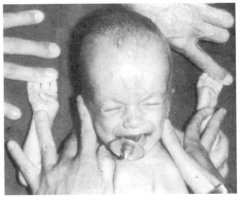

Figura 20.20 – Síndrome de Bicker-Adams. Note a hidrocefalia e adução dos polegares.

DISTÚRBIOS HIPÓXICO-ISQUÊMICOS

Distúrbios circulatórios com repercussões cerebrais são, infelizmente, eventualidades frequentes nos períodos pré ou perinatal. Tais distúrbios podem acarretar lesão neurológica por deficiência ou falta de irrigação sanguínea cerebral (isquemia) ou por insuficiente oxigenação do sangue circulante (hipóxia). Como, muitas vezes, estes mecanismos acham-se associados e como, clinicamente, geralmente é difícil de discernir o fator preponderante, cunhou-se termo "distúrbios hipóxico-isquêmicos" para designar as anomalias cerebrais decorrentes desse comprometimento circulatório. "Encefalopatia hipóxico-isquêmica" designa aqueles quadros clínicos neurológicos fixos, não evolutivos, muitas vezes assumindo a forma de paralisia cerebral, de origem circulatória pré ou perinatal (Capítulo 11).

A etiologia dos distúrbios circulatórios é variada, estando os principais mecanismos listados no quadro 20.2. É surpreendente como, em um número extremamente expressivo de casos, mesmo os mais graves, as repercussões clínicas maternas por ocasião dos acidentes hipóxico-isquêmicos são pobres ou inaparentes, de modo que não é possível determinar o momento preciso de sua ocorrência. Esta determinação só pode ser feita no momento de uma eventual verificação anatômica e, mais modernamente, com as excelentes correlações anátomo-radiológicas que os adventos da ultrassonografia, TC ou RM de crânio tornaram possíveis.

Quadro 20.2 – Fatores pré e perinatais de risco para distúrbios circulatórios cerebrais.

FATORES MATERNOS
- Diabetes
- Hipertensão arterial
- Anemia
- Eclâmpsia
- Cardiopatia
- Hemorragias uterinas

FATORES FETAIS
- Prematuridade
- Infecções
- Síndrome da transfusão feto-fetal ou feto-materna

FATORES OBSTÉTRICOS
- Vícios de apresentação
- Modelagem excessiva da cabeça
- Placenta prévia
- Hemorragia placentária
- Circular do cordão
- Prolapso do cordão

FATORES NEONATAIS
- Crises de apneia
- Anemia

Segunda Parte • GRANDES CATEGORIAS ETIOPATOGÊNICAS

Distúrbios circulatórios graves podem ocorrer em qualquer fase da gestação e no período perinatal. As alterações cerebrais decorrentes vão depender do grau de maturação cerebral no momento do insulto hipóxico-isquêmico. Os diferentes tipos e a época aproximada de sua constituição estão relacionados no quadro 20.3.

Quadro 20.3 – Alterações cerebrais hipóxico-isquêmicas e época de sua constituição.

PORENCEFALIAS HIDRANENCEFALIAS MICROPOLIGIRIAS	– 20-28 semanas
ULEGIRIAS ENCEFALOMALACIAS MULTICÍSTICAS	– Pré-natais tardias, perinatais
LEUCOMALACIA PERIVENTRICULAR *STATUS MARMORATUS*	– Perinatais

Porencefalia

Em sentido *lato*, qualquer cavidade no interior do cérebro pode ser chamada de porencefalia. Entretanto, costuma-se reservar este termo para designação de cavidades, mais ou menos amplas, decorrentes de insultos hipóxico-isquêmicos que ocorrem durante a gestação. Em função de necrose cerebral com reabsorção posterior do tecido comprometido, forma-se a cavidade, ou poro, cuja extensão será função da área afetada. As porencefalias são, em sua maioria, bilaterais e simétricas, interessando o território de irrigação das artérias cerebrais médias (Fig. 20.21). O quadro clínico correspondente é o de uma dupla hemiplegia, ou – nos casos unilaterais – de hemiplegia, sendo esta eventualidade a causa mais comum de hemiplegia congênita infantil (pág. 133). Algumas vezes, o líquido represado no interior da cavidade pode estar sob pressão (*porencefalia insuflante*) causando abaulamentos assimétricos do crânio e piora progressiva do quadro neurológico. Nestes casos, a colocação de uma derivação cistoperitoneal pode provocar alívio dos sintomas. (Ver também a discussão acima sobre "esquizencefalia de lábios abertos".)

Hidranencefalia

Quando a isquemia é extensa, provocando necrose quase total dos hemisférios cerebrais, estes podem se reduzir a um saco cístico cheio de líquido cuja parede membranosa é formada apenas pela pia-aracnoide e uma fina película glial (Fig. 20.22). Apenas costumam permanecer preservadas porções póstero-inferiores, aspecto que pode ser eventualmente evidenciado por meio da transiluminação do crânio. O tronco cerebral e cerebelo permanecem intactos. O quadro clínico é variável. Se houver lesão de tálamos, as crianças não vivem mais do que algumas poucas semanas. Se estas estruturas não forem lesadas, as crianças podem sobreviver por vários meses e mesmo por alguns poucos anos, sendo seu desenvolvimento psicomotor praticamente nulo.

276

Capítulo 20 • AFECÇÕES PRÉ E PERINATAIS

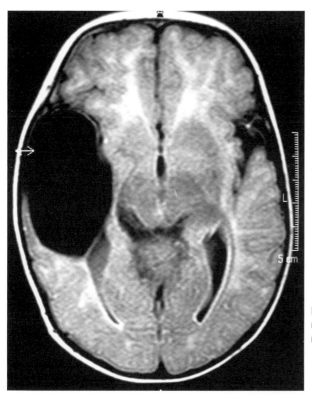

Figura 20.21 – Porencefalia em território da artéria cerebral média direita.

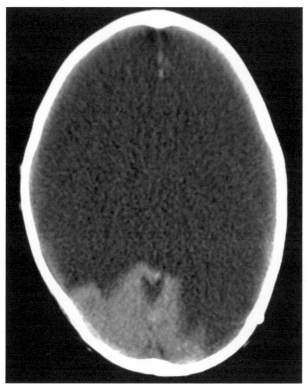

Figura 20.22 – Hidranencefalia. TC mostrando ausência quase completa dos hemisférios cerebrais.

Em uma proporção significante de casos, a hidranencefalia pode se complicar por hidrocefalia, devido à provável estenose secundária do aqueduto pelos produtos necróticos.

Ulegiria

O termo ulegiria, que significa "córtex cicatricial", designa um aspecto morfológico particular das circunvoluções cerebrais decorrentes do insulto hipóxico-isquêmico. Estas alterações ocorrem tardiamente na gravidez ou podem, eventualmente, ser de origem perinatal. As circunvoluções são atróficas, convolutas e, como suas coroas são mais resistentes que as paredes laterais e os fundos dos sulcos, frequentemente assumem forma comparada a de um cogumelo (Fig. 20.23). As ulegirias se situam em territórios de irrigação de

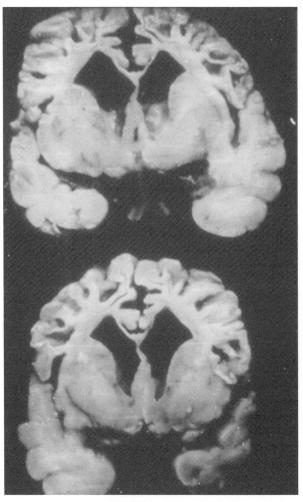

Figura 20.23 – Ulegiria. Peça anatômica. Observe a enorme atrofia dos giros que assumem forma "em cogumelo" e hidrocefalia *ex vacuo.*

troncos vasculares ou nas áreas limítrofes de irrigação de grandes vasos (zonas fronteiras). O quadro clínico é também, obviamente, função de extensão do processo, indo desde discretas mono ou hemiparesias até enormes duplas hemiplegias com microcefalia e estado vegetativo.

Encefalomalacia multicística

No caso de acidentes hipóxico-isquêmicos intensos e prolongados, a substância branca subcortical também pode ser afetada, sendo sede de focos de necroses múltiplas, com consequente cavitação (Fig. 20.24). Frequentemente, o córtex suprajacente apresenta aspecto ulegírico. A encefalomalacia multicística é geralmente causa de formas graves de encefalopatias fixas.

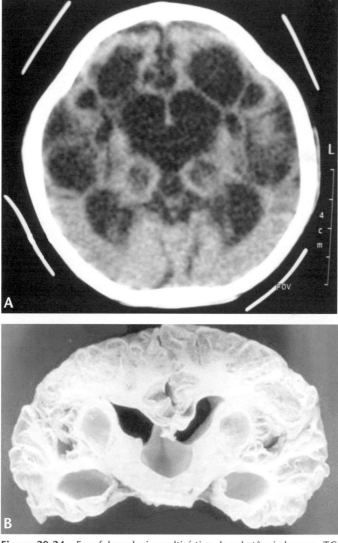

Figura 20.24 – Encefalomalacia multicística da substância branca. TC (**A**) e peça anatômica (**B**).

Leucomalacia periventricular

É uma forma particular de alteração hipóxico-isquêmica cerebral na qual há comprometimento focal, geralmente bilateral e simétrico, da substância branca ao redor dos ângulos externos dos ventrículos laterais (Fig. 20.25). Por motivos não totalmente esclarecidos ocorre preferencialmente (cerca de 80% dos casos) em prematuros, originando-se no período peri ou pós-natal imediato. A realização sistemática da ultrassonografia em prematuros tem revelado a grande frequência destas lesões, que, eventualmente, podem se resolver espontaneamente. O quadro clínico decorrente é, na maioria das vezes, o de uma paraplegia ou diplegia espástica (síndrome de Little, pág. 134), uma vez que são as fibras que vão para os membros inferiores, aquelas mais medialmente situadas junto às paredes ventriculares.

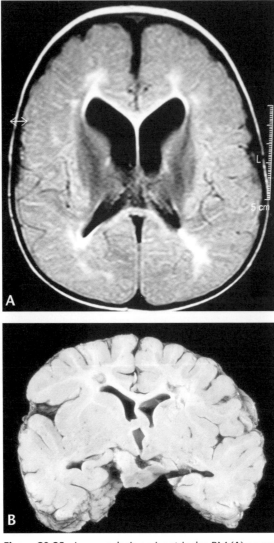

Figura 20.25 – Leucomalacia periventricular. RM (**A**) e peça anatômica (**B**).

Status marmoratus

Dá-se esse termo a um aspecto morfológico particular dos gânglios da base e tálamos que, devido a um fenômeno de hipermielinização progressiva pós-insulto hipóxico, adquirem um aspecto estriado, comparável aos desenhos de uma pedra de mármore. Trata-se de uma forma rara de alteração hipóxi-co-isquêmica em que o fator hipóxico parece ser preponderante. Ocorre, quase sempre, em recém-nascidos de termo que apresentam graves formas de asfixia neonatal. A sequela mais comumente relacionada ao *status mamoratus* é a forma distônica da paralisia cerebral (pág. 136).

HEMORRAGIA INTRAVENTRICULAR DO PREMATURO

Ocorrência extremamente frequente em prematuros abaixo de 32 semanas, podendo atingir cerca de 40% dessas crianças. A hemorragia, que se origina da substância matricial subventricular, rompe-se no ventrículo, mas pode também, eventualmente, invadir os hemisférios cerebrais. Sua patogenia é seguramente multifatorial, em que fatores intravasculares (fluxo cerebral flutuante, aumento de pressão venosa, distúrbios da coagulação), vasculares (fragilidade da parede capilar) e extravasculares (suporte vascular deficiente pelo tecido gelatinoso da matriz subventricular, atividade fibrinolítica) estão implicados em proporções variadas de caso para caso.

O quadro clínico é variável e depende da extensão da hemorragia, podendo ser catastrófico com coma, apneia, crises convulsivas, descerebração e quadriparesia flácida, ou exteriorizar-se por manifestações sutis, clinicamente pouco aparentes, em que apenas uma queda contínua e persistente do hematócrito revela a existência de uma hemorragia. Entre os dois, um quadro "saltatório" é descrito, sendo a alteração do nível da consciência, a motilidade pobre e a hipotonia os sinais mais objetivos. Um ângulo poplíteo anormal (extensão prejudicada), presente em cerca de 80% dos casos, é um precioso indicador semiológico.

O diagnóstico é feito pelo exame do LCR que se mostra hemorrágico e com altas taxas de proteína (valores de 250 a 1.500mg%, conforme a extensão da hemorragia) e sobretudo pela ultrassonografia cerebral que mostrará não só a existência de hemorragia, como sua extensão, o que é um importante fator prognóstico. Assim, a mortalidade é de 15% nas hemorragias leves (<10% da área ventricular inundada), 20% nas moderadas (10 a 50% de área ventricular inundada), 40% nas severas (>50% de área ventricular inundada) e 60% quando também há extensão de hemorragia para o parênquima cerebral.

Nos sobreviventes, as sequelas remotas (geralmente diplegias ou quadriparesias espásticas com deficiência mental) também são função do grau de hemorragia sendo de 15, 30, 40 e 90% nos respectivos graus descritos acima. A sequela precoce mais comumente observada nas hemorragias intraventriculares diz respeito ao desenvolvimento de hidrocefalia, presente em cerca de 50% dos casos, dos quais, no entanto, apenas uma parte requererá a ins-

Segunda Parte • GRANDES CATEGORIAS ETIOPATOGÊNICAS

talação de derivação ventrículo-peritoneal, uma vez que, na maioria, a hidrocefalia se compensará, algumas espontaneamente, outras após certas medidas terapêuticas como punções lombares repetidas e administração de drogas inibidoras da produção de LCR (Diamox).

INFECÇÕES CONGÊNITAS

Diversos micro-organismos podem, passando através da barreira placentária, atingir o feto e, em particular, o seu cérebro. Dependendo da data da infecção, alterações malformativas ou destrutivas podem ser observadas. Se bem que, no homem, as provas de verdadeiras malformações cerebrais decorrentes de processos infecciosos sejam ainda tênues, há evidências de que, como ocorre natural ou experimentalmente nos animais, certos tipos de vírus, como os da caxumba ou o *Herpes simplex,* podem ser responsáveis por malformações como microcefalia, estenose do aqueduto e estados disráficos (ver seção precedente). Assim, um bom número de malformações cerebrais cujo mecanismo de formação é pouco claro pode ser consequente a processos infecciosos adquiridos nas primeiras semanas de gestação.

As manifestações clínicas dependem, evidentemente, do período e da intensidade das alterações patológicas cerebrais decorrentes do processo infeccioso. Algumas vezes, as alterações neurológicas são evidentes ao nascimento e fazem parte de um contexto clínico florido, denotando uma infecção multissistêmica. Outras vezes, a etiologia infecciosa só será descoberta muitos anos após, por ocasião da avaliação etiológica de uma encefalopatia crônica não evolutiva. Nesses casos, o exame ocular, que detectará eventuais lesões da câmara anterior ou coriorretinianas, e a TC, que revelará possíveis calcificações intraparenquimatosas, são de extrema utilidade. Os exames virológicos ou imunológicos só têm utilidade se precocemente realizados.

Como, com exceção da hoje rara sífilis congênita, as demais infecções antenatais não têm tratamento específico, sua profilaxia seria imperativa. Infelizmente, apenas os casos de rubéola têm diminuído após a introdução da imunização específica, sendo que não há métodos profiláticos eficazes para outros processos infecciosos.

As infecções congênitas mais comuns que passaremos a estudar são as chamadas do grupo TORCH (toxoplasmose, rubéola, citomegalovírus, *Herpes simplex* e sífilis). A estas veio associar-se um outro agente sinistro capaz de, através da placenta, infectar o feto causando gravíssimos danos sistêmicos em geral e neurológicos em particular: o HIV (vírus da imunodeficiência humana) que está descrito no Capítulo 19.

Toxoplasmose

O protozoário *Toxoplasma gondii* atinge o feto por via transplacentária após infecção materna que, na enorme maioria das vezes, é assintomática. A taxa de infecção varia de 0,2 a 5%, conforme os hábitos alimentares dos países considerados. Entretanto, não mais que 25% das mães infectadas na gravidez transmitirão a doença a seus fetos. A taxa de infecção fetal é inversamente proporcional à idade do feto, subindo de 20% no primeiro trimestre para mais de 60% no terceiro. Contrariamente, a gravidade da infecção é maior quanto mais cedo ocorrer a infecção, sendo que os fetos infectados no terceiro trimestre são geralmente assintomáticos.

As lesões cerebrais provocadas pelo *T. gondii* são a de uma meningoencefalite difusa, geralmente necrosante associada a calcificações (Fig. 20.26). Em uma certa proporção de casos, a medula espinhal também pode ser afetada. Em consequência da necrose, o cérebro pode ser gravemente destruído com formação de cavidades mais ou menos amplas e difusas, levando a um aspecto semelhante ao da encefalomalacia multicística ou mesmo da hidranencefalia (ver seção precedente), com consequente microcefalia clínica. Hidrocefalia, por estenose inflamatória do aqueduto de Sylvius, é uma eventualidade relativamente comum.

Dependendo da extensão da lesão, os recém-nascidos com toxoplasmose congênita podem ou não ser sintomáticos. Daqueles, cerca de dois terços apresentam quadro neurológico caracterizado por crises convulsivas, micro ou hidrocefalia, calcificações intracranianas ou meningoencefalite. A este quadro se associa, quase sempre, coriorretinite. No terço restante, as mani-

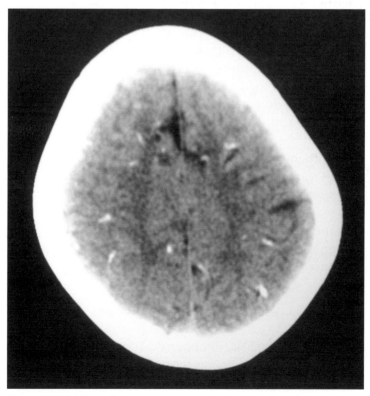

Figura 20.26 – Toxoplasmose cerebral. Calcificações difusas à TC.

Segunda Parte • GRANDES CATEGORIAS ETIOPATOGÊNICAS

festações são sistêmicas, com hepatoesplenomegalia, *rash* cutâneo, icterícia e petéquias, hiperbilirrubinemia e pleiocitose liquórica. As sequelas neurológicas futuras em ambos os grupos são importantes associando deficiência mental, crises convulsivas, distúrbios motores espásticos e defeitos visuais. A incidência de distúrbios neurológicos nos recém-nascidos assintomáticos é também elevada, porém, de um modo geral, de menor gravidade.

Se bem que, no momento do nascimento, os estragos cerebrais já estejam feitos, há certas indicações na literatura de efeito benéfico do tratamento, que preveniria injúrias pós-natais causadas pelo micro-organismo. Este é feito com a associação clássica: pirimetamina (1mg/kg/dia) e sulfadiazina (50-100mg/kg/dia) durante 21 dias, preconizando alguns sua repetição por algumas vezes no decorrer do primeiro ano de vida.

Citomegalovírus (CMV)

O CMV atinge o feto por via transplacentária, sendo que os efeitos sobre o SNC apenas parecem ocorrer se a infecção se der na primeira metade da gestação. A taxa de infecção materna é de cerca de 3 a 6%, sendo que 50% dos fetos desenvolverão a infecção.

O CMV provoca basicamente uma meningoencefalite clássica, com fenômenos inflamatórios difusos, porém mais importantes nas regiões periventriculares. Aí, focos necróticos com calcificações secundárias ocorrem frequentemente, sendo esta topografia, quando visível aos exames neurorradiológicos, extremamente sugestiva da doença. Além dos fenômenos inflamatórios, o CMV provoca alterações proliferativas responsáveis em parte pela microcefalia e migratórios, com consequentes disgenesias corticais. Fenômenos circulatórios logo após terminado o período migratório são responsáveis por um achado extremamente frequente – as micropoligirias (ver seção precedente). Assim, o CMV é responsável quer por alterações destrutivas quer malformativas.

Clinicamente, apenas cerca de 10% dos recém-nascidos são sintomáticos, com associações variadas de retardo do crescimento, meningoencefalite, microcefalia, crises convulsivas, calcificações cerebrais, coriorretinites, hepatoesplenomegalia, petéquias ou hiperbilirrubinemia. A porcentagem de sequelas neurológicas graves nestes grupos é alta, sobretudo nos pacientes com envolvimento neurológico. Já no grupo assintomático, surdez neurossensorial é a sequela mais comumente reportada.

Rubéola

O vírus da rubéola atinge o SNC fetal por via transplacentária. A maior parte das infecções se dá nos quatro primeiros meses de gravidez, período no qual ocorrem os efeitos patogênicos do vírus. Infecções após o quarto mês são mais raras e não têm repercussões sobre o feto.

O vírus da rubéola provoca uma meningoencefalite quase sempre pouco exuberante, com vasculite muito particular com destruição da parede de arteríolas e capilares sobre a qual há depósito de um material hialino, vasculite esta que pode levar a microinfartos disseminados e, sobretudo, a uma microcefalia por meio de uma ação inibitória da proliferação neuronal (ver seção precedente).

O quadro clínico compreende quatro manifestações básicas: comprometimento do sistema nervoso central, ocular, da audição e do coração. Ao nascimento, apenas um terço das crianças afetadas é sintomático, sendo a seguinte constelação de sinais e sintomas mais frequentes relacionados ao comprometimento desses quatro sistemas: letargia, irritabilidade, hipotonia, crises convulsivas, catarata, coriorretinite, surdez, estenose pulmonar, ducto arterioso patente, hepatoesplenomegalia e púrpura trombocitopênica. A maioria dessas crianças desenvolve mais tarde um quadro sequelar relativamente grave com distúrbios motores espásticos, microcefalia, deficiência intelectual e surdez. Das crianças assintomáticas ao nascimento, cerca de 50% vão apresentar, nos anos subsequentes, diferentes graus de déficits cognitivos, distúrbios do aprendizado e síndrome TDAH (Capítulo 17).

Panencefalite progressiva tardia da rubéola – uma grande minoria das crianças portadoras da rubéola congênita desenvolve, geralmente no fim da primeira ou no decorrer da segunda década, um quadro neurológico progressivo com deterioração mental, epilepsia, ataxia e espasticidade que evolui em alguns anos inexoravelmente para morte. O diagnóstico desta entidade que simula uma doença degenerativa se faz por meio do achado de altos títulos de gamaglobulina no LCR com anticorpos antirrubéola elevados. A patogenia desta condição, similar à panencefalite esclerosante subaguda do sarampo (pág. 242), é obscura.

Herpes simplex (HSV)

A contaminação do feto pelo vírus HSV, quase sempre do tipo II, se faz, na grande maioria dos casos, no momento do parto, sendo a infecção transplacentária excepcional. Os recém-nascidos praticamente sempre são sintomáticos, podendo a infecção ser difusa ou localizada no SNC, olhos, pele ou boca. O quadro clínico depende da extensão e importância do processo infeccioso, sendo que, no envolvimento do SNC, sinais clássicos de meningoencefalite neonatal (letargia, coma, crises convulsivas, LCR inflamatório) estão presentes. Ocasionalmente, modificações eletroencefalográficas sugestivas, com atividade periódica, fazem-se notar. As sequelas neurológicas são frequentes, mesmo naquelas crianças que apresentam formas clínicas extracerebrais puras da doença. A gravidade das sequelas neurológicas depende da extensão do comprometimento cerebral, sendo comum o encontro de microcefalia, deficiência mental, paresias espásticas e epilepsia.

Segunda Parte • GRANDES CATEGORIAS ETIOPATOGÊNICAS

Sífilis

Ver Capítulo 19.

AIDS

Apesar de a maioria das crianças portadoras da síndrome da imunodeficiência adquirida (AIDS) ter sido infectada no período pré-natal, o quadro clínico se exterioriza por encefalopatia progressiva. Esta doença está estudada no Capítulo 19.

TRAUMATISMOS OBSTÉTRICOS

As alterações neurológicas consequentes a traumas obstétricos, ou seja, aquelas provocadas por injúria mecânica ao cérebro, à medula ou aos seus invólucros por ocasião do parto, têm diminuído muito nos últimos anos, na medida em que quase todos os partos passaram a ser feitos em ambientes hospitalares e importantes progressos nas técnicas obstétricas têm sido realizados. Assim, as impressionantes lacerações durais, fraturas ósseas ou contusões cerebrais ou medulares descritas nos livros mais clássicos praticamente passaram para a história da Medicina. Entretanto, o neonatologista é ainda, não excepcionalmente, chamado a avaliar certas condições relacionadas com problemas potencialmente originados em decorrência do parto. As mais frequentes são:

Hemorragias extracranianas

São os **caput-sucedâneos**, bolsas sanguíneas localizadas entre a pele e a aponeurose epicraniana, não tendem a aumentar após o nascimento e seus limites não ultrapassam as linhas de sutura dos ossos da abóbada; **hematomas subgaleais**, localizados entre a aponeurose e o periósteo, tendem a aumentar após o parto e seus limites ultrapassam as suturas ósseas; **céfalohematomas**, localizados entre o periósteo e a tábua óssea externa, podem crescer e seus limites não ultrapassam as suturas. Estas coleções sanguíneas, que podem, às vezes, assumir dimensões alarmantes, via de regra não ocasionam problemas neurológicos. Os hematomas subgaleais podem provocar perda sanguínea aguda. Estas coleções tendem a se reabsorver com o tempo, não devendo ser esvaziadas cirurgicamente ou por meio de punções.

Fraturas cranianas

Podem ser lineares ou em "bolas de pingue-pongue". Se isoladas, não provocam manifestações neurológicas. As fraturas deprimidas podem ser reduzidas com pressão nas suas bordas ou por meio do uso de vácuo-extrator obstétrico ou com bomba de leite.

286

Hemorragias intracranianas

Podem ser epidurais, subdurais, subaracnoides ou intraparenquimatosas. As mais frequentes são as epidurais, muitas vezes associadas a fraturas lineares dos ossos cranianos, em particular os parietais. Podem acarretar edema cerebral, com sinais de hipertensão intracraniana. Devem ser imediatamente evacuadas cirurgicamente.

Traumatismo medular

Forma bastante infrequente de lesão obstétrica, ocorrendo quase sempre nas apresentações pélvicas. São, geralmente, cervicais baixas ou torácicas altas, levando a quadros de tetraplegia flácida total nos casos de secção completa da medula, ou espástica, nos demais. Distúrbios esfinctéricos urinários e fecais são a regra. Também, distúrbios respiratórios com tiragem intercostal e respiração diafragmática são frequentemente observados. Algumas crianças não têm respiração espontânea, dependendo permanentemente de aparelhos.

Traumatismo do plexo braquial

Descrito no Capítulo 5.

KERNICTERUS

O termo kernicterus, no seu sentido mais amplo, designa uma encefalopatia consequente aos efeitos deletérios da impregnação dos gânglios da base por bilirrubina indireta. Tendo sido uma das causas mais importantes de paralisia cerebral, o kernicterus, hoje, em função do progresso do tratamento da doença hemolítica do recém-nascido e, também, da instituição da imunização materna com globulina anti-Rh, praticamente desapareceu enquanto entidade nosológica.

Não existe uma taxa "segura" de bilirrubina abaixo da qual não há passagem através da barreira hematoencefálica. Impregnação neuronal foi descrita em prematuros com taxas normais de bilirrubina sérica, sem que, no entanto, se conheça, do ponto de vista epidemiológico, as eventuais futuras repercussões neurológicas sobre estas crianças. A prematuridade, bem como outros fatores patológicos, como hipercarbia, asfixia ou infecção, podem facilitar a passagem da bilirrubina para o parênquima nervoso.

A suscetibilidade dos efeitos tóxicos da bilirrubina é variável nas diferentes estruturas do SNC, sendo os globos pálidos, os núcleos subtalâmicos (corpos de Luys), hipotálamos, hipocampos, núcleos do teto mesencefálico, núcleos denteados do cerebelo e as olivas bulbares aqueles mais comumente envolvidos (Fig. 20.27).

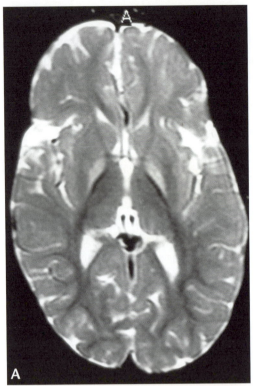
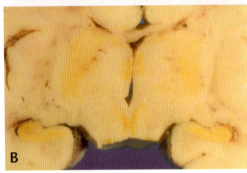

Figura 20.27 – Kernicterus. RM mostrando lesão em globos pálidos (**A**) e peça anatômica mostrando pigmentação amarelada de gânglios da base e cornos de Ammon (**B**).

Clinicamente, o recém-nascido pode desenvolver uma encefalopatia bilirrubínica aguda, sendo estupor e hipotonia com depressão dos reflexos arcaicos os sinais constantemente encontrados. É, aliás, o kernicterus uma das principais causas centrais da síndrome do recém-nascido hipotônico (Capítulo 9). A hipotonia persiste quase que ao longo de todo decorrer do primeiro ano, havendo um atraso, mais ou menos acentuado, do desenvolvimento motor. No início do segundo ano, a hipotonia cede progressivamente lugar a hipertonia do tipo extrapiramidal, passando então a criança a desenvolver um quadro distônico com atetose ao qual, muitas vezes, se associam dois sinais que, quando presentes, têm grande valor diagnóstico: a paralisia do olhar vertical, sobretudo da elevação (sinal de Parinaud) e a surdez neurossensorial. Certo grau de deficiência intelectual pode estar presente mas não é a regra.

CAPÍTULO 21

Doenças Lisossomiais

Estuda-se neste capítulo um número substancial de doenças devidas a uma deficiência geneticamente determinada de uma das numerosas enzimas lisossomiais – as hidrolases ácidas.

Os lisossomos são organelas citoplasmáticas que compõem o aparelho digestivo da célula. Em seu interior, são catabolizadas numerosas substâncias, sendo necessária, para esse processo, a integridade das enzimas que atuam nas diversas etapas de suas vias metabólicas. Sua deficiência vai fazer com que seu substrato, ou seja, a substância na qual ela atua, não seja degradado até seus produtos finais, havendo portanto seu acúmulo anormal no interior da célula. Este processo patológico, que era historicamente denominado de *tesaurismose*, leva a alterações funcionais celulares graves, provocando mesmo sua morte.

Clinicamente, estas alterações são responsáveis por uma série variável de sintomas e sinais que estarão na dependência dos órgãos ou sistemas afetados. Embora o déficit enzimático seja universal, ou seja, esteja presente em todas as células do organismo, seus efeitos vão variar em função da distribuição sistêmica da substância de acúmulo. Assim, por exemplo, se o substrato é o glicogênio, os efeitos clínicos principais ocorrem nos tecidos mais ricos desta substância – os músculos esqueléticos e o fígado; se o substrato é um esfingolípide, o acúmulo e as consequentes repercussões clínicas ocorrem nos tecidos onde estas substâncias são normalmente abundantes – o sistema nervoso central; as mucopolissacaridoses (MPS) e as oligossacaridoses vão comprometer primordialmente tecido esquelético, vasos e certas vísceras, com repercussão variável no sistema nervoso, e assim por diante.

As deficiências enzimáticas são consequentes a mutações genéticas que se transmitem geralmente segundo o modo autossômico recessivo. A doença de Hunter e a doença de Fabry se transmitem segundo o modo ligado ao sexo.

Há, no interior de cada doença, amplas variações fenotípicas que incidem sobre a idade de início e a gravidade do quadro clínico. Assim, nas diversas entidades pode haver diferentes intervalos livres, existindo casos de expressão infantil precoce, tardia, juvenil e mesmo na idade adulta. Em princípio, isto se explica por diferentes valores de atividade enzimática residual: quanto maior for esta, mais tardio será o início da doença e mais protraído o curso clínico.

O reconhecimento morfológico da substância de acúmulo por meio de biopsias teciduais ou da análise das células de medula óssea é um importante método diagnóstico. Em algumas entidades, a morfologia da célula alterada é praticamente patognomônica – como a célula de Gaucher – ou extremamente característica – como as células espumosas na doença de Niemann-Pick. Nas MPS, em algumas oligossacaridoses e na gangliosidose GM_1 o encontro de vacúolos citoplasmáticos claros em linfócitos circulantes é grandemente indicativo desses grupos de doenças (Fig. 21.1).

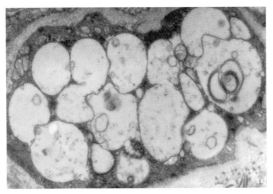

Figura 21.1 – Doença de Hurler. Fotomicrografia eletrônica mostrando vacúolos em fibroblasto da conjuntiva ocular.

O diagnóstico definitivo é feito por meio da dosagem enzimática que pode ser feita, conforme o caso, nos fluidos como plasma, lágrima ou urina, e nas células como leucócitos e fibroblastos em cultura. Estes métodos permitem a detecção pré-natal, por meio da análise de células amnióticas cultivadas, de todas as doenças lisossomiais conhecidas.

A enorme maioria das lisossomopatias evolui inexoravelmente para a morte, sem que nada possa deter a progressão da doença. Modernamente, existem basicamente três estratégias de tratamento. O *transplante de células hematopoéticas* deve ser feito preferencialmente em indivíduos pré ou oligossintomáticos. É preconizada para pacientes com MPS I, doença de Krabbe e leucodistrofia metacromática em suas várias formas e α-manosidose. A *terapia de reposição enzimática* (TRE) pela qual a forma enzima recombinante da enzima deficitária é introduzida no organismo. Preparações comerciais são disponíveis para as doenças de Gaucher, Fabry, MPS I, II e IV e doença de Pompe. O uso de *inibidores da síntese do substrato* (miglustate) tem sido praticado nos casos de impossibilidade da TRE na doença de Gaucher e, mais recentemente, na doença de Niemann-Pick tipo C.

Capítulo 21 • DOENÇAS LISOSSOMIAIS

No quadro 21.1 estão listadas as principais doenças lisossomiais de interesse neurológico descritas neste capítulo. A tabela 21.1 é uma sinopse dos principais dados clínicos e laboratoriais das MPS.

GANGLIOSIDOSES

GANGLIOSIDOSES GM$_2$

São um grupo de doenças em que há acúmulo intralissosomal do gangliosídeo GM$_2$. A hidrolise desta substância é feita pelas enzimas hexosaminidase A (HexA) e B (HexB) e pela proteína ativadora GM$_2$. A HexA é composta de duas subunidades alfa e beta, enquanto HexB possui subunidades beta-beta. Mutações nos genes que codificam estas proteínas prejudicam a hidrólise do gangliosídeo GM$_2$ resultando daí seu acúmulo.

Doença de Tay-Sachs

Sin: Deficiência em hexosaminidase A, unidade alfa, variante B; Idiotia amaurótica infantil (obsoleto).

Trata-se de doença autossômica recessiva devida à deficiência da subunidade alfa da enzima lisossomial hexosaminidase A em decorrência de mutações no gene *HEXA* localizado no cromossomo 15q23-24. Em decorrência, há acúmulo intraneuroral e, em quantidade muito menor nas outras células do organismo, do gangliosídeo GM$_2$. É cerca de 30 vezes mais frequente em judeus asquenazes, sendo que, na prática, a quase totalidade dos casos ocorre nesta etnia. Inicia-se entre o terceiro e o 10º meses de vida, geralmente por volta do quinto. Lassidão, apatia e sensibilidade exagerada aos estímulos sonoros que provocam um *startle reflex* – tipo reflexo de Moro exagerado -- aos sons são os primeiros sinais da doença. Há parada no desenvolvimento e perda das aquisições anteriormente feitas, como capacidade de sentar com ou sem apoio, de sustentar a cabeça e de contatuar com o meio. Em poucas semanas, a criança torna-se amaurótica. Sinais de liberação piramidal traduzidos por espasticidade, hiperreflexia profunda, clônus e sinais de Babinski e Rossolimo fazem-se presentes. Crises convulsivas, às vezes de difícil controle, generalizadas ou focais aparecem por volta do fim do primeiro ano. No segundo ano, hipotonia passa progressivamente a dominar o quadro e a criança entra em estado vegetativo, sendo necessária alimentação por sonda nasogástrica. Ainda, no segundo ano, nota-se o aumento progressivo do perímetro craniano, tornando-se a criança francamente macrocefálica. A morte, por infecções intercorrentes, raramente ocorre após o quarto ano de vida.

Dos exames complementares que auxiliam o diagnóstico, o exame fundoscópico revela, na quase totalidade dos casos, a **mancha vermelho-cereja**, que se não é patognomônica, é de grande valor diagnóstico (Fig. 21.2).

Segunda Parte • GRANDES CATEGORIAS ETIOPATOGÊNICAS

Quadro 20.1 – Doenças lisossomiais.

ESFINGOLIPIDOSES

GANGLIOSIDOSES

GM_2
Doença de Tay-Sachs
Doença de Sandhoff
Deficiência do ativador GM_2 (variante AB)
Formas tardias de gangliosidose GM_2
GM_1
Forma infantil precoce
Forma infantil tardia
Forma do adulto

ESFINGOMIELINOSES
Doença de Niemann-Pick
Tipo IA
Tipo IS
Tipo IC

GLUCOSILCERAMIDOSE
Doença de Gaucher
Tipo I
Tipo II
Tipo III

GALACTOSILCERAMIDOSE
Doença de Krabbe (leucodistrofia com células globoides)

SULFATIDOSES
Leucodistrofia metacromática
Doença de Austin

DOENÇA DE FABRY (deficiência em α-galactosidase)

MUCOPOLISSACARIDOSES (MPS)

MPS IH   (Doença de Hurler)
MPS IS   (Doença de Scheie)
MPS IH/IS   (Doença de Hurler/Scheie)
MPS II   (Doença de Hunter, formas severa e discreta)
MPS III   (Doença de Sanfilippo A, B, C, D)
MPS IV   (Doença de Morquio A e B)
MPS VI   (Doença de Maroteaux-Lamy)
MPS VII   (Doença de Sly)

OLIGOSSACARIDOSES

Sialidoses
Tipo I
Tipo II
Galactosialidose
Acúmulo de ácido siálico livre
Doença de Salla
Doença de acúmulo de ácido siálico livre infantil
I Cell Disease
Mucolipidose III
Mucolipidose IV
Manosidoses
Tipos I e II
Fucosidoses
Tipos I e II
Aspartilglucosaminúria

GLICOGENOSES

Glicogenose II (Doença de Pompe)

Tabela 20.1 – Mucopolissacaridoses.

TIPO	EPÔNIMO	HERANÇA/GENE	ALT. SOMÁTICA	OPAC. CÓRNEA	DEF. MENTAL	MUCOPOLISSA-CÁRIDE	ENZIMA
MPS IH	Doença de Hurler	AR/4p16.3	+++	++	+++	Dermatan-sulfato Heparan-sulfato	α-L-iduronidase
MPS IS	Doença de Scheie	AR/4p16.3	+	+++	–	Dermatan-sulfato Heparan-sulfato	α-L-iduronidase
MPS II Forma grave	Doença de Hunter Forma grave	LS/Xq27-28	+++	–	++	Dermatan-sulfato Heparan-sulfato	Iduronato-sulfatase
MPS II Forma discreta	Doença de Hunter Forma discreta	LS/Xq27-28	++	–	–	Dermatan-sulfato Heparan-sulfato	Iduronato-sulfatase
MPS III (Formas A, B, C, D)	Doença de Sanfilippo (Formas A, B, C, D)	AR/17q25.3 (A); 17q21 (B); 8p11 (C); 12q14 (D)	+	+	+++	Heparan-sulfato	Heparan-N-sulfato (Forma A) α-N-Acetilglucosaminidase (Forma B) Acetil-CoA: α-glucosaminidase acetiltransferase (Forma C) N-acetilglucosamina G-sulfatase (Forma D)
MPS IV	Doença de Morquio A (Formas A e B)	AR/16q24 (A); 3p21-pter (B)	+++	++	–	Queratan-sulfato	Galactose G-sulfatase (Forma A) β-galactosidase (Forma B)
MPS VI	Doença de Maroteaux-Lamy	AR/5q13-14	+++	++	–	Dermatan-sulfato	Arilsulfatase B
MPS VII	Doença de Sly	AR/4q22-25	++	++	++	Dermatan-sulfato Heparan-sulfato Condroitina-4,6-sulfato	β-glucorunidase

AR = autossômica recessiva; LR = ligada ao sexo.

Segunda Parte • GRANDES CATEGORIAS ETIOPATOGÊNICAS

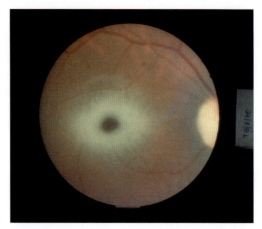

Figura 21.2 – Doença de Tay-Sachs. Mancha macular vermelho-cereja.

Vacuolização dos linfócitos no sangue circulante pode, ocasionalmente, estar presente. O exame ultraestrutural de biopsias de pele ou conjuntiva revela a presença de **corpúsculos membranocitoplasmáticos** (ver anteriormente) em diversos tipos celulares. O diagnóstico de certeza se faz através da dosagem enzimática em leucócitos, urina ou lágrima, que revelará a ausência de atividade da hexosaminidase A.

Resumindo, a deterioração psicomotora progressiva no primeiro ano de vida de uma criança judia, sem visceromegalia, com mancha vermelho-cereja e que desenvolve macrocrânia faz com que o diagnóstico de doença de Tay-Sachs seja praticamente certo.

Doença de Sandhoff

Sin: Deficiência em hexosaminidase A e B, unidade B, variante 0.

A deficiência de unidade beta leva à falta de atividade das hexosaminidases A e B. Esta deficiência se deve a mutações no gene *HEXB* localizado no cromossomo 5q13. O fenótipo é o mesmo que o da doença de Tay-Sachs, podendo haver ocasionalmente visceromegalia e alterações esqueléticas menores. É muito mais comum na população em geral do que nos judeus. Provavelmente, a maioria dos casos de "doença de Tay-Sachs" descritos fora desta etnia deve ter-se tratado da doença de Sandhoff.

Deficiência do ativador GM_2 (variante AB)

Quando uma criança apresenta um quadro clínico idêntico ao da doença de Tay-Sachs mas com dosagem normal das hexosaminidases, deve-se suspeitar dessa variante. A deficiência desse ativador, devido a mutações no gene *GM2A* (Cr5q32-33), impede a hidrólise do GM_2 pela HexA, donde seu acúmulo. Trata-se de uma variante muito rara.

Capítulo 21 • DOENÇAS LISOSSOMIAIS

Formas tardias de gangliosidose GM$_2$

São doenças bastante raras que podem se iniciar na infância tardia, idade escolar, adolescência ou na idade adulta. Pode-se tratar de deficiências incompletas de HexA cuja atividade residual permite hidrólise parcial do gangliosídeo ou, mais frequentemente, da chamada *variante B1*. Nesta, devido a mutações pontuais em sítios específicos no gene *HEXA*, a enzima degrada a maioria dos substratos artificiais mas não o substrato natural sulfatado do gangliosídio GM$_2$.

Há duas formas da doença: a forma *juvenil subaguda* e a forma *crônica ou do adulto*. Na primeira, que se inicia por volta dos três anos de vida, uma deterioração psicomotora mais ou menos rápida com demenciação progressiva, espasticidade, ataxia, crises convulsivas tônico-clônicas generalizadas ou mioclônicas. Mancha vermelho-cereja pode estar presente. A morte ocorre poucos anos após o início.

A forma crônica predomina em judeus asquenazes, é insidiosa, geralmente se inicia após os 10 anos, com distúrbios da fala, da coordenação motora e do raciocínio. Distúrbios do comportamento e sinais cerebelares e piramidais fazem sua aparição, e os sinais mais conspícuos da doença são o comprometimento do sistema nervoso periférico, com atrofia muscular sobretudo dos membros inferiores. O exame eletroneuromiográfico revela comprometimento neuronal mas as velocidades de condução são normais. Muitas vezes o diagnóstico diferencial é feito com a doença de Wolfhart-Kugelberg-Welander (pág. 88) ou com a esclerose lateral amiotrófica.

GANGLIOSIDOSES GM$_1$

São doenças devidas a mutações no gene da enzima lisossomial β-galactosidase (Cr 3p21-2pter) que hidrolisa o gangliosídeo GM$_1$, oligossacarídeos ricos em galactose e mucopolissacarides com galactose (sulfato de queratina). Em consequência, há acúmulo do gangliosídeo nas células nervosas e das demais substâncias nas vísceras.

Gangliosidose GM$_1$ – forma infantil precoce

Sin.: Gangliosidose GM$_1$ tipo 1; doença de Landing.

Doença autossômica recessiva devida ao déficit da enzima β-galactosidase levando ao acúmulo de gangliosídeo GM$_1$ no sistema nervoso e de oligossacárides e mucopolissacárides nas vísceras e ossos. Em consequência, além das alterações neurológicas, esses pacientes apresentam alterações somáticas semelhantes às ocorrentes nas mucopolissacaridoses (ver adiante).

Clinicamente, o intervalo livre pode ser bastante curto, de modo que, muitas vezes, já nas primeiras semanas de vida, certos sintomas e sinais da doença podem estar presentes: a criança precocemente é indiferente ao meio, hipoativa, hipotônica, havendo geralmente dificuldades alimentares, sucção débil e pouco ganho estaturoponderal. Há anomalias somáticas caracterizadas por fácies grosseiro com bossas frontais salientes, base do nariz achatada, aumento da distância nasolabial, supercílios espessos, cílios longos, hipotrofia gengival e macroglossia. Há edema facial e periférico e hepatoesplenomegalia, que se tornam importantes após o sexto mês (Fig. 21.3). Cifoescoliose toracolombar é achado praticamente constante. O atraso psicomotor agrava-se progressivamente, há aparecimento de crises convulsivas e a morte ocorre geralmente no decorrer do segundo ano de vida.

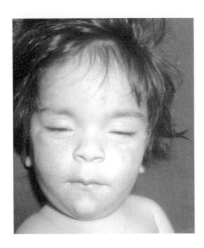

Figura 21-3 – Gangliosidose GM_1. Aspecto do fácies.

O exame fundoscópico revela mancha vermelho-cereja em 50% dos casos. Os raios X do esqueleto mostram alterações semelhantes às das mucopolissacaridoses, em particular, hipoplasia da metade superior dos corpos vertebrais lombares e alargamento do corpo das costelas. Vacuolização dos linfócitos circulantes é quase constante. O exame ultraestrutural de biopsias de pele ou conjuntiva revela inclusões vacuolares abundantes na maioria das células, idênticas às observadas nas mucopolissacaridoses.

Gangliosidose GM_1 – forma juvenil

Sin.: Gangliosidose GM_1 tipo 2.

O início do quadro se dá no decorrer do segundo ano de vida, com atraso psicomotor global homogêneo, mais ou menos rapidamente progressivo, às vezes acompanhado de ataxia. No final do segundo ano, a espasticidade é evidente, a criança já não anda e o contato está perdido. Crises convulsivas de difícil controle surgem nessa época. O óbito se dá por volta do quinto ano de vida.

Não há alterações somáticas e as anomalias radiológicas são discretas e semelhantes às da forma infantil. Como nesta, há também inclusões vacuolares nas células somáticas facilmente identificáveis à microscopia eletrônica.

Nessa forma, a deficiência em β-galactosidase é menos pronunciada que na forma infantil.

Gangliosidose GM$_1$ – forma crônica ou do adulto

Sin.: Gangliosidose GM$_1$ tipo 3.

Raros casos têm sido descritos, com início na adolescência ou na idade adulta, caracterizados por disartria e distonia ou coreoatetose. A inteligência é quase sempre preservada. A doença é lentamente progressiva, podendo evoluir por numerosos anos. β-galactosidase deve ser testada em todo paciente com quadro distônico progressivo de início tardio para o qual as causas mais evidentes foram afastadas.

DOENÇA DE NIEMANN-PICK

A assim chamada doença de Niemann-Pick é, na realidade, um grupo de três doenças nas quais há acúmulo no sistema nervoso e nas vísceras de esfingomielina ou de colesterol. Nas duas primeiras (tipos A e B), há deficiência da enzima esfingomielinase com consequente acúmulo de esfingomielina. No tipo C, existe um defeito no transporte intracelular de colesterol, e trata-se, portanto, de uma doença patogenicamente distinta. Todas se transmitem segundo o modo autossômico recessivo.

Doença de Niemann-Pick tipo A

Sin.: Doença de Niemann-Pick forma clássica infantil

É a forma mais comum (75% dos casos) e mais bem conhecida. Ocorre em 40% dos casos em judeus asquenazes. Icterícia neonatal persistente é o primeiro sintoma da doença. O retardo psicomotor inicia-se entre o terceiro e o sexto meses de vida e nessa época a hepatoesplenomegalia é evidente. Fenômenos dispépticos como vômitos e dificuldades alimentares são frequentes. No início, há hipotonia axial e sinais de liberação piramidal. No fim do primeiro ou no início do segundo ano, a deterioração psicomotora é total e fenômenos convulsivos podem sobrevir. Não infrequentemente, pigmentação cutânea castanho-amarelada pode ser observada. A morte, geralmente, sobrevém no terceiro ano de vida.

O exame fundoscópico revela mancha vermelho-cereja em 50% dos casos. Ao mielograma, observam-se sempre as células espumosas características que também estão presentes nas vísceras.

A doença se deve a mutações no gene da esfingomielinase (Cr 11p15.1-p15.4), sendo que nos asquenases três mutações são responsáveis por 95% dos casos.

Doença de Niemann-Pick tipo B

Trata-se de um forma visceral praticamente pura. Como no tipo A, icterícia e visceromegalia podem ser precoces, porém a criança se desenvolve sem sinais neurológicos. No final da adolescência ou na idade adulta, discreto retardo mental ou sinais de disfunção neurológica como ataxia e tremor podem, eventualmente, estar presentes. Deve-se também a deficiência de esfingomielinase com atividade residual em tecido nervoso.

Doença de Niemann-Pick tipo C

É a segunda forma mais frequente de doença com importante heterogeneidade fenotípica. O início pode ocorrer do terceiro ao oitavo ano, ou mesmo na adolescência, configurando casos infantis tardios e juvenis. Icterícia neonatal pode ter estado presente em vários casos. Hepatoesplenomegalia geralmente está presente, podendo ser, ou não, de início precoce. Os sinais neurológicos incluem, em associações variáveis, ataxia progressiva, disartria, tremor intencional, decadência mental e, sobretudo, distonia e paralisia supranuclear do olhar vertical. Estes dois últimos sintomas são extremamente sugestivos dessa forma da doença de Niemann-Pick. Crises convulsivas, mioclonias, cataplexia e narcolepsia são ocasionalmente relatadas. A morte se dá no decorrer da segunda ou terceira décadas.

O exame fundoscópico é normal. O mielograma revela, em certa porcentagem de casos, histiócitos com granulação citoplasmática que se coram intensamente em azul pela técnica de Giemsa (*sea-blue histiocytes*) (Fig. 21.4).

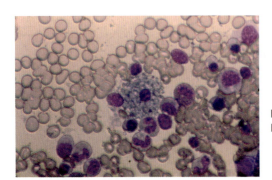

Figura 21.4 – Doença de Niemann-Pick tipo C. Histiócito azul-marinho em medula óssea.

Diferentemente dos tipos A e B, na doença de Niemann-Pick tipo C, há um defeito de transporte intracelular do colesterol exógeno que permanece sem ser esterificado e se acumula nos lisossomos das células nervosas e viscerais. Em 90% dos casos isso ocorre devido a mutações no gene *NPC1* (Cr 18q11-q12) que codifica uma proteína localizada nos endossomos tardios. Nos demais, há mutações no gene *NPC2* que codifica uma proteína lisossomal com ligantes para o colesterol. É uma doença panétnica não preponderante em asquenazes.

DOENÇA DE GAUCHER

Com três tipos clínicos distintos, a doença de Gaucher é autossômica recessiva. Um déficit da enzima glucocerebrosidase provoca acúmulo visceral e no sistema nervoso da substância lipídica glucosilceramide de modo que visceromegalia e células anormais na medula óssea são achado comum a todas as formas. A doença se deve a mutações (mais de 200 descritas) no gene da glucerebrosidase (*GBA*) localizado no cromossomo 1q21. Há certa correlação entre o tipo de mutação e o fenótipo da doença.

Doença de Gaucher tipo I

Forma visceral pura, sem comprometimento neurológico. Idade de apresentação e quadro clínico de gravidade extremamente variáveis. Mais comum em judeus asquenazes.

Doença de Gaucher tipo II

Forma infantil neuronopática aguda. Inicia-se por volta dos três meses, sendo visceromegalia, irritabilidade exagerada e estrabismo os sinais mais comumente observados. A seguir, surgem trismo e hiperextensão da cabeça, responsáveis por uma espécie de opistótono bastante característico do quadro. Dificuldades de alimentação, síndrome pseudobulbar e sinais piramidais são também frequentemente constatados. O contato pode se manter razoavelmente preservado até as fases um pouco mais adiantadas da doença. A morte ocorre geralmente no decorrer do segundo ano de vida.

O hemograma pode revelar anemia microcítica e trombocitopenia, assim como linfócitos vacuolizados. Nas vísceras, linfonodos e medula óssea, observam-se as características células de Gaucher que são elementos do sistema retículo-endotelial carregados de lípides.

Doença de Gaucher tipo III

Forma juvenil neuronopática subaguda. A idade do início é variável, podendo ocorrer casos infantis tardios (dos dois aos cinco anos) ou juvenis (de início após o quinto ano). Aparentemente, quanto mais tardio for o início, mais lenta e protraída é a evolução. Os sinais neurológicos são caracterizados por associações diversas de ataxia, espasticidade, mioclonias, crises convulsivas e paralisias oculares, sobretudo do olhar horizontal. A demenciação progressiva está sempre presente. A morte ocorre, na maioria dos casos, após cinco ou 10 anos do início do quadro.

DOENÇA DE KRABBE

Sin.: Leucodistrofia com células globoides.

A doença de Krabbe, autossômica recessiva, é devida à deficiência em galactosilceramidase devido a mutações no gene dessa enzima localizado no cromossomo 14q21-31. Essa enzima lisossomal decompõe a galactosilceramide, um constituinte fundamental de oligodendrócitos e da mielina, em ceramide e galactose. Com a deficiência da enzima há acúmulo de galactosilceramide que elicita o aparecimento das células globoides, que na realidade tratam de macrófagos (Fig. 21.5). Não há acúmulo evidente de galactoceramide, constituinte na substância branca desmielinizada. Porém, há aumento de um metabólito relacionado – a psicosina (galactoesfingosina) – que também é um substrato da galactosilceramidase e que seria responsável pela destruição das células oligodendrogliais e, consequentemente, da mielina, levando ao quadro de leucodistrofia (Capítulo 24).

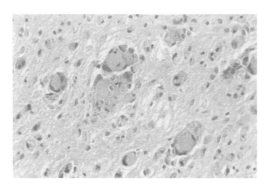

Figura 21.5 – Doença de Krabbe. Fotomicrografia mostrando as células globoides em disposição predominante perivascular.

Clinicamente, a doença se inicia por volta dos três meses de vida, sendo os sintomas principais: irritabilidade exagerada, tendência ao opistótono e parada no desenvolvimento psicomotor. A deterioração é rápida com aparecimento de espasticidade e sinais de liberação piramidal. Contudo, os reflexos profundos acabam por se abolir, o que é importante sinal diagnóstico, indicativo do comprometimento do sistema nervoso periférico presente nessa doença. Não raramente, importantes surtos febris de causa inexplicada podem acompanhar o quadro desde seu início, assim como clonias audiógenas como as que ocorrem na doença do Tay-Sachs. No segundo semestre, há parada do crescimento cefálico, de modo que certo grau de microcefalia está quase sempre presente nas fases finais. A morte geralmente ocorre no fim do primeiro ou no início do segundo ano de vida.

O exame fundoscópico revela palidez ou atrofia de papila. O LCR mostra hiperproteinorraquia da ordem de 100 a 400mg%, dado precioso para a orientação diagnóstica. A velocidade de condução nervosa acha-se grandemente diminuída. A biopsia do nervo periférico, pele ou conjuntiva revela inclusões cristaliformes características no citoplasma de macrófagos ou das células de Schwann (Fig. 21.6). À RM, os gânglios da base e tálamos mostram-se com sinal aumentado. A dosagem enzimática, feita em cultura de fibroblastos, é procedimento complexo, realizado apenas em alguns laboratórios de referência.

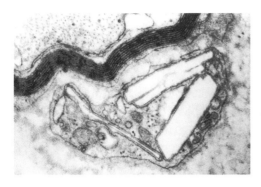

Figura 21.6 – Doença de Krabbe. Fotomicrografia eletrônica de nervo periférico mostrando inclusões cristaliformes no citoplasma de célula de Schwann.

Formas infantil tardia e juvenil

Cerca de 10% dos casos de doença de Krabbe se iniciam entre 12 meses e 10 anos de vida. O quadro clínico é pouco específico e há variações mesmo intrafamiliares. Na maior parte das vezes, a doença se inicia por uma paraplegia espástica progressiva, seguida por ataxia. Decadência intelectual mais ou menos rápida é a regra. Sinais de neuropatia periférica e queda da acuidade visual por atrofia óptica acabam geralmente por fazer sua aparição. Hiperproteinorraquia é encontrada na metade dos casos bem como diminuição da velocidade de condução nervosa. A RM revela desmielinização nas regiões parieto-occipitais, em torno dos cornos posteriores.

LEUCODISTROFIA METACROMÁTICA

Trata-se de uma doença autossômica recessiva, que envolve o metabolismo dos sulfatídeos, um dos maiores componentes da mielina do sistema nervoso central e periférico. Em função de mutações no gene *ASA* localizado no cromossomo 22q13.31-qter, ocorre deficiência da enzima arilsulfatase A ou, muito mais raramente, deficiência da proteína ativadora SAP-1, os sulfatídeos se acumulam na mielina que acaba por se degenerar. Os sulfatídeos, mais particularmente o galactosil-sulfatídeo, depositam-se como grânulos globosos que se coram metacromaticamente (em castanho-dourado, com corantes azuis vitais), donde o nome da doença.

Diferentes tipos de mutação determinam diferentes tipos de forma clínica. Pacientes do grupo I não produzem qualquer atividade enzimática. Pacientes do grupo R têm níveis baixos de atividade enzimática residual. Os homozigotos do grupo I são aqueles que apresentam a forma mais grave da doença – a **forma infantil tardia**. Pacientes com uma mutação tipo I e uma tipo R apresentarão a **forma juvenil**, enquanto os homozigotos para o tipo R terão a **forma do adulto**. Alguns pacientes com a forma juvenil terão deficiência de SAP-1 e, portanto, atividade normal de arilsulfatase A.

Clinicamente, a **forma infantil tardia**, a mais frequente das doenças deste grupo, tem seu início no segundo ano de vida. Cerca de dois terços das crianças chegam a andar normalmente. Os primeiros sinais dizem respeito a uma instabilidade da marcha, que se torna insegura, tendendo a ser feita nas pontas dos pés, passando a criança a apresentar quedas frequentes. Seguem incoordenação motora e tremores das mãos, empobrecimento e perda da linguagem adquirida, bem como da compreensão. Ataxia do tronco, espasticidade e sinais de liberação piramidal fazem-se presentes. Muitas vezes, diminuição ou abolição dos reflexos profundos estão presentes, o que revela o comprometimento do sistema nervoso periférico. Amaurose e crises convulsivas surgem mais tardiamente e, após um ano de evolução, a demenciação é completa. A morte ocorre dentro dos quatro primeiros anos após o início da doença.

A **forma juvenil**, cujo início se dá entre os quatro e os 12 anos de idade, é também, geralmente, revelada por distúrbios da marcha. Entretanto, em muitos casos, sobretudo os de início mais tardio, distúrbios intelectuais caracterizados basicamente por queda do rendimento escolar e alteração da linguagem, e por distúrbios do comportamento, podem inaugurar o quadro. Ataxia e alterações da postura, incoordenação motora, espasticidade e decadência mental progressiva são os sinais mais evidentes da doença. Crises convulsivas ocorrem em mais da metade dos casos. Um ou dois anos após o início, a criança já está confinada ao leito e profundamente demenciada. A morte ocorre após vários anos, geralmente no decorrer da adolescência.

Na **forma adulta**, o início pode ocorrer em qualquer década da vida, geralmente na terceira ou quarta. Distúrbios do comportamento, mudança da personalidade e empobrecimento do rendimento intelectual são os sinais iniciais que podem perdurar isoladamente por vários anos. Os sinais neurológicos caracterizados por espasticidade, distonia, nistagmo e, eventualmente, crises convulsivas são de aparecimento mais tardio. O período de evolução é variável, mas na maioria dos casos é bastante longo, maior do que 10 anos.

Em todas as formas, o neurônio motor periférico está comprometido, de modo que a velocidade de condução nervosa se acha consideravelmente diminuída, sendo este um importante teste diagnóstico. Do mesmo modo, hiperproteinorraquia está constantemente presente. Os exames de neuroimagem como a TC e, sobretudo, a RM mostrarão as alterações da substância branca cerebral características de uma leucodistrofia, com desmielinização simétrica centrífuga, poupando as fibras em U (Fig. 21.7). A dosagem de arilsulfatase A é facilmente realizada, podendo ser medida em fluidos orgânicos como lágrima ou urina.

DEFICIÊNCIA DE MÚLTIPLAS SULFATASES

Sin.: Mucossulfatidose; Doença de Austin

Doença bastante rara que associa o quadro clínico da forma infantil tardia da leucodistrofia metacromática com malformações somáticas das mucopolissacaridoses (ver adiante), como fácies grosseiro, hepatoesplenomegalia e alterações esqueléticas. Ictiose é um achado praticamente constante.

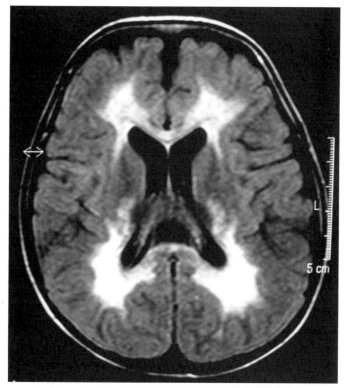

Figura 21.7 – Leucodistrofia metacromática. RM mostrando desmielinização difusa com preservação das fibras subcorticais em U.

Os exames paraclínicos revelam, além da diminuição da velocidade de condução nervosa e da hiperproteinorraquia, uma mucopolissacaridúria e células anormais na medula óssea.

A doença, também autossômica recessiva, é devida a um déficit das enzimas arilsulfatase A, B e C e dez outras sulfatases. Isso se deve a mutações no gene *SUMF1* (fator 1 modificador da sulfatase) localizado no cromossomo 3p26.

DOENÇA DE FABRY

Sin.: *Angiokeratoma corporis difusum.*

Doença ligada ao sexo é transmitida aos indivíduos do sexo masculino por mulheres portadoras de mutações no gene *GALA* localizado no cromossomo Xq22.1. Em consequência há deficiência da enzima α-galactosidase A que leva a uma deposição de seu substrato, o glicoesfingolípide globotriosilceramídeo, principalmente nas paredes dos vasos, nas células ganglionares do sistema nervoso autônomo, no coração, rins e córneas.

Clinicamente, inicia-se na infância tardia ou adolescência e duas ordens de fenômenos compõem o quadro clínico principal: as dores e as lesões cutâneas.

Segunda Parte • GRANDES CATEGORIAS ETIOPATOGÊNICAS

As dores, importantíssimas, têm caráter em queimação interessando as extremidades, em particular palmas das mãos e plantas dos pés. Vêm em surtos que podem durar horas ou dias, acompanhando-se, eventualmente, de febre e são, muitas vezes, desencadeadas por exercício ou mudança de temperatura. Fora das crises, há quase que permanentemente parestesias extremamente desagradáveis, geralmente com sensação de queimação.

As alterações cutâneas são os angioqueratomas, ectasias vasculares tipos teleangiectasias que se dispõem caracteristicamente "em bermuda", ou seja, na região compreendida entre o umbigo e os joelhos, sendo praticamente patognomônicas dessa condição.

Outras manifestações precoces dizem respeito à hipo-hidrose e às opacidades corneanas que aumentam e se tornam mais visíveis com o passar do tempo.

Nas fases tardias da doença, alterações cardíacas, encefálicas e renais responsáveis, respectivamente, por distúrbios valvulares e da condução, acidentes vasculares cerebrais e insuficiência renal crônica, fazem seu aparecimento e são responsáveis pela morte.

O diagnóstico se baseia no quadro clínico e na dosagem de α-galactosidase no soro, lágrimas e leucócitos. Células espumosas que refletem o acúmulo da substância em elementos do SRE podem ser observadas na medula óssea.

A hemodiálise e o transplante renal, nos casos de insuficiência renal, parecem prolongar a vida desses pacientes. O uso de difenilhidantoína e de carbamazepina reduz drasticamente o número de crises dolorosas e sua intensidade.

MUCOPOLISSACARIDOSES (MPS)

Trata-se de doenças causadas por deficiências de enzimas lisossomiais responsáveis pelo catabolismo dos mucopolissacárides (glicosaminoglicanos). Em consequência, há acúmulo dessas substâncias nos tecidos e sua excreção anormal pela urina. O depósito anormal de MPS se dá sobretudo no fígado, baço, tecido esquelético, vasos e meninges e tecido conjuntivo. No cérebro, há depósito intraneuronal de gangliosídeos GM_1, GM_2 e GM_3 cuja patogenia é obscura. Evidentemente, esses acúmulos variam conforme a doença. Os MPS acumulados e excretados pela urina são o dermatan-sulfato, o heparansulfato, o queratan-sulfato, o condroitina-4,6-sulfato. Na tabela 21.1 estão sumarizadas as várias MPS, seu modo de herança, os principais dados fenotípicos, as enzimas deficitárias, os genes mutantes e seus respectivos *loci*.

Doença de Hurler

Sin.: Mucopolissacaridose IH.

Doença autossômica recessiva devida à deficiência da enzima α-L-iduronidase (gene mapeado em 4p15.3) com implicação no metabolismo dos mucopolissacárides dermatan-sulfato e heparan-sulfato. É o protótipo e talvez a mais comum das MPS.

Os primeiros sinais e sintomas surgem no decorrer do segundo ano de vida, quando se observa um atraso do desenvolvimento psicomotor aliado a uma hepatoesplenomegalia. Com o correr dos meses, há uma desaceleração do crescimento estaturoponderal e modificação no aspecto somático (Fig. 21.8). O fácies torna-se progressivamente dismórfico, com fossas frontais salientes, sobrancelhas grossas que tendem a se reunir na linha média, achatamento da base do nariz, lábios grossos e macroglossia. As córneas tornam-se leitosas. O conjunto é grotesco, tendo sido comparado pelos autores clássicos com as máscaras monstruosas das gárgulas das catedrais góticas europeias, tendo sido a doença denominada de *gargulismo,* nome que provavelmente englobava outras MPS e, sem dúvida, diversas oligossacaridoses ainda não individualizadas. Há cifoescoliose progressiva, bem como rigidez das articulações dos joelhos, punhos, dedos e cotovelos. Hérnias inguinais e/ou umbilical estão geralmente presentes. O retardo mental é importante, complicado por surdez neurossensorial sempre presente. A voz é grossa e a respiração, ruidosa. As infecções das vias aéreas são frequentes. Muitos pacientes desenvolvem hidrocefalia comunicante devido ao espessamento das meninges pelo acúmulo de mucopolissacárides, sendo necessária derivação ventrículo-peritoneal. A morte sobrevém, geralmente, no fim da primeira década por infecções recorrentes ou complicações cardíacas.

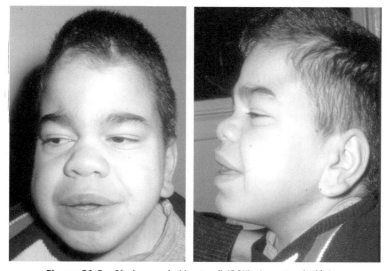

Figura 21.8 – Síndrome de Hunter (MPSII). Aspecto do fácies.

O diagnóstico baseia-se no quadro clínico e evolutivo, podendo ser a doença de Hurler confundida com outras formas de MPS, com certas oligossacaridoses e com a doença de Austin. As alterações esqueléticas observáveis aos raios X são características, sendo as principais a deformidade da sela túrcica em "J"; o alargamento do corpo das costelas com afilamento do colo; hipoplasia da metade superior com bico inferior dos corpos vertebrais T12, L1 e L2; aspecto arredondado (Fig. 21.9), "em pão-de-açúcar", da extremidade distal dos metacarpianos. O mielograma revela sempre uma série de alterações celulares consequentes à deposição citoplasmática de mucopolissacárides (granulações de Alder, células de Gasser e Buhot). A biopsia da pele ou conjuntiva mostra inclusões citoplasmáticas vacuolares na maioria das células, cujo achado é muito útil para o diagnóstico genérico de uma MPS. A excreção urinária de mucopolissacárides é aumentada à custa de dermatan e heparan-sulfatos e a pesquisa de α-L-iduronidase pode ser feita no plasma, lágrimas, urina ou nos leucócitos.

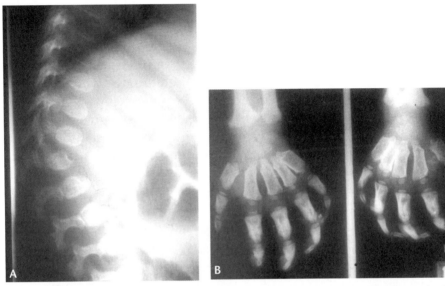

Figura 21.9 – Síndrome de Hurler (MPSI). Raios X de coluna (**A**) e de mãos (**B**) mostrando alterações características.

Doença de Scheie

Sin.: Mucopolissacaridose IS.

Forma alélica da MPS IH. Praticamente sem interesse neurológico, uma vez que não há comprometimento da inteligência, caracteriza-se por rigidez articular, opacidade corneana e doença valvular cardíaca. Raramente, alguns pacientes que apresentam alterações somáticas "hurleroides" discretas e inteligência limítrofe ou subnormal são diagnosticados como MPS I HS (síndrome de Hurler-Scheie).

A enzima deficiente é a mesma que a na doença de Hurler.

Doença de Hunter

Sin.: Mucopolissacaridose II.

Trata-se da única MPS que se transmite segundo o modo ligado ao sexo, comprometendo somente indivíduos do sexo masculino. É devida à deficiência da enzima iduronato-2-sulfatase (gene situado em Xq27-28) e, como na doença de Hurler, interessa o metabolismo do dermatan e heparan-sulfatos.

Há duas formas clínicas distintas: a severa e a discreta. Na primeira, o fenótipo e o curso clínico são semelhantes aos da doença de Hurler, não havendo porém opacidades corneanas. O envolvimento visceral, em particular o cardíaco, é mais intenso, sendo a causa de óbito, o que ocorre, usualmente, na primeira metade da segunda década. Na forma discreta, as alterações somáticas, apesar de evidentes, se processam de modo mais lento, estando completas na adolescência. Não há, via de regra, alterações da inteligência. A expectativa de vida é longa, podendo muitos indivíduos atingir idades avançadas.

Doença de Sanfilippo

Sin.: Mucopolissacaridose III.

Há quatro formas clínicas fenotipicamente muito semelhantes da doença de Sanfilippo, devidas à deficiência de quatro diferentes enzimas, consequente a mutações em quatro diferentes genes, que envolvem o metabolismo do heparan-sulfato), sendo todas elas de transmissão autossômica recessiva (ver Tabela 21.1).

Clinicamente, a doença é diagnosticada, via de regra, no decorrer do terceiro ano de vida, sendo que deficiência intelectual associada a distúrbios graves do comportamento, como hiperatividade, dispersividade e agressividade, são os primeiros sinais a chamar a atenção, permanecendo sempre como as manifestações clínicas predominantes. As dismorfias somáticas são menos pronunciadas, podendo mesmo ser tão tênues a ponto de não serem levadas em conta (Fig. 21.10).

A visceromegalia é discreta, limitada unicamente a hepatomegalia. As anomalias esqueléticas semelhantes às das MPS I e II podem estar ausentes

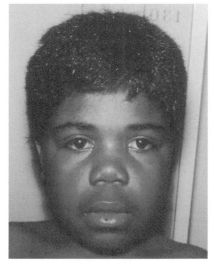

Figura 21.10 – Síndrome de Sanfilippo (MPSIII). Note a ausência de dismorfias faciais.

ou se apresentar em grau leve ou moderado. Surdez neurossensorial está quase sempre presente. Há grande variabilidade clínica, mesmo no interior de um único grupo ou até mesmo entre irmãos. Por volta do fim da primeira década, a demenciação se agrava bem como os distúrbios do comportamento, o que torna problemático o manejo dessas crianças. Por essa época, sinais neurológicos como espasticidade fazem seu aparecimento, podendo haver atrofia cerebral progressiva visível aos exames de neuroimagem. A evolução é lenta, podendo, muitos pacientes, atingir a idade adulta.

Doença de Morquio

Sin.: Mucopolissacaridose IV.

Quadro clínico limitado a severas alterações esqueléticas, sem envolvimento do sistema nervoso central. Interessa o mucopolissacáride queratan-sulfato, sendo reconhecidas duas formas clínicas (A e B), devidas à deficiência das enzimas galactose-6-sulfatase e β-galactosidase, respectivamente, cujos respectivos genes mutantes são situados nos cromossomos 16q24 e 3p21-pter.

Doença de Maroteaux-Lamy

Sin.: Mucopolissacaridose VI.

O fenótipo dos pacientes afetados por essa forma de MPS é semelhante ao da doença de Hurler, havendo duas grandes diferenças: clinicamente, não há alteração da inteligência e, bioquimicamente, apenas o dermatan-sulfato está comprometido (Fig. 21.11). A doença é devida à deficiência da enzima arilsulfatase B (gene mutante em 5q13-14).

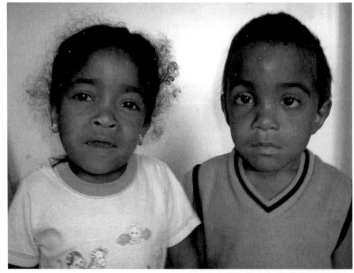

Figura 21.11 – Síndrome de Maroteaux-Lamy (MPSVI). Aspecto fenotípico em irmãos.

Do ponto de vista evolutivo, a progressão dessa entidade é um pouco mais lenta da que a da doença de Hurler, estando as alterações somáticas bem desenvolvidos no fim da primeira década. Compressão medular devida a espessamento dural, bem como a síndrome do canal do carpo, são muitas vezes descritas. A maioria dos pacientes atinge a idade adulta.

Doença de Sly

Sin.: Mucopolissacaridose VII.

É a mais incomum das MPS, sendo devida a deficiência da enzima β-glucuronidase (gene em 4q22-25). Além dos dermatan e heparan-sulfatos, também está envolvido o condroitina-4,6-sulfato.

O quadro clínico é extremamente variável havendo formas severas e agudas de expressão precoce, nos primeiros meses de vida, e formas mais tardias e protraídas, com início por volta do quarto ou quinto anos de vida. Como nas outras MPS, são as dismorfias somáticas, visceromegalias e opacidades da córnea os sinais que sugerem se tratar de uma doença do grupo, sendo que, nessa entidade, inclusões grosseiras nos granulócitos são bastante características. O diagnóstico definitivo, evidentemente, só pode ser realizado pela detecção da deficiência da β-glucuronidase.

OLIGOSSACARIDOSES

SIALIDOSES

Sob esta designação, três doenças autossômicas recessivas distintas são descritas.

- A **sialiodose tipo I** é bem homogênea e corresponde à **síndrome mioclônica – mancha vermelho-cereja** – que se caracteriza por início tardio, na segunda década ou no começo da idade adulta, sendo o quadro neurológico composto por mioclonias severas, queda de acuidade visual e ataxia. É uma das doenças que pertencem ao grupo das epilepsias mioclônicas progressivas. O exame fundoscópico mostra sempre a mancha vermelho-cereja. Há atrofia cerebelar bem visualizada ao exame de RM. Linfócitos vacuolizados no sangue circulante e histiócitos espumosos na medula óssea são de ocorrência frequente.
  Nessa doença ocorre uma deficiência em α-neuraminidase codificada pelo gene *NEU1* localizado no cromossomo 6p21.3.

- A **sialidose tipo II (mucolipidose I)** é de expressão clínica heterogênea, podendo haver formas congênitas extremamente graves, formas infantis precoces, cujo fenenótipo e evolução clínica são similares à forma infantil da gangliosidose GM_1, sendo a mancha vermelho-cereja um sinal constante, formas infantis tardias, de evolução mais lenta, cuja di-

Segunda Parte • GRANDES CATEGORIAS ETIOPATOGÊNICAS

sostose sugere uma mucopolissacaridose e raras formas juvenis, de evolução extremamente lenta. Em todas acabam por surgir sinais de comprometimento neurológico e intelectual.

Como na sialidose tipo I, as mutações ocorrem no mesmo gene havendo deficiência da mesma enzima.

- **Galactosialidose**, nesta doença, há uma deficiência combinada de α-
neuraminidase e β-galactosidase resultante em mutações no gene prote-
tor da proteína catepsina A (*PPCA*) que se localiza no cromossomo
20q13.1.Como na sialidose tipo II, há uma forma infantil precoce, uma
infantil tardia e uma juvenil, com perfis evolutivos similares. No total,
trata-se de malformações somáticas "hurleroides" devidas a disostose,
visceromegalia, opacidades corneanas, mancha vermelho-cereja, deficiência mental e sinais neurológicos nas formas mais protraídas, como
ataxia, distonia, tremores, epilepsia e mioclonias.

DOENÇAS DE ACÚMULO DE ÁCIDO SIÁLICO LIVRE

Em consequência de um bloqueio do ácido siálico no interior das células, há
um acúmulo dessa substância não só intracelular como também no sangue
circulante. Isto ocorre devido a mutações no gene que codifica a proteína
transportadora *sialina*, mapeado em 6q. Duas formas recessivas alélicas são
bem identificadas:

Doença de Salla

Doença muito rara, prevalente na Finlândia (Salla é a região daquele país
onde foi descrita). Trata-se de uma encefalopatia precoce com retardo psicomotor muito severo sem características específicas. O fácies, por volta da
adolescência, pode adquirir traços sugestivos. Os pacientes atingem a idade
adulta.

Doença de acúmulo de ácido siálico livre infantil

Menos de vinte casos descritos. As crianças nascem prematuras, edemacia-
das, com fácies "hurleroide", visceromegalia, ascite, cardiomegalia e disostose. A morte ocorre em dois meses.

I-CELL DISEASE

Sin.: Mucolipidose II, doença de Leroy.

O quadro clínico dessa rara doença é caracterizado por alterações somáticas
extremamente semelhantes às verificadas na doença de Hurler. A grande
diferença – que sugere o diagnóstico – é que sua expressão é precoce, já
presente, muitas vezes, ao nascimento. Ainda, notável hipertrofia gengival

310

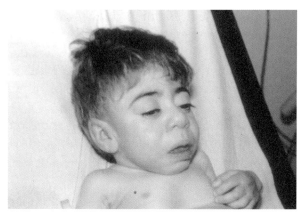

Figura 21.12 – Mucolipidose II (*I cell disease*). Aspecto do fácies.

é um sinal distintivo. O retardo psicomotor é importante e a doença evolui mais rapidamente, sendo que a maioria das crianças falece antes do oitavo ano de vida. Não há excreção anormal de mucopolissacárides. O termo *I-cell* vem de "células de inclusão", devido às grosseiras granulações existentes em certas células, como fibroblastos (Fig. 21.2).

A doença, autossômica recessiva, é devida ao fato de que as enzimas lisossomiais nas células mesenquimais, ao invés de serem direcionadas para os lisossomos, são secretadas no meio extracelular. Assim, o teor dessas enzimas no meio extracelular é elevado e no interior das células, baixo. Isso ocorre devido a mutações no gene (Cr 4q21-q23) que codifica a enzima *N-acetilglucosaminil-1-fosfotransferase* cuja função é sintetizar a manose-6-fosfato que por sua vez tem a função de direcionar as enzimas sintetizadas para o interior dos lisossomos.

POLIDISTROFIA PSEUDO-HURLER

Sin.: Mucolipidose III, pseudopolidisostose.

Fenotipicamente semelhante à forma branda da MPS IH ou de MPS VI, tem início entre o terceiro e quarto anos de vida e progride lentamente, sendo que a maioria dos pacientes atinge a idade adulta. Na metade dos casos há certo grau de retardo mental. Não há mucopolissacaridúria e a patogenia é semelhante à da *I-cell disease*, da qual é doença alélica.

MUCOLIPIDOSE IV

Doença muito rara, mais frequente em judeus asquenazes, é caracterizada basicamente por déficit visual importante devido à opacidade corneana e degeneração retiniana, retardo psicomotor de grau variável, mas geralmente importante, que se inicia nos primeiros meses ou anos de vida. Não há dismorfias somáticas ou visceromegalia. O mielograma revela histiócitos com granulações metacromáticas e o exame ultraestrutural das biopsias de pele ou conjuntiva mostra depósitos abundantes de inclusões semelhantes aos corpúsculos membranocitoplasmáticos semelhantes aos da doença de Tay-Sachs, que aqui se acumulam também em vários órgãos. Há acúmulo tecidual de substâncias diversas como gangliosídeos e fosfolipídeos, e mucopolissacárides.

A doença é devida a mutações no gene *MCOLN1* situado no cromossomo 19p13, que codifica uma proteína de membrana denominada mucolipina-1, cuja função é desconhecida.

MANOSIDOSE

Como nas MPS, os sinais clínicos dessa doença dizem respeito à associação de retardo mental, dismorfias somáticas, alterações esqueléticas, visceromegalia, opacidades corneanas (mais catarata) e surdez. Há um *continuum* de gravidade clínica e evolutiva de doença, indo de casos graves, com início precoce, no primeiro ano de vida e óbito na primeira década (**manosidose tipo I**) a casos mais tardios, de início na grande infância e de progressão mais lenta, permitindo a sobrevida na idade adulta (manosidose tipo II). De uma maneira geral, o grau de comprometimento mental é severo (Fig. 21.13).

A doença, autossômica recessiva, é devida a mutações no gene da α-manosidase (Cr 19p13.1) que leva à deficiência desta enzima com consequente acúmulo tecidual de substâncias ricas em manose e excreção urinária de oligossacárides compostos por essa substância.

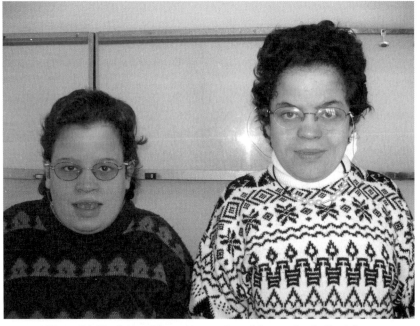

Figura 21.13 – Manosidose. Aspecto fenotípico em irmãs já adultas.

FUCOSIDOSE

Como na manosidose, há, na fucosidose, um *continuum* de gravidade clínica e evolutiva com casos precoces e rapidamente mortais, nos dois primeiros anos de vida (**tipo I**) e casos mais tardios com início nos primeiros anos, curso lento, com progressão mais lenta (**tipo II**). Aqui também o diagnóstico se baseia nas dismorfias faciais e esqueléticas, que não são muito acentuadas, e na visceromegalia, não havendo, porém, opacidades corneanas. O conteúdo de sódio do suor é dado como aumentado e o exame de RM pode revelar um aspecto leucodistrófico. No **tipo III**, o início é mais tardio e os pacientes atingem a adolescência ou a idade adulta com importante demenciação, alterações motoras e somáticas. Observam-se angioqueratomas idênticos aos da doença de Fabry que se distribuem sobretudo nos genitais, nádegas, coxas e abdômen.

O gene da fucosidose que codifica a enzima α-L-fucosidase, deficiente nessa doença, localiza-se no cromossomo 1p34.1-p36.1.

ASPARTILGLICOSAMINÚRIA

A maioria dos casos dessa rara doença autossômica recessiva é devida à deficiência de aspartilglicosaminidase em função de mutações em seu gene codificador situado no cromossomo 4q34-q35. Os indivíduos são normais na primeira infância e progressivamente o fácies vai se modificando, tornando-se grotesco, a pele torna-se espessa e há visceromegalia. Há moderado retardo mental e distúrbios do comportamento mais ou menos graves. A evolução é muito lenta, e não fosse a progressiva modificação dos traços faciais, a condição simularia uma encefalopatia fixa. A maioria dos pacientes atinge a idade adulta. Há excreção urinária de aspartilglicosamina.

GLICOGENOSE

Doença de Pompe

Glicogenose tipo II. Doença lisossomial estudada no Capítulo 28.

CAPÍTULO 22

Lipofuscinoses Ceroides Neuronais
Doença de Unverricht-Lundborg
Doença de Lafora
Distrofia Neuroaxonal Infantil

LIPOFUSCINOSES CEROIDES NEURONAIS (LCN)

Dá-se este nome a um grupo de entidades nosológicas hereditárias, que têm em comum um acúmulo anormal nas células do organismo, em particular nos neurônios, de uma substância cujas características se assemelham às da lipofuscina mas cuja natureza bioquímica não é inteiramente elucidada. Trata-se pois de doenças de acúmulo (tesaurismoses). Esses lipopigmentos autofluorecentes (Fig. 22.1) são de composição variável em cada entidade, o que leva a distintas morfologias ultraestruturais, cuja análise em células da pele ou conjuntiva ocular, como se verá adiante, pode ser preciosa para o diagnóstico clínico em vida.

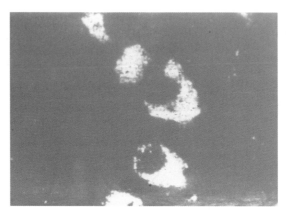

Figura 22.1 – Lipofuscinose ceroide neuronal tipo 2 (LCN2). Fotomicrografia mostrando material de acúmulo autofluorescente no citoplasma de neurônios do córtex cerebral.

Conforme a composição predominante do material acumulado, as LCN podem ser classificadas em dois grupos: aquele no qual o predomínio é da subunidade c da ATP sintase mitocondrial (SCMAS) e aquele no qual o predomínio é de proteínas ativadoras (saposinas) de esfingolipide A e D (SAP A e D). No primeiro grupo, o aspecto ultraestrutural do material acumulado é do tipo filamentar. Trata-se de estruturas lamelares visualizadas como linhas pareadas paralelas cujos perfis podem aparecer contorneados (corpos curvilíneos), retificados (corpos retilíneos) ou com uma linha clara central (corpos *fingerprints*). No segundo grupo, o material acumulado é do tipo GRODS (*granular osmiophilic deposits*) que são corpúsculos arredondados granulares, limitados por uma membrana, que medem até três micras de diâmetro e que podem formar maiores conglomerados de corpos esféricos (Tabela 22.1).

Tabela 22.1 – Lipofuscinoses ceroides neuronais.

DOENÇA	EPÔNIMO	GENE/ CROMOSSOMO	ENZIMA/ PRODUTO	DEPÓSITO
LCN1 – Forma infantil	Doença de Haltia-Santavuori-Hagberg	*CLN1*1p32	Palmitoil tiosterase 1 (PPT1)	GRODS
LCN2 – Forma infantil tardia	Doença de Jansky-Bielschowsky	*LCN2*/11p15	Triptil peptidase 1 (TPP1)	Corpos curvilíneos
LCN3 – Forma juvenil	Doença de Spielmeyer-Vogt; Doença de Batten	*LCN3*/16p12	Batenina	*Fingerprints*
LCN4 – Forma do adulto	Doença de Kufs	*LCN4*/?	?	Heterogêneo, *fingerprints*
LCN5 – Forma infantil tardia	Variante finlandesa	*LCN5*/13q22	?	Corpos curvilíneos, *fingerprints*
LCN6 – Forma infantil tardia	Doença de Lake-Cavanagh	*LCN6*/15q21-23	?	Corpos retilíneos, *fingerprints*
LCN7 – Forma infantil tardia	Variante turca	*LCN7*/4q28.1-28.2	?	Corpos retilíneos, *fingerprints*
LCN8 – Forma infantil tardia		*LCN8*/8p23	?	Corpos curvilíneos (subunidade c- ATPase mitocondrial)
LCN9 – Forma juvenil		*LCN9*/?	?	Corpos curvilíneos, retilíneos, *fingerprints*
LCN10 – Forma conatal		*CTSD*/11p15.5	Proteína catepsina D	GRODS

As LCN podem ser consideradas como lisossomopatias. Entretanto, diferentemente destas, os mecanismos responsáveis pelo acúmulo anormal das substâncias e pela morte celular permanecem em grande parte ignorados. Ao contrário do que ocorre nas doenças lisossomiais, em que a substância acumulada é relacionada à enzima deficiente que participa de sua cadeia metabólica (ver capítulo anterior), nas LCN o material acumulado é sempre ou a subunidade c da ATP ou as saposinas A e D, e nem sempre a proteína codificada se encontra no interior do lisossomo. Por esse motivo preferimos estudar esse grupo de doenças em capítulo à parte.

Até o presente, sete diferente genes responsáveis pelas LCN foram isolados. Dez formas clínicas são reconhecidas. É interessante de se notar, porém, que diferentes mutações em um mesmo gene podem gerar diferentes fenótipos clínicos (Tabela 22.1). Com exceção das formas adultas que são dominantes, as LCN são doenças autossômicas recessivas que podem ter início congênito, infantil, infantil tardio, juvenil e no adulto. Também com exceção destas últimas, cujo quadro clínico é o de uma demência progressiva pura, a suspeita de uma LCN deve-se basear na associação de decadência intelectual importante a epilepsia, mioclonias e amaurose precoce. A rapidez da evolução é variável. De modo geral, mais precoce é o início, mais precoce, a morte.

Forma infantil (LCN1)

Sin.: Doença de Haltia-Santavuori-Hagberg.

De distribuição mundial, mas muito prevalente na Finlândia, é devida a mutações no gene *CLN1* situado no cromossomo 1p32. Em consequência, há deficiência de uma enzima lisossomial – a proteína palmitoil tioesterase 1 (PPT1), a qual pode ser dosada em fibroblastos para fins diagnósticos.

Clinicamente, a doença inicia-se, geralmente, entre os 12 e os 18 meses, por perda do contato afetivo com o meio, estereotipias manuais e, muitas vezes, comportamento do tipo autístico que, nessa idade, sugere, nas meninas, a síndrome de Rett (pág. 143). Segue-se deterioração motora que progride de modo bastante rápido, com perda completa das aquisições anteriores. Abalos mioclônicos generalizados fazem seu aparecimento e persistem por praticamente toda a evolução. Há parada do crescimento do crânio, de modo que essas crianças tornam-se rapidamente microcéfalas. Por volta do terceiro ano, as crianças se encontram praticamente em estado vegetativo. A morte sobrevém por volta dos sete anos de idade.

O exame fundoscópico pode revelar hipopigmentação da retina e atrofia da papila. O EEG e o ERG tornam-se rapidamente extintos, sendo instrumentos importantes para o diagnóstico dessa forma de LCN. A atrofia cerebral é rápida e importante, muito impressionante aos exames de imagem. O exame ultraestrutural das células da pele ou conjuntiva ocular ou dos plexos mientéricos revelam inclusões do tipo GRODS.

Forma infantil tardia (LCN2)

Sin.: Doença de Jansky-Bielschowsky.

Deve-se a mutações no gene *CLN2* localizado no cromossomo 11p15 com resultante deficiência da enzima lisossomial tripeptil peptidase 1 (TPP1).

Em nosso meio, é, de longe, a mais comum das LCN. Inicia-se entre os três e os cinco anos de vida por crises convulsivas que podem ser tanto do tipo TCG, como ausências atípicas, sem quedas, simulando a síndrome de Lennox-Gastaut (pág. 16). Rapidamente, aparecem mioclonias generalizadas. Neste contexto grave de uma epilepsia com mioclonias, não é fácil, no início, detectar-se decadência verdadeira das funções intelectuais. Entretanto, após alguns meses essa deterioração torna-se evidente, ao mesmo tempo em que surgem sinais neurológicos como ataxia e liberação piramidal. No decorrer do segundo ano da doença, o estado da criança é muito grave, com amaurose e confinamento ao leito. O exame fundoscópico é sempre alterado, revelando degeneração macular e retinite pigmentosa, bem como atrofia óptica. A morte sobrevém, geralmente, antes do final da primeira década.

O ERG é anormal, às vezes extinto. O EEG mostra alterações extremamente sugestivas caracterizadas por pontas occipitais que aparecem à estimulação luminosa intermitente lenta (1 a 2c/s). Os exames de imagem revelam atrofia cerebral e cerebelar difusas tanto mais importante quanto mais avançado o estágio da doença. O exame ultraestrutural revela inclusões do tipo corpos curvilíneos (Fig. 22.2).

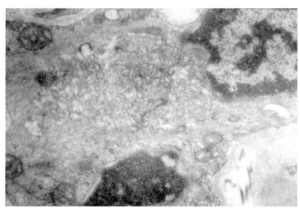

Figura 22.2 – Lipofuscinose ceroide neuronal tipo 2 (LCN2). Fotomicrografia eletrônica mostrando corpos curvilíneos em fibroblasto da conjuntiva ocular.

Forma juvenil (LCN3)

Sin.: Doença de Spielmeyer-Vogt, Doença de Spielmeyer-Sjögren, Doença de Batten de Início Tardio.

Nesta forma, há mutações no gene *CLN3* situado no cromossomo 16p12, que codifica uma proteína transmembranosa denominada "batenina", a qual se acha aqui deficitária e cuja função é desconhecida.

Inicia-se entre os cinco e os 10 anos por duas ordens de fenômenos: amaurose progressiva, que pode permanecer isolada por muito tempo e decadência intelectual, caracterizada por dificuldades escolares, distúrbios da atenção e memória, empobrecimento da linguagem com disartria e alterações do comportamento que, progressivamente, evoluem para demência total. Crises convulsivas que aparecem mais ou menos precocemente e são posteriormente associadas a mioclonias. Todo esse cortejo sintomático se agrava bastante, no decorrer de vários anos, no curso dos quais surgem sinais neurológicos na esfera extrapiramidal, caracterizados por rigidez do tipo parkinsoniano. A morte ocorre após 10 ou 15 anos de evolução.

Aos exames complementares, o ERG é precocemente anormal, podendo-se extinguir mais ou menos precocemente. Os linfócitos circulantes mostram vacuolizações citoplasmáticas, de grande valor diagnóstico diante do contexto clínico. Os exames de imagem revelam moderada atrofia cerebral e cerebelar difusa. O exame ultraestrutural de biopsias da pele ou conjuntiva mostra inclusões citoplasmáticas do tipo *fingerprints*.

Forma do adulto (LCN4)

Sin.: Doença de Kufs.

Trata-se de forma rara, com início na terceira década, por quadros psiquiátricos ou decadência mental, aos quais seguem-se ataxia e, mais raramente, crises convulsivas. Evolui muito lentamente, por 20 ou 30 anos. O diagnóstico é eminentemente anatômico. O material de acúmulo é heterogêneo mas sempre do tipo filamentar, geralmente *fingerprint*.

Descreve-se um segundo tipo de LCN do adulto (**doença de Parry**), também de herança dominante, de quadro clínico semelhante, no qual o material acumulado deposita-se sob a forma de GRODS.

Em ambas as formas, o gene não foi identificado.

Forma infantil tardia variante finlandesa (LCN5)

Doença muito rara, praticamente confinada na Finlândia e outros poucos países europeus, deve-se a mutações no gene *CLN5* (Cr13q22) cujo produto proteico é desconhecido. Clinicamente, situa-se *grosso modo* entre as formas infantil tardia e juvenil, com início entre quatro e sete anos. Não há vacuolização de linfócitos circulantes. Os depósitos são do tipo curvilíneos e *finferprints*.

Forma variante tipo tcheca ou indu (Doença de Lake-Cavanagh) (LCN6)

Similar à LCN5 é devida a mutações no gene *CNL6* (Cr15q21-23). Os depósitos ultraestruturais são do tipo retilíneo e *fingerprint*.

Forma infantil tardia variante turca (LCN7)

Nesta forma, também clinicamente similar às anteriores, as mutações ocorrem no gene *CNL7* situado no cromossomo 4q28.1-28.2. Os depósitos ultra-estruturais são do tipo *fingerprint* ou retilíneos.

Epilepsia nórdica (LCN8)

Deve-se a mutações no gene *CNL8*, situado no cromossomo 8p23. Seu produto, provavelmente também uma proteína transmembranosa, é desconhecido.

Inicia-se entre dois e cinco anos por epilepsia progressiva e retardo mental. Não há alterações visuais. O diagnóstico de LCN só pode ser constatado pelo achado dos depósitos com perfis de corpos curvilíneos. O material predominante no depósito é a subunidade c da ATP sintase mitocondrial (ver anteriormente).

LCN9

Apenas quatro pacientes descritos, com forma clínica idêntica à da CLN3 mas cujo gene não foi isolado e cujo fenótipo dos depósitos é uma mistura de *fingerprints*, corpos curvilíneos e retilíneos.

Lipofuscinose neuronal congênita (LCN10)

Mutações no gene *CTSD* localizado no cromossomo 11p15.5, o qual codifica a proteína catepsina D, são responsáveis por esta rara forma de LCN de reconhecimento recente. Já ao nascimento, observam-se dificuldades respiratórias, hipertonia e crises epilépticas. A morte ocorre nas primeiras horas ou semanas de vida. A autópsia revela perda neuronal maciça e depósitos tipo GRODS.

DOENÇA DE UNVERRICHT-LUNDBORG

Também conhecida como epilepsia mioclônica tipo 1 (EPM1) ou mioclonio báltica, é doença rara, autossômica recessiva mais prevalente na Finlândia e países bálticos, mas de distribuição mundial, é devida a mutações no gene *CSTB* localizado no cromossomo 21q22.3. Esse gene codifica a proteína cistatina B, uma inibidora de protease. A mutação principal é a expansão do dodecâmero CCCCGCCCCGCG o qual passa das duas a três cópias normais para mais de 30. Entretanto, as bases fisiopatogênicas da doença permanecem ignoradas.

Clinicamente, o início ocorre entre seis e 15 anos por crises tônico-clônicas generalizadas (TCG) ou por crises mioclônicas sobretudo matinais. No início, o que parece tratar-se de uma epilepsia essencial, logo se torna algo mais dramático em razão da intensidade das crises mioclônicas pouco responsíveis ao tratamento. Trata-se de mioclonias de ação que se intensificam pelas emoções, pela manutenção postural e por estímulos proprioceptivos. As crises

Segunda Parte • GRANDES CATEGORIAS ETIOPATOGÊNICAS

TCG são relativamente bem controladas pelas drogas antiepilépticas como o valproato (droga de escolha) e as mioclonias podem se agravar com fenitoína. Com o passar dos anos, ataxia cerebelar pode ocorrer bem como certo grau de decadência mental. A morte se dá após 10 ou 20 anos após o início.

Os exames complementares pouco contribuem para o diagnóstico. Nas fases mais tardias, pode-se observar à RM certo grau de atrofia da base da ponte e bulbo. O exame neuropatológico é decepcionante, na medida em que revela apenas degeneração inespecífica e irregular de neurônios do córtex cerebelar, núcleos denteados e tálamos e eventualmente de outras estruturas do tronco cerebral, gânglios basais e medula espinhal.

DOENÇA DE LAFORA

Doença de transmissão autossômica recessiva, a doença de Lafora (EMP2) é presumivelmente devida a um distúrbio do metabolismo de polissacárides, cujas bases bioquímicas permanecem, contudo, ignoradas. Deve-se, em cerca de 60% dos casos, a mutações no gene *EPM2A* situado no cromossomo 6q25-25 que codifica a proteína laforina. Em cerca de 35%, a mutação se dá no gene *EPM2B* (*NHCRC1*) localizado no cromossomo 6p22.3 que codifica a proteína malina. Pode haver, em outros casos, outros genes envolvidos, ainda não identificados. Essas proteínas estão envolvidas no metabolismo do glicogênio. Entretanto, o mecanismo pelo qual há acúmulo de polímeros dessa substância é ainda um mistério. Hipoteticamente, pode haver uma via biossintética hiperativa ou uma alteração que impeça seu catabolismo. Em qualquer circunstância, é a sua deposição intracelular que formará a matriz dos corpúsculos esféricos – os corpos de Lafora – que são encontrados no sistema nervoso central, fígado, músculo e glândulas sudoríparas da pele.

Clinicamente, a doença de Lafora é uma das assim chamadas epilepsias mioclônicas progressivas, ou seja, é uma doença cujo quadro clínico compreende epilepsia, mioclonias e deterioração mental com demenciação progressiva. A doença se inicia, na enorme maioria dos casos, dos 10 aos 16 anos por crises convulsivas geralmente do tipo tônico-clônicas generalizadas às quais logo se associam mioclonias que, com o decorrer do tempo, aumentam em frequência e intensidade, sendo extremamente desabilitantes. Ao mesmo tempo, ocorre deterioração intelectual progressiva que leva à demenciação ao cabo de vários meses. Surdez e ataxia cerebelar podem estar presentes. Crises occipitais caracterizadas por alterações e alucinações visuais são bastante comuns. O EEG pode mostrar uma fotossensibilidade evidente. Ao cabo de dois ou três anos, os pacientes estão confinados ao leito e a morte sobrevém após 6-8 anos de evolução.

Diante do quadro clínico sugestivo, a única maneira de se fazer o diagnóstico de certeza, à falta de outros marcadores biológicos, é por meio da detecção dos corpos de Lafora, sendo que o procedimento menos invasivo para isso é a realização de uma biopsia de pele – axila de preferência – na qual abundam as glândulas sudoríparas (Fig. 22.3).

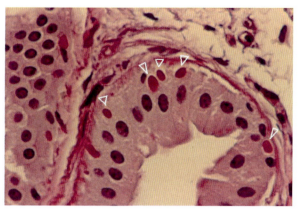

Figura 22.3 – Doença de Lafora. Corpos de Lafora em glândulas écrinas da pele axilar (setas).

DISTROFIA NEUROAXONAL INFANTIL

Também chamada de doença de Seitelberger, a distrofia neuroaxonal infantil é uma doença degenerativa do sistema nervoso, de transmissão autossômica recessiva, cuja base metabólica permanece desconhecida. Caracteriza-se pela degeneração dos axônios que se intumescem e se tornam repletos de perfis membranotubulares, formando os assim chamados "esferoides". É a presença desses esferoides, que se acham disseminados por quase toda a altura do neuroeixo, que permite, ao exame necroscópico, o diagnóstico da doença. Esferoides dessa natureza também estão presentes no sistema periférico, sobretudo nos terminais nervosos sensitivos. Sua visualização, à microscopia eletrônica, é, aliás, o único método que permite o diagnóstico em vida, uma vez que, nessa doença, não há qualquer marcador bioquímico conhecido (Fig. 22.4).

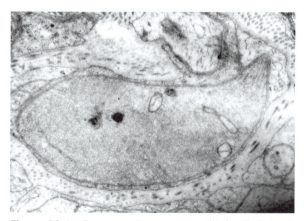

Figura 22.4 – Degeneração neuroaxonal infantil. Fotomicrografia eletrônica de nervo amielínico da conjuntiva ocular mostrando axônio distrófico.

Clinicamente, a doença se inicia no final do primeiro ano ou no decorrer do segundo, praticamente sempre antes do 24º mês. Trata-se de uma deterioração psicomotora global, lenta e progressiva. A criança perde paulatinamente as habilidades motoras e mentais adquiridas. Ao exame neurológico, hipotonia difusa aliada a sinais de liberação piramidal como hiperreflexia e sinal de Babinski são os achados fundamentais. Às vezes, a hipotonia é tão intensa que pode simular uma miopatia ou atrofia muscular espinhal (Fig. 22.5). Sinais oculares como nistagmo, incoordenação dos movimentos oculares e estrabismo estão quase sempre presentes. Crises convulsivas são muito raras. O óbito ocorre, geralmente, após 3-4 anos de evolução.

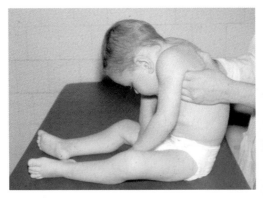
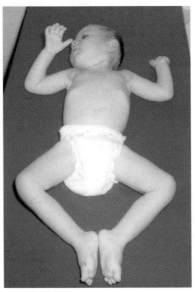

Figura 22.5 – Degeneração neuroaxonal infantil. Criança mostrando grande hipotonia axial e apendicular.

Como exames complementares, a EMG mostra sinais de desnervação. As velocidades de condução são normais. Atrofia dos hemisférios cerebelares está presente, sendo bem visualizada. O achado de um sinal aumentado, tanto em T1 como em T2 do córtex cerebelar é uma dado valioso para o diagnóstico (Fig. 22.6).

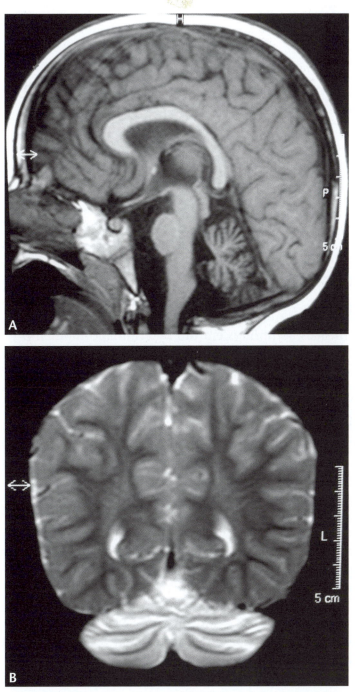

Figura 22.6 – Distrofia neuroaxonal infantil. RM mostrando importante atrofia (**A**) e hipersinal difuso do cerebelo na sequência em T1 (**B**).

CAPÍTULO 23

Doenças Desmielinizantes

ESCLEROSE MÚLTIPLA

É uma doença autoimune cuja patogenia não está totalmente esclarecida. Fatores extrínsicos adquiridos em um determinado momento sensibilizam linfócitos T que têm como receptores antígenos localizados na bainha de mielina ou em oligodendrocitos. Como consequência do processo inflamatório induzido pela reação antígeno-anticorpo, macrófagos ativados destroem a mielina. O processo é recorrente no tempo e no espaço.

Há suscetibilidade genética à doença, sendo esta mais comum em indivíduos com antígenos de histocompatibilidade HLA, subtipos Dr2, Dr4 e DQW1. O risco aumenta em parentes de primeiro grau e em gêmeos univitelinos.

Trata-se de uma doença de altíssima frequência nos indivíduos a partir dos 25 anos de idade, sendo sobretudo prevalente nos países de clima temperado. Sua incidência diminui à medida que se aproxima do Equador. Na criança, é mais rara abaixo dos 10 anos. Por esses motivos, em nosso país, o seu encontro na prática neuropediátrica é bastante raro.

O diagnóstico, essencialmente clínico, baseia-se na história de múltiplos episódios, recorrentes, agudos ou subagudos, de disfunção neurológica que interessam distintos sistemas e estruturas do SNC. Cada um desses episódios é resultante de um surto de desmielinização, ou seja, da destruição focal da bainha de mielina ("placas" de desmielinização). As regiões mais comumente afetadas são os nervos ópticos, a substância branca periventricular, o tronco cerebral, o cerebelo e os feixes brancos da medula espinhal. Em consequência, diversos são os quadros clínicos resultantes em cada surto, sendo os mais comuns distúrbios visuais, como escotomas ou amaurose completa, ataxia cerebelar, vertigens, paresias, ou mielopatias transversas.

O intervalo entre os surtos é variável, de algumas semanas a vários anos. Não raramente, a criança apresenta dois ou três surtos no início do quadro, sendo que os demais só ocorrem muitos anos após, na idade adulta.

De maneira geral, nas fases iniciais, há remissão mais ou menos completa dos sintomas após cada surto. À medida, porém, que os surtos se sucedem, as remissões vão se tornando menos completas, de modo que o paciente se torna progressivamente mais comprometido do ponto de vista neurológico.

O diagnóstico após um primeiro episódio é problemático. Na criança, um episódio de papilite ou neurite retrobulbar, de ataxia aguda ou de mielite transversa, na ausência de qualquer processo infeccioso, deve fazer evocar esse diagnóstico sobretudo se os exames complementares forem positivos.

Estes, apesar de inespecíficos, dentro do contexto clínico têm grande valor diagnóstico. É relevante o aumento de gamaglobulina (IgG) no LCR (cuja celularidade não deve ultrapassar 50 cels./mm^3), com presença de bandas oligoclonais à eletroforese. O exame dos potenciais evocados visuais (PEV) deve ser feito porque pode mostrar alterações muito sugestivas caracterizadas por diminuição da velocidade com preservação da forma da onda. O exame de RM tornou-se extremamente importante para o diagnóstico da doença porque permite mostrar a disseminação das lesões no tempo e no espaço. Apesar de não haver estudos suficientes para validá-los na criança, os critérios de McDonald são os mais utilizados. Pelo menos três das quatro alterações devem estar presentes: (1) uma lesão com impregnação pelo gadolíneo ou nove lesões com hipersinal em T2; (2) pelo menos uma lesão infratentorial; (3) pelo menos uma lesão justacortical; (4) pelo menos três lesões periventriculares (Fig. 23.1).

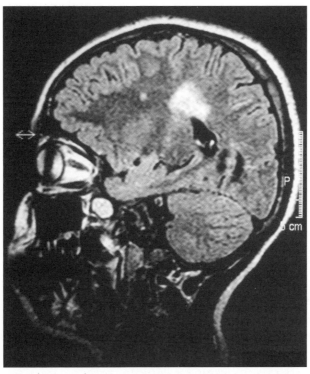

Figura 23.1 – Esclerose múltipla. RM sagital mostrando lesões desmielizantes junto ao corpo caloso.

Não há tratamento específico. Por ocasião dos surtos, a pulsoterapia com metilprednisolona (20-30mg/kg/dia por via IV por 5 dias) está indicada, seguida por prednisona por via oral 1mg/kg/dia. O uso de imunomoduladores como interferon β-1-b (Betaserone) ou interferon β-1-a (Avonex) tem sido feito em grupos restritos de crianças com recorrências frequentes, aparentemente com bons resultados.

OUTRAS FORMAS CLÍNICAS

Doença de Schilder (esclerose cerebral difusa)

Em crianças na primeira década de vida ou no início da segunda, a doença pode ter um curso progressivo, subagudo, sem surtos ou remissões, caracterizado por deterioração psicomotora. Demência, cegueira e surdez corticais e dupla hemiplegia são os principais sinais neurológicos. Às vezes, o início do quadro pode ser unilateral, simulando o curso de um processo expansivo, sobretudo quando, nos casos mais rapidamente evolutivos, sinais de hipertensão intracraniana se fazem presentes.

Ao contrário do que ocorre na forma clínica da esclerose múltipla, em que múltiplos focos de desmielinização estão presentes, nesta forma, há uma placa gigante, geralmente posterior, em situação uni ou mais comumente bilateral.

O epônimo de doença de Schilder é reservado para esta forma anatomoclínica da doença, em que pese o fato de seu uso ter sido muito frouxamente utilizado em outras condições patológicas que interessam a substância branca cerebral.

A enorme maioria dos casos da doença de Schilder em crianças do sexo masculino são, ou se revelaram ser, na realidade, exemplos de adrenaleucodistrofia (pág. 352), doença muito mais frequente, cujos quadros clínico e anatomopatológico são praticamente indistinguíveis.

Forma de Baló

Raríssima, inexiste em crianças. A desmielinização é concêntrica, em ondas. A doença é progressiva e não em surtos.

NEUROMIELITE ÓPTICA (DOENÇA DE DEVIC)

Tida até há alguns anos como uma variante clínica de esclerose múltipla, trata-se na realidade de uma doença autoimune devida à produção de anticorpos chamados NMO-IgG cujo alvo é uma proteína (aquaporina 4) a qual é um canal de água localizada nos pés dos astrocitós ao redor dos vasos do SNC. A reação é também mediada por linfócitos B.

É doença muito rara, mas que foi descrita também em crianças a partir dos cinco anos de idade. O quadro mielítico, muitas vezes sob a forma de mielite transversa (pág. 78), é concomitante, sucedido ou antecedido, em dias ou semanas, por neurite óptica que pode levar à amaurose. O quadro pode ser rapidamente progressivo ou, mais frequentemente, evoluir por surtos, sempre limitados à medula espinhal ou às vias ópticas que terminam por sequelar gravemente os pacientes levando à morte ao cabo de poucos anos. O exame de RM revela o aspecto de desmielinização da medula que, para critério de definição dessa doença, deve se estender por no mínimo três segmentos (Fig. 23.2). Lesões desmielinizantes da substância branca dos hemisférios cerebrais podem eventualmente estar presentes, mas são assintomáticas, sem apresentar os aspectos da esclerose múltipla.

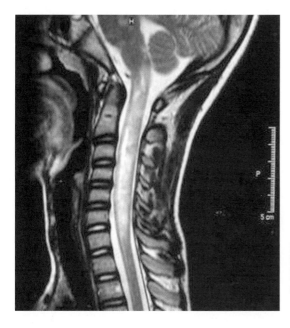

Figura 23.2 – Síndrome de Devic. RM sagital de medula espinhal mostrando desmielinização de vários segmentos da medula cervical.

O LCR revela pleicitose e hiperproteinorraquia muitas vezes com neutrófilos, com padrão oligoclonal. Em 90% dos casos, detecta-se no soro NMO-IgG, de grande especificidade nessa doença.

O tratamento se faz com pulsoterapia nos surtos ou através plasmaferese, se estes se tornarem mais frequentes. Para prevenção das recorrências, usam-se corticoides (prednisona: 1mg/kg) isoladamente ou em combinação com imunossupressores como azatioprina (2-3mg/kg). Algumas tentativas para interferir no mecanismo humoral utilizando bloqueadores de células B, como Rituximab, têm sido feitas.

ENCEFALOMIELITE AGUDA DISSEMINADA (ADEM)

Também chamada de perivenosa ou parainfecciosa, essa encefalomielite é causada por focos múltiplos de desmielinização em torno das veias da substância

Segunda Parte • GRANDES CATEGORIAS ETIOPATOGÊNICAS

branca encefálica e/ou da medula espinhal. Eclode sempre na vigência ou logo após a ocorrência de processos infecciosos virais, como sarampo, rubéola, varicela, influenza etc., ou durante vacinação antivariólica e antirrábica*.

Os focos de desmielinização são induzidos por fator tóxico para a mielina produzidos pelo próprio paciente, em decorrência dos antígenos virais ou vacinais, tratando-se, pois, de uma doença autoimune. Não há, portanto, infecção viral direta sobre o SNC. Doença idêntica chamada **encefalomielite alérgica experimental** (EAE) é produzida em animais previamente sensibilizados. Soro de indivíduos doentes provocam desmielinização *in vitro,* e seus linfócitos podem sensibilizar outros animais. O agente sensibilizante, em ambas as formas da doença, é a proteína básica mielínica. Contrariamente à esclerose múltipla, o processo é mediado por linfócitos B e não por linfócitos T.

O quadro clínico é variável. Na enorme maioria dos casos, trata-se de uma doença de evolução monofásica, assumindo a forma de encefalite ou encefalomielite aguda de maior ou menor gravidade, podendo o quadro reverter após poucos dias, ou permanecer a criança em coma por longas semanas. A mortalidade na fase aguda, geralmente na primeira semana, é de 10 a 20%. Excepcionalmente, formas hiperagudas, hemorrágicas (**encefalite de Hurst**), que evoluem para morte em três ou quatro dias, podem ocorrer na criança. A encefalopatia pós-varicela cursa quase que exclusivamente sob a forma de ataxia cerebelar aguda (pág. 65) podendo evoluir, no início, com vômitos intensos e incoercíveis que obrigam a hospitalização. Quadros mielíticos graves são mais raros, e, quando ocorrem, assumem a forma de mielite transversa aguda (pág. 78).

O prognóstico da doença é variável, sendo geralmente excelente na ataxia pós-varicela. Nas demais, sequelas, como epilepsia, distúrbios do comportamento, dificuldades do aprendizado e, mais raramente, paralisias, são relativamente frequentes, estando relacionadas com a duração e a gravidade do quadro na fase aguda.

O diagnóstico da encefalomielite aguda disseminada é essencialmente clínico e presuntivo, baseando-se na história da doença infecciosa viral precedendo o quadro encefalomielítico. Os exames complementares, como o LCR, não permitem uma diferenciação das demais encefalites por infecção viral direta sobre o parênquima cerebral. Evidentemente, o advento da RM, capaz de revelar alterações pouco intensas ou diminutas da substância branca cerebral, não só fez com que a frequência do diagnóstico da ADEM nas encefalopatias agudas aumentasse substancialmente, conforme a previsão do autor na primeira edição deste livro, como tornou-se elemento essencial para o diagnóstico: a normalidade do exame afasta o diagnóstico da entidade. O grande problema que se coloca é o de se proceder ao diagnóstico diferencial entre ADEM e um primeiro surto de esclerose múltipla. Evidentemente, o fator

---

*A encefalomielite pós-vacinal praticamente desapareceu após a suspensão da vacina antivariólica e o uso de vacinas antirrábicas não antigênicas.

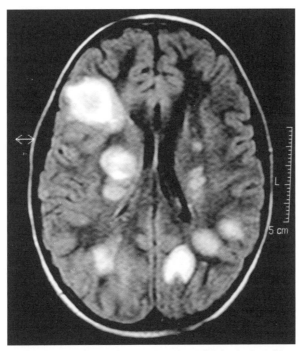

Figura 23.3 – ADEM. RM mostrando múltiplas lesões disseminadas pelos hemisférios predominando na substância branca.

epidemiológico é importante, uma vez que nesta faixa etária, a ADEM é muito mais frequente que a esclerose múltipla. A existência de infecção prévia, de sintomas e sinais de encefalopatia aguda, de grandes lesões desmielinizantes que não raro acometem a substância cinzenta, principalmente dos gânglios da base, são dados que favorecem o diagnóstico de ADEM (Fig. 23.3). O exame de LCR não permite a diferenciação pois que em certa porcentagem de ADEM pode haver bandas oligoclonais.

Além dessa forma monofásica, descreve-se uma forma **recorrente** na qual um evento idêntico ao primeiro acontece três ou mais meses após sem envolvimento de novas áreas clínicas e sem aparecimento de novas lesões à RM, e uma forma **multifásica** que é definida como o surgimento de um novo evento clínico de ADEM com envolvimento de novas áreas clínicas e à RM, pelo menos três meses após o primeiro evento. O consenso quanto à existência desta última forma não é unânime porquanto, com o seguimento mais prolongado, vários desses pacientes acabaram por ser classificados como portadores de esclerose múltipla.

É notável a constatação de que, mesmo com a recuperação clínica completa, lesões desmielinizantes, às vezes de grandes volumes, podem permanecer por longos anos após a eclosão da doença.

O tratamento da ADEM se faz, no início, por pulsoterapia (metilprednisolona, 20-30mg/kg/dia por 5 dias) que pode ser continuada com corticoterapia oral (prednisona 1-1,5mg/kg/dia) até melhora dos sintomas.

CAPÍTULO 24

Leucodistrofias

Em sua definição mais enxuta, *leucodistrofias* são doenças hereditárias da formação da mielina. Segundo H.W. Moser, um dos maiores estudiosos destas patologias, falecido no ano anterior à publicação deste volume, "leudistrofia é uma doença progressiva da mielina, na qual um defeito metabólico geneticamente determinado leva a uma destruição confluente, ou falha no desenvolvimento da substância branca central".

Os mecanismos pelos quais os diferentes defeitos metabólicos induzem à destruição ou à impossibilidade de formação ou manutenção da mielina são extremamente variáveis, sendo que muitos deles permanecem ainda ignorados.

Diversas são as maneiras pelas quais podem classificar-se as leucodistrofias. Do ponto de vista anatomopatológico, por exemplo, podem ser *dismielinizantes* (mielina anormalmente formada), *hipomielinizantes* (produção diminuída) ou *esponjiformes* (formações de cistos). Do ponto de vista bioquímico, podem ser desordens lipídicas, proteicas, por ácidos orgânicos, por defeitos do metabolismo de energia etc.

Três dessas doenças são estudadas em seus capítulos respectivos: a leucodistrofia metacromática e a doença de Krabbe que são lisossomopatias e a adrenoleucodistrofia ligada ao sexo a qual se trata de uma doença peroxissomial.

Este capítulo da Neurologia ganhou notável desenvolvimento nos últimos anos graças à crescente utilização da RM nas afecções do SNC. Muitas dessas doenças só tinham sua comprovação diagnóstica por meio do exame neuropatológico *post-mortem*. Hoje, a ressonância não só possibilitou o diagnóstico em vida, como permitiu a delineação de novas entidades antes insuspeitas. Crédito deve ser dado a uma pioneira nesse campo do conhecimento, Dra. Marjo van der Knaap, médica holandesa.

DOENÇA DE PELIZAEUS-MERZBACHER

É o protótipo da doença "hipomielinizante". Deve-se a mutações no gene da proteína proteolipídica (*PLP*) situado no cromossomo Xq21-q22 que codifica esta proteína a qual é um componente essencial da mielina central e também a sua isoforma DM20 localizada no interior dos oligodendrócitos. Entretanto, em cerca de 20% dos casos, o exame genético é negativo. A paraplegia espástica familiar tipo 2 (Capítulo 6) é uma variante alélica da doença de Pelizaeus.

Trata-se, portanto, de uma doença de transmissão recessiva ligada ao sexo, comprometendo indivíduos do sexo masculino, bastante infrequente, de expressão precoce já no período neonatal ou nas primeiras semanas de vida. Clinicamente, o primeiro sinal é o nistagmo pendular rápido, às vezes acompanhado de movimentos anormais, sacádicos da cabeça, de modo que o diagnóstico de espasmos nutans (pág. 107) muitas vezes é evocado. Estridor laríngeo é frequentemente observado. Um atraso mais ou menos intenso do desenvolvimento psicomotor é constante.

À parte uma forma conatal extremamente severa que leva à morte nos primeiros meses de vida, há dois modos evolutivos. No primeiro, o desenvolvimento psicomotor é extremamente pobre. As crianças praticamente não chegam a se sentar sem apoio e a linguagem e compreensão permanecem em estado rudimentar. Os movimentos são coreoatetósicos e observam-se sinais de liberação piramidal. A microcefalia é importante. A morte se dá antes do final da primeira década. Estas formas estão relacionadas com duplicações gênicas. No segundo modo, o progresso psicomotor é lento porém efetivo. As crianças andam e chegam a desenvolver rudimentos de educação escolar. Do ponto de vista neurológico, há ataxia e coreoatetose. Neuropatia periférica pode estar presente. Atrofia óptica e moderada microcefalia são constantes. A evolução é lenta, podendo muitos indivíduos atingir a idade adulta. Nestas formas há deleções gênicas.

Como mencionado acima, a doença de Pelizaeus-Merzbacher é alélica à paraplegia espástica progressiva tipo 2. Ambas as doenças são descritas em uma mesma família e, nas formas mais lentas, não é incomum o encontro de um *continuum* evolutivo entre ambas as entidades.

Na ausência de marcadores biológicos, o diagnóstico da doença de Pelizaeus-Merzbacher é feito pelo quadro clínico aliado a alguns achados neurorradiológicos e eletrofisiológicos sugestivos, mas não patognomônicos: a RM mostra padrão de hipomielinização mais evidente a partir do final do primeiro ano de vida (Fig. 24.1). Nas formas de evolução lenta, podem permanecer pequenas ilhotas preservadas de mielina, levando a um aspecto tigroide bastante sugestivo. Os potenciais evocados visuais, auditivos e somatossensitivos são profundamente alterados.

Não há tratamento específico.

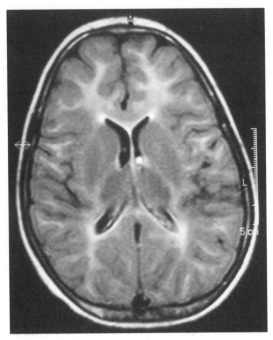

Figura 24.1 – Doença de Pelizaeus-Merzbacher. RM mostrando hipoplasia da substância branca dos hemisférios cerebrais.

DOENÇA DE ALEXANDER

Também chamada de leucodistrofia com fibras de Rosenthal, em razão da presença destas anomalias estruturais (fibras gliais degeneradas) ao exame neuropatológico, é doença devida a mutação no gene *GFAP* (Cr 17q21) que codifica a proteína glial fibrilar ácida, um componente maior dos filamentos dos astrócitos. Sendo a mutação *de novo*, a doença é esporádica.

Clinicamente, caracteriza-se por uma clássica deterioração psicomotora progressiva precoce, de início, geralmente, dentro do primeiro semestre. Há espasticidade progressiva e crises convulsivas. O único sinal distintivo é a existência de uma macrocrânia progressiva. A morte ocorre dentro dos primeiros anos de vida.

Os exames laboratoriais são irrelevantes com exceção da RM cujo padrão é bastante característico para sugerir fortemente o diagnóstico: há desmielinização de gradiente craniocaudal e hiper-sinal em T2 com realce ao contraste da substância branca periventricular, dos gânglios da base e tálamos. Dilatação ventricular é frequente.

O exame neuropatológico revela a desmielinização difusa e os agregados das características fibras de Rosenthal que tendem a se acumular nas regiões subpiais e ao redor dos vasos (Fig. 24.2).

Além desta forma clássica, são descritas raríssimas formas juvenis e do adulto, estas provavelmente dominantes, que cursam com síndrome pseudobulbar e piramidal progressivas e cujo diagnóstico é possível unicamente pelo exame neuropatológico.

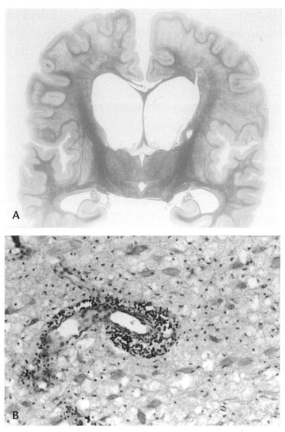

Figura 24.2 – Doença de Alexander. Peça anatômica mostrando desmielinização (**A**). Fotomicrografia mostrando fibras de Rosenthal em aspecto predominante perivascular (**B**).

DOENÇA DE CANAVAN

Também chamada de doença de Canavan-Ivan Bertrand-Van Bogaert ou degeneração esponjosa do neuroeixo, em função do aspecto esponjoso particular encontrado ao exame neuropatológico, esta entidade autossômica recessiva que interessa predominantemente indivíduos da raça étnica judaica e árabe do Oriente Médio deve-se a mutações no gene da aspartoaciclase (*ASPA*) situado no cromossomo 17p13-ter. Como consequência da deficiência desta enzima, há aumento do ácido N-acetilaspártico (NAA) na urina e cérebro. O mecanismo pelo qual o sistema nervoso é lesado permanece grandemente ignorado.

Clinicamente, caracteriza-se por uma deterioração psicomotora de início precoce, geralmente por volta do terceiro mês. Não há sinais clínicos específicos, mas observa-se o muito sugestivo aumento do perímetro craniano, responsável por macrocrânia precoce. Geralmente há hipotonia severa, irritabilidade exagerada e distúrbios do sono. A morte ocorre dentro da primeira década.

Os exames laboratoriais são pouco contributivos. A RM mostra um padrão leucodistrófico difuso sem poupar as fibras em U. De grande relevância é o achado de um pico elevado de NAA à espectroscopia de prótons por RM, que fecha definitivamente o diagnóstico (Fig. 24.3).

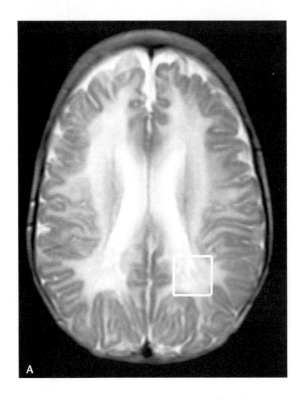

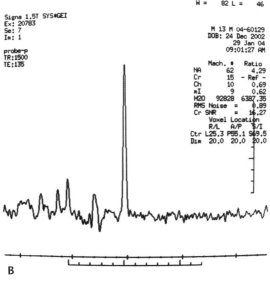

Figura 24.3 – Doença de Canavan. RM mostrando a desmielinização (**A**) e espectroscopia mostrando pico elevado de ácido N-acetilaspártico (NAA) (**B**).

LEUCOENCEFALOPATIA MEGALENCEFÁLICA COM CISTOS SUBCORTICAIS (DOENÇA DE VAN DER KNAPP)

Doença autossômica recessiva. Em 70% dos casos encontram-se mutações no gene *MLC1* situado no cromossomo 22qtel que codifica uma proteína de funções desconhecidas situada nos processos distais dos astrócitos (perivasculares, subpiais e periependimários).

Clinicamente, o primeiro sinal que chama a atenção é o aumento rápido e progressivo do perímetro cefálico no primeiro ano de vida, sem repercussões clínicas notáveis. No final do primeiro ano e no início do segundo, o perímetro acha-se além de 2 a 3 DS da curva, passando a estabilizar-se a partir de então (Fig. 24.4). Neurologicamente, ocorre um atraso da marcha que é adquirida por volta do final do segundo ano. A progressão é muito lenta, com aparecimento de ataxia axial a apendicular, bem como de retardo mental. Quase sempre há crises convulsivas de início precoce mas de fácil controle. No final da primeira década ou na pré-adolescência, a marcha independente é impossível e os pacientes se tornam cadeirantes. A escolaridade acaba por se tornar impossível. Os pacientes podem viver até a terceira ou a quarta décadas.

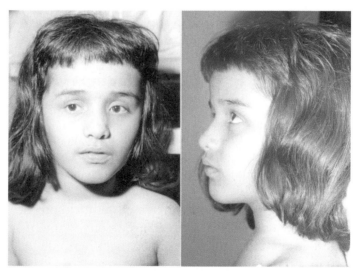

Figura 24.4 – Leucoencefalopatia megalencefálica (doença de van der Knapp). Criança com macrocrânia.

Os exames complementares não são contributivos para o diagnóstico com exceção, evidentemente, da RM que é praticamente patognomônica. Já no primeiro ano de vida, quando o exame neurológico ainda não revela anormalidades, existe uma leucodistrofia simétrica e difusa da substância branca dos hemisférios cerebrais com um aspecto de inchaço e, sobretudo, a presença de cistos subcorticais que predominam nos lobos temporais, mas que podem estar presentes nos frontais e parietais (Fig. 24.5).

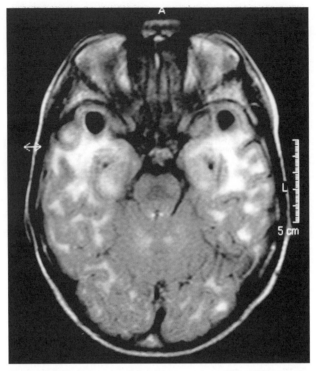

Figura 24.5 – Leucoencefalopatia megalencefálica (doença de van der Knapp). RM mostrando a alteração da substância branca e cistos nos polos temporais.

LEUCOENCEFALOPATIA COM SUBSTÂNCIA BRANCA EVANESCENTE (*VANISHING WHITE MATTER DISEASE*)

É reconhecida hoje como uma das leucoencefalopatias mais comuns, tão frequente quanto a leucodistrofia metacromática. Foi também denominada de ataxia da infância com hipomielinização do sistema nervoso central (CACH).

Trata-se de uma doença autossômica recessiva de início precoce, geralmente no final do primeiro ano de vida. Após um desenvolvimento neuropsicomotor normal, há um atraso motor progressivo em razão de uma ataxia global. Frequentemente, ocorrem exacerbações caractarizadas por quadros encefalopáticos agudos que podem chegar ao coma. Estes podem ser espontâneos ou, mais frequentemente, ocorrer no decurso de infecções sistêmicas, após traumas cranianos banais ou, curiosamente, episódios de estresses psíquicos, como medo. Consecutivamente a esses quadros encefalopáticos, as crianças podem permanecer permanentemente sequeladas. Em alguns casos, o início é mais tardio, por volta do segundo ou terceiro ano de vida, e a progressão é mais lenta, permitindo a essas crianças inclusive adquirirem início de escolaridade. Em todos os casos, ataxia é sempre o sintoma neurológico proeminente, associada a espasticidade e a moderados sinais de liberação piramidal. Atrofia óptica e crises convulsivas são frequentemente presentes.

O diagnóstico é feito por exame de RM que mostra a liquefação progressiva da substância branca dos hemisférios cerebrais que acaba por adquirir sinal idêntico ao do LCR (Fig. 24.6).

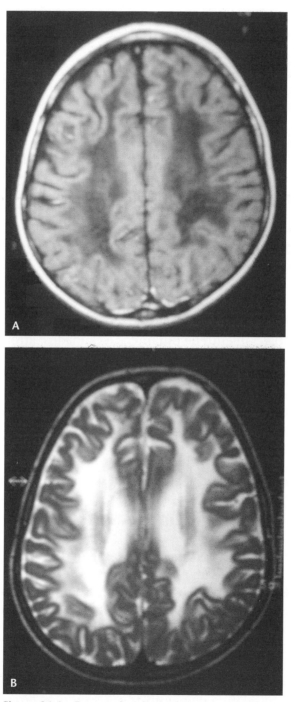

Figura 24.6 – Doença da substância branca evanescente (*vanishing white matter*). Aspecto à RM em FLAIR com hipossinal (**A**) e T2 com hipersinal (**B**).

A doença se deve a mutações em cinco genes situados em cinco diferentes cromossomos: *EIFB1* (Cr12q24.3); *EIFB2* (Cr14q24); *EIFB3* (Cr1p34.1); *EIFB4* (CR2p23.3); *EIFB5* (Cr3q27). Estes genes codificam, respectivamente, as subunidades α, β, γ, δ, e ε do fator de iniciação translacional eIF2B. Este fator é fundamental para conversão de GTP em GDP com produção de energia, sem a qual não há síntese proteica. Ignora-se por que, sendo este um processo ubiquitário celular, a doença é confinada ao SNC. Entretanto, alguns casos têm sido publicados de envolvimento de múltiplos órgãos, além do SNC, em particular o ovário (**ovarioleucodistrofia**).

Leucoencefalopatia Cree é uma doença idêntica que acomete índios americanos da tribo Cree. Inicia-se no primeiro ano e evolui rapidamente para o óbito. Deve-se a uma mutação no gene *EIF2B5*.

O mecanismo pelo qual a substância branca é destruída na doença da substância branca evanescente permanece ignorado, havendo indicações de que se trata de uma alteração primária das células oligodendrogliais.

HIPOMIELINIZAÇÃO COM ATROFIA DOS GÂNGLIOS DA BASE E CEREBELO (H-ABC)

Doença de descrição recente, cujas bases genéticas permanecem ignoradas. O diagnóstico se baseia unicamente nos achados de imagem que revelam o progressivo desaparecimento de putâmens e caudados, atrofia cerebelar, em particular do verme e hipomielinização e atrofia da substância branca cerebral. O quadro clínico é variável, com formas conatais severas que impedem qualquer progresso psicomotor, formas infantis precoces mais mitigadas que evoluem com ataxia e distonia e formas mais brandas que permitem marcha sem apoio mas com posterior regressão psicomotora.

LEUCOENCEFALOPATIA COM COMPROMETIMENTO DO TRONCO CEREBRAL E DA MEDULA ESPINHAL E COM LACTATO AUMENTADO NA SUBSTÂNCIA BRANCA (LBSL)

Doença também definida por meio do exame de RM. Trata-se de entidade autossômica recessiva, causada por um deficit da enzima aspartil-tRNA sintetase, cujo gene candidato acha-se no cromossomo 1. Inicia-se nos primeiros anos de vida por distúrbios da marcha e evolui lentamente com espasticidade e ataxia. Pode haver algum grau de comprometimento intelectual e mesmo crises epilépticas. Há variação na gravidade da doença.

A RM revela uma desmielinização não homogênea da substância branca cerebral, com comprometimento do corpo caloso. No tronco cerebral, há comprometimento seletivo de alguns tratos, como os piramidais, fibras arqueadas, lemniscos mediais, pedúnculos cerebelares superiores e inferiores etc. À RMS por prótons observa-se uma notável elevação do pico de lactato.

DOENÇA DE SJÖGREN-LARSSON

Veja capítulo relativo às paraplegias espásticas (Capítulo 6).

XANTOMATOSE CEREBROTENDÍNEA

Rara doença autossômica recessiva, clinicamente caracterizada pela tríade catarata-xantomas tendíneos (quase sempre dos tendões de Aquiles)- e distúrbios neurológicos progressivos com início na infância tardia ou pré-adolescência consistindo em alterações do comportamento, retardo mental, demência, ataxia e crises convulsivas.

A RM demonstra atrofia cerebral e desmielinização supra e especialmente infratentorial.

A doença se deve a um déficit da enzima mitocondrial hepática esterol 27-hidrolase que interfere na síntese de ácidos biliares. Em consequência, há um acúmulo no plasma, SNC, cristalino e tendões de um derivado do colesterol – o colestanol. O gene desta enzima se situa no cromossomo 2q33-qter.

A doença pode ser tratada com bons resultados, sobretudo no início dos sintomas, com ácido quenodeoxicólico (750mg/dia) que reverte a síntese anormal de ácidos biliares, reduzindo as altas taxas de colestanol.

LEUCOENCEFALOPATIA CAVITANTE PROGRESSIVA

A mais recente leucoencefalopatia identificada. Atinge crianças de dois meses a três anos de idade. O quadro clínico pode simular uma ADEM recorrente (pág. 327) com óbito em um dos episódios, ou assumir um caráter progressivo com episódios intermitentes de deterioração e melhora. O diagnóstico se faz pela RM que mostra cavitações progressivas da substância branca dos hemisférios cerebrais e do corpo caloso com impregnação de contraste, que, com os repetidos episódios, acabam por coalescer e formar grandes cavidades.

A doença foi descrita em irmãos, parecendo ser autossômica recessiva.

CAPÍTULO 25

Doenças Mitocondriais

A mitocôndria é a organela citoplasmática geradora de energia para a célula e consequentemente para o organismo. Esta energia é liberada pela síntese de ATP a partir de ADP, a qual é realizada por meio do processo de fosforilação oxidativa (OXPHOS), o qual se desenvolve na cadeia respiratória mitocondrial (CRM). A CRM é constituída por cinco subunidades peptídeas complexas (I-V) situadas na membrana interna da mitocôndria. Os complexos I, III, IV e V da CRM são codificados tanto pelo genoma mitocondrial (mtDNA) como pelo nuclear (nDNA); o complexo II é codificado apenas pelo nDNA. Isto faz com que, como veremos, uma mesma doença possa se transmitir pelo modo autossômico recessivo ou por transmissão materna.

O genoma mitocondrial possui 16 569 pares de base que formam um duplo círculo fechado de DNA. mtDNA contém 37 genes: **13** genes para as diversas subunidades da CRM (complexo I: ND1a ND6, ND4L; complexo III: citocromo b; complexo IV: COXI, COXII, COXIII; complexo V:ATPase 6, ATPase 8), **2** genes que codificam RNA de ribossomas e **22** genes tRNA necessários para síntese intramitocondrial desses 13 poliptides.

mtDNA é herdado exclusivamente por via materna, uma vez que o espermatozoide não possui essa organela. Este conceito é importante para propósitos de aconselhamento genético e estudos epidemiológicos.

No interior de cada mitocôndria existem múltiplas cópias do mtDNA e, portanto, em cada célula, há milhares de cópias de mtDNA, todas idênticas (homoplasmia). As mutações que ocorrem no decurso de replicações são 10 vezes mais frequentes que no nDNA. Com o passar do tempo, uma dupla população de mtDNA selvagem e mutante coexiste normalmente na mitocôndria, uma situação chamada de *heteroplasmia*. Para que haja efeito deletério, é preciso que o número de mtDNA mutante ultrapasse um determinado limite (*threshold*), variável para cada tecido. A gravidade da doença em determinado órgão ou sua distribuição pelos diversos órgãos pode ser função do grau da heteroplasmia.

340

Sendo as doenças mitocondriais resultantes da falência da energia produzida pela célula, obviamente os órgãos e os tecidos mais comprometidos são aqueles mais dependentes desse fator. Pela ordem, sistema nervoso (central e periférico), músculo, fígado, intestino, rins são os órgãos mais envolvidos nesse grupo de doenças que muitas vezes se acham conjuntamente comprometidos. Aliás, o envolvimento de múltiplos órgãos é praticamente sistemático, sendo um dos fatores pelos quais se deve fazer pensar na hipótese diagnóstica de uma doença mitocondrial.

Doenças mitocondriais podem estar presentes em qualquer época da vida, do nascimento à velhice. Na criança, tendem a ser mais graves e multissistêmicas. Os sinais e sintomas neurológicos mais comumente encontrados nas mitocondriopatias são ataxia, distonia, oftalmoparesia, neuropatia periférica, fraqueza muscular proximal, ptose palpebral, surdez, fatiga aos esforços. Sinais e sintomas extraneurológicos mais comuns são diabetes melito, cardiopatia, insuficiência hepática, acidose tubular renal, diarreia crônica.

Os exames laboratoriais gerais devem ser dirigidos para detecção eventual destas disfunções. Exames mais específicos devem incluir LCR com pesquisa de lactato que está quase sempre elevado (lactato no sangue após esforço também é um exame útil); exame fundoscópico; ENMG para detecção de envolvimento do sistema nervoso periférico ou muscular; e, evidentemente TC e RM de crânio que podem mostrar eventuais calcificações dos gânglios da base e alterações extremamente sugestivas geralmente situadas nos gânglios da base, região periaquedutal, ponte e cerebelo. Biopsia muscular acaba por ser quase sempre indicada pois que revela, em muitas das entidades, as características *ragged-red-fibers* (RRF) que são fibras musculares com acúmulos anormais mitocondriais vistos por coloração específica (Fig. 25.1).

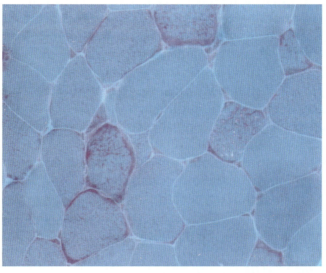

Figura 25.1 – Fibras musculares esqueléticas com aspecto "RRF" em doença de Kayrns-Sayre. Figura cedida pela Dra. Suely Marie (FMUSP).

Finalmente, para diagnóstico definitivo, análise da CRM e estudo molecular da mutação gênica devem ser procedidos em tecido muscular ou fibroblastos em laboratórios especializados. Deve-se ter em mente que, para complicar um assunto já complexo, mutações em um mesmo mtDNA podem ser responsáveis por diferentes doenças e, contrariamente, diferentes mutações conduzem a um mesmo fenótipo.

A seguir estão detalhadas aquelas de maior interesse neuropediátrico, por ordem cronológica aproximativa de aparecimento.

SÍNDROME DE PEARSON

É doença não neurológica fatal no primeiro ano de vida caracterizada por anemia sideroblástica, pancitopenia, acidose láctica e disfunção pancreática exócrina. Deve-se a grandes deleções do mtDNA que incide sobre regiões envolvidas na síndrome de Kearns-Sayre (ver adiante). Pacientes sobreviventes podem vir a desenvolver esta síndrome.

DOENÇA DE ALPERS-HUTTENLOCHER

Também chamada de **poliodistrofia cerebral infantil** ou **progressiva**, termo que enfoca o caráter destrutivo das estruturas cinzentas que ocorre nesta condição, a doença de Alpers, embora muito menos frequente que a doença de Leigh, também, em função da inexistência de um marcador biológico específico, parece ser subdiagnosticada.

Seu início se dá nos dois primeiros anos de vida, nunca após o terceiro, por atraso progressivo e rápido do desenvolvimento psicomotor ao qual rapidamente se associa o aspecto mais marcante e característico da doença que são as crises epilépticas, muitas vezes com caráter mioclônico, podendo, nos lactentes, assumir temporariamente a forma de síndrome de West. Estas crises tornam-se logo subentrantes e de difícil controle. A deterioração neurológica é rápida, havendo parada do crescimento cefálico, com consequente microcefalia adquirida. Nas fases mais avançadas da doença, observa-se insuficiência hepática, que quase invariavelmente leva à cirrose final. O óbito ocorre alguns meses ou no máximo dois anos após o início da doença.

Os exames de imagem demonstram a notável atrofia córtico-subcortical que se instala em poucos meses.

Trata-se de uma doença autossômica recessiva pois que na maioria dos pacientes se colocou em evidência mutações (depleção) no gene nuclear *POLG1* que seriam responsáveis pela deficiência da DNA polimerase mitocondrial gama. Há relatos de transmissão materna (mutação no mtDNA G7706A no gene *COXII*).

DOENÇA DE LEIGH

A doença de Leigh ou **encefalomielopatia necrosante subaguda** é, sem dúvida, a mais frequente das encefalopatias mitocondriais na criança. A idade de início é variada, havendo casos infantis precoces, infantis tardios, juvenis e mesmo de adultos. Entretanto, em mais de 75% dos casos, a doença se inicia nos dois primeiros anos de vida. O curso clínico também é variado, havendo casos de início e evolução insidiosos (a maioria), de curso subagudo ou mesmo agudo. Na maioria das vezes, a evolução é progressiva mas, em uma proporção não negligenciável de casos, períodos de acalmia, com ou sem melhora, e de exacerbação são observados. Este tipo de evolução ondulatória, quando presente, é de grande valor diagnóstico.

Os sinais e os sintomas mais comumente observados são, pela ordem, alterações dos nervos cranianos, sobretudo dos motores oculares, hipotonia, sinais de liberação piramidal, síndrome cerebelar, sinais extrapiramidais, crises convulsivas e arreflexia. Um sinal extremamente sugestivo da doença diz respeito aos distúrbios respiratórios presentes em mais de dois terços dos casos, caracterizados por crises de hiperpneia que podem durar minutos ou horas, às vezes acompanhadas de apneia. Com o progresso da doença, estes episódios podem se tornar extremamente frequentes.

Nas formas infantis precoces, retardo do desenvolvimento psicomotor, acompanhado de vômitos e anorexia, perda de peso e fraqueza são os sinais mais frequentes aos quais vêm se associar os sinais neurológicos, geralmente oculares e ataxia. Nas crianças maiores, incoordenação motora, tremores, quedas frequentes, distúrbios da linguagem e deterioração mental são os sinais de fundo aos quais se associam ataxia e síndrome extrapiramidal e piramidal, e, é claro, o comprometimento ocular.

Em todas as formas, crises convulsivas podem estar presentes (cerca de um terço dos casos) porém nunca estão à frente do cortejo sintomático.

Nos casos infantis, a duração média da doença é de cerca de um ano, sendo que os casos agudos têm tendência a ter evolução mais curta. Nos casos tardios ou juvenis, a doença pode se prolongar por alguns anos.

Diante de um caso suspeito, dois exames são fundamentais: o LCR que revela, em certa porcentagem de casos, hiperproteinorraquia e, sobretudo aumento de lactato e piruvato, e a RM que mostra as extremamente características, mas não patognomônicas, lesões simétricas dos putâmens, tálamos, núcleos subtalâmicos e regiões periaquedutais (Fig. 25.2). À ENMG as velocidades de condução nervosa podem estar diminuídas, refletindo o comprometimento periférico algumas vezes presente nesta doença.

A doença de Leigh é geneticamente heterogênea. Na maioria dos casos, sua transmissão é autossômica recessiva, devendo-se a mutações no gene nuclear *SURF1* com consequente deficiência de citocromo C oxidase [(COX) (complexo IV da CRM)]. Outros genes nucleares com implicações em outros complexos da CRM foram descritos, em particular uma variante franco-canadense. Há casos devidos a mutações em gene nuclear responsável por

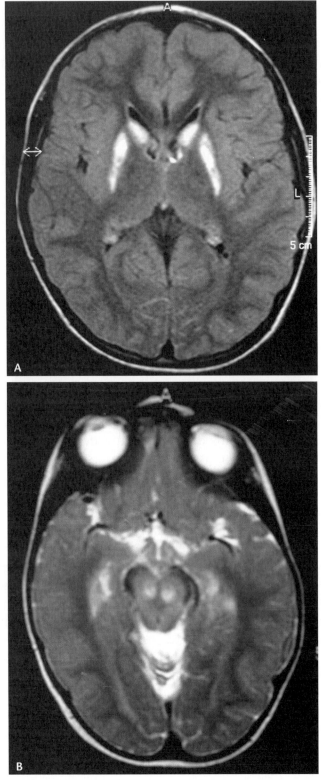

Figura 25.2 – Doença de Leigh. RM mostrando necrose de núcleos caudados e putâmens (**A**) e de substância negra (**B**).

deficiência da coenzima Q (Co-Q), a qual tem como função o transporte de elétrons dos complexos I e II ao III e tem propriedades antioxidantes. Nestes casos, a terapêutica com esta enzima tem excelentes resultados. Mutações no mtDNA ou nos genes mitocondriais tRNA responsáveis por casos de herança materna (MILS) foram descritas. Destas se destacam as mutações no gene da ATPase 6 que codifica subunidade do complexo V. Alguns desses casos podem cursar com retinite pigmentosa e ser rapidamente progressivos. Finalmente, em mutações na subunidade $E_{1\alpha}$ do PDHC, o modo de herança é ligado ao sexo, podendo ser as mulheres portadoras variavelmente afetadas.

Tentativas de tratamento são feitas com altas doses de tiamina, L-carnitina e Co-Q com resultados quase sempre frustrantes.

SÍNDROME DE KEARNS-SAYRE (SKS)

Também conhecida como **oftalmoplegia plus**, a SKS é caracterizada pelo seu início antes dos 15 anos de idade, pela oftalmoplegia externa progressiva e pela degeneração pigmentar da retina (Fig. 25.3). A esta tríade básica deve-se associar uma das seguintes alterações: bloqueio cardíaco, ataxia cerebelar e hiperproteinorraquia (>100mg%). Os pacientes apresentam ainda baixa estatura, fraqueza muscular em graus variáveis, perda auditiva, e podem desenvolver demência. Acidose láctica ao repouso ou após exercício e RRF estão sempre presentes. A RM revela um aspecto leucodistrófico bastante sugestivo.

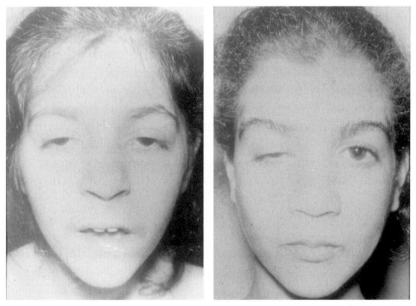

Figura 25.3 – Doença de Kearns-Sayre em irmãs. Note a oftalmoplegia e ptose palpebral.

A entidade é esporádica sendo devida a grandes deleções do DNA mitocondrial com defeitos em enzimas dos complexos I, II e IV da CRM.

EPILEPSIA MIOCLÔNICA COM *RAGGED RED FIBERS* (MERRF)

Ocasionalmente denominada de **doença de Fukuhara**, MERRF é caracterizada basicamente por epilepsia mioclônica progressiva entrando pois no diagnóstico diferencial das entidades que cursam com esta sintomatologia. O quadro clínico é, no entanto, variável, mesmo no interior de uma mesma família. O início se dá, geralmente, até os 20 anos de idade, mas alguns casos mais tardios foram descritos. As alterações mais comumente associadas dizem respeito a ataxia, demência e surdez progressiva. O quadro pode ser confundido com a dissinergia cerebelar mioclônica. Ainda, baixa estatura, fraqueza muscular e lipomas subcutâneos cervicais podem estar presentes. Acidose láctica e RRF são achados constantes. A TC pode mostrar calcificações dos gânglios da base.

A doença se transmite por via materna, ocorrendo uma mutação pontual na posição 8344 do gene tRNA.

MIOPATIA MITOCONDRIAL, ENCEFALOPATIA, ACIDOSE LÁCTICA E EPISÓDIOS ICTAIS-SÍMILES (MELAS)

Doença simplesmente conhecida como MELAS, acrônimo de *Mitochondrial myopathy, encephalopathy, lactic acidosis, and stroke like episodes*, é caracterizada por seu início usualmente na primeira década. Vômitos cíclicos e episódios sucessivos de hemiparesias, hemianopsia, cegueira cortical e crises convulsivas compõem o quadro clínico.

Como nas duas outras encefalomiopatias mitocondriais, baixa estatura, fraqueza muscular e demência podem estar presentes, sendo que acidose láctica e RRF são constantes. A RM revela infartos em diferentes idades de resolução sobretudo nas regiões parieto-occipitais, sem ocuparem territórios vasculares precisos (Fig. 25.4). Pode haver também calcificações nos gânglios da base.

Trata-se de uma doença devida, na maioria dos casos, à mutação pontual na posição 3243 do tRNA mitocondrial, ocorrendo sua transmissão por via materna.

ENCEFALOPATIA MITOCONDRIAL NEUROGASTROINTESTINAL (MNGIE)

É uma desordem multissistêmica que se inicia na infância ou adolescência, geralmente por sintomas de dismotilidade gastrointestinal como diarreia,

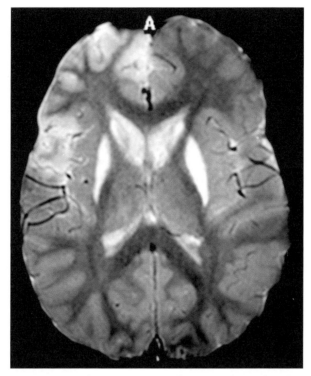

Figura 25.4 – MELAS. RM mostrando necrose estriatal e infartos corticais.

vômitos, pseudo-obstrução, perda de peso, diverticulose. Os sinais neurológicos são ptose palpebral, oftalmoparesia externa progressiva e polineuropatia. O exame de RM revela leucoencefalopatia difusa, mas não há sinais de declínio intelectual. Há aumento de ácido láctico sérico e hiperproteinorraquia.

A doença é autossômica recessiva, devendo-se a mutações no gene *ECGF1* (CR 22q12-qter) que codifica a timidina fosforilase. Com o déficit desta enzima há aumento de timidina nos tecidos. A correção bioquímica com transplante de medula óssea tem dado bons resultados.

NEUROPATIA ÓPTICA HEREDITÁRIA DE LEBER (LHON)

Acomete em 85% dos casos indivíduos do sexo masculino, no fim da segunda década, e se caracteriza por amaurose rapidamente progressiva. O exame fundoscópico mostra pseudopapiledema do disco, telangiectasias peripapilares e tortuosidades dos vasos retinianos. Certos pacientes podem apresentar melhora com o tempo. Sinais neurológicos associados como ataxia e neuropatia periférica são pouco frequentes.

É doença de transmissão materna, devendo-se a mutações pontuais do mtDNA, sendo que a maioria envolve a subunidade 4 do complexo 1 (ND4). Não se sabe por que a maioria dos pacientes é do sexo masculino.

Segunda Parte • GRANDES CATEGORIAS ETIOPATOGÊNICAS

SÍNDROME DE NEUROPATIA, ATAXIA E RETINITE PIGMENTOSA (NARP)

Doença rara, proteiforme, que interessa indivíduos no fim da segunda década e que associa, de modo variável, ataxia, sinais piramidais, neuropatia sensitiva, retinite pigmentosa, fraqueza proximal dos membros e deterioração mental.

Trata-se de doença de herança materna por mutação pontual do nucleótido 8993 do mtDNA que envolve o gene para a subunidae mitocondrial ATPase 6 do complexo 5. Alguns indivíduos com esta mutação desenvolvem uma síndrome de Leigh de herança materna (MILS) de início tardio (ver anteriormente).

OFTALMOPLEGIAS EXTERNAS PROGRESSIVAS (PEO)

Trata-se geralmente de doenças de adultos, sendo uma das apresentações clínicas mais frequentes das mitocondriopatias nessa faixa etária. Podem ser isoladas ou mais comumente acompanhadas após um tempo de evolução por fraqueza proximal e alterações cardíacas e eventualmente por outras disfunções neurológicas como ataxia ou neuropatia periférica. Há formas recessivas e dominantes, associadas com vários tipos de deleções do mtDNA ou mutações no nDNA.

CAPÍTULO 26

Doenças Peroxissomiais

Peroxissomos são organelas citoplasmáticas que albergam cerca de meia centena de enzimas relacionadas ao metabolismo lipídico, cujas principais funções dizem respeito: 1. à biossíntese de plasmalógenos (glicolípides constituintes das membranas celulares), colesterol e ácidos biliares e 2. ao catabolismo, através de suas enzimas oxidativas (oxidases) e catalase, de H_2O_2, dos ácidos graxos de cadeia muito longa (AGCML), do ácido pipecólico e do ácido fitânico.

Há dois tipos de desordens peroxissomiais (Quadro 26.1). No primeiro, há deficiência de múltiplas enzimas lisossomiais e ausência ou redução quase completa dos peroxissomos. São conhecidas como desordens da biogênese peroxissomial. No segundo grupo, o número de peroxissomos é normal mas há redução de atividade de uma única enzima. Em todas as eventualidades e, é óbvio, nas doenças a elas associadas, há alterações bioquímicas (detectáveis por meio de exames laboratoriais) consequentes a esses distúrbios que, basicamente, dizem respeito a déficit da taxa de plasmalógenos e da enzima

Quadro 26.1 – Doenças peroxissomiais (MOSER).

Grupo I – DESORDENS DA BIOGENESE PEROXISSOMIAL
    1. Síndrome de Zellweger
    2. Adrenoleucodistrofia neonatal
    3. Doença de Refsum infantil
    4. Condrodisplasia rizomélica punctata tipo 1

Grupo II – DOENÇAS DEVIDAS A DEFICIÊNCIA ENZIMÁTICA ISOLADA
    1. Adrenoleucodistrofia ligada ao sexo (X-ALD)
    2. Pseudoadrenoleucodistrofia neonatal
    3. Condrodisplasia rizomélica punctata tipo 2
    4. Doença de Refsum
    5. Acatalassemia
    4. Hiperoxalúria tipo I

envolvida na sua síntese – a diidroxiacetona fosfato aciltransferase (DHAP-AT) —; elevação da taxa sérica e tecidual de AGCML; elevação dos ácidos triidroxi e diidroxicoprostanoico (THCA e DHCA), produtos intermediários que aparecem na síntese de ácidos biliares; elevação da taxa dos ácidos pipecólico e fitânico. Estas alterações bioquímicas variam em intensidade conforme a entidade considerada.

As peroxissomopatias são doenças hereditárias de transmissão autossômica recessiva ou ligada ao sexo. Sua frequência talvez seja mais alta do que os casos publicados, uma vez que, nos últimos anos, seu diagnóstico tem-se multiplicado em vários centros. A detecção pré-natal ou de heterozigotos é possível por meio dos exames laboratoriais que refletirão as alterações supracitadas em células das vilosidades coriônicas.

Algumas tentativas de tratamento têm sido realizadas em certas doenças do grupo. A maior parte se baseia em dietas pobres em AGCML, ácido pipecólico e ácido fitânico. Se bem que, em alguns casos, estabilização ou mesmo normalização das taxas dessas substâncias foram alcançadas, as repercussões clínicas não foram entusiasmantes. Apenas na doença de Refsum do adulto, alguns investigadores conseguiram certa estabilização na progressão da doença.

Clinicamente, as doenças peroxissomiais compreendem uma série de fenótipos relativamente variados. A maioria delas é de expressão neonatal ou infantil precoce, nos primeiros meses de vida. As manifestações clínicas que sugerem o diagnóstico dizem respeito a severo retardo psicomotor; fraqueza e hipotonia; traços dismórficos; crises convulsivas neonatais; retinopatia, glaucoma ou catarata; déficits auditivos; hepatomegalia ou insuficiência hepática; condrodisplasia punctata.

DESORDENS DA BIOGÊNESE PEROXISSOMIAL

Compreendem o espectro de Zellweger (síndrome de Zellweger, adrenoleucodistrofia neonatal e doença de Refsum infantil) e a condrodisplasia rizomélica punctata tipo 1.

Doze genes (11 para o grupo Zellweger e um para a condrodisplasia punctata) foram identificados. Estes genes (*PEX*) codificam peroxinas que são proteínas fundamentais para a biogênese peroxissomial e para a síntese de proteínas da membrana e matriz dessas organelas.

Síndrome de Zellweger

Também conhecida como doença cérebro-hepatorrenal, é considerada o protótipo das doenças peroxissomiais. Presente já ao nascimento, é gravíssima, pois os pacientes raramente atingem o segundo semestre. Clinicamente, caracteriza-se por hipotonia neonatal, aquisições psicomotoras nulas, hiporreflexia, crises convulsivas, retinite pigmentar, catarata e opacidade da córnea. Hepatomegalia aparece nas primeiras semanas. As dismorfias somáticas são evocativas, caracterizadas por fronte alta, fontanelas alargadas, cristas orbitárias rasas, base do nariz achatada, epicanto, palato ogival, pavilhões auriculares malformados, micrognatia e pregas redundantes cutâneas no pescoço. Deformidades dos pés, campodactilia e criptorquidia estão geralmente presentes. As dificuldades de alimentação são severas requerendo uso de sonda nasogástrica.

Patologicamente, há graves malformações cerebrais caracterizadas por hipomielinização e distúrbios migratórios com resultantes microgirias e heterotopias neuronais e por várias alterações hepáticas e cistos renais.

O ERG acha-se precocemente abolido. A radiografia de joelhos revela calcificações patelares características e os exames de imagem, em particular a RM, mostram as disgenesias corticais e a hipomielinização.

Bioquimicamente, há elevação dos AGCML (C24:0, C26:0, C26:1), deficiência de atividade da DHAP-AT, aumento de DHCA e THCA e do ácido pipecólico. A taxa de ácido fitânico é normal, embora haja deficiência de fitanato oxidase.

Adrenoleucodistrofia neonatal

Doença que tem muitos pontos em comum com a síndrome de Zellweger e alguns pontos em comum com a adrenoleucodistrofia ligada ao sexo. Também presente ao nascimento por meio de hipotonia e dificuldades alimentares, é um pouco menos grave do que a síndrome de Zellweger, porquanto permite às crianças um certo número de aquisições no curso do desenvolvimento psicomotor nos dois primeiros anos, que, no entanto, permanecem severamente comprometidas. A partir do terceiro ano ocorre franca deterioração com morte por volta do quarto ou quinto ano de vida.

As dismorfias somáticas são menos evidentes, às vezes notadas apenas por investigadores experientes com esse grupo de doenças. Entretanto, hepatomegalia, retinite pigmentar, surdez devem fazer, diante do contexto clínico, suspeitar o diagnóstico. Entretanto, aqui não há calcificações patelares ou cistos renais. Em contrapartida, há atrofia suprarrenal, sem manifestações clínicas. As disgenesias corticais são muito menos pronunciadas, mas o aspecto leucodistrófico é mais proeminente, semelhante à da forma ligada ao sexo (ver adiante).

O contexto bioquímico é semelhante, sendo que o aumento de AGCML se deve quase que exclusivamente às cadeias C26:0.

Doença de Refsum infantil

Assim denominada devido à presença de altos níveis séricos de ácido fitânico como na doença de Refsum clássica. Entretanto, como em outras peroxissomopatias do grupo, as outras alterações bioquímicas como acúmulo de AGCML, ácidos biliares e ácido pipecólico estão também presentes.

Segunda Parte • GRANDES CATEGORIAS ETIOPATOGÊNICAS

Clinicamente, trata-se de doença de evolução bem mais lenta, detectada geralmente no segundo semestre por hipotonia, hepatomegalia, retinite pigmentar e atraso psicomotor. As crianças andam entre os três e os cinco anos e apresentam ataxia e retardo mental severo e surdez evoluindo com esse quadro até a adolescência. Não há anomalias faciais importantes, ou alterações renais.

Condrodisplasia rizomélica punctata tipo 1

Causada por alteração no gene *PEX7*, caracteriza-se basicamente por alterações esqueléticas como encurtamento dos segmentos proximais dos membros e calcificações puntiformes das articulações, microcefalia, dismorfias faciais do espectro Zellweger e retardo mental. As crianças raramente sobrevivem após o segundo ano.

DOENÇAS DEVIDAS A DEFICIÊNCIA ENZIMÁTICA ISOLADA

No quadro 26.1 estão relacionadas as entidades pertencentes a esta categoria. Com exceção da adrenoleucodistrofia ligada ao sexo, trata-se de doenças raras, sendo que a maioria delas tem um fenótipo similar ao da doença de Zellweger. Merece destaque a doença de Refsum, já estudada no Capítulo 6.

Adrenoleucodistrofia ligada ao sexo (X-ALD)

Sem dúvida a mais frequente ou, pelo menos, a mais diagnosticada das doenças peroxissomiais. É a única entidade do grupo que se transmite segundo o modo ligado ao sexo. Mais de 500 mutações foram detectadas no gene *ABCD1* mapeado no cromossomo Xq28, o qual codifica uma proteína de membrana peroxissomial ALDP que pertence a uma família que tem função no transporte de ATP. Não há uma correlação entre genótipo e os diferentes fenótipos desta doença os quais podem ocorrer no interior de uma mesma família.

O fenótipo mais comum é a forma **inflamatória cerebral** que incide em crianças, mais raramente em adolescentes e muito infrequentemente em adultos. Clinicamente, a doença se inicia dos quatro aos 10 anos (média aos sete anos) com distúrbios do comportamento, rebaixamento intelectual, alteração da marcha e perda das acuidades visual e auditiva. O quadro é bem rapidamente progressivo, de modo que, ao cabo de dois anos, o paciente acha-se em estado vegetativo, podendo assim viver por dois, três ou mais anos.

Já no início do quadro há insuficiência suprarrenal laboratorialmente detectável, com produção baixa de cortisol ao estímulo com ACTH. Em uma certa proporção de pacientes, sinais clínicos de adisonismo como bronzeamento da pele e sobretudo das mucosas podem ocorrer. Em uma pequena percentagem de casos, a insuficiência suprarrenal permanece a única manifestação clínica da doença, configurando o fenótipo "**Addison-puro**".

352

Capítulo 26 • DOENÇAS PEROXISSOMIAIS

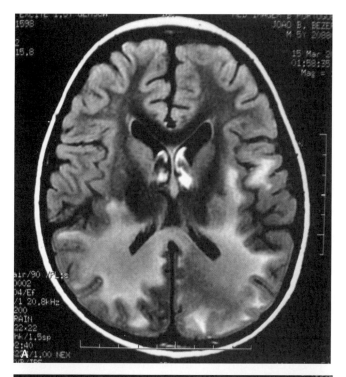

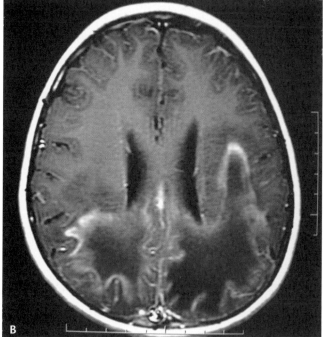

Figura 26.1– Adrenoleucodistrofia ligada ao X. RM mostrando desmielinização predominando posterirormente (**A**) e sua impregnação periférica pelo contraste (**B**).

Segunda Parte • GRANDES CATEGORIAS ETIOPATOGÊNICAS

Outro fenótipo encontrado em 20% dos casos de X-ALD diz respeito à **adrenomieloneuropatia (AMN)**, com envolvimento primário da medula espinhal e nervos periféricos. Esta forma, que também pode estar associada a sinais da doença de Addison, interessa pacientes em faixa etária mais alta, geralmente pacientes na idade adulta. O quadro clínico é o de uma paraparesia espástica lentamente progressiva, com distúrbios esfinctéricos importantes. Vinte por cento destes pacientes desenvolvem a forma inflamatória cerebral. Finalmente, é importante notar que 20% de mulheres heterozigotas podem apresentar este quadro clínico.

Tanto na ALD como na AMN, há acúmulo de AGCML (C24:0 e C26:0) no plasma, fibroblastos e em diversos órgãos como cérebro e suprarrenais. As demais funções peroxissomiais não se acham alteradas. No cérebro, há um processo leucodistrófico característico, cujo aspecto, visualizado por meio da RM, pode sugerir fortemente o diagnóstico. As lesões se iniciam e predominam nas regiões parieto-occipitais e apresentam uma característica impregnação periférica à substância de contraste (Fig. 26.1).

O tratamento da X-ALD deve ser feito com corticoides visando ao restabelecimento da insuficiência suprarrenal que pode ser fatal. Quanto à doença propriamente dita, as tentativas de redução dos níveis dos AGCML com o chamado óleo de Lorenzo, que é uma mistura de gliceril-trioleato e gliceriltrierucato a 4:1 (o que realmente ocorre ao cabo de quatro semanas), mostraram-se frustrantes. A terapia é recomendada para os pacientes assintomáticos com RM normal. Tão logo apareçam sinais clínicos ou de imagem (que geralmente os antecedem), a terapia recomendada é o transplante de medula óssea, que pode retardar enormemente a evolução da doença. Este método não é, no entanto, recomendado para crianças assintomáticas porque 50% delas não desenvolverão a doença e não se conhece seus resultados na AMN.

CAPÍTULO 27

Aminoacidopatias. Acidoses Orgânicas. Distúrbios da β-Oxidação dos Ácidos Graxos

NOTAS INTRODUTÓRIAS

Muitas das doenças estudadas neste capítulo têm sua expressão no período neonatal, sendo, de maneira geral, o diagnóstico clínico extremamente difícil. Como não há intervalo livre apreciável (ver Capítulo 12), e como o quadro clínico é raramente específico, estas doenças, geralmente, são confundidas com afecções mais comumente presentes no período neonatal como meningites, encefalites, hemorragias intracranianas, distúrbios hipóxico-isquêmicos, ou manifestações de malformações cerebrais.

O diagnóstico deve ser colocado quando o recém-nascido, sem motivo aparente, várias horas após o nascimento ou após a introdução do aleitamento, apresenta – isoladamente ou em associação – uma diminuição da reatividade com letargia que pode evoluir para coma, crises convulsivas, dificuldades alimentares, vômitos, alterações dos movimentos oculares, do ritmo respiratório ou movimentos involuntários anormais. Alteração do odor da urina, consanguinidade dos pais e, sobretudo, história semelhante com óbito anterior na família são elementos valiosos para o diagnóstico. A existência de macro ou microcefalia e de alterações somáticas evidentes deve, em princípio, fazer rejeitar a hipótese diagnóstica. Do ponto de vista laboratorial são comuns o encontro de hipoglicemia, acidose metabólica, cetonúria, hiperamoniemia ou alcalose respiratória.

Seu diagnóstico é de extrema importância, não só para efeitos de aconselhamento genético, porquanto todas elas são hereditárias, sendo a esmagadora maioria de transmissão autossômica recessiva, como porque algumas são passíveis de tratamento que, se precocemente instituído, pode prevenir as lesões cerebrais definitivas.

Muitas destas doenças podem, eventualmente, exteriorizar-se mais tardiamente, seja sob a forma de uma deficiência mental com ou sem sinais neurológicos associados, seja – o que é mais comum – sob a forma de síndromes neurológicas intermitentes ou exacerbações periódicas de sinais e sintomas

Segunda Parte • GRANDES CATEGORIAS ETIOPATOGÊNICAS

latentes. Estas, geralmente, são representadas por ataxia, distonias, sinais oculares, crises convulsivas ou ainda como encefalopatias agudas conforme as descritas no Capítulo 13. Assim, diante de uma criança com quadro neurológico intermitente ou com exacerbações agudas de um quadro latente é imperioso se pensar nesses grupos de afecções.

AMINOACIDOPATIAS

FENILCETONÚRIA

É sem dúvida a mais frequente das aminoacidopatias sendo sua taxa de incidência média de 1:10.000 nascimentos. Trata-se de doença autossômica recessiva devida a déficit da enzima fenilalanina hidroxilase hepática, por mutação no seu gene codificante (Cr12q22-24.1). Em consequência, há um acúmulo sérico de fenilalanina com repercussões danosas sobre o desenvolvimento do SNC.

Com o *screening* neonatal, e consequente tratamento precoce que previne o desenvolvimento da doença, as formas clínicas clássicas da fenilcetonúria têm praticamente desaparecido. Nos casos não tratados, o quadro é dominado por uma deficiência mental praticamente pura responsável por importante atraso das aquisições intelectuais, em particular da linguagem. Distúrbios do comportamento caracterizados principalmente por uma síndrome hipercinética são comuns. O QI médio é de 50. Crises convulsivas podem estar presentes em cerca de um quarto dos casos, podendo, nas crianças menores, assumir a forma de uma síndrome de West. O exame somático revela um eczema rebelde sobretudo nos primeiros meses ou anos, bem como uma coloração clara da pele, cabelos e olhos, o que pode contrastar com a cor dos demais membros da família. Há um déficit estatural e tendência à microcefalia nas crianças maiores. A urina e o suor têm um cheiro sugestivo de mofo ou de biotério.

O tratamento se faz com dieta pobre em fenilalanina havendo disponíveis várias tabelas com os alimentos permitidos e suas respectivas dosagens. Para os lactentes há várias preparações comerciais de leites em pó pobres em fenilalanina. O tratamento deve ser prosseguido pelo resto da vida. Pacientes tratados e bem controlados desenvolvem-se com inteligência normal, porém alguns se mantêm com distúrbios do comportamento e síndrome hipercinética.

HOMOCISTINÚRIA

Há várias formas de homocistinúria, sendo a mais comum a devida a uma deficiência em cistationina β-sintetase (Cr21q22.3). As crianças com esta afecção desenvolvem retardo mental (que pode eventualmente estar ausente) e distúrbios psiquiátricos como desordens da personalidade, episódios depres-

Capítulo 27 • AMINOACIDOPATIAS. ACIDOSES ORGÂNICAS. DISTÚRBIOS DA β-OXIDAÇÃO DOS ÁCIDOS GRAXOS

sivos e comportamento obsessivo-compulsivo. Crises convulsivas podem estar presentes. Distúrbio da marcha (tipo "Carlitos") é, muitas vezes, descrito.

Além deste quadro neurológico, há características anomalias oculares (ectopia do cristalino, glaucoma), esqueléticas (osteoporose, escoliose, aumento do comprimento dos ossos longos, pés cavos, aracnodactilia) e vasculares (trombose, *flush* malar).

O tratamento, que se instituído precocemente pode prevenir todas as manifestações clínicas, é feito com dieta pobre em metionina e com administração de doses maciças de vitamina B6.

DOENÇA DE HARTNUP

Trata-se de uma doença autossômica recessiva (Cr5p15), devida a um distúrbio da absorção renal e do transporte intestinal dos aminoácidos com acúmulo de triptofano nos intestinos e excreção de produtos indólicos.

O quadro clínico caracteriza-se por episódios intermitentes de ataxia cerebelar acompanhados, muitas vezes, de distúrbios do comportamento ou psiquiátricos. A esses surtos, que podem ser desencadeados por processos infecciosos, pela administração de sulfas ou pela exposição ao sol, associam-se manifestações dermatológicas do tipo pelagra nas extremidades da face.

A terapêutica é feita pela ingestão de dietas hiperproteicas e pela administração de ácido nicotínico.

SÍNDROME DE LOWE

Também conhecida como **síndrome oculocerebrorrenal**, esta síndrome de herança ligada ao sexo (Cr Xq25-q26), é caracterizada por uma aminoacidúria generalizada. O gene modificado codifica a enzima inositol polifosfato 5-fosfatase cuja deficiência é responsável por parte da patogenia da doença. Trata-se de crianças intensamente hipotônicas no período neonatal e que se desenvolvem com importante atraso psicomotor. O facies é bastante sugestivo com fronte bombeada, grandes olhos encovados e grandes orelhas mal torneadas. As anomalias oculares são importantes e precoces caracterizadas por glaucoma, catarata, buftalmia e opacidades corneanas. Anomalias esqueléticas do tipo raquitismo são frequentes. Na urina, além da aminoacidúria generalizada, encontra-se sempre a presença de proteinúria e acidose tubular.

Não há tratamento específico.

DEFICIÊNCIA EM SULFITO OXIDASE

Doença de expressão nas primeiras semanas de vida por meio de crises convulsivas refratárias, hipotonia, hipomotilidade, sinais piramidais, parada do crescimento cefálico, traços dismórficos, luxação do cristalino e morte precoce. A RM revela um aspecto semelhante a uma encefalopatia multicística da substância branca por lesão hipóxico-isquêmica (Fig. 27.1).

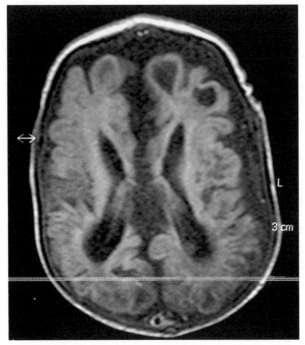

Figura 27.1 – Deficiência em sulfito oxidase. Aspecto à RM semelhante a lesões hipóxico-isquêmicas.

A doença pode ser devida tanto a uma deficiência pura em sulfito oxidase como a uma deficiência em cofator de molibdeno que leva a uma deficiência de xantina deidrogenase e aldeído oxidase. Neste caso, ao contrário do que ocorre na deficiência pura, há excreção urinária de xantina e hipoxantina.

TIROSINEMIAS

Tirosinemia tipo I

Doença autossômica recessiva devida a deficiência da enzima acetoacetato hidrolase (Cr15q23-25), pode cursar com uma forma aguda de expressão neonatal caracterizada por insuficiência hepática e tubular grave, mortal se não tratada e uma forma crônica que evolui com crises dolorosas porfiriasímiles, neuropatia periférica crônica e raquitismo. Muitos desenvolvem hepatoma. A maioria morre antes dos 10 anos.

Tirosinemia tipo II

Forma mais rara, deve-se a deficiência em tirosina aminotransferase (Cr16q22.1-22.3). Associa sintomas oculares (lacrimejamento, placas e escaras corneanas), cutâneas (ulceras e lesões hiperqueratóticas com hiper-hidrose nas palmas das mãos, plantas dos pés e joelhos) e neurológicos (deficiência mental, incoordenação, microcefalia).

Capítulo 27 • AMINOACIDOPATIAS. ACIDOSES ORGÂNICAS. DISTÚRBIOS DA β-OXIDAÇÃO DOS ÁCIDOS GRAXOS

Dieta pobre em fenilalanina e tirosina tem bons resultados sobre as lesões e o desenvolvimento neurológico.

HIPERGLICINEMIA NÃO CETÓTICA

Doença extremamente grave, de expressão neonatal por dificuldades respiratórias, apneia, crises convulsivas de difícil controle, geralmente de padrão mioclônico, com evolução geralmente fatal em poucas semanas.

O EEG costuma mostrar um padrão "surto-supressão". Há aumento de glicina no sangue, urina e LCR.

É doença autossômica recessiva devida a um defeito da degradação da glicina por mutação no gene responsável pelo complexo enzimático por ela responsável que conta com quatro componentes. Na maior parte dos casos, trata-se da proteína P glicina descaboxilase, dependente do piridoxal fosfato (Cr9p13).

DOENÇAS DO CICLO DA UREIA

O ciclo da ureia é uma sequência de reações metabólicas que objetivam eliminar a amônia formada a partir da degradação dos aminoácidos. Seis enzimas participam desse ciclo que, se deficientes, provocam aumento de amônia sanguínea, com sérias consequências neurológicas: carbamil fosfato sintetase (CPS), ornitina transcarbamilase (OTC), argininossuccinato sintetase (ASS), argininossuccinato liase (ASL), arginase e N-acetilglutamato sintetase (NAGS). Todas essas enzimas são codificadas por genes autossômicos recessivos com exceção da OTC que se transmite segundo o modo ligado ao sexo.

Com exceção da arginase (pág. 88) cujo quadro clínico é de expressão tardia, as demais se manifestam no período neonatal, sendo que os sintomas aparecem 48 a 72 horas após o nascimento e se traduzem por dificuldades alimentares, vômitos, letargia, irritabilidade, hiperventilação, convulsões e coma.

O diagnóstico se faz pelo exame de amônia cujos níveis estão geralmente acima de 500 micromoles. É necessário se proceder ao diagnóstico diferencial entre outras hiperamoniemias sobretudo aquelas associadas às acidoses orgânicas. A associação de hiperamoniemia com alcalose respiratória, ânion gap, ureia e glicemia normais e ausência de cetoacidose é altamente sugestiva de uma doença do ciclo da ureia. As dosagens dos ácidos orótico e da citrulina são importantes neste diagnóstico. O primeiro é alto em todas as formas salvo na CPS, enquanto a citrulina é baixa na CPS e OTC, alta na ASS e ASL e normal na arginase.

De qualquer forma, como o diagnóstico definitivo requer laboratórios especializados, o tratamento de emergência visa reduzir os níveis de amônia por administração da lactulose e antibióticos, L-arginina e L-carnitina por via endovenosa e benzoato sódico e mesmo por meio de diálise se a medidas anteriores não forem suficientes.

Existem formas tardias das doenças do ciclo da ureia quando o déficit enzimático é parcial. Nesses casos, de maneira geral, a doença é intermitente, e se manifesta durante períodos de catabolismo proteico como processos infecciosos, cirurgias, grandes ingestões proteicas etc., por episódios agudos de vômitos cíclicos, letargia, agitação ou irritabilidade, ou por síndromes Reye símiles. É digno de nota a anomalia do cabelo (*trichorrhexis nodosa*) em pacientes com deficiência em ASL e ASS.

ACIDEMIAS ORGÂNICAS

Trata-se de um grupo muito extenso de doenças resultantes de deficiências de enzimas envolvidas no metabolismo de ácidos orgânicos que são produtos intermediários do catabolismo dos aminoácidos ramificados. A grande maioria dessas doenças são de expressão neonatal caracterizada por um quadro encefalopático agudo inespecífico associado a acidose metabólica e hiperamoniemia. As menos raras estão listadas na tabela 27.1.

Entretanto, como ocorre com as doenças do ciclo da ureia, em quase todas existem formas intermitentes tardias que se expressam como uma síndrome de Reye símile, nas mesmas circunstâncias, ou seja, por ocasiões de intenso catabolismo proteico.

Ainda, outras parecem ser doenças de evolução progressiva de início geralmente um pouco mais tardio que cursam com sinais e sintomas mais específicos que podem fazer evocar o diagnóstico. Destas, merecem destaque:

Acidemia glutárica tipo I

Trata-se de uma doença causada pela deficiência em glutaril-CoA deidrogenase consequente a mutações no gene *GCD* (Cr 19p13.2).

O desenvolvimento é normal no primeiro ano, apesar de que, em muitos casos, certo grau de macrocefalia é constatado já ao nascimento. Por volta do segundo ano, no decorrer de um episódio infeccioso, as crianças desenvolvem um quadro agudo caracterizado por intensa distonia, opistótono e perda brusca das aquisições podendo permanecer daí por diante intensamente sequeladas. Episódios semelhantes – Reye símiles – podem ocorrer durante surtos febris. Em outras crianças o início é insidioso, marcado por um quadro distônico progressivo, agravado por ocasião destes episódios Reye símiles, que podem ser mortais.

A RM de crânio revela lesão simétrica dos núcleos lentiformes com hipossinal em T1 e hipersinal em T2, bem como uma dilatação notável das cissuras de Sylvius.

O diagnóstico se faz pela constatação de excreção urinária elevada de ácido glutárico. O tratamento deve controlar a ingestão de lisina e triptofano e a dieta deve ser suplementada com carnitina e riboflavina.

360

Tabela 27.1 – Principais acidemias orgânicas.

DOENÇA	Def. enzimático	Quadro clínico	Dados laboratoriais	Tratamento	Genética
Doença da urina do xarope de bordo (leucinose)	α-ceto ácido deidrogenase (BCKD)	Forma encefalopática neonatal com odor característico da urina. Forma tardia intermitente.	Excreção aumentada de leucina, isoleucina e valina na urina. Acidose metabólica e hipoglicemia.	Tratar hipoglicemia e acidose na fase aguda. Dieta livre de aminoácidos de cadeia ramificada pelo resto da vida.	AR. BCKD é complexo multienzimático com várias subunidaes codificadas por diferentes genes
Acidemia isovalérica	Isovaleril CoA-deidrogenase	Forma encefalopática neonatal com crises mioclônicas. Urina com odor de "chulé". Morte precoce.	Neutropenia, plaquetopenia e hipocalcemia. Acidose metabólica e hiperamoniemia. Aumento de ácido isovalérico no sangue.	Restrição proteica e suplementação com carnitina e glicina.	AR. Gene mapeado no cromossomo 15q.
Def. em 3-metilcrotonil-CoA carboxilase não responsiva à biotina	3-metilcrotonil-CoA carboxilase	Forma rara neonatal fatal. Forma infantil tardia com crises de acidose metabólica. Alguns pacientes com alopecia.	Excreção urinária de ácido 3-hidroxiisovalérico e 3-metilcrotonilglicina.	Restrição proteica e suplementação com carnitina.	AR
Acidemia propiônica	Prionil-CoA carboxilase	Forma encefalopática neonatal com hepatomegalia e rash cutâneo. RM: lesão dos n. lentiformes e hipossinal da substância branca. Forma tardia com crises de acidose.	Cetoacidose metabólica, hiperglicinemia, hiperglicinúria. Aumento de ácido propiônico no sangue. Neutropenia e plaquetopenia nas formas tardias.	Restrição proteica. Suplementação com biotina e L-carnitina.	AR
Acidemia metilmalônica	Metilmalonil-CoA mutase	Forma encefalopática neonatal na quase totalidade dos casos. Leucopenia e plaquetopenia. Necrose do núcleo lentiforme, em particular dos pálidos.	Cetoacidose metabólica, hiperamoniemia, hipoglicemia e hiperglicinemia. Aumento de ácido metilmalônico no sangue e na urina.	Suplementação com cobalamina no início por via IM. L-carnitina.	AR. A deficiência da enzima é devida em 4 diferentes loci codificados por 4 genes diferentes. A resposta à cobalamina depende do tipo de mutação.

Segunda Parte • GRANDES CATEGORIAS ETIOPATOGÊNICAS

Encefalopatia etilmalônica

Doença rara, autossômica recessica devida a mutações no gene *ETHE1* (Cr19q13). Há hipotonia neonatal que evolui para diplegia espástica progressiva, retardo mental e diarreia crônica associada a alterações cutâneas como acrocianose e cutis marmorata.

DISTÚRBIOS DO CICLO DA CARNITINA E DA β-OXIDAÇÃO DOS ÁCIDOS GRAXOS

O ciclo da carnitina e o da β-oxidação dos ácidos graxos, que se processam em nível mitocondrial nos hepatócitos, garantem o suprimento de energia em condições de jejum prolongado ou de hipercatabolismo proteico, após a exaustão da glicogenólise. Quando este processo está comprometido por deficiência geneticamente determinada (herança autossômica recessiva) de uma das oito enzimas que entram no ciclo, as manifestações clínicas decorrentes elicitam-se obviamente naquelas condições. Os órgãos comumente envolvidos são os músculos esqueléticos e cardíacos, fígado e cérebro. Bioquimicamente, há hipocetonemia, hipoglicemia, hipocarnitinemia e acidúria dicarboxílica.

Com exceção de uma, todas podem se expressar no período neonatal por hipoglicemia não cetótica e podem ser responsáveis pela síndrome da morte súbita do recém-nascido. Mais comumente, porém, são doenças infantis precoces, exteriorizando-se, em geral, nos primeiros meses até o segundo ano de vida por episódios recorrentes de vômitos e coma induzidos por jejum ou exercícios prolongados. Esses episódios são geralmente erroneamente interpretados como síndrome de Reye ou Reye símiles. Cardiomiopatia, fraqueza muscular, hepatomegalia e, mais raramente, retinite pigmentar e neuropatia periférica podem estar presentes. Rabdomiólise e mioglobinúria comumente acompanham os episódios agudos.

Na tabela 27.2, estão listadas as oito doenças do grupo.

362

Tabela 27.2 – Doenças do ciclo da carnitina e da β-oxidação dos ácidos graxos.

DOENÇA	Quadro clínico	Exames laboratoriais	Tratamento	Genética
Deficiência do transportador de carnitina (deficiência primária de carnitina – PDC)	Cardiomiopatia hipertrófica, hipotonia, fraqueza muscular precoces (1a-7a). Hipoglicemia não cetótica (3m-2a).	Carnitina sérica baixa.	L-carnitina via oral (100-200mg/kg/dia).	AR. Gene *OCTN2* no cromossomo 5q31.1.
Deficiência em carnitina palmitoil transferase 1 (CPT1)	Hepatomegalia, acidose tubular renal. Episódios agudos de hipoglicemia não cetótica.	Hipertrigliceridemia, aumento de carnitina sérica.	Triglicérides de cadeia média.	AR. Cromossomo 11q13.1.
Deficiência em carnitina palmitoil transferase 2 (CPT2)	Mais frequente do grupo. Início dos 6 aos 20 anos. Intolerância aos exercícios, mioglobinúria, rabdomiólise, 5M:1F. Forma neonatal letal rara.	Carnitina sérica normal.	Dieta rica em carboidratos e pobre em gordura para prevenir os ataques. Evitar jejum prolongado.	AR. Cromossomo 1p32.
Deficiência em carnitina-acilcarnitina translocase	Hipotonia, cardiomiopatia hipertrófica, apneia, convulsões, hepatomegalia, morte súbita.	Acilcarnitina elevada e carnitina diminuída no sangue. Hipoglicemia não cetótica.	L-carnitina?	AR. Cromossomo 3p21.31
Deficiência em acil-CoA deidrogenase de cadeia média (MCAD)	Forma mais frequente. Início entre 3m e 4a. Ataques Reye-símiles. Morte frequente nos ataques. Não há miopatia ou cardiopatia.	Hipoglicemia, hiperamoniemia e transaminases elevadas. Presença de ácidos dicarboxílicos C_6 a C_{12} na urina. Perfil urinário específico das acil-carnitinas	Evitar jejum. Suplementação calórica com redução de gorduras. L-carnitina.	AR. Gene mapeado no cromossomo 1p.
Deficiência em acil-CoA deidrogenase de cadeia muito longa (VLCAD)	Episódios Reye-símiles semelhantes ao anterior. Fraqueza muscular, miocardiopatia hipertrófica e hepatomegalia.	Perfil urinário específico das acilcarnitinas. Presença de ácidos dicarboxílicos C_{12} a C_{14}	Mesmo que o anterior.	AR. Cromossomo 17p13.
Deficiência em acil-CoA deidrogenase de cadeia curta (SCAD)	Muito rara. Forma neonatal letal ou retardo mental, microcefalia e miopatia.	Excreção urinária de ácidos graxos de cadeia curta.	L-carnitina.	AR.

Continua na pág. seguinte

Tabela 27.2 – Doenças do ciclo da carnitina e da β-oxidação dos ácidos graxos (*continuação*).

DOENÇA	Quadro clínico	Exames laboratoriais	Tratamento	Genética
Deficiência em proteína mitocondrial trifuncional	Formas neonatais com colestase e infantis com miocardiopatia, insuficiência hepática e síndrome de Reye, retinite pigmentar e neuropatia periférica.			Ar. Cromosssomo 2p23.
Deficiência em L-3-hidroxiacil-CoA deidrogenase de cadeia curta (SCHAD)	Descrita apenas em um punhado de pacientes com episódios de vômitos, letargia, cardiomiopatia e mioglobinúria.			
Deficiência isolada em 3-hidroxiacil-CoA deidrogenase de cadeia longa (LCHAD)	Manifesta-se desde o nascimento até os primeiros anos. Hepatomegalia, cardiopatia e miopatia podem estar presentes. Mioglobinúria nos ataques. Morte frequente nos ataques.	Acidúria dicarboxílica C_6 a C_{12}.	O mesmo que para VLCAD	AR. 2p23. Mutação frequente 1528 G>C
Acidúria glutárica tipo II (deficiência acil-CoA deidrogenase múltipla)	Forma encefalopática neonatal: urina com odor de "chulé"; macrocefalia, dismorfias faciais, pés em canoas, hipospádia, rins policísticos. Forma infantil: a partir dos primeiros meses por síndromes de Reye símiles.	Acidose metabólica, hipoglicemia, hiperlactemia.	Riboflavina, carnitina dieta pobre em gorduras e proteínas.	AR. Cromossomo 15q23-q25
Deficiência em 3-cetoacil-CoA-deidrogenase de cadeia média (MCKAT)	Pouquíssimos casos descritos.	Hipoglicemia não cetótica. Hiperamoniemia.		

CAPÍTULO 28

Distúrbios do Metabolismo de Hidratos de Carbono, Glicoproteínas, Vitaminas, Minerais e Oligoelementos

DISTÚRBIOS DOS HIDRATOS DE CARBONO

DISTÚRBIOS DE CARBOIDRATOS SIMPLES

Galactosemia

Doença autossômica recessiva resultante da deficiência da enzima galactose-1-fosfato uridil transferase (GALT) cujo gene codificador se situa no cromossomo 9p13. Devido ao seu *screening* praticamente universal em recém-nascidos, e com a instituição do tratamento precoce com dieta isenta em galactose, quase não se tem mais observado esta doença na prática clínica. Os sintomas se iniciam nos primeiros dias de vida e são caracterizados por diarreia, vômitos pós-alimentares e pouco ganho de peso. Catarata e hepatomegalia são sinais precoces. Há atraso do desenvolvimento psicomotor e as crianças evoluem com deficiência mental mais ou menos severa.

O tratamento consiste em dieta isenta de galactose. Entretanto, mesmo os pacientes sob dieta restrita vão apresentar certo grau de deficiência mental e disfunção neurológica cuja patogenia resta a esclarecer.

Galactosemia devida a deficiência de galactoquinase (Cr17p24) é muito mais rara e se manifesta unicamente por catarata.

Uma terceira forma rara de galactosemia é devida a deficiência de UDP-galactose-4'-epimerase (GALE) (Cr 1p36) com fenótipo semelhante ao da deficiência em GALT se o déficit é total ou assintomática se moderado.

Intolerância hereditária à frutose

Doença autossômica recessiva devida a deficiência da enzima frutose aldolase B ou da enzima frutose 1,6-bifosfato aldolase. Os sintomas se iniciam após a introdução de dieta artificial por vômitos, hepatomegalia, icterícia, hipoglicemia, crises convulsivas e óbito. Formas mais brandas têm início

Segunda Parte • GRANDES CATEGORIAS ETIOPATOGÊNICAS

mais tardio e os pacientes apresentam vômitos crônicos, hipodesenvolvimento estaturoponderal, hepatomegalia.

O tratamento se faz com dieta livre em frutose, sucrose e sorbitol.

Deficiência da proteína transportadora de glicose tipo 1 (Doença de De Vivo)

Em que pese não se tratar de um erro do metabolismo propriamente dito da glicose mas sim do seu mecanismo de transporte, esta doença é estudada neste capítulo para fins didáticos. A glicose, substância fundamental para o metabolismo cerebral, não é direcionada para o SNC em razão de uma deficiência da proteína de transporte tipo 1 (GLUT1) em consequência a mutações no seu gene codificante *GLUT1* situado no cromossomo 1.

Clinicamente, trata-se de crises convulsivas de difícil controle de início precoce. Se não tratadas, as crianças evoluem com graves deficiências mentais e motoras, havendo desaceleração do crescimento cerebral, com consequente microcefalia adquirida.

Todos os exames laboratoriais são irrelevantes, inclusive os de neuroimagem, com exceção o do LCR que mostra a característica hipoglicorraquia cujos valores são sempre inferiores a 40mg/ml.

O tratamento se faz com dieta cetogênica. Os corpos cetônicos são fonte de energia independente do transporte de glicose. Ele é altamente eficaz no controle das crises epilépticas.

GLICOGENOSES

Falhas no metabolismo da glicogenólise no curso do exercício muscular impedem a conversão de piruvato em lactato, provocando um rápido declínio de ATP, com consequente rápida fadiga, câimbras e, às vezes, rabdomiólise. Assim, as deficiências hereditárias das enzimas glicogenolíticas terão como consequência, basicamente, alterações das funções musculares, sobretudo aquelas ligadas ao exercício prolongado. Mialgias, câimbras, mioglobinúria, com alteração da cor da urina são os sintomas e os sinais mais frequentes. Fraqueza muscular crônica e progressiva, simulando miopatias, está presente em alguns casos.

Dependendo das mutações e dos genes envolvidos, a doença pode estar restrita ao sistema muscular ou pode interessar outros órgãos, como fígado, rins e SNC.

Nas crises, ou mesmo fora dela, há comumente aumento da CK sérica. É útil a dosagem de lactato e piruvato em condições de exercício normal e após isquemia (manguito de aparelho de pressão). Nos indivíduos normais há aumento de 3 a 5 vezes de ácido lático, enquanto, na maioria das glicogenoses, a curva é plana.

A glicogenose mais comum e de maior interesse neuropediátrico e a tipo II (doença de Pompe, descrita no Capítulo 9).

Na tabela 28.1 estão listadas as outras glicogenoses de interesse neurológico.

366

Capítulo 28 • DISTÚRBIOS DO METABOLISMO DE HIDRATOS DE CARBONO, GLICOPROTEÍNAS, VITAMINAS, MINERAIS E OLIGOELEMENTOS

Tabela 28.1 – Glicogenoses de interesse neurológico.

DOENÇA	ENZIMA DEFICIENTE	QUADRO CLÍNICO	GENÉTICA
Glicogenose tipo III. Doença de Cori-Forbes	Enzima desramificante	Fraqueza muscular de início no adulto, hepatopatia na infância.	AR. Cr 1p21
Glicogenose tipo V. Doença de McArdle	Fosforilase	Intolerância aos exercícios. Mioglobinúria, rabdomiólise. CK elevada.	AR. Cr 11q13
Glicogenose tipo VII. Doença de Tarui	Fosfofructoquinase	Semelhante ao tipo V.	AR. Cr 12q13
Glicogenose tipo IX	Fosfoglicerato-quinase	Retardo mental convulsões, fraqueza muscular e intolerância aos exercícios.	Ligada ao X. Cr Xq13
Glicogenose tipo X	Fosfoglicerato-mutase	Intolerância aos exercícios.	AR. Cr 7p12-13
Glicogenose tipo XI	Lactodesidrogenase	Intolerância aos exercícios.	AR. Cr 11p15.4

DESORDENS CONGÊNITAS DA GLICOSILAÇÃO (CDG)

Capítulo relativamente novo da neurologia pediátrica, as desordens congênitas da glicosilação compreendem um número heterogêneo de doenças multissistêmicas que são devidas a alterações na síntese (*assembly* ou processamento) dos glicanos que são a porção sacarídica das glicoproteinas. Nessas moléculas, os glicanos têm ligação N ou O. A quase totalidade das CDG são devidas a defeitos da N-glicosilação. No momento da escrita deste livro, estão descritas 21 doenças resultantes de defeitos da N-glicolisação. Quando o defeito se deve a *assembly*, a doença é designada com o romano I e, quando se trata de processamento, com o II. Há 13 CDG I (a-m) e pelo menos oito CDG II. De longe a mais frequente é a CDG Ia perfazendo pelo menos 70% dos casos do grupo I, a única descrita com mais detalhes neste texto. Deve-se notar que este capítulo acha-se ainda em plena expansão, e um número bastante expressivo de CDGI que não tiver suas bases ainda bem determinadas é provisoriamente denominado CDGIx.

Como se trata de doenças de fenótipo clínico extremamente polimorfo, que pode variar mesmo no interior de uma mesma família, e se expressar em diferentes faixas etárias, seu diagnóstico é extremamente problemático. É consenso atual que se proceda à investigação laboratorial para pesquisa diagnóstica de uma CDG diante de qualquer paciente que apresente uma

367

Segunda Parte • GRANDES CATEGORIAS ETIOPATOGÊNICAS

encefalopatia não evolutiva de causa indefinida, mormente se associada a (1) malformações somáticas como dismorfias faciais, hipertelorismo mamário, nanismo, displasia esquelética; (2) distribuição anormal da gordura; (3) malformações cerebrais em particular da fossa posterior (atrofia cerebelar, síndrome de Dandy-Walker); (4) cardiopatia; (5) hepatopatia; (6) distúrbios da coagulação; (7) síndrome nefrótico; (8) alterações oculares (catarata, coloboma de íris). A encefalopatia em questão pode ser extremamente grave com microcefalia importante, epilepsia refratária e estado praticamente vegetativo a retardo mental leve com pouca alteração neurológica.

O diagnóstico laboratorial se faz pelo exame da isoeletrofocalização das transferrinas séricas (IEF).

Com exceção da CDGIb (deficiência em fosfomanose isomerase) que responde à administração de manose, não há tratamento para essas doenças.

As doenças devidas a defeitos da O-glicolisação são a doença de Walker-Warburg e a doença músculo-óculocerebral, descritas no Capítulo 20.

CDGIa

Como assinalado, é a mais comum das CDG. Pode começar em qualquer época, mas geralmente já é notada nos primeiros meses de vida por um atraso do desenvolvimento neuropsicomotor associado a estrabismo, incoordenação motora e discretas dismorfias faciais como epicantos, narinas invertidas, orelhas baixas. Há um sugestivo hipertelorismo mamário com mamilos invertidos. A distribuição da gordura forma acolchoados nas regiões suprapúbica, em torno das cristas ilíacas nas nádegas e coxas. Pode haver cardiomiopatia, distúrbios da coagulação e insuficiência hepática.

Cerca de 20% dos pacientes morrem no primeiro ano de vida. O restante sobrevive com importante deficiência mental e motora.

Como exames complementares, a RM é importante na medida em que mostra uma atrofia expressiva global e progressiva do cerebelo e ponte.

O defeito da glicosilação nesta doença se deve a deficiência da enzima fosfomanomutase 2 (PMM2) cujo gene codificante se situa no cromossomo 16p13.

Não há tratamento.

DOENÇAS RELACIONADAS AO METABOLISMO DE VITAMINAS

DISTÚRBIOS DO METABOLISMO DA BIOTINA

A biotina (vitamina B2) é fundamental para o funcionamento das quatro carboxilases que participam dos processos de gliconeogênese, e do catabolismo dos aminoácidos e dos ácidos graxos. Uma falha em sua produção leva a uma deficiência de múltiplas carboxilases, com graves consequências neurológicas. Isto ocorre em duas situações, a saber:

Deficiência em holocarboxilase sintetase

Esta é a enzima de ligação da biotina às carboxilases. Se deficiente, estas permanecem inativas. Sua deficiência ocorre por mutações no seu gene situado no cromossomo 21q22.1. Trata-se de uma doença autossômica recessiva. Inicia-se nos primeiros dias de vida por dificuldades respiratórias, hipotonia, letargia, crises convulsivas e coma. *Rash* cutâneo é comum. Os sobreviventes apresentam retardo mental, *rash* eritematoso e alopecia.

O tratamento se faz com administração de biotina na dose de 10 mg/dia.

Deficiência em biotinidase

Esta enzima cinde a biotina da biocitina. Em sua ausência não há formação de biotina. Deve-se a mutações em um gene situado no cromossomo 3p25 que são muito mais frequentes que a forma anterior. A doença se inicia geralmente entre o terceiro e o sexto mês de vida quando já se nota um atraso do desenvolvimento psicomotor, por estridor laríngeo, crises convulsivas, muitas vezes de caráter mioclônico ou até mesmo por espasmos infantis. Sinal importante para o diagnóstico é a presença quase constante de *rash* cutâneo e dermatite seborreica. Com o crescimento, podem aparecer ataxia, surdez ou atrofia óptica. Dermatite persiste e surge alopecia. O retardo mental é manifesto. Crises de acidose metabólica são frequentes, acompanhadas de acidúria orgânica.

O tratamento é feito com 10 a 20mg/dia VO de biotina.

Dependência de piridoxina (vitamina B6)

As bases moleculares dessa doença não são bem conhecidas. A piridoxina é um cofator (piridoxal fosfato) para a enzima ácido glutâmico decarbixilase (GAD) que entra na cadeia do GABA. Uma anomalia dessa enzima requereria um aporte maior de piridoxina que teria que ser fornecida por via exógena.

A doença se manifesta nas primeiras horas ou dias de vida, ou mesmo no útero, por crises convulsivas generalizadas e/ou focais. A criança é irritável, tremulante e apresenta um *startle* muito vivo aos sons ou contato.

As crises cessam e o EEG se normaliza com a administração endovenosa de 100 a 200mg de piridoxina. O tratamento deve continuar pelo resto da vida com a vitamina por via oral na dose de 50mg por dia.

Todo recém-nascido com crises convulsivas sem causas imediatas definidas deve ser objeto de uma prova terapêutica com piridoxina.

Distúrbios do metabolismo da vitamina B12

A vitamina B12 ou cobalamina (Cbl) é metabolizada no hepatócito através uma cadeia complexa de múltiplas etapas nas quais podem ocorrer sete mutações (CblA a CblG).

As mutações CblA e CblB ocorrem em posições da cadeia que vão impedir a síntese de *metilmalonil-CoA mutase* com consequente fenótipo clínico semelhante ao da acidemia metilmalônica (pág. 362). O início é precoce com hipotonia, letargia e coma. Hepatomegalia e *rash* cutâneo podem estar presentes. Há acidose metabólica, cetose e aumento de ácido metilmalônico no sangue. A RM mostra necrose de putamens e pálidos.

As mutações CblE ou CblG levam ao comprometimento da síntese de *metionina sintetase*. Finalmente, as mutações CblF, CblC ou CblD resultarão numa deficiência combinada das duas enzimas anteriores: cia em *metilmalonil-CoA mutase* e *metionina sintetase*. Nestas duas últimas formas, o início é precoce, nas primeiras semanas de vida, por dificuldades alimentares, hipotonia, letargia, vômitos, crises convulsivas. Retinite pigmentar pode estar presente. Anemia megaloblástica, plaquetopenia são a regra. Na deficiência isolada em metionina sintetase há uma característica homocistinúria, enquanto na deficiência combinada há, além da homocistinúria, uma acidúria metilmalônica.

Em todas essas formas o tratamento se faz com hidroxicobalamina por via intramuscular.

Distúrbios do metabolismo do ácido fólico

Três tipos de alterações são descritas nesse grupo de doenças.

- A *deficiência em metilenotetraidrofolato redutase (MTHFR)* afeta a formação de metionina com consequente homocistinúria. É autossômica recessiva (Cr1p36.3), mais comum no sexo feminino, e o quadro clínico depende do grau da deficiência enzimática, podendo a doença se iniciar do período neonatal à adolescência. Há atraso do desenvolvimento psicomotor, retardo mental, microcefalia. Distúrbios motores e epilepsia podem estar presentes. Pode também haver ocorrência de acidentes vasculares, como na homocistinúria.

- A *deficiência glutamato formiminotransferase* é rara, há retardo mental, sendo que alguns pacientes são normais. Pode haver anemia megaloblástica responsiva ao folato.

- Na *má absorção hereditária ao folato*, também mais comum no sexo feminino, há anemia megaloblástica responsiva ao folato. O quadro clínico compreende estomatite, diarreia, crises convulsivas e deterioração neurológica. O tratamento se faz com administração de ácido fólico e folínico em altas doses.

Deficiência familiar isolada em vitamina E

Descrita na pág. 70.

DOENÇAS RELACIONADAS AO METABOLISMO DE MINERAIS E OLIGOELEMENTOS

ALTERAÇÕES RELACIONADAS AO METABOLISMO DO COBRE

Doença de Wilson

Descrita no Capítulo 3.

Doença de Menkes

Trata-se de uma doença de transmissão recessiva ligada ao sexo devida a mutações no gene *MNK* situado no cromossomo Xq13.3 que codifica a proteína transportadora de cobre ATPase.

As primeiras manifestações clínicas são precoces. Muitos apresentam hiperbilirrubinemia e dificuldades alimentares. Atraso de desenvolvimento é notado por volta do terceiro mês e entre este e o sexto mês ocorrem crises convulsivas severas, focais ou generalizadas de difícil controle. A perda das aquisições é rápida entrando a criança, no espaço de poucos meses, num estado vegetativo, com hipertonia, hiperreflexia e tendência ao opistótono. Nada de particular no quadro clínico orientaria para o diagnóstico, não fosse a existência de cabelos muito particulares, praticamente de aspecto patognomônico, o que deu aliás a esta doença a designação de *tricopoliodistrofia infantil* ou *"kinky hair disease"*: trata-se de cabelos ralos, raros, duros, quebradiços e de coloração pálida castanho-avermelhada. Os cílios também são ralos. Ao exame microscópico os pelos são tortuosos ao longo do seu eixo (*pili torti*). Outras alterações dizem respeito a anomalias (tortuosidades) dos vasos cerebrais ou dos membros e alterações esqueléticas semelhantes às encontradas no escorbuto. Fraturas ósseas são frequentes, assim como hematomas subdurais. Os pacientes raramente atingem o final do segundo ano de vida.

O diagnóstico se confirma pela dosagem de cobre e ceruloplasmina séricas que apresentam valores muito baixos.

Não há tratamento efetivo.

A **síndrome do corno occipital** é uma variante alélica da doença de Menkes. Caracteriza-se por retardo mental leve, frouxidão cutânea e ligamentar, hérnias inguinais, divertículo vesical e pelo sinal mais importante: a calcificação óssea occipital que pode ser palpada e visualizada ao RX de crânio. Como na doença de Menkes, há hipocupremia e hipoceruloplasmia. Não há comprometimento vital.

DISTÚRBIOS DO METABOLISMO DAS PORFIRINAS

Porfiria aguda intermitente

Trata-se de uma entidade rara em crianças, tornando-se um pouco mais comum na adolescência. É doença dominante devida a deficiência parcial da enzima porfobilinogênio (PBG) deaminase resultante de mutações em seu gene codificante situado no cromossomo 11q23.3.

Clinicamente, a doença se caracteriza pela tríade clássica de: (1) crises abdominais agudas que não raramente simulam crises de abdômen agudo; (2) polineuropatia periférica aguda ou subaguda, predominantemente motora mas não raro acompanhada de alterações da sensibilidade e de dores importantes; (3) distúrbios psiquiátricos caracterizados por insônia, agitação, alucinações, ou paranoia. Essas crises são desencadeadas por processos infecciosos, intervenções cirúrgicas, dietas pobres em carboidratos, uso de contraceptivos e barbitúricos. Durante as crises há excreção urinária de PBG e de ácido γ-aminolevulínico (ALA), o que é um bom teste diagnóstico.

O tratamento se faz com infusão intravenosa de glicose e de hematina nas crises agudas.

Coproporfiria hereditária e **porfiria variegata** são doenças dominantes, fenotipicamente semelhantes à porfiria aguda intermitente com manifestações cutâneas características. A primeira é devida a deficiência em coproporfirinogênio oxidase (COPRO – gene no cromossomo 9) e na segunda a enzima deficiente é a protoporfirinogêneo oxidase (PPO-Cr 1q22). Em ambas, durante os ataques, há excreção urinária de coproporfina.

DISTÚRBIOS DO METABOLISMO DA CREATINA

Há três doenças extremamente raras relacionadas com erros hereditários do metabolismo da creatina (ácido α-metilguanidinoacético), substância importante no mecanismo de conservação de energia ligada ao fósforo. Sintetizada no fígado é transportada para o cérebro onde, após convertida em creatinina, excreta-se pela urina.

Deficiência em guanidinoacetato metiltransferase (GAMT)

Doença autossômica recessiva (Cr 19) de início precoce por hipotonia e atraso no desenvolvimento. Com o crescimento, há retardo mental, epilepsia, síndrome extrapiramidal e autismo. A RM mostra hipossinal em T1 e hipersinal em T2 dos globos pálidos e a RM por espectroscopia de prótons revela a patognomônica ausência do pico de creatina. Os pacientes respondem muito satisfatoriamente à administração oral de monoidrato de creatina.

Deficiência em arginina-glicina amidinotransferase (AGAT)

Doença autossômica recessiva (Cr 15), descrita em pouquíssimos pacientes. Fenótipo semelhante ao da anterior. Mesma resposta ao tratamento.

Deficiência em proteína de transporte ligada ao sexo (CRTR)

Devida a mutações no gene *SLC6A8* (Cr Xq28). Os pacientes têm retardo mental grave e importantes distúrbios do comportamento. À RMS há ausência do pico de creatina. Não há resposta ao tratamento com creatina.

CAPÍTULO 29

Neuroectodermoses

Estuda-se sob a designação de neuroectodermoses um certo número disparatado de afecções neurológicas que têm em comum o fato de estarem associadas a alterações da pele que, por sua vez, podem ser de natureza absolutamente distinta. Assim, a reunião desse grupo de doenças num só capítulo mais se deve a finalidades práticas de catalogação e à simplificação didática, do que a critérios etiopatogênicos. O termo *facomatoses* que designava algumas doenças do grupo, devido a pequenas lesões hamartomatosas retinianas eventualmente presentes (*facoma* = lentilha, do grego), está praticamente abandonado.

Um número enorme de síndromes neurológicas, a maioria das quais absolutamente excepcional, pode estar associado a anomalias cutâneas. Neste capítulo, estudaremos as mais frequentes, ou menos raras, passíveis de serem encontradas na prática pediátrica cotidiana.

NEUROFIBROMATOSE (DOENÇA DE VON RECKLINGHAUSEN)

Afecção extremamente frequente, com incidência estimada em 1:3.000, é de transmissão dominante com penetrância completa mas expressão variável. Como em todas as doenças de herança dominante, a taxa de mutação *de novo* é bastante elevada.

Reconhecem-se duas formas de neurofibromatose: **tipo I (NF1)**, forma periférica, e **tipo II (NF2)**, forma central. A primeira tem seu *locus* no cromossomo 17q11.2 sendo que o gene codifica uma proteína supressora tumoral, a *neurofibromina*, e a segunda, no cromossomo 22q12, sendo a *merlina* a proteína supressora codificada.

A NF1, de longe a mais comum, associa em graus variáveis lesões cutâneas, oculares, ósseas, vasculares e neoplásicas.

As lesões cutâneas mais comuns, e quase sempre presentes, são as *manchas hipercrômicas café-com-leite*. Aparecem no decorrer do primeiro ano de vida e seu número e tamanho tendem a aumentar durante muitos anos.

Classicamente, estabeleceu-se o número de seis manchas com diâmetro de pelo menos 1,5cm, para o diagnóstico de neurofibromatose. As manchas café-com-leite podem ser a única manifestação da doença em um número grande de casos. *Lentígenos*, ou seja, minúsculas manchas café-com-leite, que se distribuem nas regiões axilares ou inguinais, são bastante características da NF1.

Os *neurofibromas cutâneos* variam em número e tamanho. Podem formar pequenas massas endurecidas, de pequeno diâmetro, que, por vezes, às centenas, dão à pele um aspecto granuloso, sendo sobretudo frequentes no tronco (Fig. 29.1). Outras vezes, massas maiores de um a dois centímetros se distribuem ao longo dos troncos nervosos, fazendo saliência nos espaços intercostais, região submandibular, retroauricular ou ao longo dos membros. Ainda, massas de consistência amolecida, classicamente comparada a um "saco de vermes", geralmente pediculadas, podendo atingir volumes gigantescos, podem estar presentes: são os *neurofibromas plexiformes,* responsáveis pelas grandes deformidades que podem apresentar estes pacientes.

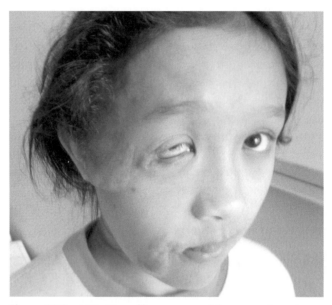

Figura 29.1 – NF1. Neurofibromas que deformam a face do paciente.

Os *nódulos de Lisch,* pequenos hamartomas pigmentados da íris, de origem melanótica, estão presentes em 92% das crianças maiores de seis anos. São de grande importância diagnóstica, devendo ser pesquisados (por meio de exame da lâmpada de fenda) nos casos suspeitos.

As *lesões ósseas,* quando presentes, compreendem a pseudoartrose (1% dos casos), escoliose (20%) e aplasia da asa maior do esfenoide, com resultante abertura posterior da órbita e exoftalmo pulsátil.

Anomalias vasculares como estreitamento de artérias cerebrais, renais e coarctação de aorta são pouco frequentes.

Neoplasias do sistema nervoso ocorrem em cerca de 5% dos casos, sendo as mais comuns os astrocitomas pilocíticos dos nervos e quiasma ópticos, schwannomas do acústico, astrocitomas hemisféricos ou meningeomas, geralmente múltiplos. Feocromocitomas estão presentes em cerca de 1% dos casos, sendo que 10% destes ocorrem em associação à neurofibromatose.

Outras manifestações neurológicas dizem respeito à deficiência mental e/ou epilepsia, presentes em cerca de 10% dos casos, bem como a megalencefalia, muitas vezes isolada, sem repercussões neurológicas.

Em que pese a grande variedade de manifestações, de modo geral, o prognóstico vital da neurofibromatose é bom, mesmo nos casos que cursam com neoplasias do sistema nervoso, as quais são de baixo potencial evolutivo.

Não há terapia específica, devendo a cirurgia dos neurofibromas ser efetuada para a retirada somente das massas que, eventualmente, provocarem manifestações clínicas em função da compressão de estruturas vizinhas.

A NF2 é caracterizada, basicamente, por neoplasia (schwannoma sempre) bilateral dos nervos acústicos. Sua expressão antes dos 20 anos é excepcional. Manchas café-com-leite são ausentes ou muito raras. Ainda, pode-se considerar como portador de NF2 o indivíduo que, tendo um parente em primeiro grau com a doença, apresente schwannoma unilateral do nervo acústico ou dois dos seguintes: neurofibroma, meningeoma, astrocitoma, schwannoma ou opacidade juvenil capsular posterior do cristalino.

ESCLEROSE TUBEROSA

Também chamada de doença de Bourneville, sua incidência real não é bem conhecida, pois cifras indicando incidências de 1:1.000 até 1:50.000 têm sido avançadas. Trata-se, no entanto, de entidade extremamente frequente, deparando-se o pediatra com ela inúmeras vezes, em sua prática médica.

Trata-se de doença hereditária com transmissão autossômica dominante de penetrância e expressão variáveis, e alta taxa de mutações *de novo* (cerca de dois terços dos casos).

Há duas formas genéticas distintas com idêntico fenótipo: o **tipo 1** cujo gene se encontra no cromossomo 9q34 e codifica a proteína supressora *hamartina* e o **tipo 2**, cujo gene está no cromossomo 16p13.3 e codifica a também proteína supressora *tuberina*.

Interessa vários órgãos e sistemas sendo sua expressão clínica extremamente variável. Pode-se revelar ao nascimento ou no decorrer da idade adulta, por meio de sintomatologia neurológica (epilepsia, deficiência mental, síndrome de hipertensão intracraniana), dermatológica (manchas ou alteração da textura da pele, adenomas subcutâneos), cardíacos (insuficiência cardíaca, distúrbios do ritmo) ou renais (dores lombares, insuficiência renal).

As *manifestações cutâneas* se traduzem por: *manchas acrômicas,* características da doença, cujos diâmetros variam de um a dois milímetros a poucos centímetros, geralmente numerosos, de limites precisos, e que se distribuem pelo tronco e membros (Fig. 29.2). Podem ser a mais precoce manifestação

Segunda Parte • GRANDES CATEGORIAS ETIOPATOGÊNICAS

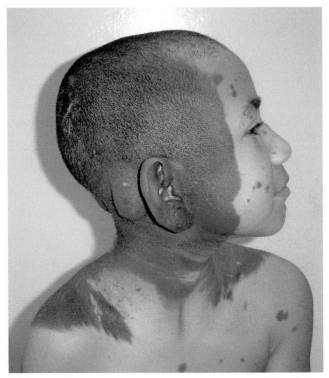

Figura 29.2 – Melanose neurocutânea. Placas melânicas gigantes.

da doença, estando, algumas vezes, presentes ao nascimento. Estas crianças quase que invariavelmente desenvolvem a síndrome de West (pág. 8), sendo grave seu prognóstico neurológico, quer pelo desenvolvimento de epilepsia rebelde, quer pela existência de deficiência mental; *peau de chagrin,* placas ásperas e rugosas, de coloração amarronzada e textura firme, que se localizam, geralmente, na região lombossacra, dorsal ou parede posterior do pescoço, medindo de alguns milímetros a vários centímetros. Aparecem por volta da adolescência ou na idade adulta; *adenomas sebáceos de Pringle,* que são na realidade microangiofibromas, de coloração avermelhada, distribuem-se pelo dorso do nariz e regiões malares, em asa de borboleta, semelhantes a acne, aparecendo sempre após o terceiro ano de vida (Fig. 29.3A); *fibromas periungueais de Koenen,* também característicos da doença, presentes após a puberdade, constituem pequenas massas elevadas, de 2 a 3mm de diâmetro, localizadas no leito ungueal, dos dedos ou, mais frequentemente, dos artelhos, junto à lúnula (Fig. 29.3B).

As *manifestações neurológicas* são caracterizadas por: *epilepsia* presente na maior parte dos pacientes pediátricos, e em cerca de 25% do total dos casos. Geralmente muito rebelde na criança, pode assumir, no lactente, a forma de síndrome de West. Na criança maior, crises generalizadas tipo tônico-clônicas ou mioclônicas, bem como crises focais, geralmente podem estar presentes de modo associado; *deficiência mental,* geralmente presente na metade

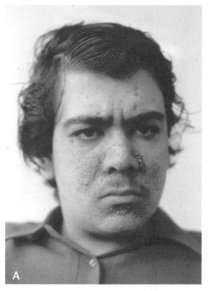
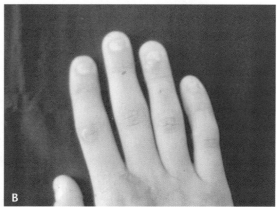

Figura 29.3 – Esclerose tuberosa. Paciente com adenomas de Pringle (**A**) e lesões subungueais de Koenen (**B**).

dos casos, é quase que a regra em crianças com epilepsia, sendo variados seus graus. De maneira geral, é grave nos casos de início precoce, que apresentaram a síndrome de West; *distúrbios do comportamento* que, geralmente, paralelizam a epilepsia, são igualmente graves, podendo-se traduzir por um hábito autístico ou por hiperatividade incontrolável; *síndrome de hipertensão intracraniana,* infrequente, ocorre em função do desenvolvimento de uma neoplasia que pode obstruir os orifícios de Monro: o astrocitoma subependimário de células gigantes (pág. 219).

As *manifestações cardíacas,* que se traduzem por distúrbios do ritmo ou insuficiência, estão na dependência do desenvolvimento de um rabdomioma, o que ocorreria em mais de um terço ou quase a metade dos casos, sendo porém, na maioria, silenciosos. Inversamente, cerca de um terço do total dos rabdomiomas seria associado à esclerose tuberosa.

As *manifestações renais* podem ser decorrentes seja de angiomiolipomas, presentes em cerca de 80% dos casos, mas geralmente sem expressão clínica, seja de tumores policísticos, responsáveis por insuficiência renal ou hipertensão arterial.

O diagnóstico de esclerose tuberosa é essencialmente clínico, não havendo marcadores biológicos. A realização de TC ou de RM pode trazer valiosos subsídios, podendo mostrar, frequentemente, pequenas massas subventriculares calcificadas, resultantes de proliferações gliais hamartomatosas. Tais proliferações podem, quando, no córtex, fazer protrusões, bem visíveis à RM – os chamados túberes. No lactente com manchas hipocrômicas, as calcificações subventriculares estão presentes na quase totalidade dos casos (Fig. 29.4).

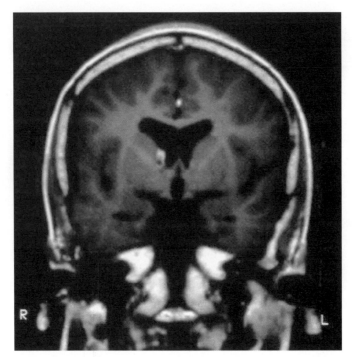

Figura 29.4 – Esclerose tuberosa. TC mostrando calcificações subependimárias características.

Uma vez feito o diagnóstico, impõe-se o aconselhamento genético, obrigatoriamente importante nos casos da primeira criança doente gerada por pais aparentemente sadios. Nestes casos, ambos os genitores devem ser minuciosamente investigados do ponto de vista dermatológico, que visará à detecção de minúsculos adenomas subungueais ou de manchas acrômicas pouco evidentes (exame sob a lâmpada de Wood), do ponto de vista cardiológico e nefrológico, visando à detecção de neoplasias mudas, e do ponto de vista neurológico, por meio da realização de TC ou RM do crânio para investigação de massas subventriculares ou túberes corticais. A normalidade completa desses exames deve permitir o diagnóstico – ainda que sob reservas, uma vez que certas anomalias são de manifestação tardia – de uma mutação *de novo*.

DOENÇA DE STURGE-WEBER

Também chamada de **angiomatose encefalotrigeminal**, trata-se de uma afecção não genética caracterizada pela existência de angioma meníngeo e cutâneo, no território de inervação do trigêmeo. Alterações oculares como glaucoma, buftalmia e angioma retiniano podem estar associadas.

O angioma cutâneo, já presente ao nascimento, é um nevo angiomatoso plano que ocupa um lado da face interessando, na sua forma mais desenvolvida, testa, couro cabeludo, pavilhão auricular, pálpebras, região malar e arco vertical da mandíbula (Fig. 29.5). Às vezes, apenas o território trigemi-

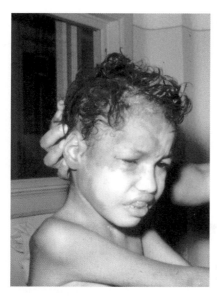

Figura 29.5 – Doença de Sturge-Weber. Angioma plano em território do nervo trigêmio.

nal superior é comprometido e, para alguns, na ausência de comprometimento deste território, o diagnóstico da doença de Sturge-Weber é problemático. Às vezes, ambos os lados da face podem estar envolvidos.

O angioma meníngeo interessa as regiões posteriores, parieto-occipitais do encéfalo, homolateralmente ao angioma cutâneo. Pode não estar evidente nos primeiros meses, podendo somente passar a ser bem visualizado, aos exames neurorradiológicos (TC, RM), após o primeiro ano de vida. De mesmo, calcificações intraparenquimatosas corticais subjacentes, que aparecem ao craniograma simples como imagens de duplo contorno (trilho de trem) muito características, só podem se revelar após o terceiro ano (Fig. 29.6).

Glaucoma e/ou buftalmia ocorrem em cerca de um terço dos casos, e, em 40%, um pequeno angioma da coroide pode ser observado ao exame fundoscópico.

Os grandes problemas neurológicos decorrentes da doença de Sturge-Weber dizem respeito à existência de epilepsia e retardo mental. A epilepsia, presente na grande maioria dos casos, pode se iniciar desde as primeiras semanas até a infância tardia, sendo de severidade variável. Pode-se tratar de crises tônico-clônicas generalizadas ou hemicrises, geralmente seguidas de plegias que, eventualmente, podem ser definitivas. De fato, um contingente apreciável de crianças portadoras da doença, sobretudo aquelas com epilepsia severa, apresenta hemiparesia contralateral à lesão.

Deficiência mental ocorre em cerca de dois terços dos casos, variando sua intensidade de leve a severa. Sua gravidade parece estar relacionada com a gravidade da epilepsia.

Não há tratamento específico. Efeitos cosméticos interessantes no nevo facial têm sido conseguidos com utilização dos raios laser. Nos casos excep-

Segunda Parte • GRANDES CATEGORIAS ETIOPATOGÊNICAS

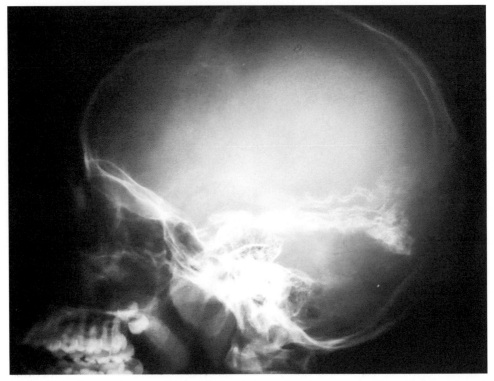

Figura 29.6 – Doença de Sturge-Weber. RX de crânio mostrando as características calcificações occipitais.

cionais de hemicrises severas incontroláveis do lactente, corticotomia ou hemisferectomia pode ser tentada, às vezes com resultados surpreendentemente satisfatórios sobre a epilepsia e a evolução neurológica.

SÍNDROME DE KLIPPEL-TRENAUNAY

Enfermidade esporádica caracterizada por hemi-hipertrofia corpórea e/ou de um segmento (face, membro superior e inferior) e angiomas (linfangiomas) subcutâneos. Algumas destas crianças são epilépticas ou deficientes mentais.

Associação desta condição com a doença de Sturge-Weber é raramente descrita.

HIPOMELANOSE DE ITO

Seria a terceira entidade neurocutânea quanto à frequência, após a neurofibromatose e a esclerose tuberosa. A quase totalidade dos casos é esporádica, se bem que algumas observações de herança dominante ou recessiva tenham sido publicadas. As lesões cutâneas são patognomônicas, caracterizadas por áreas hipopigmentadas alternadas com áreas de pigmentação nor-

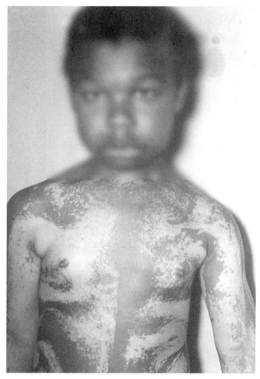

Figura 29.7 – Hipomelanose de Ito. Lesões cutâneas características.

mal ou aumentada, formando um aspecto de turbilhão ou ondas rítmicas, às vezes concêntricas (Fig. 29.7). Interessam, geralmente, unilateralmente, um membro ou o tronco, respeitando a linha média.

As alterações neurológicas, presentes em cerca de dois terços dos casos, dizem sobretudo respeito a epilepsia e deficiência mental de gravidade variável. Malformações somáticas como hipertelorismo, macrocrânia, fácies grosseiro, dentes irregulares ou assimetria dos membros são frequentemente constatadas.

NEVO SEBÁCEO LINEAR

Conhecido sob o nome de **nevo sebáceo de Jadassohn**, esta lesão cutânea congênita, esporádica e rara, é constituída por placa de hiperqueratose de coloração escura, amarelo-alaranjada, elevada, que se dispõe caracteristicamente na linha mediana da testa podendo descer pelo dorso até a ponta do nariz (Fig. 29.8). Às vezes, esta lesão é alta, situada na interface do couro cabeludo e fronte, podendo estar escondida pelo cabelo, passando despercebida.

As alterações neurológicas são caracterizadas por deficiência mental, às vezes profunda, e epilepsia de difícil controle, cujo início pode ser precoce, sob a forma da síndrome de West.

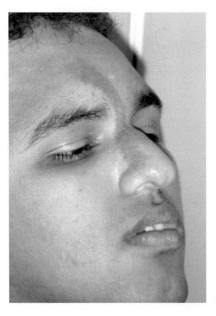

Figura 29-8 – Nevo sebáceo linear de Jadassohn.

Muitos casos se associam a malformações cerebrais (hemimegalencefalia) e anomalias oftalmológicas (colobomas de íris e nervo óptico).

MELANOSE NEUROCUTÂNEA

Doença esporádica, rara, caracteriza-se pela expressão neonatal de grandes placas melânicas disseminadas pelo corpo. Melanose de meninges, causando hidrocefalia, está geralmente associada. O prognóstico é ruim, uma vez que a maioria das crianças falece nos primeiros meses de vida.

INCONTINENTIA PIGMENTI

Doença ligada ao sexo (Cr Xq28), acomete somente crianças do sexo feminino. Manifesta-se ao nascimento por lesões eruptivas papulares e bolhosas que, depois de algumas semanas, formam pústulas e lesões queratóticas que se pigmentam. Esta pigmentação intensa pode-se atenuar com o correr dos anos. O SNC está comprometido em cerca de um terço dos casos, tendo sido descritas microcefalia, deficiência mental, espasticidade e ataxia.

XERODERMA PIGMENTOSA

Entidade incomum, autossômica recessiva, caracterizada por graves lesões cutâneas que aparecem nas regiões expostas à luz solar. As lesões se caracterizam basicamente por manchas hipo e hiperpigmentadas, teleangiectasias, descamação e atrofia com aspecto de envelhecimento precoce. Estes pacientes têm 1.000 vezes mais probabilidade de desenvolver vários tipos de neoplasias cutâneas como carcinomas e melanomas.

As alterações neurológicas, presentes em 30% dos casos, podem ser constituídas por microcefalia com dilatação ventricular *ex-vacuo*, surdez, ataxia, coreoatetose e deficiência mental.

Trata-se de uma doença que tem uma relação complexa com a síndrome de Cockayne e a tricotiodistrofia descritas a seguir. São doenças autossômicas recessivas devidas a mutações nos vários genes envolvidos na via reparação do DNA (NER – *nucleotide excision repair*) após dano causado pelos raios UV solares. A via NER envolve pelo menos 28 genes dos quais mutações em 11 estão associadas com essas doenças. Como a via NER funciona em sequência, mutações num gene implica em modificações funcionais nos genes subsequentes. Assim, pacientes com xeroderma pigmentosa podem ter alterações em vários genes da cadeia. Ao contrário, mutações em um único gene podem levar a diferentes fenótipos.

SÍNDROME DE COCKAYNE

Trata-se de afecção autossômica recessiva devida a mutações nos genes que codificam as proteínas CSA e CSB da cadeia NER. Oitenta por cento dos casos são CSB.

O diagnóstico clínico é relativamente fácil, uma vez que alterações somáticas características se associam ao quadro neurológico. Há um atraso acentuado do desenvolvimento psicomotor, já notado no primeiro ano de vida. No segundo, tornam-se evidentes, além deste atraso, o retardo estaturoponderal, a microcefalia e as alterações cutâneas caracterizadas por eritema importante que interessa as regiões expostas à luz solar. O aspecto do fácies é sugestivo, com olhos encovados, nariz proeminente, retinopatia e impressão geral de envelhecimento precoce (Fig. 29.9). Retinite pigmentar com

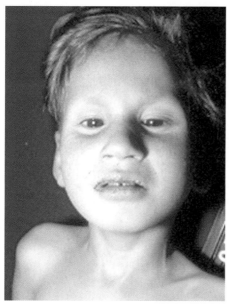

Figura 29.9 – Síndrome de Cockayne. Aspecto característico do fácies.

Segunda Parte • GRANDES CATEGORIAS ETIOPATOGÊNICAS

ERG extinto e surdez de percepção são achados constantes. Ataxia cerebelar e/ou coreoatetose são os sinais neurológicos mais conspícuos. O retardo mental é importante, não permitindo aquisição de linguagem.

Os exames neurorradiológicos revelam duas ordens de alterações importantes para o diagnóstico: a desmielinização, sobretudo bem evidente à RM, do tipo multifocal, tigroide, e calcificações nos gânglios da base, estas bem visualizadas ao exame tomográfico.

Uma forma extremamente grave da doença é descrita como COFS (*cerebral, ocular, facial, skeletal syndrome*).

TRICOTIODISTROFIA

Mutações nos genes *XPD, XPB* e *TTDA* da cadeia NER estão presentes em pacientes com tricotiodistrofia.

A característica somática desses pacientes é a coloração da haste do cabelo que alterna bandas claras e escuras bem visíveis à luz polarizada do microscópio ("cauda de tigre"). O quadro clínico é variável podendo ser a alteração do cabelo a única manifestação até a anormalidades neurológicas e somáticas dramáticas. Alguns pacientes têm a forma dita "PIBIDS" sigla em inglês para fotossensibilidade, ictiose, cabelo quebradiço, infertilidade, retardo mental e nanismo. Há também alta frequência de catarata congênita e propensão a infecções. A RM mostra hipomielinização e às vezes calcificações dos gânglios da base.

384

CAPÍTULO 30

Manifestações Neurológicas das Doenças Sistêmicas

Trataremos neste capítulo das alterações que, ocorrendo em outros órgãos ou sistemas, refletem no funcionamento do sistema nervoso central e/ou periférico ocasionando distúrbios neurológicos direta e secundariamente a elas relacionados.

DOENÇAS CARDÍACAS

Cardiopatias congênitas ou adquiridas são causa importante de doença neurológica. A maior parte é devida a alterações circulatórias cerebrais – hemorrágicas ou hipóxico-isquêmicas – consequentes a distúrbios hemodinâmicos ou a fenômenos secundários gerados pela própria disfunção cardíaca, como, por exemplo, policitemia. Mais raramente, embora com bastante frequência, doenças cardíacas são responsáveis por doença infecciosa cerebral induzida por germes que atingem o encéfalo por via hematogênica.

Clinicamente, o quadro neurológico pode ser representado por crises de cianose ou acidentes vasculares cerebrais (AVC) isquêmicos ou hemorrágicos semelhantes aos que se observam nos adultos, com sinais focais cuja expressão vai, evidentemente, depender da topografia lesional. Quadros encefalopáticos difusos agudos também podem ser observados em casos de choque ou embolização maciça de trombos sépticos nas endocardites bacterianas.

Cardiopatias congênitas

Crianças portadoras de cardiopatias congênitas apresentam frequentemente alterações neurológicas. Exceptuando-se os casos em que estas são consequentes a malformações cerebrais associadas, o que ocorre em um grande

Segunda Parte • GRANDES CATEGORIAS ETIOPATOGÊNICAS

número de síndromes geneticamente determinadas ou não, tais como nas síndromes de Down, de Williams, Di George etc., comprometimento neurológico secundário à própria malformação cardíaca é fato comum. Se bem que a grande maioria dessas crianças é neurologicamente normal, como um grupo elas apresentam uma taxa maior de complicações neurológicas quando comparadas às não cardiopatas. Mais da metade dos recém-nascidos e 38% dos lactentes portadores de cardiopatia congênita apresentam alterações neurológicas pré-cirúrgicas as quais podem ser detectadas por ressonância magnética e pelo achado de teores plasmáticos elevados da proteína S100B, um marcador de isquemia cerebral. Curiosamente, essas alterações caracterizadas por distúrbios do tônus e da sucção, tremulação excessiva, assimetrias motoras ou dificuldades alimentares são mais frequentes nas cardiopatias acianóticas. Estudos comparativos pré e pós-cirúrgicos demonstram que a própria cirurgia pode ser causa de lesões cerebrais. Sua patogenia é multifatorial, incluindo embolização, tromboses ou alterações do fluxo sanguíneo. Também é descrita a **síndrome coreoatetósica pós-cirúrgica** cuja frequência outrora importante diminuiu significativamente após as modernas modificações das estratégia terapêuticas pré-cirúrgicas. Crianças portadoras dessa síndrome permanecem com distúrbios permanentes motores e nas áreas cognitiva, de atenção e linguagem em quase metade dos casos.

Crianças portadoras da síndrome congênita do QT longo podem apresentar quadros sincopais, cujo diagnóstico diferencial deve ser feito com crises de perda de fôlego e eventos epilépticos (Capítulo 1).

Ainda, nas cardiopatias cianóticas, a ocorrência de abscessos cerebrais não é infrequente. Por uma razão ignorada esta complicação praticamente inexiste em crianças menores de três anos de idade.

DOENÇAS RENAIS

Nefropatias agudas ou crônicas podem determinar perturbações do sistema nervoso central e periférico. É também notório que crianças portadoras de insuficiência renal crônica precoce e de longa duração podem apresentar microcefalia e atraso do desenvolvimento psicomotor.

A insuficiêcia renal se traduz pela **encefalopatia urêmica**, caracterizada por alterações cerebrais agudas ou subagudas comprometendo o estado de vigília (do torpor ao coma), e por associações variáveis de sinais e sintomas como hipotonia muscular, distonia, ataxia, nistagmo, crises convulsivas e mioclonias, os quais podem variar no tempo. Este quadro é normalmente reversível com a normalização da função renal. Sua fisiopatologia, ainda parcialmente obscura, é multifatorial. Excesso de cálcio no córtex cerebral devido a mediação alterada do paratormônio, altera a função sináptica. Também o teor de GABA, norepinefrina e acetilcolina está alterado na uremia. Também o possível papel tóxico do alumínio de origem alimentar ou de medicamentos fosfatados deve ser considerado.

Alterações cerebrais também podem decorrer simplesmente da hipertensão arterial sistêmica nas síndromes nefróticas ou gromerulonefrites agudas. Nestes casos, além da eventual cefaleia e crises convulsivas, os pacientes podem desenvolver a síndrome encefalopática posterior reversível (ver adiante).

Se bem que alterações eletrofisiológicas tenham sido detectadas em cerca de três quartos das crianças portadoras de insuficiência renal crônica, neuropatia periférica clinicamente detectável, ao contrário do que acontece nos adultos, é excepcional em crianças. Quando presente, trata-se de polineuropatia sensitivomotora, predominantemente axonal.

Alterações neurológicas podem ocorrer secundariamente ao tratamento pela diálise. A outrora relativamente frequente **síndrome do desequilíbrio da diálise** devida a uma alteração do gradiente osmótico resultante de um procedimento dialítico muito rápido, é hoje excepcional. Igualmente, as outras complicações ligadas ao procedimento dialítico tais quais encefalopatia de Wernick, hematomas subdurais e a demência da diálise, já outrora muito raras em crianças, hoje praticamente não mais são observadas.

Síndrome hemolítico-urêmico

Doença multissistêmica caracterizada por anemia hemolítica microangiopática, trombocitopenia e insuficiência renal aguda devida a Shiga – toxina produzida por *Escherichia coli*. Se bem que as manifestações predominantes sejam hemorrágicas e renais, o sistema nervoso é comprometido em 20% a 50% dos casos. Clinicamente, trata-se de um quadro encefalopático agudo com crises convulsivas, sinais focais e alteração da consciência que pode evoluir para coma. As alterações cerebrais são devidas a distúrbios circulatórios isquêmicos ou, mais raramente hemorrágicos, provocados por fenômenos trombóticos da microcirculação. Quando reconhecida e tratada precocemente, o prognóstico neurológico é geralmente bom.

DOENÇAS DO TECIDO CONJUNTIVO, VASCULITES E OUTRAS DOENÇAS AUTOIMUNES

Lúpus eritematoso sistêmico (LES)

De todas as doenças sistêmicas, o lúpus eritematoso sistêmico (LES) é aquela que mais acomete o sistema nervoso. Independentemente da idade, quase um terço dos portadores de LES apresenta comprometimento do sistema nervoso. Clinicamente, o quadro se caracteriza por sintomas neuropsiquiátricos (lúpus eritematoso sistêmico neuropsiquiátrico – LESNP). Em crianças e adolescentes a incidência de LESNP é elevada podendo estar presente, segundo as séries, em até 95% dos casos. Em três quartos dos casos a doença é considerada grave ou com risco para vida.

Os sintomas e os sinais neurológicos no LES são por ordem decrescente: cefaleia 72%; distúrbio do humor (57%); distúrbios cognitivos (55%); crises convulsivas (51%); estado confusional agudo (35%); ansiedade (21%); comprometimento periférico (15%); doença cerebrovascular (12%); psicose (12%); coreia (7%); síndrome desmielinizante (4%); mielopatia (1%). Estudos por imagem, em particular a RM, revelam alterações em pacientes com ou sem manifestações neurológicas.

Os fatores de risco para o envolvimento do sistema nervoso está ligado à síndrome antifosfolípide (APS) e suas manifestações clínicas. Por outro lado, foi demonstrado, pelo menos em crianças afro-americanas, que a mortalidade por insuficiência renal é maior quando LESNP está associado. O envolvimento do SNP no LES é excepcional.

O envolvimento do sistema nervoso em outras doenças do colágeno tais como **esclerodermia**, **artrite reumatoide juvenil** e **doença mista do colágeno** é excepcional. Entidade de reconhecimento relativamente recente denominada CINCA (*chronic infantile neurological cutaneous articular*), presente já nos primeiros dias de vida, associa *rash* cutâneo urticariforme, comprometimento articular difuso e manifestações neurológicas (meningite linfocitária crônica, espasticidade de membros inferiores, atrofia óptica e deficiência mental), pode simular doença do colágeno. O prognóstico é reservado e sua etiologia permanece ignorada.

Vasculites sistêmicas

Se bem que a maior parte das vasculites sistêmicas seja eventualidade rara na criança, o envolvimento do sistema nervoso em algumas delas é frequente. Aqui, serão estudadas as que mais frequentemente afetam crianças e que têm repercussão sobre o sistema nervoso. Assim, não serão tratadas entidades excepcionais nessa faixa etária com pouco envolvimento do sistema nervoso como granulomatose de Wegener, doença de Takayasu, síndrome de Churg-Strauss ou síndrome de Behçet.

Púrpura de Henoch-Schönlein (PHS) – Trata-se de vasculite sistêmica de pequenos vasos imunomediada que interessa diferentes órgãos como, rins, trato gastrointestinal, pele e articulações. O comprometimento do sistema nervoso ocorre em 1% a 8% dos casos, observando-se cefaleia, alterações da consciência, crises convulsivas e, mais raramente, alterações focais. Nestes casos, a RM pode mostrar alterações vasculíticas que costumam regredir com o tempo. Hemorragia cerebral é evento excepcional.

Comprometimento do sistema nervoso periférico tais que polirradiculopatias, mononeuropatias múltiplas ou síndrome de Guillain-Barré pode eventualmente ser observado. O prognóstico das complicações neurológicas é geralmente bom.

Poliarterite nodosa (PAN) – Trata-se de vasculite das pequenas e médias artérias comprometendo predominantemente os sistemas musculoesquelético e renal. Porém, pele, trato gastrointestinal, coração e pulmões podem ser afetados. Trata-se de doença relativamente rara em crianças, e a frequência do comprometimento do sistema nervoso não é bem conhecida, sendo que, no adulto, isto ocorre em cerca de 40% dos pacientes. O sistema nervoso periférico é mais comumente afetado que o central, exteriorizando-se por polineuropatias ou mononeuropatias múltiplas. A agressão encefálica é responsável por grande variação de sinais e sintomas, tendo sido assinalados cefaleia, crises convulsivas recorrentes, acidentes vasculares agudos e alterações dos nervos cranianos. A angiografia cerebral digital ou a angiorressonância podem mostrar dilatações aneurismáticas ou estreitamento segmentar das artérias de médio e pequeno calibre. O comprometimento muscular é responsável por frequente mialgia difusa.

Doença de Kawasaki – Também chamada de poliarterite nodosa infantil, é doença febril, de origem desconhecida, que afeta principalmente artérias coronárias, mucosas oral e faríngea, linfonodos e lesões de pele e conjuntiva ocular. Ocorre em crianças abaixo de cinco anos. As manifestações nervosas são raras, ocorrendo em menos de 1% dos casos. Caracterizam-se por meningite linfocitária e paralisia de nervos cranianos (facial e surdez neurossensorial) ou, mais raramente, por episódios encefalopáticos agudos. De uma maneira geral o prognóstico é bom.

Encefalite de Hashimoto

Mais recentemente denominada de **encefalopatia esteroide responsiva associada à tireoidite de Hashimoto**, trata-se de comprometimento encefálico difuso associado a altos títulos de anticorpos antitireoide. A maior parte dos casos foi descrita em adultos, sendo que, até 2003, 16 casos haviam sido descritos em crianças de 9 a 17 anos (14 do sexo feminino). Clinicamente, o quadro pode ser agudo, por meio de episódios tipo AVC, com alterações focais e crises convulsivas. Mais frequentemente, o quadro é subagudo ou crônico, associando alterações psiquiátricas, demência, mioclonias e crises convulsivas. O diagnóstico diferencial é feito com encefalopatias evolutivas como MELAS, doença de Lafora e, no adulto, com a doença de Creutzfeldt-Jakob. À exceção do LCR que habitualmente revela teores elevados de proteína, os exames laboratoriais, inclusive os de neuroimagem, são normais. Entretanto, todos os pacientes têm anticorpos antitireoidianos (antitireoperoxidase e antitireoglobulina) muito elevados. A função tireoidiana é habitualmente normal. A doença responde remarcavelmente bem aos esteroides, porém uma minoria pode permanecer com algum tipo de sequela neurológica. A patogenia da doença é obscura mas alguns estudos demonstraram deficiente perfusão cerebral levando à hipótese de um processo vasculítico.

Segunda Parte • GRANDES CATEGORIAS ETIOPATOGÊNICAS

DOENÇAS HEMATOLÓGICAS

Na **policitemia vera ou primária**, doença extremamente rara em crianças, pode haver comprometimento do sistema nervoso central em cerca de um quarto dos casos e do periférico em quase metade. O primeiro deve-se geralmente a acidentes circulatórios oclusivos e o segundo a insuficiência de irrigação dos nervos periféricos. Na criança, a policitemia é quase sempre secundária, ocorrendo principalmente no recém-nascido em que tromboses venosas são as complicações cerebrais mais frequentes, com relato de número significativo de sequelas neurológicas.

Anemia ferropriva, a mais frequente causa de anemia na infância, pode, quando intensa, provocar sintomas pouco específicos como cefaleia e baixa capacidade de concentração.

A **anemia falciforme** é talvez a hemopatia que proporcionalmente mais acometa o sistema nervoso. Estima-se que quase 10% dos pacientes apresentam alterações cerebrovasculares que se traduzem por acidentes vasculares cerebrais isquêmicos, com idade de início geralmente abaixo dos 10 anos. Estudos recentes usando ressonância magnética revelaram lesões hipóxico-isquêmicas em cerca de 50% dos pacientes assintomáticos, podendo ser um exame preditivo de complicações neurológicas clínicas. A taxa de recorrência é alta e a morbidade, importante.

As **hemofilias**, quaisquer que sejam sua causa podem provocar hemorragias cerebrais, parenquimatosas ou meníngeas sendo estas excepcionalmente a primeira manifestação da doença.

O comprometimento do sistema nervoso pela **leucemia linfoblástica aguda** reduziu-se drasticamente nas duas últimas décadas, após introdução de medidas profiláticas, como metrorexate intratecal. Entretanto, ainda, isto ocorre em cerca de 5 a 10% dos casos, na quase totalidade das vezes por infiltração das meninges pelas células neoplásicas. Como consequência, cefaleia, alteração da consciência, comprometimento de pares cranianos e crises convulsivas são os sinais e sintomas mais comumente observados. O diagnóstico se faz por meio da punção lombar que revela células neoplásicas no LCR. Entretanto, alterações neurológicas do decurso da leucemia podem também estar relacionadas a fatores outros, como distúrbios da coagulação, infecções secundárias ou devidas ao tratamento rádio ou quimioterápico.

Na mais rara **leucemia mieloide aguda**, o envolvimento do sistema nervoso é muito menos frequente. Quando isso ocorre, formam-se massas de células neoplásicas, chamadas *cloromas*, geralmente de situação raquiana epidural, podendo ser responsável por síndrome de compressão medular.

DOENÇAS HEPÁTICAS

Encefalopatia hepática é a manifestação neurológica decorrente das insuficiências hepáticas agudas ou crônicas e tem por base a hiperamoniemia e depósito de manganês nos gânglios basais. A RM demonstra hipersinal em T1 dos globos pálidos mesmo na ausência de encefalopatia clínica detectável. Nas hepatopatias agudas, quaisquer que sejam as causas – tóxicas, metabólicas ou infecciosas – a repercussão neurológica se traduz por um quadro encefalopático cujo início pode ser insidioso com mal-estar generalizado, anorexia, vômitos, sonolência, mas que evolui mais ou menos rapidamente para estupor e coma. Sinais extrapiramidais geralmente estão presentes caracterizando-se por asterixis, tremor em bater de asas (*flapping*), rigidez e movimentos coreicos. Estes sinais podem ser revertidos com a normalização das funções hepáticas. Encefalopatia portossistêmica em pacientes não cirróticos caracterizada por sinais e sintomas mais sutis, como depressão, rebaixamento cognitivo, distúrbios comportamentais etc. tem sido descrita mesmo em pacientes pediátricos.

SÍNDROME ENCEFALOPÁTICA POSTERIOR REVERSÍVEL

Trata-se de entidade de reconhecimento relativamente recente que associa um quadro neurológico agudo de cefaleia, alteração da consciência, distúrbios visuais e crises convulsivas a alterações particulares à ressonância magnética. As duas causas principais desta síndrome são a hipertensão arterial no decurso de nefropatias e eclâmpsia, e o uso de drogas imunoterápicas para câncer, como ciclosporina, tacrolimus e interferon alfa. As lesões são bem visualizadas em sequências pesadas em T2 ou FLAIR caracterizadas por intenso hipersinal da substância branca parieto-occipital (Fig. 30.1). Ocasionalmente, o córtex destas regiões pode também estar comprometido. O quadro clínico e radiológico regride completamente com o tratamento da hipertensão e a retirada das drogas. A patogenia da síndrome não é bem conhecida parecendo tratar-se de alteração da autorregulação e disfunção endotelial.

DIABETES

Complicações neurológicas do diabetes podem decorrer de alterações do sistema nervoso central, periférico e autônomo.

As complicações centrais exteriorizam-se clinicamente por um quadro encefalopático agudo caracterizado por distúrbios da consciência que vão da obinubilação e confusão mental ao coma, associados ou não a crises convulsivas e, mais raramente, a sinais focais (hemiplegia, paralisias de pares cranianos). Três mecanismos podem estar à base desta encefalopatia aguda que, por ordem decrescente de frequência são cetoacidose, hipoglicemia e hiperosmolaridade não cetótica. Na cetoacidose diabética, as complicações intracerebrais ocorrem em cerca de 1% dos casos. Embora a patogenia permaneça em grande parte obscura, edema cerebral – nem sempre clinica-

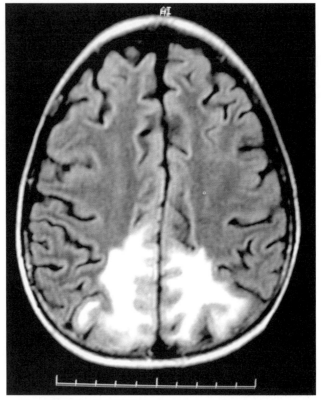

Figura 30.1– PRESS. Aspecto característico à RM.

mente aparente – está sempre presente, e é responsável pelo óbito na maioria dos casos. Este edema deve, portanto, ser prontamente combatido com uso de manitol.

Comprometimento do sistema nervoso periférico, bastante comum em adultos portadores de diabetes tipo 1 ou 2, é muito infrequente em crianças e adolescentes. Entretanto, estima-se que cerca de 10% dos pacientes acabarão por apresentar, na evolução da doença, uma neuropatia periférica. O quadro clínico pode ser **focal** *mononeurítico* tipo compressivo (*entrapment*) levando a síndrome do túnel do carpo, neuropatia ulnar no cotovelo, fibular na cabeça do perônio; *plexual* (plexopatia lombossacra; *neuropatias oculomotoras* – III e VI pares) e *intercostal* ou **polineuropático** sensitivo, sensoriomotor ou autonômico. Estas últimas são particularmente importantes estando presentes em 15% de crianças e adolescentes. As manifestações podem ser cardiovasculares (taquicardia de repouso, hipotensão ortostática), gastrointestinais (constipação, diarreia), genitourinárias (bexiga neurogênica) e gerais como anidrose, pele seca, intolerância ao calor etc.

Apêndices

APÊNDICE 1

Exame Neurológico do Recém-Nascido e do Lactente

Dirce Fujiwara

O exame neurológico no primeiro ano de vida é reconhecidamente difícil, sendo a dificuldade inversamente proporcional à idade da criança devido ao caráter estereotipado e pouco informativo das reações neurológicas nas primeiras semanas de vida. Também, o padrão das respostas aos estímulos provocados pelo examinador varia conforme numerosos fatores como o estado do sono ou vigília, fome ou saturação, calma ou agitação etc. Frequentemente, é necessário que se repita o exame mais de uma vez para se obter uma ideia correta do real estado neurológico do paciente.

Outra particularidade do exame neurológico, sobretudo de crianças nos primeiros meses de vida, é o seu relativamente pobre valor indicativo de ausência ou presença de lesão neurológica efetiva. Crianças que irão desenvolver certas formas de paralisia cerebral (ver Capítulo 11) podem apresentar um exame neurológico rigorosamente normal no início de sua vida e, inversamente, crianças com alterações neste exame podem vir a se desenvolver isentas de quaisquer alterações neurológicas. Assim, apesar de haver correlação estatística significante entre exame neurológico alterado ou suspeito e existência posterior de encefalopatia fixa efetiva, este exame deve ser avaliado, para fins prognósticos ou preditivos, em associação a um conjunto de elementos eventualmente presentes, tais como, história de intercorrências perinatais (prematuridade, asfixia pré ou perinatal, infecções), crises convulsivas, microcefalias, alterações aos exames neurorradiológicos e assim por diante. É evidente que, quanto maior o número e gravidade das funções neurológicas alteradas, maior a probabilidade de lesão encefálica real.

Embora deva haver um roteiro geral de exame (tabela 1) para documentarmos o exame realizado, a simples observação da criança permite avaliar vários itens do exame neurológico.

NEUROPEDIATRIA

Tabela 1 – ROTEIRO DE EXAME NEUROLÓGICO.

CRIANÇA MAIOR	LACTENTE
PC	PC
Contato: consciência percepção expressão	Estímulo sonoro, estímulo visual (face, objetos coloridos) Lalação, riso social
Atitude	Atitude (simétrica)
Fáscies	Fáscies
Equilíbrio: estático dinâmico	Controle cervical, de tronco engatinhar
Praxias	Defesa: reflexo do paraquedista Lenço na face, lateralização ou cabeça em decúbito ventral
Motricidade:	
• Voluntária ativa	
o Força muscular:	
- Provas deficitárias	Prova do rechaço (membros superiores e inferiores) Beira da cama
- Força de oposição	
o Coordenação	Mão-objeto, mão-lenço na face
• Voluntária passiva	
o Palpação	Idem
o Balanço passivo	Idem
o Movimentação passiva	
- Extremidades (tônus)	Idem Manobra da tração, lateralização ou cabeça em decúbito ventral, Manobra de Tobbler
- Pesquisa de sinais meningorradiculares	Idem
• Involuntária	
o Espontânea (mov. anormais)	Idem
o Refl. de estiramento/ exteroceptivos	Idem
	o Reflexos arcaicos
• Automática	Idem
Sensibilidade:	
• superficial: (tátil, térmica, dolorosa)	Percepção de estímulo tátil, doloroso
• profunda: (vibratória, artrestesia, estereognosia)	
Pares cranianos:	
• II, III, IV, V, VI, VII, VIII, IX, X, XI, XII	• MOE (olhos de boneca, seguir face ou objetos), mímica facial • MOI • Reflexos cocleopalpebral, corneo- palpebral, vestibulococlear, nauseoso

396

APÊNDICES

RECÉM-NASCIDO
PC
Estado de consciência: sono quieto, sono ativo, despertar quieto, despertar ativo, choro
Expressão: choro
Fáscies
Atitude: assimétrica (RTC)

Motricidade:
- Voluntária
  - Espontânea
  - Por estimulação
    Prova do rechaço (membros superiores e inferiores), beira da cama
- Passiva
  - Palpação
  - Balanço passivo
  - Movimentação passiva
    - extremidades (tônus)
    - pesquisa de sinais meningorradiculares
- Involuntária
  a. Tremores e
  b. trepidações
  - Reflexos de estiramento, exteroceptivos
  - Reflexos arcaicos
- Automática

Sensibilidade:
- Superficial:
  - tátil
  - dolorosa

Pares cranianos:
- Mímica facial
- Reflexo "olhos de boneca"
- MOI
- Reflexos cocleopalpebral, corneopalpebral, vestibulococlear, nauseoso

O exame deve, portanto, sempre se iniciar pela inspeção da criança no berço ou no colo da mãe, quando seu estado de alerta, suas reações ou comunicação espontânea com o meio, sua mobilidade geral e sua postura serão avaliados.

O recém-nascido e o lactente jovem, quando em decúbito dorsal, movem-se continuamente apresentando extensão-flexão dos membros superiores com abertura e fechamento das mãos e movimentos de pedalagem nos membros inferiores. No recém-nascido a atitude assimétrica (do "esgrimista") consequente ao reflexo tônico-cervical (RTC) espontâneo (ver adiante) pode ser notada, conforme a posição de lateralização da cabeça. No lactente jovem fragmentos do RTC são encontrados, dando lugar a uma postura simétrica aos ± 3 meses de idade.

397

Em decúbito ventral, a criança lateraliza a cabeça a partir da quarta semana e, no terceiro mês, eleva cabeça e tronco, sustentando-se nos membros superiores estendidos.

A inspeção do estado de alerta e da comunicação com o meio visam sobretudo à avaliação do desempenho auditivo, visual e das condutas sociais. A criança prematura a partir da 28ª semana de gestação é facilmente acordada e mantém-se atenta por vários minutos. Com 32 semanas, acorda espontaneamente e a criança nascida de termo é atenta a estímulos visuais e auditivos, podendo fixar e até eventualmente seguir um foco de luz brilhante. Imitação de gestos faciais, como mostrar a língua, pode estar presente já no final do primeiro mês, e, no segundo, a perseguição ocular deve ser perfeita. Indicação de escuta efetiva está presente já em prematuros de 28 semanas (despertar, piscar ou se assustar aos estímulos sonoros). Na criança de termo e nas primeiras semanas, modificações do ritmo respiratório ou cessação dos movimentos podem ser observadas com estimulação sonora. Localização visual do estímulo sonoro aparece a partir do terceiro mês. As diversas etapas no desenvolvimento adaptativo social e motor estão sumarizadas na tabela 2.

Não é possível a aplicação das técnicas e manobras do exame neurológico do adulto na criança. E isto é tão mais verdadeiro quanto menor a criança. É necessário ganhar a confiança da criança, e através de brincadeiras e de diferentes manobras avaliar os diferentes itens do exame neurológico, que não foram possíveis, na simples inspeção. Em cada manobra é possível avaliar vários aspectos. Citaremos algumas manobras utilizadas:

Manobra da tração (de puxar pelos braços) – a criança em decúbito dorsal é puxada pelos braços. Avalia-se, assim, a capacidade de sustentar a cabeça que deve vir alinhada com o tronco a partir do terceiro mês. Se, nesta época, a cabeça permanece pensa para trás é sinal de hipotonia importante ou de grave lesão cerebral. O tônus cervical posterior e do tronco pode ser avaliado com o lactente em decúbito ventral.

Retirar o lenço da face – o lactente pode apenas lateralizar a face (incomoda-se com o estímulo), retirá-lo com a mão em supinação ($\pm$ no 5º mês) ou pronação ($\pm$ no 6º mês), com preensão inicialmente palmar, e depois em pinça. É possível avaliar vários aspectos, tais como: tipo de resposta; habilidade de retirada; preferência, inabilidade ou incapacidade de utilização de uma das mãos.

Prova mão-objeto: oferece-se um objeto colocando-o na linha média e observa-se se a criança o agarra. Em cerca de ¼ dos lactentes a resposta é positiva aos 3 ½ meses, e aos 6 meses, em praticamente todas as crianças. Os mesmos itens da manobra anterior podem ser observados.

Manobra da beira da cama: coloca-se a criança em decúbito dorsal apoiada até o quadril com os membros inferiores pendentes. As crianças tendem a

APÊNDICES

Tabela 2 – Etapas do desenvolvimento social e motor no primeiro ano.

POSTURA	
• assimétrica	0-2m
• simétrica	Após 3m
LINGUAGEM	
• Vocalização inarticulada não imitativa	0-6 meses
• Vocalização articulada imitativa (lalação)	6-10 meses
• Emissão bissilábica significante (au-au; pa-pa; mã-mã; ti-ti)	10-12 meses
• Palavras-frase	Após 12 meses
MOTRICIDADE	
• Sustenta a cabeça	3 meses
• Levanta cabeça e tronco em posição ventral	3 meses
• Senta com apoio	4 meses
• Senta sem apoio	6 meses
• Rola no leito	6-7 meses
• Em pé, suporta o peso com apoio e pula	6-7 meses
• Senta-se ativamente	10 meses
• Engatinha	10 meses
• Coloca-se em pé ativamente	10 meses
• Permanece em pé com apoio	11-12 meses
• Permanece em pé sem apoio, anda com apoio	12 meses
COMPORTAMENTO ADAPTATIVO	
• Fixa com o olhar	0-1 mês
• Segue com o olhar	1 mês
• Localiza estímulos sonoros	4 meses
• Dirige a mão para os objetos	3-4 meses
• Preensão voluntária	4-5 meses
• Muda objetos de mão	7 meses
• Preensão em pinça	9-10 meses
• Riso social	2 meses
• Gargalha	4-5 meses
• Prefere nitidamente a mãe, estranha os desconhecidos	5-6 meses
• Procura objetos escondidos	10 meses
• Responde ao seu nome	10 meses
• Faz "tchau", bate palmas, ajuda a se vestir	10-12 meses
REFLEXOS ARCAICOS	
• Reflexo de Moro	0-3m (incompleto 6m)*
• Reflexo tônico-cervical (Magnus-Klejn)	RN (2m)*
• Reflexão da preensão palmar (*grasping*)	0-4m (7m)*
• Reflexão da preensão plantar	0-7m (11m)*
• Reflexo de sucção	0-4m (7m)*
• Reflexo dos pontos cardiais	RN (2m)*
• Reflexo marcha	RN (3m)*
• Reflexos de colocação	0-2m (5m)*
• Reflexo de Landau I e II	5-11m
Reflexo paraquedista	9m

( )* *Idade máxima para o desaparecimento do reflexo*

manter os membros elevados, caso não o façam, estimulam-se as plantas dos pés com cócegas. É possível observar a força muscular e simetria de resposta.

Manobra do rechaço de membros superiores ("cachecol"): na qual passam-se os membros superiores cruzados pelo pescoço e observa-se a queda destes ao soltá-los subitamente. A queda assimétrica pode indicar déficit ou hipertonia de um dos lados.

Manobra do rechaço de membros inferiores: O examinador coloca a criança em decúbito dorsal e mantém os membros inferiores em tríplice flexão forçada, com as coxas encostadas sobre o abdome, fazendo pressão nas plantas dos pés. Então, libera bruscamente os membros inferiores desta posição e observa a queda. Quando existe déficit, a queda se faz de forma assimétrica, com o membro paralisado projetando-se mais longe.

Reflexo paraquedista – consiste na extensão dos membros superiores com abertura dos dedos, numa manobra de aparar a queda, quando a criança, segura pela cintura, é projetada de cabeça contra a mesa de exame. Surge por volta do nono mês e sua ausência é francamente patológica.

Manobra de Landau – ver Reflexo de encurvação do tronco.

PESQUISA DO TÔNUS MUSCULAR

Faz-se através das manobras citadas de Tobler, Landau, de puxar pelos braços. Avalia-se ainda pela palpação das massas musculares, pelo balanço passivo dos membros e através da exploração da extensibilidade muscular das diversas articulações.

Manobra de Tobler – o recém-nascido é seguro pelas mãos por ambos os pés com a cabeça para baixo. Nesta posição, há discreta flexão dos membros inferiores e flexão franca dos superiores. Avalia o tônus e, se há queda de um dos membros superiores, indica paresia ou paralisia braquial.

PESQUISA DOS REFLEXOS PROFUNDOS (estiramento) E SUPERFICIAIS (exteroceptivos)

O modo de pesquisa e significado das alterações dos reflexos profundos nesta faixa etária são os mesmos que nas crianças maiores ou adultos. Já o reflexo cutâneo plantar é controverso. Muitos autores consideram a resposta em extensão (**sinal de Babinski**) presente e normal no primeiro ano de vida. Outros, entre os quais este autor, acham que um sinal de Babinski verdadeiro, ou seja, a extensão lenta do grande artelho associada à abertura em leque dos demais, obtido sistematicamente a cada pesquisa, é patológico em qualquer idade, refletindo um sinal de comprometimento piramidal. Normalmente, nos recém-nascidos e lactentes menores, a pesquisa, que deve ser feita pela excitação da borda externa do pé com a unha ou com uma ponta romba fina, elicita ora flexão (mais frequente) ora extensão, porém rápida dos artelhos, muitas vezes acompanhada de tríplice flexão de todo o membro.

Sinal de Rossolimo – é a flexão dos artelhos após a percussão rápida da planta destes. Este sinal, sempre patológico após o quarto ou o quinto mês (sinal piramidal), pode ser observado antes desta época, carecendo de valor quando isolado ou não acompanhado de outros francos sinais de liberação (hiper-reflexia, hipertonia, clônus, Babinski).

PESQUISA DOS REFLEXOS ARCAICOS

Reflexo de Moro – pesquisado através da queda da cabeça para trás em relação ao tronco. Consiste na extensão-abdução dos membros superiores e posterior adução. Começa a desaparecer por volta do terceiro mês, devendo estar extinto entre cinco e seis meses. Sua ausência no recém-nascido ou sua persistência além daquela idade pode indicar grave dano neurológico.

Reflexo tônico-cervical (Magnus-Klejn) – pode ser espontâneo no recém-nascido, mas pesquisa-se melhor rodando a cabeça para um dos lados e mantendo-se a posição. Há flexão do membro superior (às vezes acompanhado do inferior) do lado nucal e extensão do lado da face (posição do esgrimista). É mais evidente no recém-nascido de termo atingindo o auge entre um e dois meses e tendendo a desaparecer após o quarto. Sua ausência é pouco significativa mas sua presença constantemente tardia é indicação de dano cerebral grave.

Reflexão da preensão palmar (*grasping*) – reflexo sempre presente desde 28 semanas de gestação, consiste no fechamento das mãos com estimulação das palmas. O bebê agarra objetos e pode ser assim levantado, tal a força da preensão. Tende a desaparecer até o terceiro mês, quando surge a preensão voluntária.

Reflexo de sucção e dos pontos cardiais – obtidos com a estimulação dos lábios. Sempre presente no recém-nascido e prematuro, sua ausência é indicadora de grave lesão.

Reflexos da extensão cruzada, do colocamento e da marcha – a extensão cruzada se obtém através de estímulos do dorso de um pé que provocam flexão do outro membro inferior que se estende em seguida para afastar o estímulo. O colocamento consiste na tríplice flexão do membro inferior seguida de apoio no plano, após o estímulo do dorso do pé na borda da mesa. O reflexo da marcha é obtido com duplo apoio plantar, estando a criança segura pelas axilas e com o tronco discretamente encurvado para a frente.

Presentes sobretudo nos dois primeiros meses de vida, o significado de sua ausência deve ser avaliado em conjunção com o padrão dos demais reflexos.

Reflexo da encurvação do tronco (Galant) – elicita-se estimulando-se os flancos, estando a criança suspensa no ar, sobre a palma da mão do examinador, em decúbito ventral. A criança encurva o tronco para o lado estimulado. A manobra (Landau) também permite a avaliação da capacidade de elevação da cabeça que é paralela ao tronco no fim do primeiro mês e a ultrapassa a partir de então, bem como o estudo do tônus.

APÊNDICE 2

Curvas de Crescimento do Perímetro Cefálico*

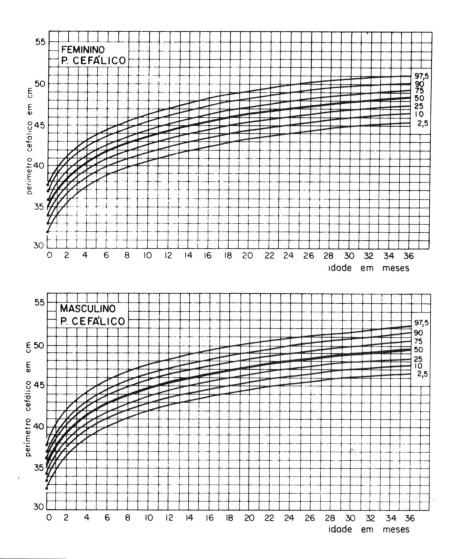

* PEDIATRIA BÁSICA, Eduardo Marcondes, Sarvier, 8a ed., 1991.

NEUROPEDIATRIA

APÊNDICE 3

Anomalias Oculares nas Doenças Neurológicas

RETINA

Mancha vermelho-cereja:
- Doença de Tay-Sachs
- Doença de Sandhoff
- Gangliosidose GM_1 (forma infantil precoce)
- Doença de Niemann-Pick IA
- Sialidose

Degeneração pigmentar da retina (com alteração do ERG):
- Lipofuscinoses ceroides (formas infantis precoce e tardia, forma juvenil)
- Doença de Hallervorden-Spatz
- Doença de Cockayne
- Doença de Zellweger e outras peroxissomopatias neonatais
- Doença de Refsum
- Síndrome de Usher
- Abetalipoproteinemia
- Doença de Kearns-Sayre

Colobomas (lacunas) da retina:
- Síndrome de Aicardi

Coriorretinites:
- Toxoplasmose
- Citomegalovirose
- Panencefalite esclerosante subaguda

Angioma:
- Doença de von-Hippel-Lindau

404

PAPILA

Edema:
- Síndromes de hipertensão intracraniana

Atrofia:
- Eselerose múltipla
- Doença de Pelizaeus-Merzbacher
- Doença de Canavan
- Doença de Leigh
- Distrofia neuroaxonal infantil
- Lipofuscinose ceroide forma infantil tardia
- Síndrome de Behr

Aniridia:
- Síndrome de Gillespie

Hamartoma:
- Nódulos de Lisch (neurofibromatose tipo I)

CRISTALINO

Catarata:
- Rubéola congénita
- Galactosemia
- Síndrome de Lowe
- Doença de Zellweger
- Xantomatose cérebro-tendínea
- Doença de Cockayne

Luxação:
- Homocistinúria

CÓRNEA

Opacidades:
- Quase todas mucopolissacaridoses e oligossacaridoses
- Doença de Fabry
- Doença de Zellweger
- Síndrome de Lowe

GLAUCOMA

Síndrome de Lowe
Doença de Sturge-Weber
Homocistinúria

CONJUNTIVA

Teleangiectasias:
- Ataxia-teleangiectasia

Microaneurismas:
- Doença de Fabry

MOVIMENTOS OCULARES ANORMAIS

Opsoclonias:
- Síndrome de Kinsbourne

Apraxia ocular (Cogan):
- Ataxia-teleangiectasia

Movimentos nistagniformes:
- Doença de Pelizaeus-Merzbacher
- Distrofia neuroaxonal infantil
- Doença de Leigh
- Espasmos *nutans*

Paralisias supranucleares (alt. dos movimentos verticais ou horizontais):
- Doença de Niemann-Pick IIS
- Doença de Gaucher tipo II
- Doença de Leigh

APÊNDICE 4

Doenças Neurológicas Associadas a Surdez

INFECÇÕES FETAIS:
- Rubéola
- Citomegalovírus
- Sífilis

AFECÇÕES PERINATAIS:
- Kernicterus
- Grandes prematuros
- Alterações hipóxico-isquêmicas graves

SÍNDROMES GENÉTICAS:
- Síndrome de Pendred (associada a bócio)
- Síndrome de Jervell e Lange-Nielsen (associada a síncopes – aumento do espaço QT)
- Síndrome de Alport (associada a nefropatia)
- Síndrome do arco braquial (Treacher-Collins, Goldenhar)
- Síndrome de Waardenburg (associada a despigmentação do cabelo e fronte)

DOENÇAS METABÓLICAS:
- Maioria das mucopolissacaridoses e algumas oligossacaridoses
- Doença de Cockayne
- Doença de Refsum
- Peroxissomopatias perinatais
- Adrenoleucodistrofia ligada ao sexo

AFECÇÕES PÓS-NATAIS:
- Meningites bacterianas
- Meningites virais (Caxumba!)
- Traumatismos cranioencefálicos
- Tumores do acústico (Neurofibromatose Tipo II)

APÊNDICE 5

Lesões Cutâneas Associadas a Doenças Neurológicas

MANCHAS CAFÉ-COM-LEITE:

- Neurofibromatose tipo I

MANCHAS HIPOCRÔMICAS:

- Esclerose tuberosa
- Hipomelanose de Ito
- *Incontinentia pigmenti*
- Xeroderma pigmentosa

ERITEMA FOTOSSENSÍVEL:

- Doença de Cockayne
- Xeroderma pigmentosa
- Doença de Hartnup

ICTIOSE:

- Doença de Austin
- Síndrome de Sjögren-Larsson
- Síndrome de Refsum

ANGIOQUERATOMAS:

- Doença de Fabry
- Manosidose tipo II

TELEANGIECTASIAS:

- Ataxia-teleangiectasia

ANGIOMAS:

- Doença de Sturge-Weber
- Síndrome de Klippel-Trenaunay

Bibliografia Recomendada

NEUROPEDIATRIA GERAL

Diament A., Cypel S. – Neurologia Infantil. Livraria Atheneu, Rio de Janeiro, 4ª edição, 2005.

Fejerman N., Alvarez E.F. – Neurologia Pediátrica. Editorial Medica Panamericana, Buenos Aires, 3ª ed., 2007.

Aicardi J. – Diseases of the Nervous System in Childhood. Series Clinics in Deveolpmental Medicine, Mac Keith Press, Oxford, 2009.

Swaiman K.E., Ashwal S., Ferriero D.M. – Pediatric Neurology. Principles and Practice. Mosby Elsevier, Philadelphia, 4th ed., 2006.

NEUROFISIOLOGIA

Eeg-Olofsson K.E. – Pediatric Clinical Neurophysiology. Int. Review of Child Neurology Series. Mac Keith Press, London, 2006.

DIAGNÓSTICO POR IMAGEM

Leite C.C., Amaro Jr. E., Lucato L.T. – Neurorradiologia. Diagnóstico por Imagem das Alterações Encefálicas. Guanabara Koogan, Rio de Janeiro, 2008.

Barkovich A.J. – Pediatric Neuroimaging. Lippincot Williams and Wilkins, Philadelphia, 2005.

NEUROPEDIATRIA NEONATAL E DO DESENVOLVIMENTO
(Capítulos 9, 10, 20 e Apêndice 1)

Volpe J.J. – Neurology of the Newborn. W.B. Saunders Co., Philadelphia, 3th ed., 2008.

Moura-Ribeiro M.V.L, Gonçalves, V.M.G. – Neurologia do Desenvolvimento da Criança. Unicamp. Livraria e Editora Revinter, Rio de Janeiro, 2006.

Funayama C.A.R. – Exame Neurológico na Criança. Funpec Editora, Ribeirão Preto, 2004.

NEUROPATOLOGIA E GENÉTICA (Capítulos 20 a 29)

Golden J.A., Harding B.N. – Developmental Neuropathology. ISN Press, Basel, 2004.

Barth P.G. – Disorders of Neuronal Migration. Int. Review of Child Neurology Series. Mac Keith Press, London, 2003.

DOENÇAS METABÓLICAS (Capítulos 12 e 21 a 28)

Lyon G., Kolodny E.H, Pastores G.M. – Neurology of Hereditary Metabolic Diseases of Children. McGraw-Hill, New York, 3th ed., 2006.

EPILEPSIA (Capítulo 1)

Arzimanoglou A., Guerrini R., Aicardi J. – Aicardi's Epilepsy in Children. Lippincott Williams & Wilkins, Philadelphia, 3th ed., 2004.

Manreza M.L.G., Grossman R.M., Valério R.M.F., Guilhoto L.M.F.F. – Epilepsia. Infância e Adolescência. Lemos Editorial, São Paulo, 2003.

CEFALÉIAS (Capítulo 2)

Classificação Internacional das Cefaléias. Subcomitê de Classificação das Cefaléias da Sociedade Internacional de Cefaléia. Segmento Farma, São Paulo, 2ª edição, 2004.

MOVIMENTOS INVOLUNTÁRIOS ANORMAIS (Capítulo 3)

Alvarez E.F., Aicardi J. – Movement Disorders in Children. Int. Review of Child Neurology Series. Mac Keith Press, Oxford, 2001.

NEUROPATIAS PERIFÉRICAS (Capítulos 6, 7, 9)

Ouvrier R.A., McLeod J.G., Pollard J.D. – Peripheral Neuropathy in Childhood. Int. Review of Child Neurology Series, Mac Keith Press, Oxford, 2th ed., 1999.

Ouvrier R., Ryan M.M. – Hereditary Peripheral Neuropathies of Childhood. Curr. Opin. Neurol. 18:105-110, 2005.

Parman Y. – Hereditary Neuropathies. Curr. Opin. Neurol. 20:542-547, 2007.

DOENÇAS MUSCULARES (Capítulos 6 e 9)

Karpati G. – Structural and Molecular Basis of Skeletal Muscle Diseases. ISN Neuropath Press, Basel, 2002.

DISTÚRBIOS DO SONO E DA VIGÍLIA (Capítulo 14)

Reimão R. – Sono: Clínica, Pesquisa e Ensino. Associação Paulista de Medicina, 2008.

PARALISIA CEREBRAL E DESORDENS DO DESENVOLVIMENTO E DA APRENDIZAGEM (Capítulos 11, 15, 16 e 17)

Tuchman R., Rapin I. – Autism: A Neurological Disorder of Early Brain Development. Int. Review of Child Neurology Series, Mac Keith Press, Oxford, 2006.

Shevell M. – Neurodevelopmental Disabilities: Clinical and Scientific Foundations. Int. Review of Child Neurology Series. Mac Keith Press, Oxford, 2009.

NEOPLASIAS E NEURO-ONCOLOGIA (Capítulo 18)

Louis N.L., Ohgaki H., Wiestler O.D., Cavenee W.K. – WHO Classification of Tumours of the Central Nervous System. WHO Press, Geneva, 2007.

Maluf F.C., Katz A., Corrêa S. – Câncer do Sistema Nervoso Central. Dendrix, São Paulo, 2009.

DOENÇAS INFECCIOSAS E PARASITÁRIAS (Capítulo 19)

Barton L.L., Friedman N.R., Volpe J.J. – The Neurological Manifestations of Pediatric Infectious Diseases and Immunodeficiency Syndromes. Spriger Verlag, Berlin, 2008.

DOENÇAS DESMIELINIZANTES, LEUCODISTROFIAS E LEUCOENCEFALOPATIAS (Capítulos 23 e 24)

van der Knapp M.S., Volk J. – Magnetic Resonante of Myelination and Myelin Disorders, Springer, Berlin, 3th ed., 2005.

DISTÚRBIOS DAS VITAMINAS (Capítulo 28)

Baxter P. – Vitamin Responsive Conditions in Pediatric Neurology. Int. Review of Child Neurology Series, Mac Keith Press, London, 2001.

PORTAIS INTERESSANTES ESCOLHIDOS NA INTERNET

www.icnapedia.org
www.child-neuro.org.uk
www.pediatricneurology-paris.net (*em francês*)
www.neurology.upmc.edu/pediatric/index,html

Índice Remissivo

A

Abscessos cerebrais, 231
Acidemias orgânicas, 360
   acidemia glutárica tipo I, 360
   encefalopatia etilmalônica, 362
Acropatia ulceromutilante de
   Thévenard, 103
Adenomas hipofisários, 223
Adrenoleucodistrofia
   ligada ao sexo, 352
   neonatal, 351
Afasia adquirida, 174
Afecções musculares – ver Força
   muscular, alterações crônicas e
   progressivas
Agenesia do corpo caloso, 260
Aicardi, síndrome de, 260
AIDS, 286
Alexander, doença de, 332
Alpers-Huttenlocher, doença de, 342
Alterações da sensibilidade, 103, ver
   também Neuropatias hereditárias
   sensitivas
Aminocidopatias, 356
   deficiência em sulfito oxidase, 357
   doença de Hartnup, 357
   fenilcetonúria, 356
   hiperglicinemia não cetótica, 359
   homocistinúria, 356
   síndrome de Lowe, 357
   tirosinemias, 358
Amiotrofia espinhal distal, 89
Andermann, síndrome de, 260
Anencefalia, 254
Angelman, síndrome de, 146
Angiokeratoma corporis difusum, 303
Angiomatose encefalotrigeminal, 378
Anomalias ósseas, 257
Antley-Bixler, síndrome de, 129
Apert, síndrome de, 129
Apneia do sono, 166
Apraxia ocular de Cogan, 106
Aspartilglicosaminúria, 313
Asperger, síndrome de, 177
Astrocitoma
   pilocítico, 210, 221
   subependimário de células
   gigantes, 219
Ataques de estremecimento, 31
Ataxia, 64
   aguda, 65
      ataxia pós-acidentes hipóxico-
      isquêmicos, 66
      cerebelites, 65
      estado de mal da ausência
      atípica, 66
      forma atáxica da síndrome de
      Guillain-Barré, 65
      intoxicações, 65
      síndrome de Kinsbourne, 65
   cerebelar, 64
   cordonal, 64
   crônica progressiva, 67
      A-β-lipoproteinemia (doença de
      Bassen-Kornzweig), 69
      ataxia-teleangiectasia (doença de
      Louis-Bar), 68
      deficiência em vitamina E, 70
      doença de Friedreich, 68
      xantomatose cerebrotendínea, 70
   espinocerebelar autossômica
   dominante, 70
   intermitente, 71
   não progressiva, 66
Atitude de Wernicke-Mann, 134

NEUROPEDIATRIA

Atrofia
espinhal infantil tipo I, 112
muscular espinhal tipo III, 88
Austin, doença de, 302
Autismo, distúrbios do espectro
autístico, 175
reconhecimento clínico, 177
Autoestimulação (masturbação)
infantil, 33

B

Baller-Gerold, síndrome de, 129
Bassen-Kornzweig, doença de, 69
Batten, doença de, início tardio, 317
Beare-Stevenson, síndrome de, 129
Behçet, doença de, 239
Bethlem, síndrome de, 116
Bickers-Adams, síndrome de, 87, 273
Biotina, distúrbios do metabolismo da –
ver Doenças relacionadas ao
metabolismo de vitaminas
Borreliose, 237
Botulismo, 82
Bruxismo, 165

C

Canavan, doença de, 333
Carcot-Marie-Tooth, doença de, 89
Cardiopatias congênitas, 385
Carpenter, síndrome de, 129
Cebocefalia, 258
Cefaleia, 35
classificação da Sociedade
Internacional de Cefaleias, 37
da hipertensão intracraniana, 46
do tipo tensional, 43
fatores etiológicos, 36
migrânea, 37
cefaleia em salvas e outras cefaleias
trigêmino-autonômicas, 40
com aura, 39
do tipo basilar, 40
em lactentes e crianças
pequenas, 41
em salvas (cluster headache), 40
oftalmoplégica, 40
sem aura, 39
síndrome de hemiplegia
alternante, 41
etiopatogenia, 42
tratamento, 42
pós-traumática, 45

Cerebelites, 65
Chagas, doença de, 250
Charcot-Marie-Tooth, doença de, 89
Ciclopia, 258
Cisticercose, 246
Citomegalovírus, 284
Claude Bernard-Horner,
síndrome de, 106
Cobre, alterações relacionadas ao
metabolismo do – ver Doenças
relacionadas ao metabolismo de
minerais e oligoelementos
Cockayne, síndrome de, 383
Coma, ver Encefalopatias agudas
Condrodisplasia rizomélica punctata
tipo 1, 352
Coreia, 49
de Huntington juvenil, 62
de Sydenham, 49
familiar benigna, 50
paroxística, 50
coreoatetose paroxística
cinetogênica, 50
discinesia paroxística de Mount e
Reback, 50
discinesia paroxística induzida pelo
exercício (Lance), 51
Crânio
alterações da forma, 128
alterações do volume, 120
macrocrânia, 120
cistos aracnoides, 126
coleções subdurais, 125
hidrocefalia externa, 124
hidrocefalia, 120
megalencefalia, 127
microcefalia, 127
Craniofaringeomas, 221
Craniorrachischisis totalis, 254
Craniossinostose, 128
Craniostenoses, 128
Creatina, distúrbios do metabolismo da
– ver Doenças relacionadas ao
metabolismo de minerais e
oligoelementos
Crises de perda de fôlego, 32
Crises de raiva (ou do descontrole
episódico), 32
Crises epilépticas
no escolar e na juventude, 17
epilepsia ausência juvenil, 17
epilepsia mioclônica juvenil, 17
epilepsias límbicas, 18
epilepsias neocorticais, 19

414

no lactente, 8
  benignas associadas à gastroenterite, 11
  epilepsia mioclônica benigna da infância, 11
  síndrome de Dravet (epilepsia mioclônica grave da infância), 10
  síndrome de Westou ou espasmos infantis, 8
no período neonatal, 5
  benignas/idiopáticas, 8
  encefalopatia mioclônica precoce, 7
  familiares benignas, 8
  síndrome de Ohtahara, 7
no pré-escolar, 11
  epilepsia ausência da infância, 13
  epilepsia benigna da infância com paroxismos centrotemporais (epilepsia rolândica), 11
  epilepsia com ausências mioclônicas, 15
  epilepsia com crises mioclônus-astáticas (síndrome de Doose), 14
  epilepsia occipital benigna da infância, variante precoce (tipo Panayiotopoulos), 13
  síndrome de Lennox-Gastaut, 16
tipos, 4
Crises não epilépticas de origem psicogênica, 33
Crouzon, síndrome de, 129

D

Dandy-Walker, síndrome de, 273
De Vivo, doença de, 366
Deficiência da proteína transportadora de glicose tipo 1, 366
Deficiência de múltiplas sulfatases, 302
Deficiência em arginase, 88
Deficiência em hexosaminidase
  A, unidade alfa, variante B, 291
  A e B, unidade B, variante 0, 294
Deficiência em sulfito oxidase, 357
Deficiência em vitamina E, 70
Deficiência mental, 137
  etiologia, 139
  síndrome alcoólica fetal, 144
  síndrome de Angelman, 146
  síndrome de Down, 141
  síndrome de Prader-Willi, 147
  síndrome de Rett, 143
  síndrome de Williams, 148
  síndrome do X frágil, 142
Dejerine-Sottas, doença de, 92

Depressão, 183
Dermatomiosite, 99
Desordens congênitas da glicosilação, 367
Desvio tônico do olhar para cima paroxístico do lactente, 32
Devic, doença de, 326
Diabetes, 391
Diastematomielia, 257
Difteria, 81
Disartria, 172
Disautonomia familiar, 104
Discalculia, 198
Discinesias paroxísticas, 50
Disfasias, 173
Disgenesias corticais, 271
Dislalia, 172
Dislexia do desenvolvimento, 194
Displasia
  cortical focal tipo Taylor, 271
  craniofrontonasal, 129
  septo-óptica, 260
Distonias, 55
  coreia de Huntington juvenil, 62
  doença de Lesch-Nyhan, 62
  doença de Parkinson juvenil, 62
  doença de Wilson (degeneração hepatolenticular), 60
  hereditária progressiva com flutuação diurna (doença de Segawa), 57
  mioclônica, 59
  musculorum deformans (distonia de torção), 57
  necrose estriatal familiar, 60
  neurodegeneração associada à pantotenatoquinase, 59
Distrofia miotônica, 98, 116
Distrofia muscular
  congênita de Fukuyma, 266
  progressiva tipo
    Becker, 97
    cinturas, 97
    Duchenne, 94
    Emery-Dreifuss, 98
    facioescapuloumeral (Landouzy-Dejerine), 97
Distrofia neuroaxonal infantil, 314
Distúrbio desintegrativo da infância, 178
Distúrbio do metabolismo dos aminoácidos e dos ácidos orgânicos, 150
Distúrbios da β-oxidação dos ácidos graxos, 362

NEUROPEDIATRIA

Distúrbios da linguagem, 168
  afasia adquirida, 174
  atraso da linguagem, 169
    autismo, 171
    deficiência mental, 171
    disfasias, 171
    fatores socioeconômicos, 171
    surdez, 169
  disartria, 172
  disfasias, 173
  dislalia, 172
  gagueira, 172
  mutismo eletivo, 173
Distúrbios de aprendizagem, 187
  discalculia, 198
    acalculia ou discalculia
      adquirida, 198
    discalculia do
      desenvolvimento, 199
  dislexia do desenvolvimento, 194
  transtorno do déficit de atenção com
    hiperatividade, 188
  transtorno do desenvolvimento da
    coordenação, 199
Distúrbios do espectro autístico – ver
  Autismo
Distúrbios do sono e da vigília, 163
  apneia do sono, 166
  bruxismo, 165
  enurese, 165
  insônia, 164
  jactatio capitis, 165
  mioclonias hípnicas, 164
  narcolepsia, 167
  pesadelos, 165
  sonambulismo, 165
  sonilóquio, 164
Distúrbios dos hidratos de carbono, 365
  de carboidratos simples, 365
    deficiência da proteína
      transportadora de glicose tipo 1
      (Doença de De Vivo), 366
    galactosemia, 365
    intolerância hereditária à
      frutose, 365
  glicogenoses, 366
Distúrbios hipóxico-isquêmicos, 275
  encefalomalacia multicística, 279
  hemorragia intraventricular do
    prematuro, 281
  hidranencefalia, 276
  leucomalacia periventricular, 280
  porencefalia, 276
  status marmoratus, 281
  ulegiria, 278

Doença músculo-oculocerebral, 266
Doenças de acúmulo de ácido siálico
  livre, 310
  infantil, 310
Doenças desmielinizantes, 324
  encefalomielite aguda
    disseminada, 327
  esclerose múltipla, 324
    doença de Schilder (esclerose
      cerebral difusa), 326
    forma de Baló, 326
    neuromielite óptica (doença de
      Devic), 326
Doenças do ciclo da ureia, 359
Doenças infecciosas e parasitárias, 226
  afecções bacterianas supurativas, 226
    abscessos cerebrais, 231
    empiemas subdurais, 233
    meningites agudas purulentas, 226
    complicações, 230
    recorrentes, 231
    tromboflebites, 233
  afecções fúngicas, 238
  afecções parasitárias, 246
    cisticercose, 246
    esquistossomose, 249
    doença de Chagas, 250
    malária, 250
    toxocaríases (larva migrans
      visceral), 249
  afecções provocadas por outros
    agentes bacterianos, 236
    borreliose (*Lyme disease*), 237
    leptospirose, 237
    sífilis, 236
  afecções virais, 238
    meningites agudas virais, 239
    meningites virais recorrentes, 239
  encefalites virais agudas, 240
    encefalites crônicas ou
      retardadas, 243
    encefalite aguda retardada do
      sarampo, 244
    encefalite retardada da rubéola, 245
    leucoencefalopatia multifocal
      progressiva, 245
    panencefalite esclerosante
      subaguda, 244
    raiva, 243
  neurotuberculose, 233
Doenças lisossomiais, 150, 289
  gangliosidoses, 291
Doenças metabólicas
  conduta geral na suspeita de, 150

416

ÍNDICE REMISSIVO

principais doenças metabólicas segundo as diferentes faixas etárias, 152

Doenças mitocondriais, 340
doença de Alpers-Huttenlocher, 342
doença de Leigh, 343
encefalopatia mitocondrial neurogastrointestinal, 346
epilepsia mioclônica com *ragged red fibers* (MERRF), 346
miopatia mitocondrial, encefalopatia, acidose láctica e episódios ictais-símiles (MELAS), 346
neuropatia óptica hereditária de Leber, 347
oftalmoplegias externas progressivas, 348
síndrome de Kearns-Sayre, 345
síndrome de neuropatia, ataxia e retinite pigmentosa, 348
síndrome de Pearson, 342
Doenças peroxissomiais, 349
desordens da biogênese peroxissomial, 350
adrenoleucodistrofia neonatal, 351
condrodisplasia rizomélica punctata tipo 1, 352
doença de Refsum infantil, 351
síndrome de Zellweger, 350
devidas a deficiência enzimática isolada, 352
adrenoleucodistrofia ligada ao sexo, 352
Doenças relacionadas ao metabolismo de minerais e oligoelementos, 371
cobre, 371
doença de Menkes, 371
doença de Wilson, 371
creatina, 372
deficiência em arginina-glicina amidinotransferase, 372
guanidinoacetato metiltransferase, 372
proteína de transporte ligada ao sexo, 372
porfirina, 371
aguda intermitente, 371
coproporfiria hereditária, 372
variegata, 372
Doenças relacionadas ao metabolismo de vitaminas, 368
biotina, 368
deficiência em biotinidase, 369
deficiência em holocarboxilase

sintetase, 369
deficiência familiar isolada em vitamina E, 370
dependência de piridoxina (vitamina B6), 369
distúrbios do metabolismo da vitamina B12, 369
distúrbios do metabolismo do ácido fólico, 370
Doose, síndrome de, 14
Down, síndrome de, 141
Dravet, síndrome de, 10
Duane, síndrome de, 107

E

Empiemas subdurais, 233
Encefalite
aguda retardada do sarampo, 244
de Hashimoto, 389
de Rasmussen, 20
rábica, 243
retardada da rubéola, 245
Encefalites virais, 238
agudas, 240
Encefaloceles, 254
Encefalomalacia multicística, 279
Encefalomielite aguda disseminada, 327
Encefalopatia
epiléptica, 5
etilmalônica, 362
hepática, 390
mioclônica precoce, 7
mitocondrial neurogastrointestinal, 346
por vírus HIV, 245
urêmica, 386
Encefalopatias
agudas, 157
anamnese, 157
exame físico geral, 157
exame neurológico, 158
exames laboratoriais, 158
síndrome de Reye, 161
crônicas não evolutivas, 132
deficiência mental, 132
paralisia cerebral, 133
Enurese, 165
Ependimoma, 212, 219
Epilepsia, 3, ver também Crises epilépticas
afasia epiléptica adquirida (síndrome de Landau-Kleffner), 23
ausência da infância, 13
ausência juvenil, 17

417

NEUROPEDIATRIA

benigna da infância com paroxismos
centrotemporais, 11
com ausências mioclônicas, 15
com crises mioclônus-astáticas
(síndrome de Doose), 14
com ponta-onda contínua durante o
sono, 23
conceitos gerais, 3
diagnóstico diferencial, 31
encefalite de Rasmussen, 20
hamartoma hipotalâmico, 22
límbica, 18
mioclônica
benigna da infância, 11
com *ragged red fibers* (MERRF), 346
grave da infância, 10
juvenil, 17
mioclônicas progressivas, 24
neocortical, 19
nórdica, 319
occipital benigna da infância, variante
precoce, 13
rolândica, 11
síndrome hemiconvulsão, hemiplegia,
epilepsia, 22
tipo Panayiotopoulos, 13
tratamento, 26
cirurgia, 30
dieta cetogênica, 30
particularidades, 27
princípios gerais, 27
Esclerose
cerebral difusa, 326
mesial temporal, 19
múltipla, 324
tuberosa, 375
Espasmos infantis, 8
Esquistossomose, 249
Esquizencefalia, 270
Estado de mal da ausência atípica, 66
Estereotipias, 55

F

Fabry, doença de, 303
Fazio-Londe, síndrome de, 110
Fenilcetonúria, 356
Fenômeno das lágrimas de
crocodilo, 109
Força muscular, alterações crônicas e
progressivas, 85
afecções musculares, 94
alteração da placa mioneural –
miastenia gravis, 100
distrofias musculares progressivas,
94

doença de Thomsen (miotonia
congênita), 99
miotônica (doença de Steinert), 98
tipo Becker, 97
tipo cinturas, 97
tipo Duchenne, 94
tipo Emery-Dreifuss, 98
tipo facioescapuloumeral
(Landouzy-Dejerine), 97
miopatias inflamatória, 99
dermatomiosite, 99
do sistema nervoso periférico, 88
alterações do neurônio motor, 88
amiotrofia espinhal distal, 89
atrofia muscular espinhal tipo III
(doença de Wohlfart-Kugelberg-
Welander), 88
neuropatia diabética, 94
neuropatia gigantoaxonal, 92
neuropatias associadas a doenças
metabólicas, 93
doença de Refsum, 93
neuropatias hereditárias sensitivo-
motoras ou doença de Charcot-
Marie-Tooth, 89
neuropatias tóxicas, 94
do sistema piramidal, 85
deficiência em arginase, 88
doença de Sjögren-Larsson, 88
paraplegias espásticas
hereditárias, 86
Friedreich, doença de, 68
Froelich, síndrome de, 220
Fucosidose, 313

G

Gagueira, 172
Galactosemia, 365
Galactosialidose, 310
Gangliocitomas, 216
Ganglioma desmoplástico infantil, 216
Gangliomas, 216
Gangliosidoses, 291
GM_1, 295
forma crônica ou do adulto, 297
forma infantil precoce, 295
forma juvenil, 296
GM_2, 291
deficiência do ativador GM_2
(variante AB), 294
doença de Sandhoff, 294
doença de Tay-Sachs, 291
formas tardias, 295

Gaucher, doença de, 298
   tipo I, 299
   tipo II, 299
   tipo III, 299
Germinoma, 223
Gigantismo cerebral, 263
Gilles de la Tourette, síndrome de, 48
Gillespie, síndrome de, 66
Glicogenoses, 31, 366
   tipo II, 117
Gliomas, 223
   pontinos, 213
Guillain-Barré, síndrome de, 79
   forma atáxica, 65

H

Hagberg, síndrome de, 66
Hallervorden-Spatz, ver
   Neurodegeneração associada à
   pantotenatoquinase
Haltia-Santavuori-Hagberg,
   doença de, 316
Hansen, doença de, 82
Hartnup, doença de, 357
Hashimoto, encefalite de, 389
Heller, síndrome de, 178
Hemangioblastoma, 212
Hemimegalencefalia, 263
Hemiplegia aguda, 73
   da enxaqueca e síndrome das
     hemiplegias alternas, 77
   por distúrbios circulatórios, 74
     alterações hematológicas, 75
     alterações vasculares, 75
     alterações vasculares associadas a
      doenças metabólicas, 77
     aneurismas arteriais, 75
     angiomas arteriovenosos ou
      cavernosos, 75
     displasia fibromuscular
      progressiva, 77
     doença de *moyamoya*, 76
     tromboflebites, 77
     oclusões arteriais agudas
      "idiopáticas", 74
     oclusões arteriais associadas a
      cardiopatias, 75
   pós-convulsiva, 73
Hemorragia intraventricular do
   prematuro, 281
Herpes simplex, 285
Heteropatias, 266
Hidranencefalia, 276

Hidrocefalia, 120
   externa, 124
Hiperglicinemia não cetótica, 359
Hipomelanose de Ito, 380
Hipomielinização com atrofia dos
   gânglios da base e cerebelo, 338
Holoprosencefalias, 258
Homocistinúria, 356
Hopkins, síndrome de, 81
Hunter, doença de, 306
Hurler, doença de, 304

I

I-cell disease, 310
Incontinentia pigmenti, 382
Infecções congênitas, 282
   AIDS, 286
   citomegalovírus, 284
   herpes simplex, 285
   rubéola, 284
   sífilis, 286
   toxoplasmose, 282
Insônia, 164
Intolerância hereditária à frutose, 365
Involução psicomotora, 149
   conduta geral na suspeita de doença
     metabólica, 150
   principais doenças metabólicas
     segundo as diferentes faixas
     etárias, 152

J

Jactatio capitis, 165
Joubert, síndrome de, 66

K

Kawasaki, doença de, 389
Kearns-Sayre, síndrome de, 345
Kernicterus, 287
Kinsbourne, síndrome de, 53, 65
Klippel-Trenaunay, síndrome de, 380
Koyanagi-Vogt-Harada, doença de, 240
Krabbe, doença de, 299
   formas infantil tardia e juvenil, 301
Kufs, doença de, 318

L

Lafora, doença de, 314
Lake-Cavanagh, doença de, 318
Landau-Kleffner, síndrome de, 23

Landing, doença de, 295
Larva migrans visceral, 249
Leigh, doença de, 343
Lennox-Gastaut, síndrome de, 16
Leptospirose, 237
Leroy, doença de, 310
Lesch-Nyhan, doença de, 62
Leucodistrofias, 330
  com células globoides, 299
  doença de Alexander, 332
  doença de Canavan, 333
  doença de Pelizaeus-Merzbacher, 331
  doença de Sjögren-Larsson, 339
  hipomielinização com atrofia dos
    gânglios da base e cerebelo, 338
  leucoencefalopatia cavitante
    progressiva, 339
  leucoencefalopatia com
    comprometimento do tronco
    cerebral e da medula espinhal e
    com lactato aumentado na
    substância branca, 338
  leucoencefalopatia com substância
    branca evanescente (*vanishing white
    matter disease*), 336
  leucoencefalopatia megalencefálica
    com cistos subcorticais (doença de
    Van Der Knapp), 335
  metacromática, 301
    forma adulta, 302
    forma infantil tardia, 301
    forma juvenil, 302
  xantomatose cerebrotendínea, 339
Leucoencefalopatia
  cavitante progressiva, 339
  com comprometimento do tronco
    cerebral e da medula espinhal e
    com lactato aumentado na
    substância branca, 338
  com substância branca evanescente
    (*vanishing white matter disease*), 336
  megalencefálica com cistos
    subcorticais, 335
  multifocal progressiva, 245
Leucomalacia periventricular, 280
Lipofuscinose neuronal congênita, 319
Lipofuscinoses ceroides neuronais, 314
  epilepsia nórdica, 319
  forma do adulto, 318
  forma infantil, 316
  forma infantil tardia, 317
  forma infantil tardia variante
    finlandesa, 318
  forma infantil tardia variante
    turca, 319

forma juvenil, 317
forma variante tipo tcheca ou indu
  (doença de Lake-Cavanagh), 318
LCN9, 319
lipofuscinose neuronal congênita, 319
Lipomeningocele, 257
Lissencefalias, 263
Little, doença de, 134
Louis-Bar, doença de, 68
Lowe, síndrome de, 357
Lúpus eritematoso sistêmico, 387

M

Macrocrânia, 120
Mal de Pott, 236
Malária, 250
Malformação de Arnold-Chiari
  (Chiari tipo II), 256
Malformações, 251
  da fossa posterior, 272
  distúrbios da conectividade, 271
  distúrbios da migração neuronal, 263
    disgenesias corticais, 271
    esquizencefalia, 270
    heteropatias, 266
    lissencefalias, 263
    micropoligirias, 268
  distúrbios da neurulação
    primária, 254
    anencefalia, 254
    craniorrachischisis totalis, 254
    encefaloceles, 254
    mielomeningoceles, 255
    mieloschisis, 254
  distúrbios da neurulação
    secundária, 257
  distúrbios da proliferação
    neuronal, 262
  distúrbios da segmentação, 258
    agenesia do corpo caloso, 260
    displasia septo-óptica (síndrome de
      Morsier), 260
    holoprosencefalias, 258
  hidrocefalias congênitas, 273
Manifestações neurológicas das doenças
  sistêmicas, 385
  diabetes, 391
  doenças cardíacas, 385
  doenças do tecido conjuntivo,
    vasculites e outras doenças
    autoimunes, 387
  doenças hematológicas, 390
  doenças hepáticas, 390
  doenças renais, 386

síndrome encefalopática posterior reversível, 391
Manosidose, 312
Marinesco-Sjögren, síndrome de, 66
Maroteaux-Lamy, doença de, 308
Martin Bell, síndrome de, 142
Masturbação infantil, 33
Meckel-Gruber, síndrome de, 254
Meduloblastoma, 212
Megalencefalia, 127, 262
Melanose neurocutânea, 382
MELAS, 346
Melkersson-Rosenthal, síndrome de, 110
Meningite de Molaret, 239
Meningites agudas purulentas, 226
  complicações, 230
  recorrentes, 231
Meningites virais, 238
  agudas, 239
  recorrentes, 239
Menkes, doença de, 371
MERRF, 346
Miastenia gravis, 100, 118
  forma neonatal transitória, 118
  síndromes miastênicas congênitas, 119
Microcefalias, 127, 262
  vera ou primária, 262
Microdisgenesias corticais, 271
Micropoligirias, 268
Mielocistocele, 257
Mielomeningoceles, 255
Mieloschisis, 254
Migrânea – ver Cefaleia
Miller-Dieker, síndrome de, 108, 264
Mioclonias, 52
  dissinergia cerebelar mioclônica (Ramsay-Hunt), 53
  familiar benigna, 54
  fisiológicas do sono, 54
  hiperexplexia (hiperecplexia), 54
  hípnicas, 164
  neonatais benignas do sono, 31
  precoce da infância (Lombroso e Fejerman), 53
  síndrome de Kinsbourne, 53
  velopalatina, 54
Miopatias
  congênitas, 116
  inflamatórias, 99
Miotonia congênita, 99
Möebius, síndrome de, 106, 108

Mononeuropatias, 82
  múltiplas, 82
Morquio, doença de, 308
Morsier, síndrome de, 260
Movimentos involuntários anormais, 47
  coreia, 49
  distonias e síndromes rígido-acinéticas, 55
  estereotipias, 55
  mioclonias, 52
  tiques, 47
  tremor, 51
Moyamoya, 76
Mucopolissacaridoses, 304
  doença de Hunter, 306
  doença de Hurler, 304
  doença de Maroteaux-Lamy, 308
  doença de Morquio, 308
  doença de Sanfilippo, 307
  doença de Scheie, 306
  doença de Sly, 309
Mucossulfatidose, 302
Muenke, síndrome de, 129
Mutismo eletivo, 173

N

Narcolepsia, 167
Necrose estriatal
  aguda, 162
  familiar, 60
Neoplasias da região selar e hipotálamo-diencefálica, 219
Neoplasias do parênquima da pineal, 223
Neoplasias do plexo coroide, 219
Neoplasias do sistema nervoso, 205
  da região pineal, 223
    germinoma, 223
    gliomas, 223
    neoplasias do parênquima da pineal, 223
    outras neoplasias germinativas, 223
  do cerebelo e IV ventrículo, 210
    astrocitoma pilocítico, 210
    ependimoma, 212
    hemangioblastoma, 212
    meduloblastoma, 212
  do tronco cerebral (gliomas pontinos), 213
  dos gânglios da base e tálamos, 217
  dos hemisférios cerebrais, 214
  extramedulares, 225
  intracranianas, 208

síndrome de hipertensão
intracraniana, 208
intramedulares, 224
intrarraquianas, 224
intraventriculares, 219
adenomas hipofisários, 223
astrocitoma subependimário de
células gigantes, 219
ependimomas, 219
neoplasias da região selar e
hipotálamo-diencefálica, 219
neoplasias do plexo coroide, 219
Neoplasias germinativas, 223
Nervos cranianos, afecções dos, 106
alterações do nervo facial (VII par), 108
alterações adquiridas, 109
alterações congênitas, 108
alterações dos nervos oculomotores
(III, IV e VI pares), 106
alterações adquiridas, 107
alterações congênitas, 106
alterações dos nervos VIII, IX, X, XII,
110
alterações adquiridas, 110
alterações congênitas, 110
Neurodegeneração associada à
pantotenatoquinase, 59
Neuroectodermoses, 373
Neurofibromatose, 373
Neuromielite óptica, ver Devic, doença
de
Neuropatias
associadas a doenças metabólicas, 93
diabética, 94
gigantoaxonal, 92
hereditária com paralisias sensíveis à
pressão, 82, 103
hereditárias sensitivas, 103
tipo I, 103
tipo II, 104
tipo III, 104
tipo IV, 105
tipo V, 105
hereditárias sensitivo-motoras, 89
óptica hereditária de Leber, 347
periféricas congênitas, 113
sensitivas e autossômicas 103, ver
também Neuropatias hereditárias
sensitivas
tóxicas, 94
Nevo sebáceo linear, 381
Niemann-Pick, doença de, 297
tipo A, 297
tipo B, 297
tipo C, 298

Nistagmo congênito, 107
Norman, síndrome de, 66

O

Oftalmoplegias externas progressivas, 348
Ohtahara, síndrome de, 7
Oligossacaridoses, 309
aspartilglicosaminúria, 313
doenças de acúmulo de ácido siálico
livre, 310
doença de Salla, 310
infantil, 310
fucosidose, 313
I-cell disease, 310
manosidose, 312
mucolipidose IV, 311
polidistrofia pseudo-Hurler, 311
sialidoses, 309

P

Panencefalite
esclerosante subaguda, 244
progressiva tardia da rubéola, 285
Paralisia aguda, 73
periódica
hipercalêmica, 84
hipocalêmica, 83
Paralisia cerebral, 133
atáxica, 137
coreoatetósica, 136
espástica, 133
forma diplégica (doença de
Little), 134
forma hemiplégica (hemiplegia
cerebral infantil), 133
forma tetraplégica, 135
Paralisias periféricas agudas, 79
polineuropatia botulínica, 82
polineuropatia diftérica, 81
polineuropatias, mononeuropatias e
mononeuropatias múltiplas, 82
doença de Hansen, 82
doenças sistêmicas com repercussão
sobre o sistema nervoso
periférico, 82
neuropatia hereditária com
paralisias sensíveis à pressão, 82
traumatismos, 83
poliomielite anterior aguda, 80
polirradiculoneurite (síndrome de
Guillain-Barré), 79
síndrome de Hopkins, 81

422

ÍNDICE REMISSIVO

Paraplegia
aguda, 78
espástica hereditária, 86
Parassonias, 32
Parkinson juvenil, doença de, 62
Pearson, síndrome de, 342
Pelizaeus-Merzbacher, doença de, 87, 331
Pesadelos, 165
Pfeiffer, síndrome de, 129
Pickwick, síndrome de, 166
Placa mioneural, alteração da, 100
Poliarterite nodosa, 389
Polidistrofia pseudo-Hurler, 311
Polimicrogiria perissilviana bilateral, 269
Polineuropatia
botulínica, 82
diftérica, 81
Poliomielite anterior aguda, 80
Polirradiculoneurite, 79
Pompe, doença de, 117, 313
Porencefalia, 276
Porfirinas, distúrbios do metabolismo das – ver Doenças relacionadas ao metabolismo de minerais e oligoelementos
Prader-Willi, síndrome de, 147
Pseudopolidisostose, 311
Psicose desintegrativa, 178
Púrpura de Henoch-Schönlein, 388

R

Raiva, 243
Rasmussen, encefalite de, 20
Recém-nascido hipotônico, 111
afecções do sistema nervoso periférico, 112
doença de Werdnig-Hoffmann (atrofia espinhal infantil tipo I), 112
neuropatias periféricas congênitas, 113
afecções musculares, 114
distrofia miotônica (doença de Steinert congênita), 116
doença de Pompe (glicogenose tipo II), 117
miopatias congênitas, 116
alterações da placa mioneural, 118
forma neonatal transitória, 118
síndromes miastênicas congênitas, 119

Refsum, doença de, 93
infantil, 351
Rett, síndrome de, 143
Reye, síndrome de, 161
símile, 161
Riley-Day, síndrome de, 104
Rubéola, 284
panencefalite progressiva tardia da, 285
Russell, síndrome de, 219

S

Salla, doença de, 310
Sandhoff, doença de, 294
Sanfilippo, doença de, 307
Scheie, doença de, 306
Schilder, doença de, 326
Seathre-Chotzen, síndrome de, 129
Segawa, doença de, 57
Shuddering, 31
Sialidoses, 309
Sífilis, 236, 286
Sinal de Bell, 109
Síncope, 33
Síndrome alcoólica fetal, 144
Síndrome coreoatetósica pós-cirúrgica, 386
Síndrome das hemiplegias alternas, 77
Síndrome de Alice no País das Maravilhas, 40
Síndrome de hipertensão intracraniana, 208
Síndrome de neuropatia, ataxia e retinite pigmentosa, 348
Síndrome diencefálica, 219
Síndrome do choque hemorrágico e encefalopatia, 162
Síndrome do desequilíbrio, 66
Síndrome do desequilíbrio da diálise, 387
Síndrome do restaurante chinês, 38
Síndrome do X frágil, 142
Síndrome encefalopática posterior reversível, 391
Síndrome epiléptica
classificação, 6
idiopática, 4
provavelmente sintomática (criptogênica), 5
Síndrome hemolítico-urêmico, 387
Síndromes miastênicas congênitas, 119
Síndromes rígido-acinéticas, 55

Sinus dérmico, 257
Sjögren-Larsson, doença de, 88, 339
Sly, doença de, 309
Sonambulismo, 165
Sonilóquio, 164
Sotos, síndrome de, 263
Spielmeyer-Sjögren, doença de, 317
Spielmeyer-Vogt, doença de, 317
Status marmoratus, 281
Steinert, doença de, 98
 congênita, 116
Strumppell-Lorrain, doença de, 86
Sturge-Weber, doença de, 378

T

Tay-Sachs, doença de, 291
Tethered spinal cord, 257
Thomsen, doença de, 99
Tiques, 47
 crônicos, 48
 síndrome de Gilles de la Tourette, 48
 transitórios, 48
Tirosinemias, 358
 tipo I, 358
 tipo II, 358
Toxocaríases, 249
Toxoplasmose, 282
Transtorno do déficit de atenção com
 hiperatividade, 188
Transtorno do desenvolvimento da
 coordenação, 199
Transtornos de humor, 181
 classificação dos tipos clínicos, 182
Traumatismos obstétricos, 286
 fraturas cranianas, 286
 hemorragias extracranianas, 286
 hemorragias intracranianas, 287
 traumatismo do plexo braquial, 287
 traumatismo medular, 287
Tremor, 51
 do recém-nascido, 51
 familiar idiopático, 51
 mentoniano, 52

Tremulação do recém-nascido, 51
Tremulações de queixo, 32
Tricotiodistrofia, 384
Tromboflebites, 233
Tuberculose, 233
Tumor teratroide rabdoide atípico, 216
Tumores neuroepiteliais
 disembrioplásticos, 216
 primitivos, 216

U

Ulegiria, 278
Ulrich, síndrome de, 116
Unverricht-Lundborg, doença de, 314

V

Van Der Knapp, doença de, 335
Van Laere, síndrome de, 110
Vasculites sistêmicas, 388
Vertigem paroxística benigna da
 criança, 34
Von Recklinghausen, doença de, 373

W

Walker-Warburg, síndrome de, 266
Werdnig-Hoffmann, doença de, 112
West, síndrome de, 8
Williams, síndrome de, 148
Wilson, doença de, 60
Wohlfart-Kugelberg-Welander, doença
 de, 88

X

X frágil, síndrome de, 142
Xantoastrocitomas pleomórficos, 216
Xantomatose cerebrotendínea, 70, 339
Xeroderma pigmentosa, 382

Z

Zellweger, síndrome de, 350